麻酔前の評価・準備と予後予測

― 病態に応じた周術期管理のために ―

[編集] 澄川 耕二 長崎大学教授

克誠堂出版

執筆者一覧

編　集

澄川　耕二
長崎大学医学部麻酔学教室教授

執筆者

澄川　耕二	長崎大学医学部麻酔学教室
篠崎　克洋	山形大学医学部麻酔科
川前　金幸	山形大学医学部麻酔科
福岡　尚和	岐阜大学大学院医学系研究科麻酔・疼痛制御学
飯田　宏樹	岐阜大学大学院医学系研究科麻酔・疼痛制御学
丸山　一男	三重大学医学部麻酔集中治療学
横地　歩	三重大学医学部麻酔集中治療学
飯寄　奈保	千葉県済生会習志野病院麻酔科
磯野　史朗	千葉大学医学部附属病院麻酔・疼痛・緩和医療科
槇　史絵	日本赤十字社長崎原爆病院麻酔科
加藤真有美	岐阜大学大学院医学系研究科麻酔・疼痛制御学
松本　周平	長崎大学医学部麻酔学教室
原　哲也	長崎大学医学部麻酔学教室
前川　拓治	長崎大学医学部麻酔学教室
三好　宏	長崎大学医学部麻酔学教室
太田　千穂	大阪大学医学部附属病院麻酔科
林　行雄	大阪大学医学部附属病院麻酔科
河野　崇	高知大学医学部附属病院麻酔科
大下　修造	徳島大学医学部・歯学部附属病院麻酔科
位田みつる	奈良県立医科大学麻酔科学教室
川口　昌彦	奈良県立医科大学麻酔科学教室
黒岩　政之	北里大学医学部救命救急医学
大原　義隆	藤田保健衛生大学医学部麻酔・周術期管理医学講座
竹田　清	独立行政法人国立病院機構大阪南医療センター麻酔科
木村　直暁	藤田保健衛生大学医学部麻酔・周術期管理医学講座
岩坂日出男	大分市医師会立アルメイダ病院麻酔科
正宗　大士	山梨大学医学部附属病院手術部
松川　隆	山梨大学医学部麻酔科学講座
福島　豊	滋賀医科大学麻酔学講座
野坂　修一	滋賀医科大学麻酔学講座
柴田　純平	藤田保健衛生大学医学部麻酔・侵襲制御医学講座
西田　修	藤田保健衛生大学医学部麻酔・侵襲制御医学講座
諸岡　浩明	済生会長崎病院麻酔科
山口美知子	独立行政法人国立病院機構長崎医療センター麻酔科
森　友紀子	名古屋市立大学大学院医学研究科麻酔・危機管理医学分野
祖父江和哉	名古屋市立大学大学院医学研究科麻酔・危機管理医学分野
須藤　貴史	群馬大学大学院医学系研究科麻酔神経科学
齋藤　繁	群馬大学大学院医学系研究科麻酔神経科学
木村　雅文	群馬大学大学院医学系研究科麻酔神経科学
柴田伊津子	長崎大学医学部麻酔学教室
趙　成三	長崎大学医学部麻酔学教室
福崎　誠	独立行政法人労働者健康福祉機構長崎労災病院麻酔科
仁科かほる	神戸大学医学部附属病院麻酔科
前川　信博	神戸大学大学院医学研究科麻酔科学分野
植木　正明	西脇市立西脇病院麻酔科
向田　圭子	広島県立障害者リハビリテーションセンター麻酔科
河本　昌志	広島大学大学院医歯薬総合研究科麻酔蘇生学
古賀　知道	広島大学大学院医歯薬総合研究科麻酔蘇生学
森山　潔	杏林大学医学部麻酔科学教室
萬　知子	杏林大学医学部麻酔科学教室
西岡　健治	長崎大学医学部麻酔学教室
村田　寛明	長崎大学医学部麻酔学教室

はじめに

　手術を受ける患者の麻酔にあたっては、質の高い周術期管理を実践し、合併症を防ぎ、できるだけ早く日常生活に戻すことが求められる。それを実現するうえで肝要なことは、患者のリスクを把握し、対策を準備し、最適の麻酔管理を実施することである。さらに術前に予後を予測し、麻酔・手術に伴うリスク情報を患者と家族に正確に伝え、医療者側と患者側が共通の認識を持つことも重要である。麻酔前の患者教育と個別の話し合いは麻酔に対する患者の不安と恐怖を軽減し、患者満足度を向上させる。

　麻酔前評価は周術期管理における枠組みの中にあり、周術期合併症を減らし予後を改善することに寄与するものでなくてはならない。その基本的目的は患者の現病歴と既往歴に関する情報を得て、周術期リスクを系統的に評価し、麻酔管理を最適化することである。今日、ASA状態分類(PS)1の患者の手術死亡率は1万人当たり0.3人であるが、ASA-PSのスコアが高いほど周術期死亡率は高まる。ASA-PS 3で30倍に増え、ASA-PS 4では200倍、ASA-PS 5では280倍と顕著に増加する。これらは患者の術前状態がその予後に大きく影響することを表しているが、周術期管理の質を高めることによりこれらの予後を改善させることも大いに期待されるところである。

　周術期管理に影響する疾患や素因には基本的なものから複雑なものまで多種多様なものがあり、麻酔科医はそれらの内科的知識にも精通することが求められる。術前検査は、患者の病歴、手術術式、術中出血量などに基づいて必要項目を決定するべきであり、ルーチン検査を増やすことは、医学的にもコスト的にも妥当ではない。合併症を有する患者の周術期管理に関して、新しいコンセンサスやエビデンスに基づいたガイドラインが発表されており、これらは十分に活用されるべきである。

　医療情報の電子化により麻酔前評価のための情報集積が促進されている。麻酔前評価のシステムを効果的に運用することにより、手術の当日キャンセルや遅延を減らし、手術室の運用効率を高め、病院コストを削減することが可能となる。そしてこれらは患者ケアの質向上にも繋がるであろう。

　麻酔科医は周術期医療のスペシャリストであり、麻酔と手術に関連するリスクを評価し、これらのリスクを患者と話し合い、術中はそのリスクを管理する役割をもつ。本書はそのスペシャリストのために、術前患者の合併疾患や特殊素因に関し、疾患管理の新しい概念、コンセンサスガイドライン、医学的判断、関連する法的問題、など必要事項を網羅し、麻酔前評価のための最新の情報を提供するものである。術前診察必携の書として大いに活用されることを願っている。

2012年11月吉日

長崎大学医学部麻酔学教室教授
澄川耕二

目 次

I 麻酔前評価と予後予測の基本　　澄川　耕二　1

- **1** 麻酔前評価の目的 ... 2
- **2** 麻酔前診察の必須事項 ... 2
- **3** 麻酔法別合併症の予測 ... 3
  - 1 全身麻酔特有の合併症…3　2 脊髄くも膜下麻酔特有の合併症…4　3 硬膜外麻酔特有の合併症…4
  - 4 末梢神経ブロック特有の合併症…4
- **4** 周術期心合併症発生に関与するリスク因子 ... 5
- **5** 手術のタイプと周術期心合併症発生率 ... 5
- **6** 手術と麻酔に伴う危機的合併症・偶発症と死亡 ... 6
- **7** 手術患者の短期予後改善の方策 ... 6

II 呼吸器疾患　　9

1 喘息　　篠崎　克洋，川前　金幸　10
- **1** 疫学 ... 10
- **2** 診断基準 ... 10
- **3** 病型・重症度分類 ... 11
- **4** 治療法 ... 12
- **5** 麻酔前のリスク評価と予後予測 ... 13
- **6** 麻酔前準備と麻酔管理のポイント ... 14
- **7** その他 ... 14

2 慢性閉塞性肺疾患　　篠崎　克洋，川前　金幸　17
- **1** 疫学 ... 17
- **2** 診断基準 ... 17
- **3** 病型・重症度分類 ... 19
- **4** 治療法 ... 19
- **5** 麻酔前のリスク評価と予後予測 ... 20
- **6** 麻酔前準備と麻酔管理のポイント ... 20

3 間質性肺炎　　福岡　尚和，飯田　宏樹　23
- **1** 疫学 ... 23
- **2** 診断基準 ... 23
- **3** 病型分類 ... 23
  - 1 膠原病に伴う間質性肺炎…23　2 感染に伴う間質性肺炎…24　3 医原性肺炎…24
  - 4 環境性・職業性肺炎…24　5 免疫が関与する間質性肺炎…25　6 特発性間質性肺炎…25
- **4** 治療法 ... 25
- **5** 麻酔前のリスク評価と予後予測 ... 25
- **6** 麻酔前準備と麻酔管理のポイント ... 27

4 肺高血圧症　　丸山　一男，横地　歩　28
- **1** 疫学 ... 28
- **2** 診断基準 ... 28

3 病型・重症度分類		28
4 治療法		29
5 麻酔前のリスク評価と予後予測		30
6 麻酔前準備と麻酔管理のポイント		30

5 睡眠時無呼吸症候群　　　　　　　　　　　　　　　飯寄　奈保，磯野　史朗　32

1 疫学 ……………………………………………………………………………………32
2 診断基準 ………………………………………………………………………………32
3 病型・重症度分類 ……………………………………………………………………33
4 治療法 …………………………………………………………………………………33
5 麻酔前のリスク評価と予後予測 ……………………………………………………34
6 麻酔前準備と麻酔管理のポイント …………………………………………………35

6 呼吸器感染症　　　　　　　　　　　　　　　　　　槇　　史絵，澄川　耕二　39

1 小児の呼吸器感染症 …………………………………………………………………39
　　1 疫学…39　2 診断基準…39　3 治療法…40　4 麻酔前のリスク評価と予後予測…41
　　5 麻酔前準備と麻酔管理のポイント…41
2 成人の呼吸器感染症 …………………………………………………………………42
　　1 疫学…42　2 診断基準…43　3 治療法…43　4 麻酔前のリスク評価と予後予測…43
　　5 麻酔前準備と麻酔管理のポイント…44

7 禁煙　　　　　　　　　　　　　　　　　　　　　　飯田　宏樹，加藤真有美　46

1 疫学 ……………………………………………………………………………………46
2 喫煙量の評価 …………………………………………………………………………46
3 受動喫煙の医学的問題 ………………………………………………………………47
4 禁煙療法 ………………………………………………………………………………47
　　1 禁煙指導法…47　2 薬物療法…47
5 麻酔前のリスク評価と予後予測 ……………………………………………………48
6 麻酔前準備と麻酔管理のポイント …………………………………………………50

III　心血管疾患　　　　　　　　　　　　　　　　　　　　　　　　　　　　53

1 高血圧　　　　　　　　　　　　　　　　　　　　　松本　周平，澄川　耕二　54

[A] 本態性高血圧 …………………………………………………………………54

1 疫学 ……………………………………………………………………………………54
2 診断基準 ………………………………………………………………………………54
3 病型・重症度分類 ……………………………………………………………………54
4 治療法 …………………………………………………………………………………54
5 麻酔前のリスク評価と予後予測 ……………………………………………………55
6 麻酔前準備と麻酔管理のポイント …………………………………………………56

[B] 二次性高血圧 …………………………………………………………………57

1 疫学 ……………………………………………………………………………………57
2 診断基準 ………………………………………………………………………………57
　　1 腎性高血圧…57　2 原発性アルドステロン症…57　3 Cushing症候群…57　4 褐色細胞腫…57
3 病型・重症度分類 ……………………………………………………………………57
　　1 腎性高血圧…57　2 原発性アルドステロン症…58　3 Cushing症候群…58　4 褐色細胞腫…58
4 治療法 …………………………………………………………………………………58

5 麻酔前のリスク評価と予後予測 ··· 58
1 腎性高血圧…58　2 原発性アルドステロン症…58　3 Cushing症候群…58　4 褐色細胞腫…58
6 麻酔前準備と麻酔管理のポイント ·· 58

2 虚血性心疾患　　　　　　　　　　　　　　　　　　　　　原　哲也, 澄川　耕二　60
1 疫学 ·· 60
2 診断基準 ·· 60
1 狭心症…60　2 急性心筋梗塞…60
3 病型・重症度分類 ·· 60
1 狭心症…60　2 心筋梗塞…61
4 治療法 ·· 61
5 麻酔前のリスク評価と予後予測 ·· 61
6 麻酔前準備と麻酔管理のポイント ·· 63

3 心筋症　　　　　　　　　　　　　　　　　　　　　　　　前川　拓治, 澄川　耕二　66
1 拡張型心筋症（DCM） ·· 66
1 疫学…66　2 診断基準…66　3 病型・重症度分類…66　4 治療法…67
5 麻酔前のリスク評価と予後予測…68　6 麻酔前準備と麻酔管理のポイント…68
2 肥大型心筋症（HCM） ·· 69
1 疫学…69　2 診断基準…69　3 病型・重症度分類…69　4 治療法…69
5 麻酔前のリスク評価と予後予測…70　6 麻酔前準備と麻酔管理のポイント…70
3 拘束型心筋症（RCM） ·· 71
1 疫学…71　2 診断基準…71　3 病型・重症度分類…71　4 治療法…71
5 麻酔前のリスク評価と予後予測…71　6 麻酔前準備と麻酔管理のポイント…71

4 弁膜症　　　　　　　　　　　　　　　　　　　　　　　　三好　宏, 澄川　耕二　73
1 大動脈弁狭窄症（AS） ·· 73
1 疫学…73　2 診断基準…73　3 重症度分類…73　4 治療法…73
5 麻酔前のリスク評価と予後予測…74　6 麻酔前準備と麻酔管理のポイント…74
2 大動脈弁閉鎖不全症（AR） ·· 75
1 疫学…75　2 診断基準…75　3 重症度分類…75　4 治療法…75
5 麻酔前のリスク評価と予後予測…76　6 麻酔前準備と麻酔管理のポイント…76
3 僧帽弁狭窄症（MS） ·· 76
1 疫学…76　2 診断基準…76　3 重症度分類…76　4 治療法…76
5 麻酔前のリスク評価と予後予測…77　6 麻酔前準備と麻酔管理のポイント…77
4 僧帽弁閉鎖不全症（MR） ·· 77
1 疫学…77　2 診断基準…77　3 重症度分類…77　4 治療法…78
5 麻酔前のリスク評価と予後予測…78　6 麻酔前準備と麻酔管理のポイント…78
5 その他の弁疾患 ·· 78

5 不整脈　　　　　　　　　　　　　　　　　　　　　　　　太田　千穂, 林　行雄　80
1 疫学 ·· 80
2 診断基準 ·· 80
3 病型分類 ·· 80
1 頻脈性不整脈…80　2 徐脈性不整脈…81
4 治療法 ·· 81
5 麻酔前のリスク評価と予後予測 ·· 83
6 麻酔前準備と麻酔管理のポイント ·· 85

6 ペースメーカ装着　　　　　　　　　　　　　　　　　　　河野　崇, 大下　修造　88
1 疫学 ·· 88

2 植込み型心臓用電気機器(CIED)の適応 88
1 ペースメーカの適応…88　2 植込み型除細動器(ICD)の適応…88
3 心臓再同期療法(CRT)の適応…89
3 ペースメーカの構造 89
4 ペースメーカの作動モード 89
5 麻酔前のリスク評価と予後予測 90
6 麻酔前準備と麻酔管理のポイント 91

7 脳血管障害患者　　位田みつる，川口　昌彦　94
1 脳梗塞 94
1 疫学…94　2 診断基準…94　3 病型・重症度分類…94　4 治療法…94
5 麻酔前のリスク評価と予後予測…94　6 麻酔前準備と麻酔管理のポイント…95
2 頸動脈狭窄症 95
1 疫学…95　2 診断基準…95　3 病型・重症度分類…95　4 治療法…95
5 麻酔前のリスク評価と予後予測…96　6 麻酔前準備と麻酔管理のポイント…96
3 もやもや病 96
1 疫学…96　2 診断基準…96　3 病型・重症度分類…96　4 治療法…97
5 麻酔前のリスク評価と予後予測…97　6 麻酔前準備と麻酔管理のポイント…97
4 脳出血 97
1 疫学…97　2 診断基準…97　3 病型・重症度分類…97　4 治療法…97
5 麻酔前のリスク評価と予後予測…98　6 麻酔前準備と麻酔管理のポイント…98
5 くも膜下出血 98
1 疫学…98　2 診断基準…98　3 病型・重症度分類…98　4 治療法…98
5 麻酔前のリスク評価と予後予測…98　6 麻酔前準備と麻酔管理のポイント…99

8 肺血栓塞栓症ハイリスク患者　　黒岩　政之　101
1 肺血栓塞栓症(PTE)の疫学 101
2 肺血栓塞栓症(PTE)の診断基準 101
3 肺血栓塞栓症(PTE)の病型・重症度分類 102
4 肺血栓塞栓症(PTE)の治療法 102
5 麻酔前のリスク評価と予後予測 103
6 麻酔前準備と麻酔管理のポイント 104

IV 代謝疾患　107

1 糖尿病　　大原　義隆，竹田　清　108
1 疫学 108
2 診断基準 108
3 病型・重症度分類 108
4 治療法 109
5 麻酔前のリスク評価と予後予測 109
6 麻酔前準備と麻酔管理のポイント 111

2 肥満　　木村　直暁，竹田　清　113
1 疫学 113
2 診断基準 113
3 病型・重症度分類 113
4 治療法 114
5 麻酔前のリスク評価・肥満患者の病態と合併症 114

- **6** 麻酔前準備と麻酔管理のポイント ……… 115

3 低栄養 　　　　　　　　　　　　　　　　　　　　　　　　　　　　岩坂日出男　118
- **1** 低栄養 ……… 118
  - 1 疫学…118　2 診断基準…118　3 病型・重症度分類…120　4 治療法…120
  - 5 麻酔前のリスク評価と予後予測…121　6 麻酔前準備と麻酔管理のポイント…122
- **2** 低アルブミン・低蛋白血症 ……… 123
  - 1 疫学…123　2 診断基準…123　3 病型・重症度分類…124　4 治療法…124
  - 5 麻酔前のリスク評価と予後予測…124　6 麻酔前準備と麻酔管理のポイント…124

V　内分泌疾患　　　　　　　　　　　　　　　　　　　　　　　　　　　　　127

1 甲状腺機能異常　　　　　　　　　　　　　　　　　　　　正宗　大士，松川　隆　128
- **1** 甲状腺中毒症 ……… 128
  - 1 疫学…128　2 診断基準…129　3 病型・重症度分類…130　4 治療法…130
  - 5 麻酔前のリスク評価と予後予測…130　6 麻酔前準備と麻酔管理のポイント…130
- **2** 甲状腺機能低下症 ……… 131
  - 1 疫学…131　2 診断基準…131　3 病型・重症度分類…131　4 治療法…132
  - 5 麻酔前のリスク評価と予後予測…132　6 麻酔前準備と麻酔管理のポイント…133

2 褐色細胞腫　　　　　　　　　　　　　　　　　　　　　　正宗　大士，松川　隆　134
- **1** 疫学 ……… 134
- **2** 診断基準 ……… 134
- **3** 病型・重症度分類 ……… 135
- **4** 治療法 ……… 135
- **5** 麻酔前のリスク評価と予後予測 ……… 136
- **6** 麻酔前準備と麻酔管理のポイント ……… 136

3 副腎皮質機能異常　　　　　　　　　　　　　　　　　　　福島　豊，野坂修一　139
- **1** 原発性アルドステロン症 ……… 139
  - 1 疫学…139　2 診断基準…139　3 病型・重症度分類…139　4 治療法…140
  - 5 麻酔前のリスク評価と予後予測…140　6 麻酔前準備と麻酔管理のポイント…140
- **2** Cushing症候群 ……… 140
  - 1 疫学…140　2 診断基準…140　3 病型・重症度分類…141　4 治療法…141
  - 5 麻酔前のリスク評価と予後予測…141　6 麻酔前準備と麻酔管理のポイント…141
- **3** 副腎皮質機能低下 ……… 141
  - 1 疫学…141　2 診断基準…141　3 病型・重症度分類…141　4 治療法…142
  - 5 麻酔前のリスク評価と予後予測…142　6 麻酔前準備と麻酔管理のポイント…142

4 カルチノイド症候群　　　　　　　　　　　　　　　　　　福島　豊，野坂修一　144
- **1** 疫学 ……… 144
- **2** 診断基準 ……… 144
- **3** 病型・重症度分類 ……… 145
- **4** 治療法 ……… 145
- **5** 麻酔前のリスク評価と予後予測 ……… 146
- **6** 麻酔前準備と麻酔管理のポイント ……… 146

VI 肝・腎・消化管疾患 — 149

1 肝機能障害 — 柴田　純平，西田　修 — 150
1 疫学 — 150
1 ウイルス性…150　2 アルコール性…150　3 薬物性…150　4 自己免疫性…150　5 脂肪性…150
2 診断基準 — 150
1 ウイルス性…151　2 アルコール性…151　3 薬物性…151　4 自己免疫性…151　5 脂肪性…151
3 病型・重症度分類 — 151
4 治療法 — 152
1 ウイルス性…152　2 アルコール性…152　3 薬物性…152　4 自己免疫性…152　5 脂肪性…152
5 麻酔前のリスク評価と予後予測 — 152
6 麻酔前準備と麻酔管理のポイント — 153

2 腎機能障害 — 諸岡　浩明 — 157
1 急性腎障害（AKI） — 157
1 疫学…157　2 診断基準…157　3 病型・重症度分類…157　4 治療法…158
5 麻酔前のリスク評価と予後予測…158　6 麻酔前準備と麻酔管理のポイント…158
2 慢性腎臓病（CKD） — 160
1 疫学…160　2 診断基準…160　3 病型・重症度分類…160　4 治療法…160
5 麻酔前のリスク評価と予後予測…161　6 麻酔前準備と麻酔管理のポイント…161

3 消化管疾患 — 山口美知子 — 162
[A] 上部消化管疾患 — 162
1 胃食道逆流症 — 162
1 疫学…162　2 診断基準…162　3 病型・重症度分類…162　4 治療法…162
5 麻酔前のリスク評価と予後予測…162　6 麻酔前準備と麻酔管理のポイント…162
2 食道胃静脈瘤 — 163
1 疫学…163　2 診断基準…163　3 病型・重症度分類…164　4 治療法…164
5 麻酔前のリスク評価と予後予測…164　6 麻酔前準備と麻酔管理のポイント…164

[B] 下部消化管疾患 — 164
1 疫学 — 164
2 診断基準 — 164
1 イレウス…164　2 大腸癌穿孔…164　3 急性腸間膜動静脈虚血症…165
3 病型・重症度分類 — 165
1 イレウス…165　2 大腸癌穿孔…165　3 急性腸間膜動静脈虚血症…165
4 治療法 — 165
1 イレウス…165　2 大腸癌穿孔…166　3 急性腸間膜動静脈虚血症…166
5 麻酔前のリスク評価と予後予測 — 166
6 麻酔前準備と麻酔管理のポイント — 166

VII 神経・筋疾患 — 169

1 重症筋無力症 — 森　友紀子，祖父江和哉 — 170
1 疫学 — 170
2 診断基準 — 170
3 病型・重症度分類 — 171
4 治療法 — 171

- 5 麻酔前のリスク評価と予後予測 ... 171
- 6 麻酔前準備と麻酔管理のポイント ... 171

2 筋ジストロフィー　　　　　　　森　友紀子，祖父江和哉　174

- 1 疫学 ... 174
- 2 診断基準 ... 174
  - 1 X連鎖劣性遺伝…174　2 常染色体劣性遺伝…174　3 常染色体優性遺伝…175
- 3 病型・重症度分類 ... 175
  - 1 X連鎖劣性遺伝…175　2 常染色体劣性遺伝…175　3 常染色体優性遺伝…176
- 4 治療法 ... 176
  - 1 X連鎖劣性遺伝…176　2 常染色体劣性遺伝…176　3 常染色体優性遺伝…176
- 5 麻酔前のリスク評価と予後予測 ... 177
- 6 麻酔前準備と麻酔管理のポイント ... 177

3 てんかん　　　　　　　須藤　貴史，齋藤　繁　179

- 1 疫学 ... 179
- 2 診断基準 ... 179
- 3 病型・重症度分類 ... 180
- 4 治療法 ... 180
- 5 麻酔前のリスク評価と予後予測 ... 181
- 6 麻酔前準備と麻酔管理のポイント ... 181

4 神経疾患　　　　　　　木村　雅文，齋藤　繁　184

- 1 多発性硬化症（MS） ... 184
  - 1 疫学…184　2 診断基準…184　3 病型・重症度分類…184　4 治療法…184
  - 5 麻酔前のリスク評価と予後予測…184　6 麻酔前準備と麻酔管理のポイント…185
- 2 ギラン・バレー症候群（GBS） ... 185
  - 1 疫学…185　2 診断基準…185　3 病型・重症度分類…185　4 治療法…186
  - 5 麻酔前のリスク評価と予後予測…186　6 麻酔前準備と麻酔管理のポイント…186
- 3 パーキンソン症候群 ... 187
  - 1 疫学…187　2 診断基準…187　3 病型・重症度分類…187　4 治療法…187
  - 5 麻酔前のリスク評価と予後予測…188　6 麻酔前準備と麻酔管理のポイント…188
- 4 筋萎縮性側索硬化症（ALS） ... 188
  - 1 疫学…188　2 診断基準…188　3 病型・重症度分類…189　4 治療法…189
  - 5 麻酔前のリスク評価と予後予測…189　6 麻酔前準備と麻酔管理のポイント…189

VIII 血液疾患・血清電解質異常　191

1 赤血球数の異常　　　　　　　柴田伊津子，澄川　耕二　192

- 1 貧血 ... 192
  - 1 疫学…192　2 診断基準…192　3 治療法…192　4 麻酔前のリスク評価と予後予測…193
  - 5 麻酔前準備と麻酔管理のポイント…194
- 2 赤血球増加症：真性多血症 ... 194
  - 1 疫学…194　2 診断基準…194　3 赤血球増加症の分類…194　4 治療法…195
  - 5 麻酔前のリスク評価と予後予測…195　6 麻酔前準備と麻酔管理のポイント…195

2 止血凝固異常　　　　　　　趙　成三，澄川　耕二　197

- [A] 血小板の異常 ... 197
  - 1 疫学 ... 197

1 特発性（免疫性）血小板減少性紫斑病（ITP）…197　2 血栓性血小板減少性紫斑病（TTP）…197
　　　3 ヘパリン起因性血小板減少（HIT）…197　4 血小板機能低下…197
　② 診断基準 ……………………………………………………………………………………………198
　　　1 特発性（免疫性）血小板減少性紫斑病（ITP）…198　2 血栓性血小板減少性紫斑病（TTP）…198
　　　3 ヘパリン起因性血小板減少（HIT）…198　4 血小板機能低下…198
　③ 病型・重症度分類 …………………………………………………………………………………198
　　　1 特発性（免疫性）血小板減少性紫斑病（ITP）…198　2 血栓性血小板減少性紫斑病（TTP）…198
　　　3 ヘパリン起因性血小板減少（HIT）…198　4 血小板機能低下…198
　④ 治療法 ………………………………………………………………………………………………198
　　　1 特発性（免疫性）血小板減少性紫斑病（ITP）…199　2 血栓性血小板減少性紫斑病（TTP）…199
　　　3 ヘパリン起因性血小板減少（HIT）…199　4 血小板機能低下…199
　⑤ 麻酔前のリスク評価と予後予測 …………………………………………………………………199
　　　1 特発性（免疫性）血小板減少性紫斑病（ITP）…199　2 血栓性血小板減少性紫斑病（TTP）…199
　　　3 ヘパリン起因性血小板減少（HIT）…199　4 血小板機能低下…199
　⑥ 麻酔前準備と麻酔管理のポイント ………………………………………………………………199
　　　1 特発性（免疫性）血小板減少性紫斑病（ITP）…200　2 血栓性血小板減少性紫斑病（TTP）…200
　　　3 ヘパリン起因性血小板減少（HIT）…200　4 血小板機能低下…200

［B］ 凝固因子の異常 …………………………………………………………………………………200
　① 疫学 …………………………………………………………………………………………………200
　　　1 血友病…200　2 von Willebrand病…200　3 後天性血友病…201
　② 診断基準 ……………………………………………………………………………………………201
　　　1 血友病…201　2 von Willebrand病…201　3 後天性血友病…201
　③ 病型・重症度分類 …………………………………………………………………………………201
　　　1 血友病…201　2 von Willebrand病…201
　④ 治療法 ………………………………………………………………………………………………201
　　　1 血友病…201　2 von Willebrand病…201　3 後天性血友病…201
　⑤ 麻酔前のリスク評価と予後予測 …………………………………………………………………202
　　　1 血友病…202　2 von Willebrand病…202　3 後天性血友病…202
　⑥ 麻酔前準備と麻酔管理のポイント ………………………………………………………………202
　　　1 血友病…203　2 von Willebrand病…203　3 後天性血友病…203

［C］ 血栓傾向 …………………………………………………………………………………………203
　① 疫学 …………………………………………………………………………………………………203
　　　1 アンチトロンビン（AT）欠損症…203　2 プロテインC（PC）欠損症，プロテインS（PS）欠損症…203
　　　3 抗リン脂質抗体症候群（APS）…204
　② 診断基準 ……………………………………………………………………………………………204
　　　1 アンチトロンビン（AT）欠損症，プロテインC（PC）欠損症，プロテインS（PS）欠損症…204
　　　2 抗リン脂質抗体症候群（APS）…204
　③ 病型・重症度分類 …………………………………………………………………………………205
　　　1 アンチトロンビン（AT）欠損症，プロテインC（PC）欠損症，プロテインS（PS）欠損症…205
　　　2 抗リン脂質抗体症候群（APS）…205
　④ 治療法 ………………………………………………………………………………………………205
　　　1 アンチトロンビン（AT）欠損症，プロテインC（PC）欠損症，プロテインS（PS）欠損症…205
　　　2 抗リン脂質抗体症候群（APS）…205
　⑤ 麻酔前のリスク評価と予後予測 …………………………………………………………………205
　⑥ 麻酔前準備と麻酔管理のポイント ………………………………………………………………205

3 血清電解質異常　　　　　　　　　　　　　　　　　　　　　　　　　　福崎　誠　207

① 高ナトリウム血症 …………………………………………………………………………………207
　　　1 疫学…207　2 診断基準…207　3 病型・重症度分類…207　4 治療法…207
　　　5 麻酔前のリスク評価と予後予測…207　6 麻酔前準備と麻酔管理のポイント…207

2 低ナトリウム血症 ……………………………………………………………………………………208
1 疫学…208　2 診断基準…208　3 病型・重症度分類…208　4 治療法…208
5 麻酔前のリスク評価と予後予測…208　6 麻酔前準備と麻酔管理のポイント…208

3 高カリウム血症 ……………………………………………………………………………………209
1 疫学…209　2 診断基準…209　3 病型・重症度分類…209　4 治療法…209
5 麻酔前のリスク評価と予後予測…209　6 麻酔前準備と麻酔管理のポイント…209

4 低カリウム血症 ……………………………………………………………………………………209
1 疫学…209　2 診断基準…210　3 病型・重症度分類…210　4 治療法…210
5 麻酔前のリスク評価と予後予測…210　6 麻酔前準備と麻酔管理のポイント…210

5 高カルシウム血症 …………………………………………………………………………………210
1 疫学…210　2 診断基準…211　3 病型・重症度分類…211　4 治療法…211
5 麻酔前のリスク評価と予後予測…211　6 麻酔前準備と麻酔管理のポイント…211

6 低カルシウム血症 …………………………………………………………………………………211
1 疫学…211　2 診断基準…212　3 病型・重症度分類…212　4 治療法…212
5 麻酔前のリスク評価と予後予測…212　6 麻酔前準備と麻酔管理のポイント…212

7 高マグネシウム血症 ………………………………………………………………………………212
1 疫学…212　2 診断基準…212　3 病型・重症度分類…213　4 治療法…213
5 麻酔前のリスク評価と予後予測…213　6 麻酔前準備と麻酔管理のポイント…213

8 低マグネシウム血症 ………………………………………………………………………………213
1 疫学…213　2 診断基準…213　3 病型・重症度分類…213　4 治療法…213
5 麻酔前のリスク評価と予後予測…213　6 麻酔前準備と麻酔管理のポイント…214

9 高リン血症 …………………………………………………………………………………………214
1 疫学…214　2 診断基準…214　3 病型・重症度分類…214　4 治療法…214
5 麻酔前のリスク評価と予後予測…214　6 麻酔前準備と麻酔管理のポイント…214

10 低リン血症 …………………………………………………………………………………………214
1 疫学…214　2 診断基準…214　3 病型・重症度分類…215　4 治療法…215
5 麻酔前のリスク評価と予後予測…215　6 麻酔前準備と麻酔管理のポイント…215

IX 特殊素因　217

1 小児　仁科かほる, 前川　信博　218
1 麻酔前のリスク評価と予後予測 ……………………………………………………………………218
2 麻酔前準備と麻酔管理のポイント …………………………………………………………………219

2 高齢者　植木　正明, 前川　信博　224
1 麻酔前のリスク評価と予後予測 ……………………………………………………………………224
2 麻酔前準備と麻酔管理のポイント …………………………………………………………………225

3 悪性高熱症素因　向田　圭子, 河本　昌志　228
1 疫学 ……………………………………………………………………………………………………228
2 診断基準 ………………………………………………………………………………………………228
3 病型・重症度分類 ……………………………………………………………………………………229
4 治療法 …………………………………………………………………………………………………230
5 麻酔前のリスク評価と予後予測 ……………………………………………………………………230
6 麻酔前準備と麻酔管理のポイント …………………………………………………………………231

4 挿管困難症　古賀　知道, 河本　昌志　233
1 疫学 ……………………………………………………………………………………………………233
2 診断基準 ………………………………………………………………………………………………233
3 麻酔前のリスク評価と予後予測 ……………………………………………………………………233

4 麻酔前準備と麻酔管理のポイント ……………………………………………………………235

5 感染症　　　　　　　　　　　　　　　　　　　　　　　　　森山　潔，萬　知子　238

[A] 手術患者にみられる感染症 ……………………………………………………………238
1 ヒト免疫不全ウイルス（HIV）感染症 …………………………………………………238
1 疫学…238　2 診断基準と重症度分類…238　3 治療法…238　4 医療従事者への感染防止策…238
2 B型肝炎ウイルス（HBV）感染症 ………………………………………………………239
1 疫学…239　2 診断基準と重症度分類…239　3 治療法…239　4 医療従事者への感染防止策…239
3 C型肝炎ウイルス（HCV）感染症 ………………………………………………………239
1 疫学…239　2 診断基準と重症度分類…239　3 治療法…240　4 医療従事者への感染防止策…240
4 結核 ………………………………………………………………………………………240
1 疫学…240　2 診断基準と重症度分類…240　3 治療法…240　4 医療従事者への感染防止策…240

[B] 院内感染対策の基本 ……………………………………………………………………241
1 標準予防策 …………………………………………………………………………………241
1 基本概念…241　2 予防策…241
2 感染経路別予防策 …………………………………………………………………………241
1 基本概念および予防策…241
3 手術部位感染への対策 ……………………………………………………………………241
1 手術部位感染の種類…241　2 患者のリスク因子と管理…242　3 予防策…242

6 エホバの証人　　　　　　　　　　　　　　　　　　　　　　　　　萬　知子　244
1 信者の実態 …………………………………………………………………………………244
2 宗教的輸血拒否に関する法的見解 ………………………………………………………244
3 麻酔前のリスク評価と予後予測 …………………………………………………………245
1 病院の方針…245　2 絶対的無輸血手術で起こり得る法的問題…245
4 麻酔前準備と麻酔管理のポイント ………………………………………………………246

7 手術時期を考慮すべき状態　　　　　　　　　　　　西岡　健治，澄川　耕二　249
1 発熱 ………………………………………………………………………………………249
1 診断基準…249　2 病型分類…250　3 治療法…250　4 麻酔前のリスク評価と予後予測…250
5 麻酔前準備と麻酔管理のポイント…250
2 上気道炎症状 ………………………………………………………………………………250
1 診断基準…250　2 病型分類…250　3 治療法…251　4 麻酔前のリスク評価と予後予測…251
5 麻酔前準備と麻酔管理のポイント…251
3 ワクチン接種 ………………………………………………………………………………252
1 種類…252　2 麻酔前のリスク評価と予後予測…252　3 麻酔前準備と麻酔管理のポイント…253
4 感染性疾患 …………………………………………………………………………………253
1 麻酔前のリスク評価と対応…253

8 術前常用薬　　　　　　　　　　　　　　　　　　　村田　寛明，澄川　耕二　255
1 降圧薬 ……………………………………………………………………………………255
2 抗凝固薬・抗血小板薬 …………………………………………………………………257
3 血糖降下薬 ………………………………………………………………………………259
4 ステロイド ………………………………………………………………………………261
5 サプリメント ……………………………………………………………………………261

索引 ……………………………………………………………………………………………265

I

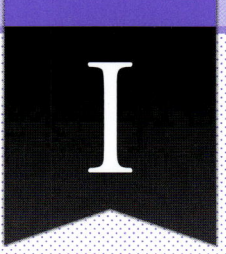

麻酔前評価と予後予測の基本

■はじめに

手術患者の麻酔にあたっては，安全性と快適性を確保するとともに，周術期合併症を最小限に抑え，術後回復を促進し，できるだけ早く日常生活に復帰させることが求められる。それを実現するうえで重要なことは，麻酔前に患者のリスクを把握し，対策を準備し，有効な周術期管理を実施することである。手術患者の予後はさまざまな因子によって影響を受けるが，大別すると，麻酔法，患者自身の全身状態，手術のタイプ，という3つのカテゴリーに分類される。患者の有する合併症や特殊素因の評価についてはそれぞれの章で扱い，本章ではすべての術前患者に共通する事柄について述べる。

1 麻酔前評価の目的

麻酔前評価の主な目的は3つあり，これらは確実に達成されなくてはならない。

1）全身状態の把握

患者の病歴，身体所見および検査所見を基に全身状態を把握する。患者・家族からだけでなく，主治医やかかりつけ医からの情報も容易に入手できる体制を作っておくことも大切である。

2）麻酔管理法の決定

全身状態，手術侵襲度，予後予測に基づいて麻酔法と周術期管理法を決定する。ハイリスク症例における麻酔適応の決定は，最終的には患者・家族の自己決定権に委ねることになるので，正確な情報を共有することが大切である。

3）説明実施と同意取得

患者と家族に麻酔法とリスク・予後予測を説明し麻酔について同意を得る。十分なコミュニケーションをもって患者・家族の信頼を得るとともに，麻酔に伴うリスク情報を正確に伝え，医療側と患者側が共通の認識をもつことが重要である。

2 麻酔前診察の必須事項

麻酔前診察において得るべき情報は3つのカテゴリーに含まれる。最近の病歴と状態，慢性の病歴と状態，身体所見である。それぞれに含まれる具体的な項目は表1に示した。もれを防ぐために問診票を活用するのは有効な方法である。全身状態を把握する上で最も重要な点は，心血管系の予備力を決めることであり，これには耐運動能評価として，日常活動で何メッツ（metabolic equivalents：METs）相当の運動ができるか，を明らかにするとよい（表2）[1]。耐運動能は周術期成績に影響し，高リスク手術における重大心合併症（項目5を参照）の発生率は4METs以上の耐運動能を有する患者で3%であるのに対し4METs未満では12%に上る[2]。

表1　術前診察の必須事項

最近の病歴・状態	●現病歴とその治療 ●急性感染症と予防接種 ●耐運動能
慢性の病歴・状態	●手術歴，既往歴，家族歴 ●常用薬物とアレルギー反応 ●サプリメント，アルコール，タバコを含む嗜好歴
身体所見	●気道 ●心血管 ●肺 ●予定する手術・麻酔に関係する部位

表2 個々の活動における運動強度：メッツ(METs)

1～3METs	●自分の身の回りのことができる ●食事，着衣，トイレが可能 ●室内歩行が可能 ●平地を3.2～4.8km/時で1～2ブロック歩ける ●拭き掃除や食器洗いなどの軽い家事ができる
4～9METs	●2階まで昇れ，坂も登れる ●平地を急ぎ足で歩ける(6.4km/時) ●短い距離なら走れる ●床を拭いたり，重い家具を持ったり動かしたりできる ●ゴルフやボウリング，ダンス，テニスのダブルス，ボールを投げるなどのレクリエーションはできる
10METs～	●水泳，テニスのシングル，サッカー，バスケットボール，スキーなどの激しいスポーツができる

(Fleisher LA, Beckman JA, Brown KA, et al. ACC/AHA 2007 guidelines on perioperative cardiovascular evaluation and care for noncardiac surgery : a report of the American College of Cardiology/American Heart Association Task Force on Practice Guidelines (Writing Committee to Revise the 2002 Guidelines on Perioperative Cardiovascular Evaluation for Noncardiac Surgery) developed in collaboration with the American Society of Echocardiography, American Society of Nuclear Cardiology, Heart Rhythm Society, Society of Cardiovascular Anesthesiologists, Society for Cardiovascular Angiography and Interventions, Society for Vascular Medicine and Biology, and Society for Vascular Surgery. J Am Coll Cardiol 2007 ; 50 : e159-241 より引用)

表3 各麻酔法に特有の合併症

麻酔法	合併症	頻度
全身麻酔	術後嗄声・咽頭痛 術後悪心・嘔吐 歯牙損傷	17～44% 20～30% 0.05%
脊髄くも膜下麻酔	一過性神経症状(感覚異常) 硬膜穿刺後頭痛 神経障害(感覚・運動異常，膀胱直腸障害)	15% 2% 0.04%
硬膜外麻酔	硬膜穿刺後頭痛 神経障害 硬膜外膿瘍 硬膜外血腫	0.5% 0.02% 0.01% <0.001%(止血凝固能障害では高率)

(Mencke T, Echternach M, Kleinschmidt S, et al. Laryngeal morbidity and quality of tracheal intubation. Anesthesiology 2003 ; 98 : 1049-56., Apfel CC, Läärä E, Koivuranta M, et al. A simplified risk score for predicting postoperative nausea and vomiting : conclusions from cross-validations between two centers. Anesthesiology 1999 ; 91 : 693-700., Newland MC, Ellis SJ, Peters KR, et al. Dental injury associated with anesthesia : a report of 161,687 anesthetics given over 14 years. J Clin Anesth 2007 ; 19 : 339-45., Turnbull DK, Shepherd DB. Post-dural puncture headache : pathogenesis, prevention and treatment. Br J Anaesth 2003 ; 91 : 718-29., Brull R, McCartney CJ, Chan VW, et al. Neurological complications after regional anesthesia : contemporary estimates of risk. Anesth Analg 2007 ; 104 : 965-74., Van de Velde, Schepers R, Bereuds N, et al. Ten years of experience with accidental dural puncture and post-dural puncture headache in a tertiary obstetric anaesthesia department. Int J Obstet Anesth 2008 ; 17 : 329-35より引用)

3 麻酔法別合併症の予測

1 全身麻酔特有の合併症

1) 術後嗄声・咽頭痛

気管挿管に伴って術後に嗄声や咽頭痛を生じる可能性がある。嗄声の頻度は筋弛緩薬使用下で17％，非使用下で44％程度である(表3)[3]。声帯損傷・浮腫や反回神経麻痺，披裂軟骨脱臼などが病態である。リスク因子は，喉頭展開困難，太い気管チューブ，高いカフ圧などである。多くは3日以内に治まるが，1カ月以上遷延することもある。

2) 術後悪心・嘔吐

術後の悪心・嘔吐は全身麻酔の20～30％に発生する(表3)。よく知られたリスク因子は，女性，非喫煙者，術後悪心・嘔吐または乗り物酔いの既往，術中術後オピオイド使用の4つであり，因子の重複により発生率が上がる(表4)[4]。

表4　術後悪心嘔吐のリスク因子と予測発生率

リスク因子
●女性
●非喫煙者
●術後悪心・嘔吐または乗り物酔いの既往
●術中術後オピオイド使用

リスク因子数	予測発生率(%)
0	10
1	20
2	40
3	60
4	80

(Apfel CC, Läärä E, Koivuranta M, et al. A simplified risk score for predicting postoperative nausea and vomiting : conclusions from cross-validations between two centers. Anesthesiology 1999 ; 91 : 693-700より引用)

この他，揮発性麻酔薬と亜酸化窒素もリスク因子となる．予防するには，吸入麻酔薬を避け，プロポフォールとレミフェンタニルによる全静脈麻酔で管理し，術後酸素投与と水分補給を十分に行う．術後鎮痛は硬膜外ブロックや神経ブロックを主としオピオイドを控える．制吐薬としては，ドロペリドール1.25mgまたはプロクロルペラジン（ノバミン®）10mgを手術終了時に予防投与し，発症時にはメトクロプラミド（プリンペラン®）10mgを投与する．

3）歯牙損傷

気管挿管時の喉頭鏡操作に伴って生じる可能性がある．頻度は2,000例に1例（0.05%）程度である（表3）[5]．特に歯槽膿漏を有する高齢者で上顎前歯の歯牙脱臼を生じやすい．必要に応じて，歯牙プロテクターを装着するか，エアウェイスコープなど喉頭鏡不使用の方法を考慮する．

2 脊髄くも膜下麻酔特有の合併症

1）一過性神経症状（TNS）

一過性神経症状（transient neurologic symptoms：TNS）は臀部・下肢の感覚障害のみで運動障害はなく，多くは3日以内に改善する軽度で一過性の症状である．頻度は5〜30%と比較的高く，特にリドカインで高く（10〜40%），ブピバカインで低い（0〜3%）ことが知られている（表3）．

2）硬膜穿刺後頭痛

脊髄くも膜下麻酔全体では約2%に発生する（表3）[6]．リスク因子は，若年者（20〜40歳代），女性，太い針，cutting針（Quincke針）などである．針が細いほどリスクは減るが手技が困難となるため，25〜27Gのペンシルポイント針（Whitacre針）が適切と考えられる．

3）神経障害

脊髄くも膜下麻酔後の神経障害は1万例あたり4例（0.04%）程度である（表3）[7]．脊髄または馬尾神経の損傷によるもので，原因としては穿刺針によるものと局麻薬によるものがあるとみられる．神経障害のなかで，馬尾症候群は膀胱直腸障害と下肢感覚・運動麻痺が主な症状であり，重度で不可逆性が多い．

3 硬膜外麻酔特有の合併症

1）硬膜穿刺後頭痛

硬膜外麻酔に際して偶発的に硬膜を穿刺する頻度は0.5%程度あり（表3）[8]，完全に防ぐことはできない．針が太いため硬膜を穿刺した患者の半数に頭痛が生じる．頭痛は術後2〜3日をピークに多くは10日以内に治まる．

2）神経障害

脊髄くも膜下麻酔と同様に，硬膜外麻酔の施行に伴っても神経障害を生じる可能性があり，その頻度は1万例あたり2例（0.02%）程度である（表3）[7]．

3）硬膜外膿瘍

硬膜外カテーテル挿入例の0.01%程度に生じるとされる（表3）．糖尿病患者ではリスクが高くなるので，長期留置（≧4日）には注意が必要である．

4）硬膜外血腫

止血・凝固異常がない場合の発生はきわめてまれ（1/150,000例）であるが（表3），異常がある場合はその程度に応じてリスクが高まる（Ⅷ章-2.凝固異常，p.198参照）．

4 末梢神経ブロック特有の合併症

神経障害を生じる可能性があり，その発生率

は，斜角筋間上腕神経叢ブロックで2.9％，腋窩神経ブロックで1.5％，大腿神経ブロックで0.3％程度である[7]。ただし永久的な障害は極めてまれである。

4 周術期心合併症発生に関与するリスク因子

心合併症のうち主要なものとして心筋梗塞，肺水腫，心室細動，原発性心停止，完全心ブロックに着目すると，発生のリスク因子として同定されているのは，高侵襲手術（開胸・開腹・血管手術），虚血性心疾患の現病歴，心不全の既往，脳血管疾患の既往，インスリン療法中の糖尿病，血清クレアチニン＞2.0mg/dlの腎不全，の6つであり，これらは周術期心合併症の発生率を2～3倍高める（表5）[9]。また，これらのリスク因子が重複するとさらにリスクが高まり，発生率は，因子ゼロで0.5％，1個で1.3％，2個で4％，3個以上で9％に上る。

表5 周術期主要心合併症*のリスク因子と発生率
（予定非心臓手術を受ける50歳以上の患者）

リスク因子	オッズ比
高侵襲手術（開胸・開腹・血管手術）	2.8
虚血性心疾患の現病歴	2.4
心不全の既往	1.9
脳血管疾患の既往	3.2
インスリン療法中の糖尿病	3.0
血清クレアチニン＞2.0mg/dlの腎不全	3.0

リスク因子の数	発生率
0	0.5％
1	1.3％
2	4％
3以上	9％

*主要心合併症：心筋梗塞，肺水腫，心室細動，原発性心停止，完全心ブロック
(Lee TH, Marcantonio ER, Mangione CM, et al. Derivation and prospective validation of a simple index for prediction of cardiac risk of major noncardiac surgery. Circulation 1999；100：1043-9より引用)

5 手術のタイプと周術期心合併症発生率

手術侵襲の大きさが合併症の発生に関係することは容易に想像できるが，手術の対象疾患が患者の基礎疾患に関連することも多く，手術リスクの階層化は単純ではない。Eagleら[10]の冠動脈検査登録患者の大規模調査を基にAHAガイドライン[1]における「心リスクからみた非心臓手術の分類」が作成された。冠動脈疾患を有し冠動脈バイパス術未施行の患者における重大心合併症（心臓死または非致死性心筋梗塞）の発生率から，非心臓手術は3つの階層に分けられる（表6）。高リスク手術は血管手術であり発生率5％以上，中リスク手術は開胸・開腹手術などで1～5％，低リスク手術は内視鏡手術などで1％未満の発生率である。

表6 手術タイプと重大心合併症*発生率
（冠動脈疾患患者の非心臓手術における発生率）

高リスク手術 （心合併症発生が5％以上）	●大血管手術 ●末梢血管手術
中リスク手術 （心合併症発生が1～5％）	●開胸，開腹手術 ●内頸動脈内膜剥離術　●頭頸部手術 ●整形外科手術　　　　●前立腺手術
低リスク手術 （心合併症発生が1％未満）	●内視鏡手術　●体表手術 ●白内障手術　●乳腺手術 ●外来手術

*重大心合併症：心臓死，非致死性心筋梗塞
(Fleisher LA, Beckman JA, Brown KA, et al. ACC/AHA 2007 guidelines on perioperative cardiovascular evaluation and care for noncardiac surgery：a report of the American College of Cardiology/American Heart Association Task Force on Practice Guidelines (Writing Committee to Revise the 2002 Guidelines on Perioperative Cardiovascular Evaluation for Noncardiac Surgery) developed in collaboration with the American Society of Echocardiography, American Society of Nuclear Cardiology, Heart Rhythm Society, Society of Cardiovascular Anesthesiologists, Society for Cardiovascular Angiography and Interventions, Society for Vascular Medicine and Biology, and Society for Vascular Surgery. J Am Coll Cardiol 2007；50：e159-241より引用)

6 手術と麻酔に伴う危機的合併症・偶発症と死亡

本来,麻酔の役割は手術侵襲から生体を守ることにあるが,過大な侵襲を防御しきれない場合や,麻酔自体が侵襲となる場合には危機的合併症・偶発症が生じ得る。また,患者の日常生活において生じ得る急性疾患は,周術期にも生じ得る可能性があり,手術・麻酔の侵襲が加わることで発症を促すこともある[11]。

1) 周術期危機的合併症・偶発症の発生頻度

周術期危機的合併症・偶発症とは,心停止,高度低血圧,高度低酸素症などであり,その発生頻度は0.2%である。麻酔法別では全身麻酔下で0.3%,区域麻酔下で0.1%程度である。

2) 周術期死亡の原因と頻度

危機的合併症・偶発症の結果としての周術期死亡率は1万例あたり6.8例(0.07%)である。死亡原因は出血および循環血液量低下が50%を占め,術前・術中合併症としての心筋梗塞・冠虚血が8.4%でこれに次いでいる(表7)。

3) ASA-PSと死亡率

米国麻酔科学会における全身状態分類(American Society of Anesthesiologists physical status:ASA-PS)のスコアが高いほど周術期死亡率は高まる(表8)。ASA-PS 1に比べ,ASA-PS 3でも30倍に増えるが,ASA-PS 4では200倍,ASA-PS 5では280倍と顕著に増加する。緊急手術では死亡率がさらに高まり,ASA-PS 4で予定手術の5倍,ASA-PS 5で20倍に高まる。

4) 麻酔管理が原因の死亡

麻酔管理が原因の重大合併症・偶発症の発生率は1万例あたり4.3例であり(表9),死亡率は10万例に1例である。うちASA-PS 1の患者に限れば死亡率は97万例に1例である。これは産業界における品質管理目標の6σ(シックスシグマ)に相当するレベルにあるが,わが国における年間全身麻酔件数が約240万件に上ること,また人命の問題であることを考えると,限りなくゼロに近づける努力が求められる。

表7 手術死亡の原因と割合

原因	割合(%)
出血性ショック・循環血液量低下	50.1
術前・術中心筋梗塞・冠虚血	8.4
多臓器不全・敗血症	8.4
手術手技	5.5
術前循環器系合併症(心筋虚血以外)	3.4
術前中枢神経系合併症	3.2
肺塞栓	2.1
術前呼吸器系合併症	1.9

(入田和男,川島康男,巌 康秀ほか.「麻酔関連偶発症例調査2002」および「麻酔関連偶発症例調査1999-2002」について:総論―(社)日本麻酔科学会安全委員会偶発症例調査専門部会報告.麻酔2004;53:320-35より引用)

表8 ASA-PSと手術死亡率

ASA-PS	死亡率(1万例あたり)
1	0.3
2	1.4
3	9.1
4	59
5	83
1E	0.3
2E	2.5
3E	33
4E	349
5E	1,868

(入田和男,川島康男,巌 康秀ほか.「麻酔関連偶発症例調査2002」および「麻酔関連偶発症例調査1999-2002」について:総論―(社)日本麻酔科学会安全委員会偶発症例調査専門部会報告.麻酔2004;53:320-35より引用)

表9 麻酔に伴う危機的偶発症(1万例あたり)

高度低酸素症	1.6
高度低血圧	1.2
心停止	0.4
その他	1.1
総計	4.3

(入田和男,川島康男,巌 康秀ほか.「麻酔関連偶発症例調査2002」および「麻酔関連偶発症例調査1999-2002」について:総論―(社)日本麻酔科学会安全委員会偶発症例調査専門部会報告.麻酔2004;53:320-35より引用)

7 手術患者の短期予後改善の方策

手術患者の短期予後を改善する方策としてenhanced recovery after surgery(ERAS)プロト

コール[12,13]が注目されている。このプロトコールはヨーロッパ臨床栄養代謝学会（European Society for Clinical Nutrition and Metabolism：ESPEN）が開発した術後回復力強化プログラムである。開腹結腸手術で始められ徐々に対象手術が拡がっている。術後回復力を増強することにより，術後合併症の減少と入院期間の短縮，コスト削減を図るもので，エビデンスに基づいて集学的に作成されたものである。その要点は，術後回復を遅らせる因子として，①術後痛，②消化管機能低下，③早期離床の妨げ，の3つを同定し以下の対策を講じるものである。

1）術後痛への対策

オピオイド主体の鎮痛法を避け，局所麻酔薬と少量オピオイドによる持続硬膜外鎮痛を主体とする。硬膜外カテーテル抜去後は非ステロイド性抗炎症薬（non steroidal anti-inflammatory drugs：NSAIDs）を主体とする。

2）消化管機能低下への対策

周術期の適切な栄養管理は手術侵襲に伴う異化亢進を軽減し，術後の回復を促進する。ただし，"When the gut works, use it"が原則であり，同一内容を経静脈的に投与しても効果がない。経口栄養を重視し，術前・術後の絶食期間を最小限とする。術前では固形物は6時間，飲水は2時間前まで可とする。特に炭水化物含有（12.6％）飲料水は術後インスリン抵抗性増大と蛋白崩壊を抑制する。術後も経口摂取を重視し，術当日から経口栄養補助食品を開始する。

術後イレウスの予防には，持続硬膜外麻酔の使用，過剰輸液の回避，腹腔鏡手術，高用量オピオイドの回避，などが挙げられる。

3）早期離床の妨げへの対策

術当日は2時間，翌日からは6時間の離床が勧められる。それを妨げないためには，①全身麻酔作用の残存を避ける，②術中低体温を防止する，③術後悪心・嘔吐を予防する，④経鼻胃管や尿道カテーテルはできるだけ早期に抜去する，⑤歩行を可能とする鎮痛法を適用する，などの対策が重要である。

引用文献

1) Fleisher LA, Beckman JA, Brown KA, et al. ACC/AHA 2007 guidelines on perioperative cardiovascular evaluation and care for noncardiac surgery：a report of the American College of Cardiology/American Heart Association Task Force on Practice Guidelines（Writing Committee to Revise the 2002 Guidelines on Perioperative Cardiovascular Evaluation for Noncardiac Surgery）developed in collaboration with the American Society of Echocardiography, American Society of Nuclear Cardiology, Heart Rhythm Society, Society of Cardiovascular Anesthesiologists, Society for Cardiovascular Angiography and Interventions, Society for Vascular Medicine and Biology, and Society for Vascular Surgery. J Am Coll Cardiol 2007；50：e159-241.

2) Sgura FA, Kopecky SL, Grill JP, et al. Supine exercise capacity identifies patients at low risk for perioperative cardiovascular events and predicts long-term survival. Am J Med 2000；108：334-6.

3) Mencke T, Echternach M, Kleinschmidt S, et al. Laryngeal morbidity and quality of tracheal intubation. Anesthesiology 2003；98：1049-56.

4) Apfel CC, Läärä E, Koivuranta M, et al. A simplified risk score for predicting postoperative nausea and vomiting：conclusions from cross-validations between two centers. Anesthesiology 1999；91：693-700.

5) Newland MC, Ellis SJ, Peters KR, et al. Dental injury associated with anesthesia：a report of 161,687 anesthetics given over 14 years. J Clin Anesth 2007；19：339-45.

6) Turnbull DK, Shepherd DB. Post-dural puncture headache：pathogenesis, prevention and treatment. Br J Anaesth 2003；91：718-29.

7) Brull R, McCartney CJ, Chan VW, et al. Neurological complications after regional anesthesia：contemporary estimates of risk. Anesth Analg 2007；104：965-74.

8) Van de Velde, Schepers R, Bereuds N, et al. Ten years of experience with accidental dural puncture and post-dural puncture headache in a tertiary obstetric anaesthesia department. Int J Obstet Anesth 2008；17：329-35.

9) Lee TH, Marcantonio ER, Mangione CM, et al.

Derivation and prospective validation of a simple index for prediction of cardiac risk of major noncardiac surgery. Circulation 1999 ; 100 : 1043-9.
10) Eagle KM, Rihal CS, Mickel MC, et al. Cardiac risk of noncardiac surgery : influence of coronary disease and type of surgery in 3368 operations. Circulation 1997 ; 96 : 1882-7.
11) 入田和男, 川島康男, 巌　康秀ほか. 「麻酔関連偶発症例調査2002」および「麻酔関連偶発症例調査1999-2002」について：総論—(社)日本麻酔科学会安全委員会偶発症例調査専門部会報告. 麻酔 2004 ; 53 : 320-35.

12) Fearon KCH, Ljunggvist O, Von Meyenfeldt M, et al. Enhanced recovery after surgery : a consensus review of clinical care for patients undergoing colonic resection. Clin Nutr 2005 ; 24 : 466-77.
13) Lassen K, Soop M, Nygren J, et al ; Enhanced recovery after surgery (ERAS) Group. Consensus review of optimal perioperative care in colorectal surgery : Enhanced Recovery After Surgery (ERAS) Group recommendations. Arch Surg 2009 ; 144 : 961-9.

〔澄川　耕二〕

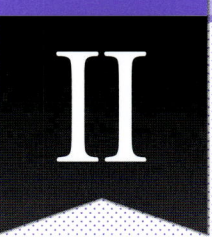

呼吸器疾患

1. 喘 息
2. 慢性閉塞性肺疾患
3. 間質性肺炎
4. 肺高血圧症
5. 睡眠時無呼吸症候群
6. 呼吸器感染症
7. 禁 煙

1 喘　　息

はじめに

　気管支喘息(以下，喘息)の診断がなされて治療を受けている患者，複数回の発作歴のある患者以外で，喘鳴や呼吸困難を認めない"喘息"といわれたことがある程度の患者，あるいは心臓喘息や慢性閉塞性肺疾患(chronic obstructive pulmonary disease：COPD)の可能性のある患者では，術前診察時にその判断・対処に迷うことがある。

　麻酔導入時の気道操作や手術侵襲で急性増悪することもあり，発作後もしばらくは注意を必要とする。喘息患者の周術期管理を行うには，主治医のみならず，内科医あるいは小児科医を含めた術前からの管理が重要となる。

1 疫　　学

　世界では約3億人といわれ，喘息死は年間25万人[1]，日本では患者数(1996年)が235万人，累積有症率は乳幼児5.1%，小児6.4%，成人3.0(16〜30歳では6.2)%で[2]，若年齢では男性に多い傾向にある。小児喘息は乳児期発症が多く，成人喘息では中高年発症が多い。喘息死は3,198人(2005年)[3]である。死に至る発作の誘因は，成人の場合，気道感染，疲労そしてストレスが多く，薬物(吸入β_2刺激薬の過剰使用，ステロイド薬の中止・減量など)も誘因となる。小児の場合，直接死因の大部分が窒息で，死亡前の重症度では軽・中等症例でもそれぞれ20〜30%程度を占めている[4,5]。

2 診断基準

　成人喘息は"気道の慢性炎症と種々の程度の気流制限(気道狭窄)，気道過敏性の亢進により特徴づけられ，発作性の咳，喘鳴および呼吸困難を示す閉塞性呼吸器疾患"とされている。環境アレルゲンに対する特異的IgE抗体が存在しない気道の過敏性を伴う非アトピー型(内因型)が多い。小児喘息では，"発作性の呼吸困難，喘鳴，咳などの気道閉塞症状を繰り返し，その背景の多くに，環境アレルゲンによる慢性のアレルギー性炎症が存在する"とされ，ダニなどの特異的IgE抗体が存在するアトピー型(外因型)が多い。

　症状は夜間，早朝に出現することが多く，反復する。安静時にも出現し，労作時に息苦しさを感じることもある。他の心疾患や肺疾患でも呼吸困難や喘鳴を呈するので，除外することが必要である。鑑別すべき疾患を表1に示す。進行すれば，呼気時のみならず吸気時においても

表1　鑑別すべき疾患

上気道疾患
　●喉頭炎
　●喉頭蓋炎
　●声帯機能不全
中枢気道疾患
　●気管内腫瘍
　●気道異物
　●気管軟化症
　●気管支結核
　●サルコイドーシス
気管支から肺胞領域の疾患
　●COPD
　●びまん性汎細気管支炎
　●肺線維症
　●過敏性肺炎
循環器疾患
　●うっ血性心不全
　●肺血栓塞栓症
アンギオテンシン変換酵素阻害薬などの薬物による咳嗽
その他の原因
　●自然気胸
　●迷走神経刺激症状
　●過換気症候群
　●心因性咳嗽
アレルギー性呼吸器疾患
　●アレルギー性気管支肺アスペルギルス症
　●アレルギー性肉芽腫性血管炎
　　(チャーグ・ストラウス症候群)
　●好酸球性肺炎

(社団法人日本アレルギー学会喘息ガイドライン専門部会監．喘息予防・管理ガイドライン2009．東京：協和企画；2009より改変引用)

喘鳴を伴う呼吸困難が出現する。小児でも，5歳以上では呼吸機能検査は可能である[4]。

1）問診

喘息の詳細についての問診を行う。発症時期，治療の有無・内容（使用薬物），アレルゲンの有無，発作の頻度・強度・最終発作日などから重症度の把握と治療の有効性を確認する。

アスピリン喘息の有無は必ず確認する（p.14参照）。気道感染の有無，アレルギー性疾患の有無慢性鼻炎，鼻茸，p.14参照）および喫煙の有無も確認する。

2）検査

特に胸部と上腹部手術，長時間手術では呼吸機能検査を行うべきである。自覚症状とは相関しない。また長期罹患患者では機能障害が完全に寛解しなくなることがある。

動脈血液ガス所見では，寛解期には正常値を示す。重症化すると肺胞低換気のためPa_{CO_2}が上昇，気流制限があると換気血流比不均等分布のためPa_{O_2}が低下する。

3 病型・重症度分類

成人の気流制限は可逆的で，改善する。気道炎症は各炎症細胞，気道構成細胞，種々の液性因子が関与する。長期罹患患者では，炎症により気道傷害と気道構造の変化（リモデリング）が惹起され，気流制限は非可逆性となり，気道過敏性が亢進する。呼吸器感染，喫煙あるいは気象などの増悪因子が加わると，症状がさらに悪化する。

小児において，特にアトピー型の場合，特異的アレルゲンに曝露されるとマスト細胞からのメディエータにより数分後には即時型の気道狭窄を起こす（即時型喘息反応）。多くは一時寛解

表2　治療前の臨床所見による喘息重症度の分類

(a) 成人

重症度*		軽症間歇型	軽症持続型	中等症持続型	重症持続型
喘息症状の特徴	頻度	週1回未満	週1回以上だが毎日ではない	毎日	毎日
	強度	症状は軽度で短い	月1回以上日常生活や睡眠が妨げられる	週1回以上日常生活や睡眠が妨げられる 短時間作用性吸入β_2刺激薬頓用がほとんど毎日必要	日常生活に制限治療下でもしばしば増悪
	夜間症状	月に2回未満	月2回以上	週1回以上	しばしば
PEF, FEV$_{1.0}$**	%FEV$_{1.0}$, %PEF** 日内変動	80%≦ <20%	80%≦ 20〜30%	60〜80% 30%<	<60% 30%<

* いずれか1つが認められればその重症度と判断する
** %FEV$_{1.0}$=（FEV$_1$測定値/FEV$_{1.0}$予測値）×100，%PEF=（PEF測定値/PEF予測値または自己最良値）×100

(b) 小児

重症度		間歇型	軽症持続型	中等症持続型	重症持続型	最重症持続型
喘息症状の特徴	頻度	年数回	月1回〜週1回	週1回〜1日1回	毎日	
	強度	咳嗽，軽度喘鳴 短時間作用性吸入β_2刺激薬頓用で改善。持続しない	咳嗽，軽度喘鳴 ときに呼吸困難日常生活障害は少ない	ときに大・中発作 日常生活に障害	週に1〜2回 大・中発作 日常生活や睡眠に障害。治療下でもしばしば増悪	しばしば夜間の大・中発作で時間外受診 入退院を繰り返し，日常生活が制限 重症持続型の治療を行っても症状が持続

（社団法人日本アレルギー学会喘息ガイドライン専門部会監.喘息予防・管理ガイドライン2009. 東京：協和企画；2009より改変引用）

するが，好酸球からのロイコトリエンなどのメディエータにより3〜8時間後に再び気道狭窄を示す(遅発型喘息反応)。成人ほど解明されていないが，やはりリモデリングが存在する。

重症度分類は，喘息症状の特徴(頻度，強度および夜間症状)を基本とし，成人では1秒量(forced expiratory volume in one second：$FEV_{1.0}$)とピークフロー(peak expiratory flow：PEF)の呼吸機能検査を加味して行う(表2)。症状からの判断は，重症症例や長期罹患症例で重症度を過少評価する場合がある。

喘息患者では，$FEV_{1.0}$やPEFは緩解期と増悪期で大きく変化する。気流制限は早朝(気管支拡張薬使用前)と昼(β_2刺激薬吸入後)のPEF値の差が20%以上の変動を示す。長期罹患患者の場合ではPEF値や$FEV_{1.0}$が常に低値を示し，日内変動が少ないこともある。軽度の刺激でも気道過敏性の亢進(気道収縮反応)が起きる。負荷試験として，アセチルコリンなどの気管支収縮薬を吸入させ，$FEV_{1.0}$を20%低下させる濃度を求めて，気道の過敏性を定量的に評価する方法もある。

4 治療法

抗喘息薬には，長期管理薬(コントローラー)と発作治療薬(リリーバー)とがある。前者は継続的に使用され，症状の軽減・消失，呼吸機能の正常化とその維持を目的とする。後者は，発作時に短期間使用するものである(表3)。

発作強度と喘息重症度を評価することが，"コントロールされた状態(症状を認めない，夜間症状を認めない)"を目指すうえで重要である。薬物の種類と量から各重症度に応じて治療ステップ1〜4に分けて治療を行っていく(段階的薬物投与プラン)[4]。

発作時には細気管支が狭小化し，気道抵抗が増加する。呼気流速が低下し，air trappingが生じる危険性がある。生命の危機が切迫している場合には気管挿管を行って確実に気道を確保すべきである。十分な酸素化を図ったうえで，最高気道内圧は50cm H_2O未満，平均値20〜25cm H_2O未満に保ち，呼気時間を十分にとる(圧損傷の回避と高二酸化炭素血症の許容)。また，呼気終末陽圧(positive end expiratory pressure：PEEP)を付加することで自動呼気終末陽圧(auto PEEP)が一部是正される。

発作治療薬としては，まずβ_2刺激薬を吸入で投与する。吸入器具には，ネブライザー，加圧式定量噴霧吸入器(pressurized metered-dose inhaler：pMDI)，ドライパウダー吸入器(dry powder inhaler：DPI)がある。ネブライザーの吸入には時間を要し，また，気道刺激によりさらに悪化させることもあり，注意が必要である。超音波ネブライザーでは多量の薬液を霧化する必要がある。ジェットネブライザーやpMDIは薬液量が少なく，挿管チューブに近いところから投与する。pMDIは1回分の薬液がエアゾールとなって噴出する。スペーサーを併用すると効率的である。全身麻酔ですでに気管挿管している場合，チューブ内のミストのため，より多くの用量を必要とすることもある(8〜10パフ)[6]。DPIは，吸気流速により乾燥粉末を吸い上げ，乱気流を生じさせて吸入する(吸気速度は60〜90l/分が適切)。

アドレナリン0.1%皮下注射を行う場合，0.1〜0.3mlを20〜30分間隔で投与する。小児には行わない。虚血性心疾患，閉塞隅角緑内障，甲状腺機能亢進症では禁忌となる。

ステロイド薬の静注は効果発現までに数時間かかるので即効性に欠ける。気管支拡張薬，ステロイドがすでに投与されている症例，中等度以上の発作の場合に考慮する。

アミノフィリンを使用する際には，安全域が狭いため，頻脈，不整脈，痙攣(嘔気・嘔吐，頭痛，興奮)など中毒を疑わせる症状が出現した場合には，すぐに減速あるいは中断する。加齢，肥満，肝障害，心不全，感染症あるいは薬剤使用中(アロプリノール，マクロライド系，ニューキノロン系，シメチジン，ジアゼパムなど)ではクリアランスの減少のため，血中濃度が上昇することがある。逆に，喫煙者，バルビツール酸系薬あるいは抗てんかん薬(カルバマ

表3　抗喘息薬

長期管理薬（コントローラー）		
1）抗炎症薬：副腎皮質ステロイド薬（吸入，経口） 　　吸入ステロイド薬／長時間作用性 β_2 刺激薬配合剤 　　ロイコトリエン（leukotriene：LT）受容体拮抗薬 　　テオフィリン徐放製剤 2）長時間作用性気管支拡張薬：長時間作用性 β_2 刺激薬（吸入，貼付，経口） 　　吸入ステロイド薬／長時間作用性 β_2 刺激薬配合剤 　　LT受容体拮抗薬 　　テオフィリン徐放製剤 　　抗IgE抗体（オマリズマブ）		

発作治療薬（リリーバー）		
成人例	吸入 β_2 刺激薬反復	サルブタノール（ベネトリン®），プロカテロール（メプチン®），イソプロテレノール（アスプール®）0.3～0.5mlと生食をネブライザーで20～30分おきに，またはpMDI 1～2パフを20分おきに2回
	アドレナリン0.1％皮下注射	0.1～0.3mlを20～30分間隔で投与。脈拍が130回／分以下に
	アミノフィリン持続点滴	ネオフィリン® 6mg/kgと等張補液200～250mlを，1/2量を15分程度，残量を45分程度で点滴静注
	副腎皮質ステロイド薬静注 　（　）内は必要に応じて追加投与	ヒドロコルチゾン200～250mg（100～200mg），メチルプレドニゾロン40～125mg（40～80mg）を4～6時間ごと，デキサメタゾン，ベタメタゾン4～8mg（4～8mg）を6時間ごと
	抗コリン薬	
	酸素吸入	適宜
小児例	吸入 β_2 刺激薬反復*	15～30分後に効果判定し，20～30分間隔で3回まで
	副腎皮質ステロイド薬静注 　（　）内は必要に応じて追加投与	2～15歳：ヒドロコルチゾン5～7mg/kgあるいはプレドニゾロン1～1.5mg/kg（以後0.5mg/kg）を6時間ごと，またはメチルプレドニゾロン1～1.5mg/kgを4～6時間ごと。初回投与は10分程度で静注ないし30分で点滴静注を行う 2歳未満：ヒドロコルチゾン5mg/kgを6時間ごと，またはプレドニンやメチルプレドニゾロン0.5～1mg/kgを6～12時間ごと
	アミノフィリン持続点滴** （テオフィリン血中濃度不明のとき）	初期投与4～5mg/kgを30分以上で，維持0.8mg/kg/時（2～15歳），0.6mg/kg/時（15歳以上）で投与。あらかじめ経口投与されているときは初期投与3～4mg/kgとする

* イソプロテレノールは追加治療の際に考える
** 追加治療として考える。小児喘息の治療に精通した医師が行うことが望ましい
　テオフィリン血中濃度は8～15μg/ml
（社団法人日本アレルギー学会喘息ガイドライン専門部会監．喘息予防・管理ガイドライン2009．東京：協和企画；2009より改変引用）

ゼピン，フェニトイン）を使用中の患者では血中濃度が下がる。発作前にテオフィリン製剤が十分に投与されている場合には半量ないしそれ以下に留める。発熱時や，痙攣の既往あるいは中枢神経疾患をもつ小児には避けたほうがよい。また，5歳以下の乳幼児では他剤無効時にのみ使用する。

5　麻酔前のリスク評価と予後予測

1）麻酔前のリスク評価

少なくとも4～8週間の禁煙をすべきである。平素には喘鳴がない患者で喘鳴が認められる場合では手術の延期を検討し，治療について呼吸器内科医と相談する。平素からある場合は延期（追加治療の必要性の有無）の判断が難しい。喘鳴の改善後も，気道過敏性亢進は数週間続く。また，重篤発作（会話・体動不能，意識障害）の既往，エマージェンシー（気管挿管，集中治療室入室）あるいは年2回以上の入院歴はハイリスクである。気道感染があるときにも，気道の過敏性が亢進しており，数週間持続することがある。待機可能なら，2週間は延期すべきである。

無治療状態の患者，短時間作用性吸入 β_2 刺

激薬の頓用だけの患者では吸入ステロイド薬を開始したほうがよい。コントロール不十分，あるいはFEV$_{1.0}$，PEF値が予測値の80％未満の患者では，気流制限を改善させるために術前の短期間に経口ステロイド薬の服用を考慮すべきである[1,7,8]。時間に余裕のない場合や経口投与できない場合は，点滴静注も考慮する。テオフィリン徐放製剤常用者で，内服ができないときにはアミノフィリン点滴静注を行う。

2）予後予測

治療の質が向上し，患者数の増加の割には病状が悪化したり，死亡する患者の数は減少している。麻酔を受けた喘息患者での重篤な気管支痙攣の発生率も比較的低い[6]。厳密に診断された喘息患者での周術期における気道収縮は1.7％だけで，死亡症例は1症例もないといわれている[9]。しかし，一度起こってしまうと生命を脅かす危機につながるため，特に緊急手術，麻酔導入時や覚醒時には注意が必要である。時間に余裕のある患者で，コントロールされていない場合には，呼吸器内科医や小児科医と相談し，術前の治療の必要性について検討すべきである。

術中・術後の呼吸器合併症の発生は，喘息の重症度，術式（胸部と上腹部手術は最大リスク），麻酔方法（気管挿管は最大リスク）に影響される[1]。麻酔法の選択は，問診，臨床症状，理学的所見および呼吸機能検査などから判断する。全身麻酔と局所麻酔とで麻酔法による危険性に差はない[9]。

6 麻酔前準備と麻酔管理のポイント

1）麻酔前準備

術前からの使用薬は，基本的に当日も継続する。本人のpMDIがあれば手術室に持参してもらう。また，6カ月以内にステロイド薬の全身投与を受けている患者では，周術期に水溶性ステロイド薬100mgを8時間ごとに静脈内投与し，術後24時間で漸減する[1]。短期間の全身投与では術後の喘息発作，感染，副腎不全，創傷治癒の遷延化に問題はない[10,11]。

2）麻酔管理のポイント

薬剤ではクエン酸フェンタニルは，喘息患者に禁忌である（硬膜外・くも膜下投与は可）。モルヒネ製剤やコデインは喘息発作中にかぎり禁忌，バルビタール系は重症気管支喘息に禁忌であるなど，催眠導入剤や鎮痛薬の使用にあたっては注意が必要である。レミフェンタニルやプロポフォールは禁忌ではない。セボフルランなどの揮発性吸入麻酔薬は気管支拡張作用もあり，全身麻酔の際には有効である。

気管挿管は気管支痙攣を誘発する危険性がある。全身麻酔を選択する際には，可能ならラリンジアルマスクなどの喉頭上デバイスを使用して気道への刺激を避けるのが有効かもしれない。

7 その他

1）慢性鼻炎，鼻茸

多くの喘息患者には鼻炎の既往があり，慢性鼻炎患者の30％が喘息であるとの報告がある[12～15]。副鼻腔炎は急性，慢性ともに喘息を悪化させる。鼻茸はアスピリン過敏症とも関連し，40歳以上の患者に多い。アスピリン不耐症患者の36～96％に鼻茸があり，鼻茸のある患者の29～70％に喘息を合併するとの報告もある[16,17]。

2）アスピリン喘息（AIA）

アスピリン喘息（aspirin-induced asthma：AIA）は，成人喘息の28％でアスピリンおよび酸性非ステロイド性抗炎症薬（NSAIDs）の使用で急性増悪がみられる。小児ではまれである[1,18]。患者の多くが30～40歳代のときに，当薬物の使用後に血管運動神経性の鼻炎や多量の鼻汁を経験している。発作は数分から1～2時間で起こり，急激で重篤な経過をたどる。鼻汁，鼻閉，結膜過敏症状および頭頸部の紅斑の出現，さらに激烈な気管支痙攣，ショック，意識消失や呼吸停止を引き起こす。アラキドン酸シクロオキシゲナーゼ阻害作用（特にCOX-1阻害作用）が

関与していると考えられている。慢性鼻炎，副鼻腔炎あるいは鼻茸を合併することが多い。NSAIDsによる発作歴をもつ患者は6割程度といわれ[4]，確定診断にはチャレンジテストが必要になるが危険を伴う。コハク酸エステル型ステロイド薬の使用は避ける。

3）妊婦

妊娠中は症状の悪化，不変，改善がそれぞれ約1/3と報告されている[19]。多くの喘息治療薬は催奇形性については問題なく，むしろ重症の発作により母体，胎児が低酸素血症に陥るほうが危険である。注意すべきなのは，授乳中のテオフィリン製剤（乳汁中に移行）およびLT受容体拮抗薬（ヒトでのエビデンスが不十分）である[4]。

4）運動誘発喘息（EIA）

運動誘発喘息（exercise-induced asthma：EIA）は，運動終了数分後から一過性の気管支収縮を来し，自然回復する。最大心拍数の80%以上となる数分間の運動で誘発されやすい。過呼吸，低温・乾燥の吸入気でも誘発されやすい。

5）ドーピング

スポーツ選手には，アドレナリン，エフェドリンあるいはステロイドなどの使用で注意が必要である。詳細は財団法人日本アンチ・ドーピング機構ホームページ（http://www.anti-doping.or.jp/）を参照されたい。

おわりに

麻酔中に喘息発作を誘発させないことは重要である。しかし，発作が起きてしまったときには迅速な対応が必要で，対処法は麻酔を行う前から確認しておくべきである。回診時にも患者・家族への十分な説明と同意も行っておく必要がある。時間的にも余裕をもった診察，早めのコンサルテーション，主治医・呼吸器内科医，小児科医との密な連絡が肝要である。

―― 引用文献 ――

1) Global Strategy for Asthma Management and Prevention, Global Initiative for Asthma（GINA Report 2008）. http://www.ginasthma.org/［2012年9月閲覧］
2) 厚生省. 平成8年度厚生省長期慢性疾患総合研究事業報告, 喘息に関する研究. 1996.
3) 厚生労働省. 平成17年人口動態統計（確定数）の概況. http://www.mhlw.go.jp/toukei/saikin/hw/jinkou/kakutei05/index.html［2012年9月閲覧］
4) 社団法人日本アレルギー学会喘息ガイドライン専門部会監. 喘息予防・管理ガイドライン2009. 東京：協和企画；2009.
5) 中澤次夫. わが国の喘息死の動向. アレルギー 2004；53：1112-8.
6) Woods BD, Sladen RN. Perioperative considerations for the patient with asthma and bronchospasm. Br J Anesth 2009；103：i57-65.
7) Fung DL. Emergency anesthesia for asthma patients. Clin Rev Allergy 1985；3：127-41.
8) Kingston HG, Hirshman CA. Perioperative management of the patient with asthma. Anesth Analg 1984；63：844-55.
9) Warner DO, Warner MA, Barnes RD, et al. Perioperative respiratory complications in patients with asthma. Anesthesiology 1996；85：460-7.
10) Pien LC, Grammer LC, Patterson R. Minimal complications in a surgical population with severe asthma receiving prophylactic corticosteroids. J Allergy Clin Immunol 1988；82：696-700.
11) Kabalin CS, Yarnold PR, Grammer LC. Low complication rate of corticosteroid-treated asthmatics undergoing surgical procedures. Arch Intern Med 1995；155：1379-84.
12) Leynaert B, Bousquet J, Neukirch C, et al. Perennial rhinitis：an independent risk factor for asthma in nonatopic subjects：results from the European Community Respiratory Health Survey. J Allergy Clin Immunol 1999；104：301-4.
13) Sibbald B, Rink E. Epidemiology of seasonal and perennial rhinitis：clinical presentation and medical history. Thorax 1991；46：895-901.
14) Bousquet J, Van Cauwenberge P, Khaltaev N. Allergic rhinitis and its impact on asthma. J Allergy Clin Immunol 2001；108：S147-334.
15) Allergic Rhinitis and its Impact on Asthma（ARIA）. http://www.whiar.org.
16) Larsen K. The clinical relationship of nasal polyps to asthma. Allergy Asthma Proc 1996；17：243-9.
17) Lamblin C, Tillie-Leblond I, Darras J, et al.

Sequential evaluation of pulmonary function and bronchial hyperresponsiveness in patients with nasal polyposis : a prospective study. Am J Respir Crit Care Med 1997 ; 155 : 99-103.
18) Szczeklik A, Stevenson DD. Aspirin-induced asthma : advances in pathogenesis, diagnosis, and management. J Allergy Clin Immunol 2003 ; 111 : 913-21.
19) Schatz M, Harden K, Forsythe A, et al. The course of asthma during pregnancy, post partum, and with successive pregnancies : a prospective analysis. J Allergy Clin Immunol 1988 ; 81 : 509-17.

〔篠崎　克洋，川前　金幸〕

2 慢性閉塞性肺疾患

はじめに

慢性閉塞性肺疾患（COPD）患者の周術期管理を行うには，多くの注意点とリスクが存在する。全身麻酔時の陽圧換気による圧損傷と高二酸化炭素血症，そして低酸素血症の危険性がある。手術の絶対禁忌はないものの，術後には高頻度で呼吸器合併症が生じる[1,2]。そのため，術式に応じた麻酔法の選択が望まれる[3]。

1 疫　学

2001年世界保健機関（World Health Organization：WHO）の調査によると，世界的には総死亡の3.8％（高所得国），有病率は10％前後である[4]。日本では，2005年度の死亡数は人口10万対で1万4,416（男性1万1,018）人，患者数は約22万人，有病率は8.6％であり[5]，男女ともに65歳以上の割合が増加しつつある。喫煙（受動・能動とも）が最大の危険因子で[6]，COPD患者の90％に喫煙歴があり[7]，COPD発症率は喫煙者の15～20％である[5]。長期在宅酸素療法施行患者（long-term oxygen therapy：LTOT）の約半数がCOPDによる慢性呼吸不全である[8]。

2 診断基準

COPDとは，タバコ煙を主とする有害物質の長期吸入曝露により生じ，気流制限を示す肺の炎症性疾患で，末梢気道病変と気腫性変化が複合的に作用し，進行性とされている[3,5]。徐々に生じる体動時の呼吸困難，慢性の咳と痰，さらに長期の喫煙歴があればCOPDを疑う。

診断基準としては，気管支拡張薬吸入後のスパイロメトリーで1秒量／努力肺活量（forced expiratory volume in one second／forced vital capacity：$FEV_{1.0}/FVC$）＜70％が主張されており，他の気流制限を来す疾患を除外するとされている[5]。

COPDのなかでも，慢性気管支炎は喀痰症状が年に3カ月以上，2年以上連続して認められる。肺気腫は，終末細気管支より末梢の気腔が肺胞壁の破壊を伴いながら異常拡大するが，明らかな線維化は認められない。鑑別を要する疾患を表1に示す。画像診断，呼吸機能検査などから除外する。

1）診　察

生活歴（喫煙歴，職業歴）を問診する。呼吸器

表1　鑑別診断

疾患名	特徴
COPD	●中年発症 ●症状は緩徐で進行性 ●長期間の喫煙歴
気管支喘息	●若年発症 ●家族歴 ●症状はさまざまで，夜間／早朝に多い ●アレルギー，鼻炎，湿疹との関連 ●可逆性の気流制限
うっ血性心不全	●聴診で小水泡性の湿性ラ音 ●胸部X線で心陰影拡大 ●肺水腫 ●呼吸機能検査で気流制限のない呼出制限
気管支拡張症	●大量の膿性痰 ●多くが細菌感染との関連 ●聴診で大水泡性の湿性ラ音／ばち指 ●画像上，気管支の拡張と壁の肥厚
肺結核	●好発年齢なし ●画像上，肺浸潤影 ●細菌学的診断 ●局所流行
閉塞性細気管支炎	●若年発症，非喫煙者 ●関節リウマチの既往／ヒューム曝露？ ●CTで呼気時の低吸収領域の存在
びまん性汎細気管支炎	●男性の非喫煙者に多い ●慢性副鼻腔炎併発 ●画像上，びまん性小葉中心性の粒状影と過膨張

（American Thoracic Society and the European Respiratory Society. Standards for the diagnosis and treatment of patients with chronic obstructive pulmonary disease. New York：American Thoracic Society；2004 より改変引用）

症状も重要であるが，COPDは全身性疾患と考える．全身性炎症のほか，栄養障害，骨格筋量・筋力低下，循環器疾患（虚血性心疾患，脳血管障害），骨粗鬆症（骨折），睡眠障害などにも注意が必要である．

患者の自覚的・他覚的症状を診察する．一般には痰を伴う．膿性の痰をみる場合には増悪の徴候となる．呼吸困難は，初期では運動時にみられる．進行性で，やがて持続的にみられるようになり，歩行時や着替えといった日常生活の動作でも症状が出現してくる．咳嗽も当初は間歇的だが，進行すると毎日そして1日中持続し，慢性的である．喘鳴は非特異的である．重症症例では聴取されることが多い．その他の所見として，体重減少，精神症状（不安，抑うつ）がみられることも多い．

視診の際に注意すべき点には次のようなものがある．肺の過膨張による胸郭の変形と腹部の突出により，樽状胸郭を呈することがある．呼吸状態としては，浅く速い呼吸や口すぼめ呼吸が見られる．呼吸補助筋の肥厚と活動が増強し，胸鎖乳突筋，斜角筋の肥厚，ならびに吸気時の筋収縮が見られる．右心不全を呈している場合には，頸静脈の怒張，下腿（足首）浮腫，肝腫大，尿量減少，体重増加などがみられる．

聴診・打診に関して，特にCOPDに特異的なものはないが，心音の最強点が移動することがある（剣状突起部）．気流制限があると狭窄音が聴取される．気腫が増大していると打診で鼓音を呈する．

2）検　査
●画像診断
①胸部単純X線写真

早期の気腫性病変の検出は難しい．気腫性病変の存在は，正面像で，肺野の透過性亢進，肺末梢血管影の枯枝状化（細小粗像化），横隔膜の低位平坦化，滴状心などが見られる．側面像で，重症化してくると右心不全による胸骨後腔拡大，心臓後腔の拡大などが見られる．

② CT

高分解能コンピュータ断層撮影（high resolution computed tomography：HRCT）では早期の微小な気腫性病変の検出にも有効で，気道病変の評価（壁肥厚）にも有用である[5]．

③超音波検査

COPDのような換気障害を主とする呼吸器疾患では，平均肺動脈圧が20mmHg以上で肺高血圧とされる．小肺動脈の低酸素性肺血管収縮（hypoxic pulmonary vasoconstriction：HPV），肺胞破壊に伴う肺血管床減少，一酸化窒素など内皮依存性血管拡張性因子の減少，リモデリング（Ⅱ章-1．喘息，p.10参照）などが原因である．

●呼吸機能検査
①気流制限

気道の線維化と肺胞破壊は回復が期待できない．しかし，気道内の炎症・浸出物貯留，中枢・末梢気道での平滑筋収縮，労作時の動的肺過膨張は，可逆的で回復の可能性がある．

スパイログラムに関しては，気管支拡張薬吸入後，$FEV_{1.0}$が12％かつ200ml以上の増加があれば気道の可逆性がある，と判断する．フローボリューム曲線では，肺活量（vital capacity：VC）の50％における最大呼気速度$\dot{V}max$（$\dot{V}_{50}$）と25％における$\dot{V}max$（$\dot{V}_{25}$）から，$\dot{V}_{50}/\dot{V}_{25}$の増大（＞3）あるいは$\dot{V}_{25}$の低値は末梢気道での気流制限を示す．

②肺気量分画と肺弾性収縮力異常

気流制限，肺弾性収縮力低下から，機能的残気量（functional residual capacity：FRC）が増加し，VCが減少する．自動呼気終末陽圧（auto PEEP）による動的肺過膨張が生じるためでもある．気腫性変化の強い場合に，静肺コンプライアンス（static lung compliance：Cst）は上昇する．

③ガス交換障害

肺胞壁が障害を受けると，肺胞ガス交換面積と毛細血管床が減少し，ガス交換機能が低下する．COPDでは肺胞気量（alveolar volume：V_A）は正常，あるいは増加，一酸化炭素肺拡散能（diffusing capacity for carbon monoxide：D_{LCO}）は減少し，D_{LCO}/V_Aが低下する．

●血液ガス分析

重症患者では，換気血流比不均等分布から低酸素血症が，肺胞低換気から高二酸化炭素血症

が生じる。

●運動負荷検査

6分間歩行試験は運動耐用能，運動能力を評価し，重症度や予後予測，あるいは酸素療法，薬物治療，外科的治療といった治療方針決定の参考となる。

●その他

①喀痰検査

気道炎症の評価に有用だが，必ずしも末梢気道病変を反映しない。細胞成分では好中球やCD8陽性リンパ球が増加している。液性因子において，IL-6，IL-8，TNF-αなどの炎症性メディエータの濃度は重症度と相関する[9]。

②血液検査

禁煙後も全身性炎症が持続しており，白血球数，CRP，IL-6などが増加している。低酸素血症でも貧血例が多い[10]。

3 病型・重症度分類

病期分類を表2に示す。ただし，この分類にはいくつか注意点がある。まず第一に，分類は気流制限の程度〔1秒率（forced expiratory volume % in one second：%FEV$_{1.0}$）〕によりなされており，重症度分類とは異なる。重症度は，症状（体動時呼吸困難など），運動耐用能，合併症あるいは栄養状態も加味して判断しなくてはならない[11]。第二に%FEV$_{1.0}$（対標準1秒量，1秒量実測値/1秒量予測値×100〔%〕）を用いていることである。1秒率（%FEV$_{1.0}$）は病期の進行を正確に反映しないのと，FEV$_{1.0}$では性別，身長および年齢の影響を受けることによる。

4 治療法

1）薬物治療

症状軽減，増悪予防，運動耐用能改善目的に主に気管支拡張薬が使用されていることが少なくない。気管支拡張薬として，抗コリン薬，β_2刺激薬，メチルキサンチンがある。抗コリン薬は，アセチルコリンによる気管支平滑筋収縮を抑制し，気管支拡張効果が最大である。β_2刺激薬は直接気管支平滑筋に作用する。メチルキサンチンはphosphodiesterase（PDE）を非選択的に阻害し，気管支平滑筋を弛緩させる。

ステロイド薬は気管支喘息合併患者に使用されている。Ⅲ期以上で急性増悪を繰り返す患者には高用量吸入が有効である。長期経口投与は有益性が少なく，副作用も多いため推奨されていない。

喀痰調整薬は，急性増悪の頻度と増悪の罹患期間を短縮させるとして，使用されていることが多い。

2）外科的治療

最大限の内科的治療を行っても，効果が限界のときに考慮される。

●COPD合併肺切除術（肺癌など）

手術のリスクは，切除する肺の容積が大きいほど高くなる[12]。呼吸機能検査，CTや肺シンチグラフィといった画像検査，あるいは運動負荷試験などを含めて総合的に判断する必要がある（予後予測，p.20参照）。

●肺容量減量手術（LVRS）

肺容量減量手術（lung volume reduction surgery：LVRS）は，80歳未満，Hugh-Jones分類Ⅲ度以上，6分間歩行200m以上，切除範囲

表2 慢性閉塞性肺疾患（COPD）の病期分類

病期	Ⅰ期	Ⅱ期	Ⅲ期	Ⅳ期
気流閉塞	軽度	中等度	高度	きわめて高度
スパイロメトリー	FEV$_{1.0}$/FVC＜70% 80%≦%FEV$_{1.0}$	FEV$_{1.0}$/FVC＜70% 50%≦%FEV$_{1.0}$＜80%	FEV$_{1.0}$/FVC＜70% 30%≦%FEV$_{1.0}$＜50%	FEV$_{1.0}$/FVC＜70% %FEV$_{1.0}$＜30% あるいは %FEV$_{1.0}$＜50%＋慢性呼吸不全

FEV$_{1.0}$：1秒量，FVC：努力肺活量，%FEV$_{1.0}$：対標準1秒量（予測1秒量に対する比率）
（社団法人日本呼吸器学会COPDガイドライン第3版作成委員会編．COPD診断と治療のためのガイドライン．第3版．東京：メディカルレビュー社；2009より改変引用）

が特定できる，$FEV_{1.0} \leq 1l$（20%＜%$FEV_{1.0}$＜40%），が対象になる．びまん性病変や，高二酸化炭素血症（60mmHg＜），肺高血圧症は適応外とされる[5,11]．

● 気管支鏡下肺容量減量術（BVR）

気管支鏡下肺容量減量術（bronchoscopic volume reduction：BVR）は，気腫領域に交通する気管支内腔に呼気時開放式の一方向弁を挿入し，末梢肺の過膨張を軽減させる．

● 肺移植

COPDは両肺移植が望ましいため，適応が難しい．

5 麻酔前のリスク評価と予後予測

1）麻酔前のリスク評価

安定期における血液ガス分析の測定値には死亡リスクと関連があり[13]，急性増悪時には，この値が参考となる．特に，高二酸化炭素血症では，アノキシックドライブがかかっていることが多く，高濃度酸素投与には注意を要する．

運動負荷検査での6分間歩行試験は運動耐用能を評価でき，重症度判定の参考となる．

肺高血圧が持続すると右室が肥大し，肺性心となる．右室肥大は$FEV_{1.0}$が$1l$以下の患者の40%に，$0.6l$以下の70%に見られる[5]が，心拍出量は維持されることが多い．進行すると右心不全となり，予後が非常に悪くなる．高二酸化炭素血症は肺性心の存在を疑わせる．

2）予後予測

COPDの予後不良因子には次のものがある．高齢，喫煙指数が高い，呼吸困難が強い，$FEV_{1.0}$が低い，肺過膨張（最大吸気量／全肺気量＜0.25），低酸素血症，高二酸化炭素血症，肺高血圧症・肺性心合併，運動耐用能低下，低栄養，増悪を繰り返す，全身合併症がある，などである．高二酸化炭素血症を伴う患者の院内死亡率は約10%とされているが[14]，わが国でのLTOTに関する調査では，高二酸化炭素血症と予後との関連性は認められていない[15]．薬物療法（抗菌薬，気管支拡張薬，ステロイド薬），

酸素療法が基本だが，呼吸状態が改善しない場合には換気補助療法の適応となる．

術後の呼吸器合併症に，呼吸不全，肺炎，気管支痙攣，無気肺あるいはCOPDの急性増悪がある．COPD患者では正常者に比べ2.7〜4.7倍危険度が高い[2]．肺炎は3.5（正常者で1.5）%で生じ，術後肺炎発症者全体の1/3を占める[1]．COPDの急性増悪時には呼吸困難，咳，喀痰などの症状が急激に悪化するが，呼吸器感染症（および大気汚染）が原因として先行していることが多い[16,17]．

術後早期は呼吸筋力低下，酸血症，低酸素血症および低換気の傾向にある．早期離床，深呼吸が発症予防に効果的だが，間歇的陽圧換気（intermittent positive pressure ventilation：IPPV）も必要になることがある．人工呼吸は，喀痰分泌過多，無気肺，肺炎の管理に有効である．心臓手術を受けた患者では長期管理になることもあるが，術前の血液ガス所見を参考に，心機能，呼吸状態を見ながら慎重に離脱を図るべきである．

頭頸部，四肢，下腹部の短時間手術では，あまり問題となることはないが，上腹部・胸部手術，3時間を超える手術では術後の呼吸器合併症の頻度が高く，COPD患者で十分な管理を必要とする[1〜3]．

COPD合併肺切除術（肺癌など）では，%$FEV_{1.0}$＜40%，%D_{LCO}≦40%（術後予測値），運動負荷で$\dot{V}O_2max \leq 15l/kg/分$（術前値）では術後の合併症や死亡率が高い[5,18]．

6 麻酔前準備と麻酔管理のポイント

1）麻酔前準備

最低でも4〜8週間のタバコ煙からの回避が何よりも重要である[3]．感染症も重症化しやすいため，安定期にワクチン（インフルエンザ，肺炎球菌）の接種が推奨されている．接種の有無も確認し，手術直近で混乱が生じないように事前からの計画が必要である．

術前から内科的治療や肺理学療法も積極的に

行う。開腹・開胸手術のように術後横隔膜機能障害を来すものでは，術前からの呼吸訓練がきわめて有効である。それによって喀痰の排出を促すこと，呼吸機能をわずかでも改善すること，術後の適切な呼吸運動を促すことなどが可能となる。術後の呼吸器合併症の頻度が高くなりそうな手術では，事前に術者と話し合い，可及的速やかに手術を終了させることも必要である。

手術当日も治療薬は中止せずに継続する。

2）麻酔管理のポイント

術中の呼吸管理では，十分な呼気時間を確保し（圧損傷の回避と高二酸化炭素血症の許容），気胸に注意する。亜酸化窒素も避ける。気道過敏性亢進による気管支痙攣，気道分泌物亢進による無気肺，低酸素血症の防止に注意する。適正な輸液（輸血）管理も大切である。区域麻酔の使用（併用），特に胸部・上腹部手術での硬膜外併用全身麻酔，鏡視下手術が術後合併症発生の軽減に有効である[3]。麻酔薬や鎮痛薬は呼吸抑制が出現する可能性もあり，十分な注意が必要である。

おわりに

COPDは全身性の炎症性疾患であることを認識し，呼吸管理のみに目を奪われることのないようにすることも大切である。術後の呼吸器合併症の発生は致命的にもなりかねず，集中治療も考慮した周術期管理を行うことが肝要である。

引用文献

1) Azozullah AM, Khuri SF, Henderson WG, et al. Development and validation of a multifactorial risk index for predicting postoperative pneumonia after major noncardiac surgery. Ann Intern Med 2001；135：847-57.
2) Smetana GW. Preoperative pulmonary evaluation. N Engl J Med 1999；340：937-44.
3) American Thoracic Society and the European Respiratory Society. Standards for the diagnosis and treatment of patients with chronic obstructive pulmonary disease. New York：American Thoracic Society；2004.
4) Buist AS, McBurnie MA, Vollmer WM, et al. International variation in the prevalence of COPD (the BOLD Study)：a population-based prevalence study. Lancet 2007；370：741-50.
5) 社団法人日本呼吸器学会COPDガイドライン第3版作成委員会編．COPD診断と治療のためのガイドライン．第3版．東京：メディカルレビュー社；2009.
6) Pauwels RA, Buist AS, Calverley PMA, et al. Global strategy for the diagnosis, management and prevention of chronic obstructive pulmonary disease：NHLBI/WHO Global Initiative for Chronic Obstructive Lung Disease(GOLD) Workshop summary. Am J Respir Crit Care Med 2001；163：1256-76.
7) Snider GL. Chronic obstructive pulmonary disease：risk factors, pathophysiology and pathogenesis. Annu Rev Med 1989；40：411-29.
8) 日本呼吸器学会在宅呼吸ケア白書作成委員会編．在宅呼吸ケア白書．東京：文光堂；2005.
9) Fujimoto K, Yasuo M, Urushibara K, et al. Airway inflammation during stable and acutely exacerbated chronic obstructive pulmonary disease. Eur Respir J 2005；25：640-6.
10) Similowski T, Agusti A, MacNee W, et al. The potential impact of anaemia of chronic disease in COPD. Eur Respir J 2006；27：633-7.
11) Celli BR, Cote CG, Marin JM, et al.The body-mass index, airflow obstruction, dyspnea, and exercise capacity index in chronic obstructive pulmonary disease. N Engl J Med 2004；350：1005-12.
12) Colice GL, Shafazand S, Griffin JP, et al. Physiologic evaluation of the patient with lung cancer being considered for resectional surgery：ACCP evidenced-based clinical practice guidelines (2nd Edition). Chest 2007；132：161S-77S.
13) Celli BR, NacNee W, Agusti A, et al. Standards for the diagnosis and treatment of patients with COPD：a summary of the ATS/ERS position paper. Eur Respir J 2004；23：932-46.
14) Connors AF Jr, Dawson NV, Thomas C, et al. Outcomes following acute exacerbation of severe chronic obstructive lung disease：The SUPPORT investigators(Study to Understand Prognoses and Preferences for Outcomes and Risks of Treatments). Am J Respir Crit Care Med 1996；154：959-67.
15) Aida A, Miyamoto K, Nishimura M, et al. Prognostic value of hypercapnia in patients with

chronic respiratory failure during long-term oxygen therapy. Am J Respir Crit Care Med 1998 ; 158 : 188-93.
16) Baumann MH, Strange C, Heffner JE, et al. Management of spontaneous pneumothorax : an American College of Chest Physicians Delphi consensus statement. Chest 2001 ; 119 : 590-602.
17) Sapey E, Stockley RA. COPD exacerbations 2 : aetiology. Thorax 2006 ; 61 : 250-8.
18) 社団法人日本呼吸器学会COPDガイドライン第2版作成委員会編. COPD診断と治療のためのガイドライン. 第2版. 東京：メディカルレビュー社；2004.

〔篠崎　克洋，川前　金幸〕

3 間質性肺炎

はじめに

　間質性肺炎（interstitial pneumonia：IP）とは，胸部X線や胸部CT画像上，両側びまん性の陰影を認める疾患のうち，肺の間質（狭義では肺胞隔壁，広義では小葉間間質，胸膜近傍などを含む）を炎症の場とする疾患の総称である。その病理像は多彩で，膠原病随伴性，薬剤性や職業性（無機・有機粉じん吸入）など原因が明らかな場合と，原因が特定できない特発性IPがある。麻酔科医にとって特に知っておくべき重要な点は，IP合併患者は術後呼吸器合併症発生のリスクが高いこと，呼吸器感染・手術侵襲などを契機に急性増悪する可能性があることである。

1 疫学

　特発性IPの正確な発症率と罹患率は不明だが，人口10万人あたり20人程度と推定されている。労作時呼吸困難などの自覚症状がない患者数はさらに10倍程度存在することが推定されており男性に多い。発症は通常50歳以降である。IPは肺癌患者に高率に合併（約5％）し，肺癌手術後における急性増悪は約8.3％，急性増悪を来した場合の死亡率は約41.9％[1]と高い数値が報告されており，かつ根治的治療法や効果的な予防法が確率されていない極めて重篤な病態である。また，肺癌手術以外の手術においても手術侵襲の程度にかかわらず，急性増悪することもあり注意が必要である。

2 診断基準

　IPは前述したように，胸部X線や胸部CT画像所見から診断され，さらにその原因と病理学的所見から後述する詳細な分類と病型が診断される。

- **主要症状**：乾性咳嗽，労作時呼吸困難
- **身体所見**：ほとんどの症例で捻髪音（fine crackles）が聴取される。ばち指は25～60％に認める
- **一般検査**：胸部単純X線写真でびまん性陰影，すりガラス様の淡い陰影
- **血清学的検査**：KL-6，SP-D，SP-A，LDH上昇
- **呼吸機能検査**：％VC≦80％，％DLco≦80％（異常を示さないことも多い）

3 病型分類

　代表的なIPを表1に示す。病理組織分類はすべてのIPに共通する。例えば臨床診断名が特発性肺線維症や関節リウマチを伴う肺炎であっても病理診断名は通常型IPとなる。また，放射線読影レポートにおいて通常型IPパターンや非特異性IPパターンという表記を散見するが，これは高分解能CT所見から，病理組織型がある程度予測可能なことによる。本来通常型IPや非特異性IPなどは病理組織診断名であることを頭に入れておく必要がある。

1 膠原病に伴う間質性肺炎

　膠原病合併患者の麻酔管理を行うにあたって，大切な点はIPの存在を疑うことと副腎クリーゼの観点から，ステロイド投与の有無と投与量を調べることである。膠原病に合併したIPは治療反応性がよく一般的に予後良好であるが，急性増悪を来した場合は予後不良となる。周術期のステロイドカバーの必要性については意見が分かれている。

　膠原病の種類は多いため，個々の病態を正確に把握するだけでなくIP合併の頻度を知っておくことが大切である。全身性強皮症の約75％，皮膚筋炎の約50％，関節リウマチの約10％にIPを合併する。全身性エリテマトーデ

表1　代表的な間質性肺炎（IP）

1. 膠原病に伴うIP
   全身性強皮症，皮膚筋炎，関節リウマチ，全身性エリテマトーデス，混合性結合組織病，シェーグレン症候群など
2. 感染に伴うIP
   サイトメガロ肺炎，カリニ肺炎，マイコプラズマ肺炎，クラミジア肺炎，レジオネラ肺炎など
3. 医原性IP
   薬物性IP：抗癌剤（ブレオマイシン，マイトマイシン，ブスルファン，シクロフォスファミド，ゲフィチニブ），漢方薬の小柴胡湯，インターフェロン，抗生物質（ニトロフラントイン），抗不整脈薬（アミオダロン，ピンドロール），抗リウマチ薬（金製剤，メトトレキサート）などや胆道疾患改善（ウルデストン錠®）
   放射線性IP
4. 環境性・職業性IP
   過敏性肺炎（夏型過敏性肺炎，農夫肺，鳥飼病など）
   じん肺（珪肺，石綿肺など）
5. 免疫が関与するIP
   サルコイドーシス，アミロイドーシス，好酸球性肺炎，アレルギー性気管支肺アスペルギルス症など
6. 特発性IP

スでの合併頻度は1〜12％と報告に幅がみられるが，全身性エリテマトーデス様，全身性強皮症様，多発性筋炎様の症状が混在した混合性結合組織病ではそれよりも高い割合で合併する。シェーグレン症候群での合併頻度は約25％であるが無症候例が多く，予後は比較的良好である[2]。

2 感染に伴う間質性肺炎

ウイルス感染，細菌感染ではIPの形態をとることがあり，IPの鑑別診断のひとつとして考慮すべきである。白血病などの血液疾患，化学療法後など免疫力が低下した患者に合併が多いサイトメガロウイルス肺炎，カリニ肺炎，その他，マイコプラズマ肺炎，クラミジア肺炎，レジオネラ肺炎などが挙げられる。

3 医原性肺炎

1）薬剤性肺炎

抗癌剤，漢方薬の小柴胡湯，インターフェロン，抗生物質，抗不整脈薬，抗リウマチ薬などや胆道疾患改善薬によるものが知られている。術前診察において，特に担癌患者を診察する際には，後述する放射線性IPと併わせて注意が必要である。薬剤性IPの病態としては，細胞傷害性のものとアレルギー性のものに大別される。アレルギー性IPはすべての薬物で起こり得るので，IPをみたら薬物性IPの可能性も考慮する。

2）放射線性肺炎

肺癌，食道癌，乳癌患者で放射線治療を受けている患者に発症することがある。直接肺に照射される放射線量が50Gy（グレイ）以上になると発症頻度が高くなる。化学療法剤（ブレオマイシン，マイトマイシン，メトトレキサート，ブスルファン，ビンクリスチン，シクロホスファミドなど多数あり）の併用で，放射線性IPの発症率が高くなる。

4 環境性・職業性肺炎

急性型は抗原回避などにより経過もよく予後良好である。最近注目されている慢性過敏性肺炎は潜在的に進行して高度の線維化を来して発見されることが少なくなく，急性増悪の頻度が高く（約23％），注意が必要である。慢性過敏性肺炎は家のカビや鳥（鳩，インコ，羽毛製品など）が原因となるアレルギー性疾患である。臨床像は特発性IPと類似する。じん肺とは硅肺，石綿肺，アルミ肺，ボーキサイト肺，酸化鉄肺などの職業性IPの総称である。じん肺法では"粉じんを吸入することによって肺に生じた線維増殖性変化を主体とする疾病をいう"と定義して

表2 特発性間質性肺炎の分類

臨床診断名	病理組織分類
特発性肺線維症 (idiopathic pulmonary fibrosis：IPF)	通常型間質性肺炎 (usual interstitial pneumonia：UIP)
非特異性間質性肺炎 (nonspecific interstitial pneumonia：NSIP)	非特異性間質性肺炎(NSIP)
特発性器質化肺炎 (cryptogenic organizing pneumonia：COP)	器質化肺炎 (organizing pneumonia：OP)
呼吸細気管支炎関連性間質性肺炎 (respiratory bronchiolitis-associated interstitial lung disease：RB-ILD)	呼吸細気管支炎関連性肺疾患(RB-ILD)
剥離性間質性肺炎 (desquamative interstitial pneumonia：DIP)	剥離性間質性肺炎(DIP)
リンパ球性間質性肺炎 (lymphocytic interstitial pneumonia：LIP)	リンパ球性間質性肺炎(LIP)
急性間質性肺炎 (acute interstitial pneumonia：AIP)	びまん性肺胞傷害 (diffuse alveolar damage：DAD)

IPFは病理組織診断をせずとも臨床所見から診断してもよい。その病理組織パターンはUIPに限定されるが，急性増悪時はUIP＋DADパターンを呈する。他のIPでも病理組織分類は共通に用いられる。
(難病情報センター．特発性間質性肺炎．http://www.nanbyou.or.jp/ [2012年9月閲覧] より改変引用)

いる。原因となる粉じんには，ケイ酸，金属粉，石綿(アスベスト)，有機じんがあり，鉱山や炭鉱，陶磁器製造業，石切業，鋳物業，トンネル工事，アスベストを用いる建築や建造物の解体など粉じんの多い環境に従事する職業にみられる職業性疾患であることが多い。硅肺は上肺野に，石綿肺は下肺野に間質性の変化を認めやすい。このような職業歴を有する患者ではIPの存在を疑うことは大切な点である。

5 免疫が関与する間質性肺炎

サルコイドーシス，アミロイドーシス，好酸球性肺炎，アレルギー性気管支肺アスペルギルス症などが挙げられる。好酸球性肺炎・アレルギー性気管支肺アスペルギルス症はともに血液検査で好酸球の増加を認める。

6 特発性間質性肺炎

1～5に挙げた疾患以外で，原因を特定し得ないIPの総称である。頻度的には特発性肺線維症，非特異性IP，器質化肺炎がほとんどを占め，喫煙との関連が高いとされる呼吸細気管支炎関連性肺疾患，剥離性IPがそれに続く。特発性肺線維症は50歳以上に潜行性に発症し，両側下肺野に特徴的な断続性ラ音を認め，診断確定後の平均生存期間は2.5～5年間と報告されている。高分解能CT写真で特徴的所見である蜂巣肺を認めれば臨床診断できるが，それ以外の6疾患に関しては病理組織学的診断が必要である(表2)[3,4]。

4 治療法

原因がわかっている場合はその原因の除去を行う。炎症の抑制目的でステロイドや免疫抑制剤が投与されているがなかなか効果的な治療法が確立されていない。最近，特発性肺線維症に対するピルフェニドンの有効性が注目されている。

5 麻酔前のリスク評価と予後予測

1) 麻酔前のリスク評価

まず，特発性IPかそれ以外のIPかを判別する。さらに，特発性肺線維症は難治性で急性増悪の頻度が高いことから，特発性IPでは特発性肺線維症とそれ以外のものに判別することが重要である。術前診察時にすでにIPの詳細な診断がなされていれば通常麻酔科医が行っているルーチンの呼吸機能評価に加えて活動性と重症

表3 間質性肺炎(IP)の急性増悪の診断基準

①IP経過中に1カ月以内に呼吸困難の増強
②高分解能CT所見で蜂巣肺＋新たに生じたすりガラス陰影・浸潤影
③動脈血酸素分圧の低下（同条件下でPaO_2が10mmHg以上の低下）
上記の3つすべてがみられる場合を"急性増悪"とする

明らかな肺感染症，気胸，悪性腫瘍，肺塞栓，心不全の除外
≪参考所見≫CRP, LDH, KL-6, SP-A, SP-Dなどの上昇

(日本呼吸器学会びまん性肺疾患診断・治療ガイドライン作成委員会．突発性間質性肺炎診断と治療の手引き．第1版．東京：南江堂；2004より改変引用)

度の評価を行う。活動性は術後急性増悪の予測因子で，重症度は急性増悪時の治療反応性と関係があるとされる。活動性の判定には労作時呼吸困難，高分解能CT所見，%VC，%TLC，PaO_2，LDH，CRPなどの非特異的な指標が用いられてきたが，最近は増生したⅡ型肺胞上皮由来の血清KL-6，SP-A，SP-Dが特異的な指標として利用されている。1人の患者ですべてが異常を示すことはほとんどないため，これらの結果を総合して評価すべきである。特発性肺線維症患者では右心不全を合併していることが多いので，経胸壁心エコーなどで心機能の評価を行う必要がある。一方，術前診察時に初めてIPが疑われた場合（膠原病の既往，胸部単純X線写真でのびまん性陰影・すりガラス様の淡い陰影，捻髪音の聴取などの所見）は呼吸器内科にコンサルトして精査する。特に肺癌患者では特発性IPの合併率が高いため，その存在を強く疑って診察にあたらねばならない。

2）間質性肺炎(IP)急性増悪の予測

●IP急性増悪の病態

周術期において最も重篤な合併症はIPの急性増悪である。中でも特発性肺線維症の急性増悪は頻度が最も高く重要であり，初回急性増悪での死亡率は80％，改善例でも平均6カ月で死亡してしまう極めて重篤な合併症である。肺癌術後，およそ8日目に急性増悪を来すことが多いとの報告もある。急性増悪は特発性肺線維症以外にも膠原病肺でも認められ[5]，通常型IPや非特異性IPパターンに多く，慢性経過中に両肺野に新たな肺の浸潤影の出現とともに急速な呼吸不全の進行がみられる病態でありわが国で提唱された概念である。残念ながら明らかに有効といえる薬物治療は存在しない。診断基準を表3に示す[4]。

●IP急性憎悪の原因

原因は不明な場合と，感冒，ステロイドの減量，気胸，手術，気管支肺洗浄(bronchoalveolar lavage：BAL)などの検査手技，薬剤性（肺癌治療薬の分子標的薬であるゲフィチニブやインターフェロンγなど）などの誘因が推定される場合がある。

●IP急性憎悪の危険因子

肺癌手術時の急性増悪の危険因子に関する報告がある。日本呼吸器外科学会の2011年の中間報告（単変量解析結果）では男性であること，放射線治療の既往，CRP，KL-6高値，%FVC＜55％，%DLco＜40％，手術時間，100％酸素吸入時間，輸血，ドレーン留置期間が挙げられているが多変量解析の結果を待たねばならない[6]。

●術式の影響

肺癌手術の術式において，全摘＞葉切除＞区域切除＞部分切除の順に急性増悪のリスクが高いとされており症例によってはリンパ節郭清も行わない縮小手術が選択される傾向がみられる。躯幹筋温存開胸(muscle-sparing thoracotomy：MST)，後側方開胸(posterolateral thoracotomy：PLT)，胸腔鏡下手術(video-assisted thoracic surgery：VATS)の3つのアプローチ法において急性増悪の発生頻度に有意差は認めなかったが，VATSがより術後呼吸器合併症のリスクが低かったとする報告がある[7]。

6 麻酔前準備と麻酔管理のポイント

1）麻酔管理

IPに対する，推奨された麻酔方法はないが，硬膜外麻酔や末梢神経ブロックなどを用いて十分な鎮痛をはかり，患者へのストレスを軽減することに努める。高濃度の酸素投与は，活性酸素種の増加を招き，急性増悪の誘因となる可能性がある。吸収性無気肺を避ける意味でも可能な限り，高濃度（60％以上）の酸素投与は避けるべきと考えられる。術中・術後のPa_{O_2}は80～100mmHg程度に保つよう吸入酸素濃度はできるかぎり低下させるのが好ましいとする意見が多い。さらにPa_{O_2}は60mmHg程度でもよいとする意見もあるが，虚血性心疾患，脳梗塞合併症例では個々の患者の状態に合わせた対応が必要になる。片肺換気中は高濃度の酸素投与を余儀なくされることが多いが，この場合もPa_{O_2}は80～100mmHgに留めるよう酸素濃度を調節する。また人工呼吸器の設定は1回換気量を低めに設定（6～8ml/kg）し気道内圧を高くしないこと，呼気終末陽圧換気（PEEP）は4～6 cmH_2O程度に留める。麻酔薬の選択に関して，吸入麻酔薬と静脈麻酔薬の優劣に関する報告はない。

2）間質性肺炎（IP）急性憎悪の予防

確立されたものはない。メチルプレドニゾロン，マクロライド，好中球エラスターゼ阻害剤（シベレスタットナトリウム），N-アセチルシステイン，ピルフェニドンなどが予防投与されている。ステロイド投与が原因で感染症を引き起こし，それが急性増悪の誘因となる可能性もあり投与は慎重に行わねばならない。

3）間質性肺炎（IP）急性憎悪の治療

ステロイドパルス療法が第一選択である。有効率は20～80％と報告者により異なる。メチルプレドニゾロン1,000mg/日の3日間点滴静注を，症状の安定化が得られるまで1週間間隔で1～4クール投与する。また，メチルプレドニゾロン2mg/kg/日を2週間，次いで0.5～1mg/kg/日を2週間投与する方法もある。なお，ステロイド療法に加え，免疫抑制薬を投与してもよい。シクロホスファミド500mg/日の点滴静注を1～2週ごとに併用する方法やシクロスポリン併用療法が有効との報告もある[3]。しかし，これらは内科領域の薬物治療の成績であり，手術後発症した場合，ステロイド剤はほとんど無効である。好中球エラスターゼ阻害剤（0.2mg/kg/時）が$Pa_{O_2}/F_{I_{O_2}}$を改善したとの報告もある。最近ではポリミキシンB固定化線維カラムを用いた直接血液灌流法によるエンドトキシン吸着療法が試みられている。呼吸管理はARDSに準ずる。

■おわりに

IP合併患者の麻酔管理で最も重要な点は急性増悪である。極めて重篤な合併症であり，十分な知識をもって麻酔管理にあたらねばならない。併せて，患者とその家族への十分なインフォームド・コンセントが大切である。

引用文献

1) 宮本　篤, 岸　一馬, 吉村邦彦. 特発性間質性肺炎合併肺癌患者の外科手術に関する実態調査. 日呼吸会誌 2011；49：148-50.
2) 高田和生. 膠原病に伴う間質性肺炎. 炎症と免疫 2009；17：335-44.
3) 難病情報センター. 突発性間質性肺炎. http://www.nanbyou.or.jp/［2012年9月閲覧］
4) 日本呼吸器学会びまん性肺疾患診断・治療ガイドライン作成委員会. 特発性間質性肺炎診断と治療の手引き. 第1版. 東京：南江堂；2004.
5) Park IN, Kim DS, Shim TS, et al. Acute exacerbation of interstitial pneumonia other than idiopathic pulmonary fibrosis. Chest 2007；132：214-20.
6) 日本呼吸器外科学会学術委員会. 間質性肺炎合併肺癌切除患者における術後急性増悪発症のリスク因子探索（中間報告）. 第28回日本呼吸器外科学会総会シンポジウム；2011.
7) Koizumi K, Hirata T, Hirai K, et al. Surgical treatment of lung cancer combined with interstitial pneumonia：the effect of surgical approach on postoperative acute exacerbation. Ann Thorac Cardiovasc Surg 2004；10：340-6.

〔福岡　尚和, 飯田　宏樹〕

4 肺高血圧症

はじめに

肺高血圧症は，本来血管平滑筋をもたない末梢肺動脈での血管平滑筋の出現，小筋性動脈での中膜肥厚，内膜の細胞性・線維性肥厚，叢状病変の出現などの器質的変化を特徴とする疾患である[1]。器質的変化と過収縮により肺動脈圧が上昇し，右心不全から死亡に至る[2]。肺高血圧症患者では，心臓カテーテル検査，手術，帝王切開などでの周術期死亡が高い[3〜6]。循環動態がいったん崩れると，治療に難渋し，急速に悪化の途を辿るため，肺動脈血管の緊張を高めず，かつ心筋抑制をもたらさない麻酔・周術期管理が求められる。

1 疫学

小児（17歳以下）では，特発性肺動脈性肺高血圧または遺伝性肺動脈性肺高血圧患者の予後は，治療しないと平均10カ月程度である。一方治療が適切に行われると8年以上にまで延長し得る。

成人の平均生存期間は2.8年で，3年生存率48％，5年生存率34％であるが，PGI_2などの治療で延長しつつある。

2 診断基準

肺高血圧の定義（基準）は，安静時の平均肺動脈圧25mmHg以上，運動時の平均肺動脈圧30mmHg以上である。肺高血圧の状態が固定した病態を肺高血圧症という。原因などから5群に分類されている（表1）[1]。

3 病型・重症度分類

表1は，現在使用されている肺高血圧症の分類（Dana Point分類）である。①肺動脈性肺高血圧症は，肺動脈血管壁の特徴的な組織学的異常（後述）をもつ肺高血圧である。②左心系疾患に伴う肺高血圧症は，左心房圧上昇に引き続いて

表1　肺高血圧症の分類

①肺動脈性肺高血圧症
　（pulmonary arterial hypertension：PAH）
　●特発性肺動脈性肺高血圧症
　　（idiopathic pulmonary arterial hypertension：IPAH）
　●遺伝性肺動脈性肺高血圧症
　　（heritable pulmonary arterial hypertension：HPAH）
　●薬物および毒物に起因する肺高血圧症
　●他の疾患に関連する肺高血圧症
　　（associated with PAH：APAH）
　●新生児遷延性肺高血圧症
　　（persistent pulmonary hypertension of the newborn）
②左心系疾患にともなう肺高血圧症
　（PH owing to left heart diesease）
③肺疾患や低酸素による肺高血圧症
④慢性血栓塞栓性肺高血圧症
　（chronic thromboembolic pulmonary hypertension：CTEPH）
⑤原因不明の複合的要因による肺高血圧症

(Simonneau G, Robbins IM, Beghetti M, et al. Updated clinical classification of pulmonary hypertension. J Am Coll Cardiol 2009；54：S43-54より引用)

表2　WHOの肺高血圧症機能分類

Ⅰ度	身体活動に制限のない肺高血圧症患者 　普通の身体活動では過度の呼吸困難や疲労，胸痛や失神などを生じない。
Ⅱ度	身体活動に軽度の制限のある肺高血圧症患者 　安静時には自覚症状がない。普通の身体活動で過度の呼吸困難や疲労，胸痛や失神などが起きる。
Ⅲ度	身体活動に著しい制限のある肺高血圧症患者 　安静時に自覚症状がない。普通以下の軽度の身体活動で過度の呼吸困難や疲労，胸痛や失神などが起こる。
Ⅳ度	どんな身体活動もすべて苦痛となる肺高血圧症患者 　これらの患者は右心不全の症状を表している。安静時にも呼吸困難や疲労がみられる。どんな身体活動でも自覚症状の増悪がある。

```
                    血管反応性試験
                    ／        ＼
              反応あり          反応なし
               │        ┌────┼────┐
    WHO Class Ⅰ～Ⅳ   WHO Class Ⅱ   WHO Class Ⅲ   WHO Class Ⅳ
    アムロジピン      アンブリセンタン アンブリセンタン エポプロステノール
    ジルチアゼム      ボセンタン      ボセンタン
    ニフェジピン      シルデナフィル  エポプロステノール
                                     シルデナフィル
```

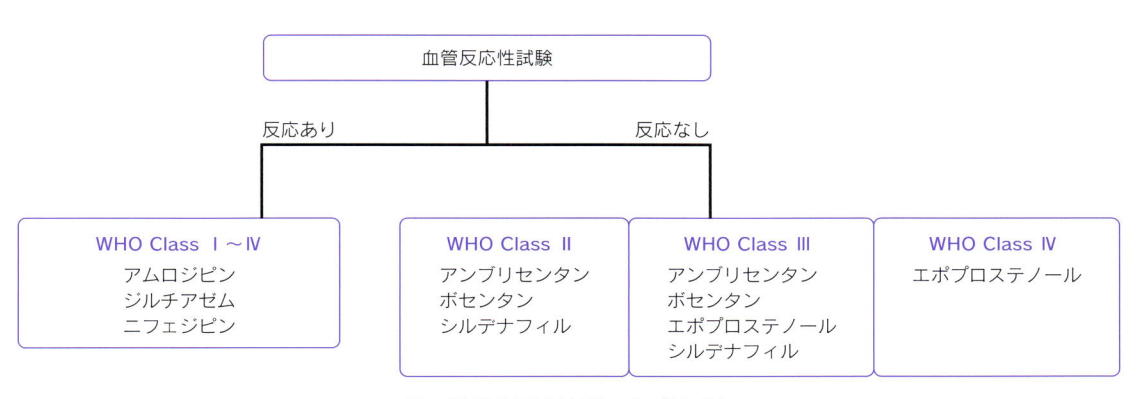

図　肺高血圧症治療アルゴリズム

肺動脈圧が上昇し，肺血管の組織学的異常は発生するが肺動脈性肺高血圧症に比較すると軽度である。③肺疾患や低酸素による肺高血圧は，肺胞低酸素による肺血管収縮や肺血管の組織学的変化に引き続いて肺動脈圧が上昇する。この群の肺血管の組織学的異常は肺動脈性肺高血圧症に比較すると軽度であり，平均肺動脈も40mmHgを超えることはまれ（1％以下）である。④慢性血栓閉塞性肺高血圧症は，肺動脈の器質化血栓による肺動脈圧上昇である。⑤原因不明あるいは複合的な要因による肺高血圧は，骨髄増殖性疾患，サルコイドーシス，糖原病Ⅰa型，人工透析などに併発する肺動脈圧上昇である。症状による重症度分類として，WHO肺高血圧症機能分類が報告されている（表2）。

4　治療法

　生活上の注意として，過度の運動を避けること，出産の制限，感染予防が勧められる。一般的支持療法として，経口抗凝固薬，利尿薬，酸素吸入，ジゴキシンなどが用いられる。専門的治療は肺血管反応性試験に基づいて行われる（図）[7]。血管反応性がある場合はアムロジピン，ジルチアゼム，ニフェジピンなどのCa^{2+}拮抗薬が適応となる。反応性がない場合は重症度に応じて，アンブリセンタン（エンドセリン拮抗薬），ボセンタン（エンドセリン拮抗薬），シルデナフィル（PDE-Ⅴ阻害薬），イロプロスト（吸入用プロスタサイクリン），エポプロステノール（静注用プロスタサイクリン）などが用いられる。

5 麻酔前のリスク評価と予後予測

1）肺高血圧患者の周術期死亡
肺高血圧患者の非心臓手術においては，術後合併症発生率42％，手術死亡率7％と高い[5]。死亡原因は右心不全または呼吸不全が多く，危険因子は，心電図上の右軸変位または右心室肥大，心エコーによる右室収縮期圧/収縮期血圧＞0.66，肺塞栓の既往，などである。

2）Eisenmenger症候群患者の周術期死亡
Eisenmenger症候群患者の非心臓手術における麻酔法別周術期死亡率は，局所麻酔14％，全身麻酔18％で有意差はない。術式別では，大手術（帝王切開，子宮摘出術，開腹術，血管手術）で24％，小手術（鼠径ヘルニア，人工妊娠中絶，四肢の手術）で5％で，手術侵襲の大きさが重要因子となる[4,8]。

3）小児心臓カテーテル検査での心停止
小児の心臓カテーテル検査全体では心停止の発生率は0.5％とされる[9]。肺高血圧合併小児ではこれが6％に増え[3]，さらに，肺血管性高血圧に限ると13％に上る。このように肺高血圧は小児心血管疾患のなかでもリスクが高い。

4）肺高血圧と妊娠
肺高血圧患者の妊娠では，20〜24週に妊娠による循環血液量増加の影響により，肺高血圧の症状が悪化し始め，分娩まで妊娠を継続した場合の死亡率は25％に上る[6]。このため母体の生命維持の観点から妊娠を継続するか否かの判断が求められる。

6 麻酔前準備と麻酔管理のポイント

1）管理目標
肺高血圧症における急性心不全には，肺高血圧緊急症（pulmonary hypertensive crisis：PHC）が発生して急性右心不全が続発するというパターンと，PHCは発生していないが，血圧が低下して冠血流が低下し，心不全が発生するパターンがある。したがって，周術期の管理目標は，PHCの予防と右心不全発生の回避である。肺高血圧の治療薬は中止せず，麻酔導入から術中術後も継続する。前投薬として，不安による交感神経緊張を抑制するため，ベンゾジアゼピンを投与する。肺高血圧を合併する患者に対する麻酔管理で，決まった特定の麻酔法や麻酔薬が確立しているわけではない。各薬剤を低用量から組み合わせ，血圧・心拍出量を下げず，挿管や手術操作による刺激を抑制できるバランス麻酔が勧められる。循環管理で重要なことは，麻酔薬過量や脱水などに起因する血圧低下や心拍出量低下を予防することである。冠血流の低下は容易に右心不全を招くからである[8]。

2）肺高血圧緊急症（PHC）の病態
急激な肺血管抵抗上昇は次のような悪循環を来す。

肺動脈圧上昇→右室後負荷上昇→心筋酸素消費量増加→右心機能低下→右室拡張末期容量増加→右室壁緊張増加→冠血流低下→心筋虚血→両心機能低下→心拍出量低下→血圧低下→冠血流低下．

もともと肺高血圧患者は右心室への負荷が大きく，右室肥大により心筋収縮力を維持している。一方，安静時には酸素需給バランスが保たれていても，肺動脈圧がさらに上昇すると右室機能が追随できなくなる[2,8]。

3）肺高血圧緊急症（PHC）のサイン
PHCのサインとして，急激なSpO_2の低下，洞性頻脈，血圧低下，中心静脈圧上昇，右室負荷や虚血を示す新たな心電図変化，心エコーで拡張した右室・右室収縮不全・左室容量低下・肺動脈弁逆流・三尖弁逆流などが現れる[8]。

4）肺高血圧緊急症（PHC）の予防策
PHCは，急激な肺血管抵抗の上昇によって発生する。PHCの誘因となる，①低酸素血症，②高二酸化炭素血症，③低体温，④有害刺激（交感神経緊張を高める気管挿管などの手技）などに対して予防対策をとる。つまり，適切な換気と保温，必要十分な麻酔深度である。

おわりに

肺高血圧症における急性心不全には，PHC

が発生して急性右不全が続発するというパターンと，PHCは発生していないが心拍出量や血圧が低下し冠血流が低下し，心機能が低下し心不全が発生するパターンがある。例えば，全身麻酔の導入で末梢血管が拡張して血圧低下がまず発生し，続いて冠血流が低下すると肺動脈圧は上昇していなくても心筋虚血により右心不全は進行する。双方ともいったん発生すると確実な治療法がないため，予防第一の守りの麻酔が求められる。

―― 引用文献 ――

1) Simonneau G, Robbins IM, Beghetti M, et al. Updated clinical classification of pulmonary hypertension. J Am Coll Cardiol 2009 ; 54 : S43-54.
2) Zamanian RT, Haddad F, Doyle RL, et al. Management strategies for patients with pulmonary hypertension in the intensive care unit. Crit Care Med 2007 ; 35 : 2037-50.
3) Taylor CJ, Derrick G, McEwan A, et al. Risk of cardiac catheterization under anaesthesia in children with pulmonary hypertension. Br J Anaesth 2007 ; 98 : 657-61.
4) Martin JT, Tautz TJ, Antognini JF. Safety of regional anesthesia in Eisenmenger's syndrome. Reg Anesth Pain Med 2002 ; 27 : 509-13.
5) Ramakrishna G, Sprung J, Ravi BS, et al. Impact of pulmonary hypertension on the outcomes of noncardiac surgery : predictors of perioperative morbidity and mortality. J Am Coll Cardiol 2005 ; 45 : 1691-9.
6) Weiss BM, Zemp I, Seifert B, et al. Outcome of pulmonary vascular disease in pregnancy : a systematic overview from 1978 through 1996. J Am Coll Cardiol 1998 ; 31 : 1650-7.
7) Barst RJ, Gibbs JSR, Ghofrani HA, et al. Updated evidence-based treatment algorithm in pulmonary arterial hypertension. J Am Coll Cardiol 2009 ; 54 ; S78-84.
8) Shukla AC, Almodovar MC. Anesthesaia considerations for children with pulmonary hypertension. Pediatr Crit Care Med 2010 ; 11 : S70-3.
9) Bennett D, Marcus R, Stokes M. Incidents and complications during pediatric cardiac catheterization. Paediatr Anesth 2005 ; 15 : 1083-8.

〔丸山　一男，横地　歩〕

5 睡眠時無呼吸症候群

はじめに

睡眠時無呼吸症候群(sleep apnea syndrome：SAS)は比較的よく用いられる用語であるが，最近の睡眠呼吸障害(sleep disordered breathing：SDB)の分類では採用されていない。2005年の睡眠障害国際分類(ICSD-2)[1]では，SDBは，大きく中枢性睡眠時無呼吸症候群(原発性中枢性睡眠時無呼吸，チェーンストークス呼吸などを含む)，閉塞性睡眠時無呼吸症候群〔obstructive sleep apnea syndrome：OSAS〔成人・小児の閉塞性睡眠時無呼吸(OSA)，上気道抵抗症候群を含む〕〕，睡眠関連低換気/低酸素血症症候群に分けられている。OSASの原因はすべてが明らかとなったわけではないが，下顎・上顎などで形成される骨構造物容量に対する咽頭周囲軟部組織の相対的過剰(解剖学的アンバランス)や肥満に伴う肺容量低下による咽頭気道閉塞性増大，睡眠時の呼吸調節不安定性などが病態に大きく関与する(図1)[2]。一般的に認められるのはOSASであり，本項ではOSASを中心に述べる。

1 疫　　学

OSASの有病率は男性3〜7％，女性2〜5％と考えられてきた[3]。しかし，40歳以上の男女6,440人を対象とした米国の研究では中等症以上(睡眠1時間あたりの無呼吸低呼吸の数，apnea hypopnea index：AHI≧15)のSDBが男性25％，女性12％に認められ[4]，大阪府のA社の男性職員を対象とした調査でも中等症以上のSDBは22.3％と報告されており[5]，実際のSASの有病率は高いと考えられる。また，術前患者のうちOSAのハイリスク患者は24％とする報告もあり[6]，手術患者の中に診断を受けていないOSA患者がいることを念頭におくべきである。

2 診断基準

SDBはAHIが5以上と定義されている。このうち，OSASは日中傾眠，起床時の倦怠感，睡眠中の窒息感，睡眠中の大きないびき，睡眠中の呼吸停止などの臨床症状を伴うものとされている。さらに，ICSD-2では上記に加え，症状

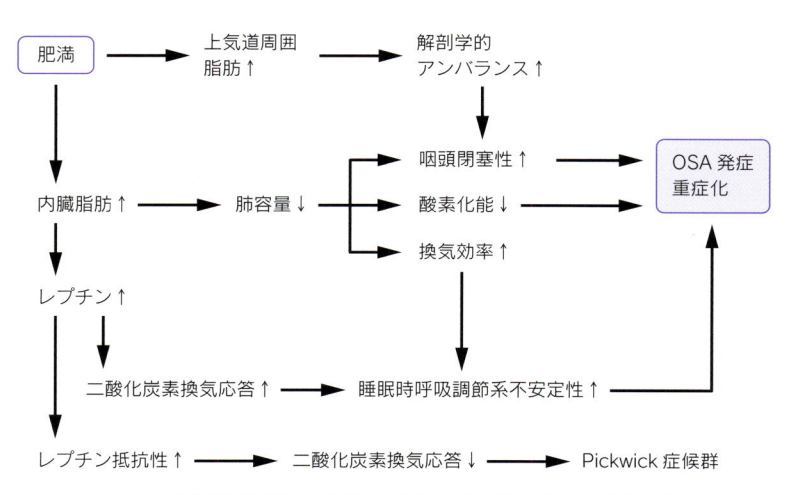

図1 閉塞性睡眠時無呼吸(OSA)発症・重症化の病態生理

がなくとも AHI≧15 であれば OSAS と診断すると改訂された[1]。

3 病型・重症度分類

　SDB は基本的に中枢型，閉塞型（OSA），混合型の3型に分類される。中枢型は呼吸調節機構の異常により生じ，鼻・口の気流の停止とともに胸腹部の呼吸運動も停止するものをいう。脳血管障害やうっ血性心不全患者などで認められるが，頻度は少ない。また，中枢型であっても気道閉塞を伴うことがある点も注意すべき点である。OSA は中枢型に比し多く認められ，肥満や小顎，口蓋扁桃肥大，顔面奇形などを有する患者で生じる。気道閉塞を伴い，鼻・口で気流停止を認めるが胸腹部の呼吸運動が認められる。混合型は中枢型・OSA の混在したパターンを示すが本質的には閉塞型である。

　重症度分類は ICSD-2 に記載はなく，1999年に米国睡眠学会において，昼間の眠気と睡眠時の呼吸閉塞イベントにより軽症・中等症・重症に分類されている[7]。眠気は，テレビを見ているときや読書などあまり集中していないときに意思に反して眠気を感じたり気付かずに寝る場合を軽症，コンサートや会議など多少集中を要するときに眠気を感じたり寝る場合を中等症，食事や会話中など，より集中力が必要なときに眠気を感じたり寝てしまう場合を重症としている。睡眠時の呼吸閉塞イベントについては，軽症は 5≦AHI＜15，中等症は 15≦AHI＜30，重症は 30≦AHI に分けられる。この2つの因子のうち，より重篤なものを重症度とする。

4 治療法

1）経鼻的持続陽圧（nasal CPAP）療法

　非侵襲的な経鼻的持続陽圧（nasal continuous positive airway pressure：nasal CPAP）治療は OSA 治療の第一選択で，気道内腔から陽圧をかけることで睡眠中に生じる上気道の虚脱を防ぐものである。患者により異なる閉塞部位をもつ OSA に対し nasal CPAP では咽頭気道全体に作用する。また，肥満患者でみられる肺容量低下による咽頭気道閉塞性に対しても，nasal CPAP は肺容量を増加させ OSA を改善する。肺容量増加は酸素化能も改善する。日中傾眠を伴う中等症あるいは重症の OSA 患者に行うことが多い nasal CPAP 療法は日中傾眠や生活の質を改善するだけでなく，高血圧，心血管疾患，糖尿病などの合併症も改善する。ただし，コンプライアンスは 25～50％ と低く，多くの患者が開始2～4週で使用を中止する[8]。周術期での有用性も期待されるが，手術直前に開始しても周術期に確実に使用できるかどうかは疑問である。

2）口腔内装置（OA）治療

　OSA 治療に使用される口腔内装置（oral appliance：OA）は，下顎前方移動型と舌前方移動型の2種類に大別される。下顎前方移動型は下顎スプリントが上顎スプリントより前方に存在することで骨構造物を大きくし，上気道の解剖学的アンバランスを改善する。臨床で使用される OA はほとんど下顎前方移動型である。一方，舌前方移動型は上下顎のスプリントの間にあるソケットに舌を挿入し，陰圧により舌を保持することから，歯・歯周組織に問題がある場合にも使用できるが，使用時の不快感が大きい。OA と nasal CPAP を比較すると治療成功率はそれぞれ 51.6％ と 70.1％ で，中等症・重症 OSA では OA のほうが成功率は低い[9]。しかし，OA は簡便で携帯も可能で苦痛も少なく，患者は nasal CPAP よりも OA を好む。

3）減量療法

　肥満は OSA の危険因子であり，減量は OSA の治療法のひとつである。10％ の体重減少で AHI が 26％ 減少したという報告もあるが[10]，食事・運動療法による減量は維持が難しい。一方，肥満に対する外科的治療は長期的減量維持が可能である。ルーワイ胃バイパス術を肥満患者に行った場合，術前に比し術後平均28カ月で体型指数（body mass index：BMI）が 31％，AHI が 75％ 減少したとの報告もある[11]。手術

に伴う危険性や消化吸収障害などの術後合併症もあるため適応は限られるが，肥満患者の多い米国では年間23万件の肥満手術が行われている。

4）外科的治療法

SDBには約30%に鼻疾患が合併する。鼻中隔矯正術，鼻ポリープ切除術，下鼻甲介切除術などの鼻手術は，鼻閉が主な原因のOSAを治療する場合と鼻閉によりnasal CPAPがうまく使えない場合に行われる。

咽頭手術としては口蓋垂軟口蓋咽頭形成術（uvulopalatopharyngoplasty：UPPP）や口蓋扁桃摘出術がある。UPPPは口蓋扁桃摘出後に軟口蓋・口蓋垂を一部切除するもので，OSAの責任病変部位が口蓋扁桃と軟口蓋に限局していれば良好な手術成績が期待できる。しかし，一般的にその成功率は40～65%程度といわれ[12]，長期的には手術部位の瘢痕狭窄などでOSAが再発する可能性があり，現在UPPPが行われることはまれである。

口蓋扁桃・アデノイド摘出術はアデノイド肥大や口蓋扁桃肥大がOSAの原因であることが多い小児に対する治療の第一選択であり，ほぼ100%治癒可能と考えられていたが，最近の報告では治療効果を認めるものの完全治癒は27%に留まるとされている[13]。また，術後出血や術後死亡などの合併症も忘れてはならない。

上顎下顎拡大術は上顎と下顎を外科的に前方に移動させることで解剖学的バランスを改善させ，症例を適切に選べば成功率は87～90%と高い。クルーゾン症候群やアペルト症候群などの小児顔面奇形に合併するOSAにも有効である[14]。しかし，難易度の高い手術であり，術後合併症には注意を要する。

5）歯科矯正

口蓋扁桃・アデノイド摘出術が無効な小児で，上顎急速拡大装置による歯科矯正の有効性が報告されている。正中口蓋縫合で上顎を左右に拡大し，鼻閉に有効であることが知られていたが，OSAに存在する解剖学的アンバランスも改善する。通常14～30日前後で拡大は終了し，拡大した正中口蓋縫合の部分が骨組織で満たされるまで，上顎急速拡大装置は最低6カ月口腔内に置かれる。通常5～16歳までに行われる[15]。

6）体位による補助治療

側臥位や坐位は咽頭閉塞性を改善させ，OSAの頻度を減少させることが知られている。通常これらの体位のみで治療することはなく，あくまでの他の治療の補助と考えるべきである。

5　麻酔前のリスク評価と予後予測

1）術前診断・評価

術前からOSAが診断されていることはまれ

表　STOP-Bang質問票

STOP因子	
S：snoring	（隣室でも聞こえる）大きないびきをかくか
T：tired	日中の易疲労性や眠気，熟眠感欠如があるか
O：observed apnea	睡眠中の無呼吸を指摘されたことがあるか
P：high blood pressure	（治療中も含めて）高血圧があるか

STOPの2項目→OSAの可能性

Bang因子	
B：BMI	BMI＞35kg/m²
A：age	年齢＞50歳
N：neck circumference	首周囲径＞40cm
G：gender	男性であるか

STOP-Bangの3項目→OSAの可能性さらに大
（木村 弘，江渡秀紀，巽浩一郎ほか．閉塞性睡眠時無呼吸症候群・肥満低換気症候群の予後と各種治療効果．平成11年度厚生省呼吸不全調査研究班報告書．2000．p.88-90より引用）

で，麻酔科医は患者がOSAの診断を受けていなくても，問診からOSAの有無を疑い，精査をする必要がある。

STOP-Bang質問票(表)は術前回診時に簡単に行える。STOP因子2項目以上陽性でOSAが疑われ，さらにBang因子を加えた中で3項目以上を満たすとOSA診断の感度が上昇し，軽症・中等症・重症の感度はそれぞれ83.6・92.9・100％となる[16]。

確定診断は終夜睡眠ポリグラフ検査（polysomunography：PSG）で行う。PSGでは，睡眠中の呼吸異常の頻度やタイプ，低酸素血症の重症度，睡眠障害の程度が正確に診断可能である。術前にPSGを行うことが難しいときには夜間パルスオキシメトリーなどの簡易診断装置が有用である。夜間パルスオキシメトリーでは酸素飽和度低下回数/記録時間（oxygen desaturation index：ODI）をPSGで得られるAHIの代用とする。ただし，ODIはAHIと異なり分母がモニター時間であるため，SASの程度を過小評価する可能性があることを忘れてはならない。

2）気道評価

OSAではマスク換気困難，気管挿管困難の可能性が高く，気管挿管困難の頻度は非OSA患者に比較して5～8倍であり，マスク換気不能，気管挿管困難の独立危険因子である[17]。鼻閉・扁桃肥大・小顎・肥満の有無に加えて，Mallampati分類III，IVや顎下部過剰軟部組織の存在(いわゆる二重あご)は，解剖学的アンバランスを示唆し，OSAを疑う。頭頸部側面レントゲンでの舌骨低位の所見は，気管挿管困難とOSAの存在を示唆する[18]。先端巨大症，ダウン症などの頭蓋顔面奇形のある患者ではOSA合併の頻度が高いので症状がなくとも，PSGや夜間パルスオキシメトリー検査を行うべきである。

3）閉塞性睡眠時無呼吸症候群（OSAS）の術前合併症と予後

SDBは高率に高血圧，肺高血圧，不整脈，虚血性心疾患，心不全，脳血管障害，耐糖能異常，脂質代謝異常を合併するため，十分な評価を行う必要がある。SDBは，二次性高血圧の原因の中で最も頻度が高く，軽症SDBであっても高血圧を引き起こし得る。OSAと胃食道逆流症との関連を支持する報告もある。

未治療(nasal CPAP平均使用4時間未満)の重症OSAS患者では，10年間に11％が心血管イベントで死亡し，21％で非致死的心血管イベントを発症したとの報告もあり[19]，特に重症OSAは患者の予後に深く関係する。日本においては，294人のOSA患者を平均5.1年観察したところ無治療の重症OSA患者の生存率は84％であり，治療群に比較して有意に低下していた[20]。以上より，未治療のOSAが術前に発見された場合，麻酔計画に反映させることはもちろんのこと，患者に結果を伝え，専門外来でのOSA治療を積極的に勧めることも麻酔科医の重要な使命と考える。

6 麻酔前準備と麻酔管理のポイント

1）麻酔前投薬

H_2ブロッカーを前投薬として用いる。催眠作用のある前投薬は用いない。

2）麻酔法の選択

可能であれば区域麻酔を選択する。ただし，特に高度肥満のOSA患者では脊椎麻酔や硬膜外麻酔が難しいことも多く，全身麻酔への変更の可能性も忘れてはならない。また，鎮静下に区域麻酔を行う場合には，過鎮静を避けカプノグラフィーなどで呼吸状態をモニターする。術前からnasal CPAPやOAを使用している患者では区域麻酔中でも併用する。

全身麻酔を行う場合にはマスク換気困難，気管挿管困難の可能性を念頭に麻酔管理を行う。無呼吸耐用時間を延長かつ気道確保に有利な体位として，麻酔導入前に半坐位かつスニッフィング位でマスクを顔に密着させて純酸素3分吸入が推奨される(図2)。全身麻酔導入後は，両手でマスクを保持し，triple airway maneuver(下顎挙上，頸部伸展，開口)で確実に気道確保する。人工呼吸器を用いたPEEP負荷陽圧人工呼吸

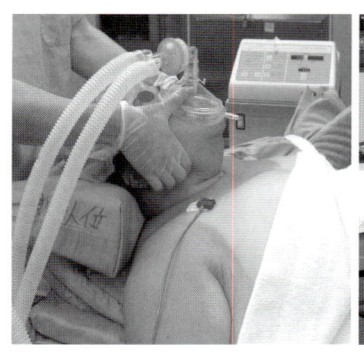

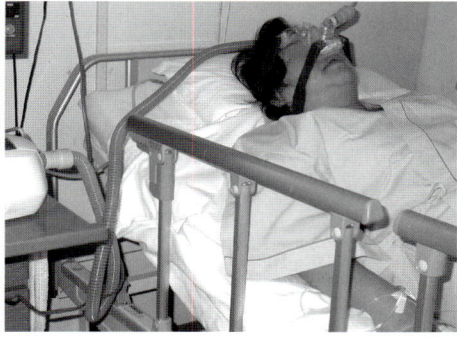

(a) 全身麻酔導入時
● 逆トレンデレンブルグ体位
● スニッフィング位
● 両手マスク換気

(b) 術後
● nasal CPAP
● 半坐位
● 枕の使用

図2　OSA患者の全身麻酔導入時，術後の気道管理のポイント

は，自発呼吸を温存する呼吸管理よりも気道維持には有利である．自発呼吸下に気道確保が困難となった場合は，呼吸努力増大に伴う気道内陰圧により気道維持はますます困難となる．挿管困難が予想されるときは喉頭鏡を用いた挿管法だけでなく，他の挿管法も準備する．

術中は術前合併症の管理を適切に行う．また，肥満患者では肺容量低下のため酸素化が障害されるので，気管挿管後には肺リクルートメントを行い高めのPEEPで肺容量維持に努めるべきである．

麻酔覚醒・抜管時も体位は半坐位とする(図2)．抜管は，筋弛緩を完全に拮抗し，全覚醒が望ましい．このため，良好な覚醒が得られるよう，麻酔薬の選択も考えるべきである．

3) 術後管理

OSA患者では非OSA患者に比較して術後合併症を高率に生じると報告されており，低酸素血症や高二酸化炭素血症，呼吸不全，気管支攣縮，喉頭痙攣，誤嚥性肺炎，成人呼吸促迫症候群 (acute respiratory distress syndrome：ARDS)，術後譫妄，心筋梗塞，再挿管，予定外のICU入室やICUの滞在期間延長などがいわれている．

OSA患者ではオピオイドに対する感受性が高い可能性があり，オピオイドによる術後鎮痛では投与量に注意を要する．適切な投与量を決める方法は確立されていないが，麻酔覚醒前の自発呼吸数はひとつの目安となる．可能であれば，局所麻酔薬による硬膜外麻酔や神経ブロックが望ましい．非ステロイド性鎮痛薬は，オピオイドの使用量を20〜35％減じるとされ禁忌でない限り使用する．

術後の体位は仰臥位を避け，半坐位や側臥位とする．全身麻酔後に枕をしない施設もあるが，適切な高さの枕はスニッフィング位となり気道確保に有利である．Nasal CPAPが導入されているときは術後早期から使用する．術前にOSAが疑われPSGや夜間パルスオキシメトリーなどで検査しOSAと診断された場合，その重症度や手術侵襲などから，適切な気道管理を行うべきである．図3には，千葉大学医学部附属病院の周術期気道管理プロトコールを示す．

術後は睡眠構築が変化し，特に術後2〜4日のREM睡眠リバウンドに一致しOSAの頻度と低酸素血症の重症度が増すと報告されているが，詳細は不明である．

■おわりに

手術患者であっても，診断されていないOSAを有する患者は多い．問診に加えて，咽頭周囲の解剖学的アンバランスが存在する場合はOSAを疑い睡眠検査を行うべきである(図3)．診断がついた場合，合併症の管理や周術期気道管理など麻酔計画に反映するとともに，検査結果を患者に伝え，OSA合併症の発生や

```
┌─────────────────────┐     ┌─────────────────────────┐
│ 問診                │     │ 解剖学的アンバランスの発見 │
│ ・STOP 2 項目       │  +  │ ・マランパチ分類Ⅲ, Ⅳ    │
│ ・STOP-Bang 3 項目  │     │ ・顎下部軟部組織過剰    │
└─────────────────────┘     └─────────────────────────┘
                      ↓ OSA を疑う
        ┌─────────────────────────────────────────┐
        │ 簡易モニター検査（麻酔科医）             │
        │ 頸部側面レントゲン撮影（舌骨低位の有無） │
        │ ポリソムノグラム施行（呼吸器内科：専門外来） │
        └─────────────────────────────────────────┘
                      ↓ 気道管理方法の決定
```

① AHI or 3%ODI＜5 hour^{-1} →通常の管理
② 5≦AHI or 3%ODI＜20   →術後夜間酸素投与 1 週間
③ AHI or 3%ODI≧20   →術前・術後 nasal CPAP（術前 1 週間以上前に）
④ 重症肥満 OSA＋Pa$_{CO_2}$45 以上 →術前・術後 nasal CPAP，無効なら，BiPAP

↓ 専門外来へ

OSA 治療開始

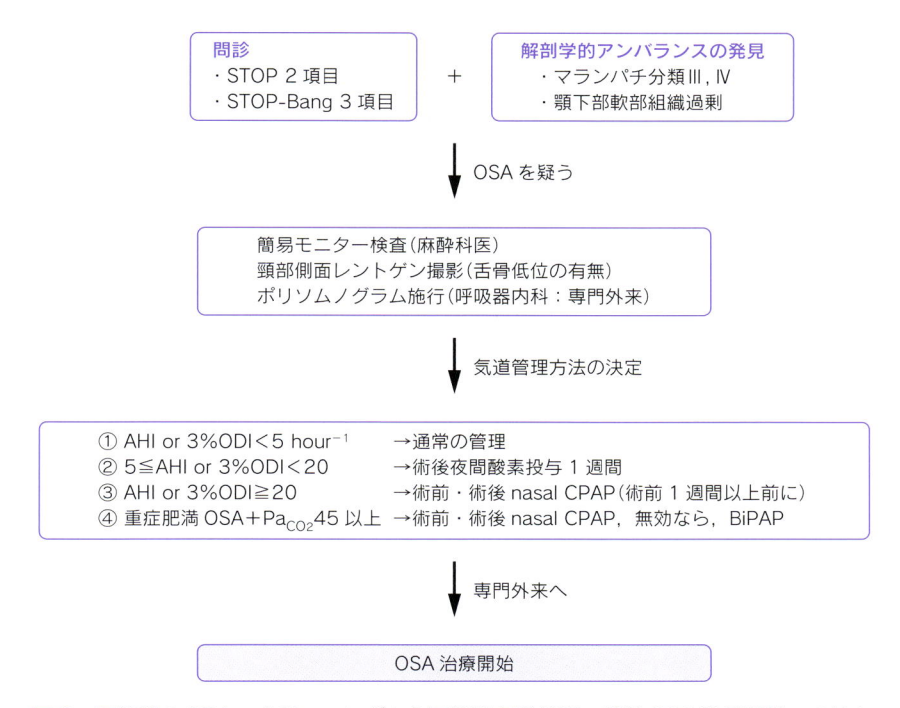

図3 周術期のOSAスクリーニングから周術期気道管理，術後OSA治療開始への流れ（千葉大学医学部附属病院でのプロトコール）

進行を抑え患者の長期予後に貢献することも重要である。

―― 引用文献 ――

1) American Academy of Sleep Medicine. Obstructive sleep apnea syndrome. In : The international classification of sleep disorders. 2nd ed. Illinois : American Academy of Sleep Medicine ; 2005. p. 51-9.
2) Isono S. Obstructive sleep apnea of obese adults : pathophysiology and perioperative airway management. Anesthesiology 2009 ; 110 : 908-21.
3) Punjabi NM. The epidemiology of adult sleep apnea. Proc Am Thorac Soc 2008 ; 15 : 136-43.
4) Baldwin CM, Kapur VK, Holberg CJ, et al. Associations between gender and measures of daytime somnolence in the Sleep Heart Health Study. Sleep 2004 ; 27 : 305-11.
5) Nakayama-Ashida Y, Takegami M, Chin K, et al. Sleep-disordered breathing in the usual lifestyle setting as detected with home monitoring in a population of working men in Japan. Sleep 2008 ; 31 : 419-25.
6) Chung F, Ward B, Ho J, et al. Preoperative identification of sleep apnea risk in elective surgical patients, using the Berlin questionnaire. J Clin Anesth 2007 ; 19 : 130-4.
7) Sleep-related breathing disorders in adults : recommendations for syndrome definition and measurement techniques in clinical research. The Report of an American Academy of Sleep Medicine Task Force. Sleep 1999 ; 22 : 667-89.
8) Zozula R, Rosen R. Compliance with continuous positive airway pressure therapy : assessing and improving treatment outcomes. Curr Opin Pulm Med 2001 ; 7 : 391-8.
9) Holley AB, Lettieri CJ, Shah AA. Efficacy of an adjustable oral appliance and comparison to continuous positive airway pressure for the treatment of obstructive sleep apnea syndrome. Chest 2011 ; 140 : 1511-6.
10) Peppard PE, Young T, Palta M, et al. Longitudinal study of moderate weight change and sleep-disordered breathing. JAMA 2000 ; 284 : 3015-21.

11) Guardiano SA, Scott JA, Ware JC, et al. The long-term results of gastric bypass on indexes of sleep apnea. Chest 2003 ; 124 : 1615-9.
12) Sher E, Schechtman KB, Piccirillo JF. An American sleep disorders association review the efficacy of surgical modifications of the upper airway in adults with obstructive sleep apnea syndrome. Sleep 1996 ; 19 : 156-77.
13) Bhattacharjee R, Kheirandish-Gozal L, Spruyt K, et al. Adenotonsillectomy outcomes in treatment of obstructive sleep apnea in children : a multicenter retrospective study. Am J Respir Crit Care Med 2010 ; 182 : 676-83.
14) Mitsukawa N, Satoh K, Suse T, et al. Clinical success of mandibular distraction for obstructive sleep apnea resulting from micrognathia in 10 consecutive Japanese young children. J Craniofac Surg 2007 ; 18 : 948-53.
15) Won CHJ, Li KK, Guilleminault C. Surgical treatment of obstructive sleep apnea : upper airway and maxillomandibular surgery. Proc Am Thorac Soc 2008 ; 5 : 193-9.
16) Chung F, Yegneswaran B, Liao P, et al. STOP Questionnaire : a tool to screen patients for obstructive sleep apnea. Anesthesiology 2008 ; 108 : 812-21.
17) Kheterpal S, Han R, Tremper KK, et al. Incidence and predictors of difficult and impossible mask ventilation. Anesthesiology 2006 ; 105 : 885-91.
18) 磯野史朗. 画像による術前上気道診断と周術期気道管理計画. 麻酔 2006 ; 55 : 1348-59.
19) Marin JM, Carrizo SJ, Vicente E, et al. Long-term cardiovascular outcomes in men with obstructive sleep apnoea-hypopnoea with or without treatment with continuous positive airway pressure : an observational study. Lancet 2005 ; 365 : 1046-53.
20) 木村　弘, 江渡秀紀, 巽浩一郎ほか. 閉塞性睡眠時無呼吸症候群・肥満低換気症候群の予後と各種治療効果. 平成11年度厚生省呼吸不全調査研究班報告書. 2000. p.88-90.

〔飯寄　奈保, 磯野　史朗〕

6 呼吸器感染症

はじめに

呼吸器感染症は，感染症の部位により鼻腔から喉頭までの上気道感染症，気管から終末細気管支までの下気道感染症，肺胞腔内の感染である肺炎に分類され，それぞれに急性，慢性の感染症が存在する。呼吸器は異物や病原微生物を含んだ大気を常に吸い込んでおり，もっとも感染を来しやすい臓器とされる。呼吸器官には感染症に対して咳，くしゃみなどによる物理的排除，気道における線毛運動による防御機構，肺における免疫学的防御機構などが備わっているが，それでも感染症は多く，日常の臨床の場で遭遇する機会も多い。そして術前の呼吸器感染症の存在は周術期の呼吸器合併症の発生に大きくかかわる。呼吸器感染症のうち頻度が高く，術前診察で問題となりやすい疾患として急性上気道感染症，いわゆる感冒が挙げられる。本項では上気道感染症の合併を中心に小児，成人の場合についてそれぞれ麻酔管理の要点を述べる。

なお，先進国と比較し，日本で未だ罹患率が高いとされる結核の合併に関しては他項（IX章-5.感染症，p.240）に譲る。

1 小児の呼吸器感染症

1 疫　学

小児では平均して年に6～8回の上気道感染を繰り返すといわれている。上気道炎の原因ウイルスとしてはライノウイルス，RSウイルス，インフルエンザウイルス，パラインフルエンザウイルス，エンテロウイルスなどが挙げられ，季節性を示す。

小児の呼吸器感染症の特徴として，まず免疫学的に未熟なため重症化しやすいという危険性が挙げられる。また成人と比較して，気道が狭く柔らかい点，咳が弱く痰の喀出力が弱い点，口呼吸が確立していない点，呼吸中枢が未熟であること，呼吸予備能の未発達，呼吸筋の未発達といった弱点を有している[1]。

2 診断基準

1）症状

上気道炎の場合は通常，臨床症状から診断される。約1～3日間の潜伏期間を経て，くしゃみ，鼻汁，鼻閉，咽頭痛などのカタル症状を示す。大部分は1週間以内で軽快するが約10%は2週間程度症状が継続する。咳嗽は約30%に認められる。下気道に感染が及ぶと咳嗽が主症状となり，気道過敏性の亢進を伴って咳が3週間以上も持続することがある。鼻汁の色調や粘度が変化してくることは，経過中よく認められるものである。

術前診察の際に鼻汁や鼻閉などの上気道症状が認められる場合，単なる啼泣によるものや，アレルギー性鼻炎などの慢性的で非感染性のものとの鑑別が重要となる。両親からも症状の経過や既往について情報を得て，その状態がいつもと同じであるのか，違うのかを確認する必要がある。

また，心疾患を基礎疾患に有する患児の場合，上気道症状と心不全症状を鑑別する必要がある。感冒症状を初発症状とする他の疾患の可能性もあるので注意が必要である。

2）理学所見

診察の際には，鼻汁の性状，鼻閉はないか，咽頭の発赤はないか，咳は湿性か乾性かを確認する。下気道への炎症の波及を除外するために肺野の聴診は重要であり，喘鳴の有無を確認する。下気道に感染が及んだ場合には細気管支に狭小化や閉塞を来す結果，聴診上，呼気の延長，湿性・乾性ラ音を聴取する。また努力呼吸や多呼吸，陥没呼吸を呈し，重症例ではチアノーゼをみることもある。1ヵ月未満の乳児ではしばしば無呼吸を呈する。肺炎を起こした場合，し

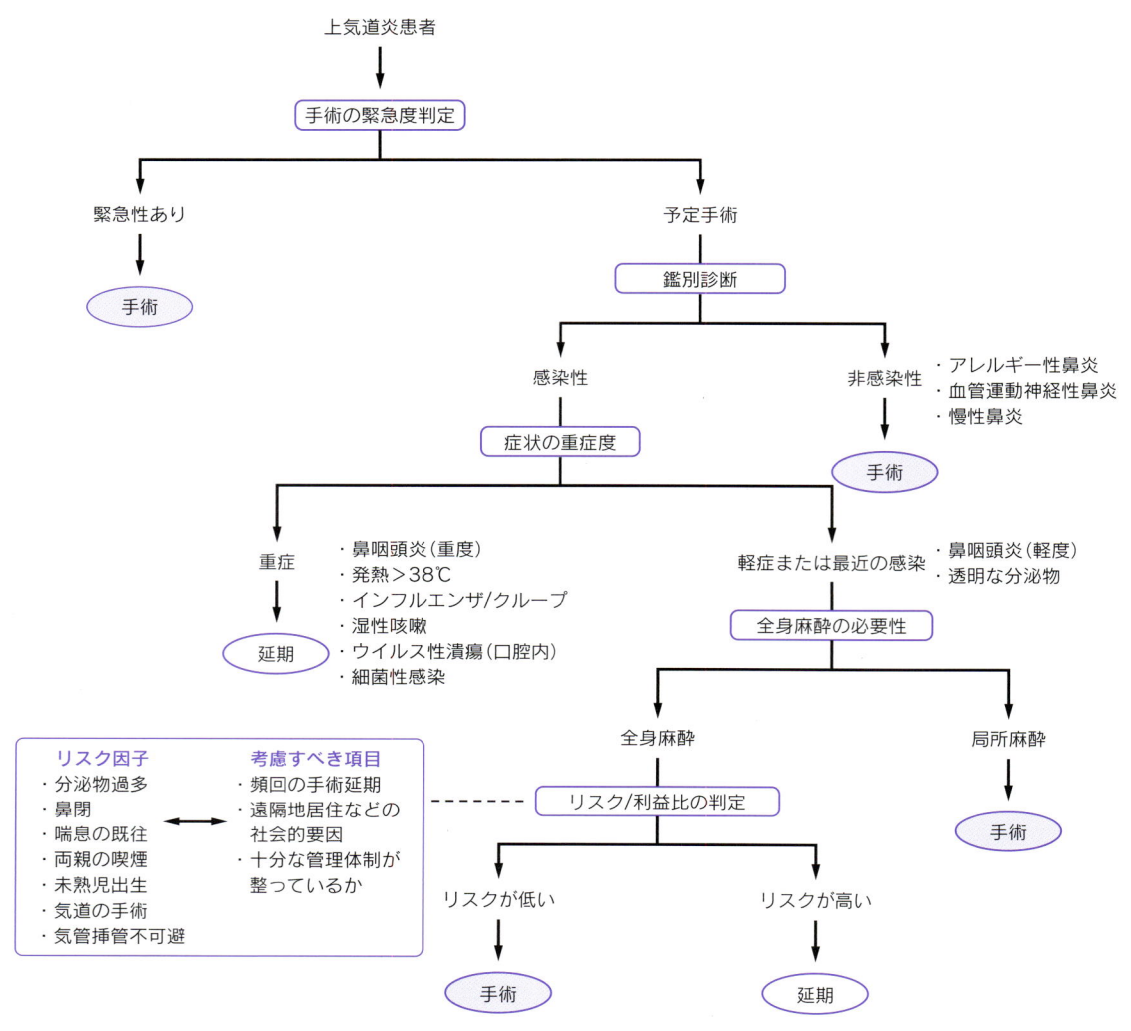

```
                        上気道炎患者
                            ↓
                     ┌─────────────┐
                     │ 手術の緊急度判定 │
                     └─────────────┘
                      ↓              ↓
                  緊急性あり        予定手術
                      ↓              ↓
                  ┌─────┐      ┌─────────┐
                  │ 手術 │      │ 鑑別診断 │
                  └─────┘      └─────────┘
                              ↓              ↓
                           感染性          非感染性 ・アレルギー性鼻炎
                             ↓                ↓    ・血管運動神経性鼻炎
                      ┌──────────┐            │    ・慢性鼻炎
                      │ 症状の重症度 │          ┌─────┐
                      └──────────┘           │ 手術 │
                        ↓         ↓          └─────┘
                      重症    軽症または最近の感染  ・鼻咽頭炎（軽度）
                       ↓    ・鼻咽頭炎（重度）         ・透明な分泌物
                       │    ・発熱＞38℃         ┌──────────┐
                       │    ・インフルエンザ/クループ │ 全身麻酔の必要性 │
                       ↓    ・湿性咳嗽         └──────────┘
                    ┌─────┐ ・ウイルス性潰瘍（口腔内）  ↓        ↓
                    │ 延期 │ ・細菌性感染       全身麻酔    局所麻酔
                    └─────┘                      ↓         ↓
                                           ┌──────────┐  ┌─────┐
                                           │ リスク/利益比の判定 │  │ 手術 │
                                           └──────────┘  └─────┘
                                              ↓       ↓
                                          リスクが低い  リスクが高い
                                              ↓         ↓
                                           ┌─────┐  ┌─────┐
                                           │ 手術 │   │ 延期 │
                                           └─────┘  └─────┘
```

リスク因子　　　考慮すべき項目
・分泌物過多　　・頻回の手術延期
・鼻閉　　　　　・遠隔地居住などの
・喘息の既往　　　社会的要因
・両親の喫煙　　・十分な管理体制が
・未熟児出生　　　整っているか
・気道の手術
・気管挿管不可避

図　上気道炎症状を呈する患者の手術麻酔アルゴリズム

上気道炎症状を術前に認める場合の全身麻酔の適応は，手術の緊急性や患者の状態，社会的要因などからリスク／利益比を評価して決定するべきである。
(Tait AR, Malviya S. Anesthesia for the child with an upper respiratory tract infection : still a dilemma? Anesth Analg 2005；100：59-65より改変引用)

ばしば聴診で副雑音や呼吸音の減弱を聴取する。

3）検査所見

血液検査ではウイルス感染のみの場合は有意な所見が得られないことも多いが，細菌感染を起こした場合には，白血球数上昇やC反応性蛋白（C-reactive protein：CRP）陽性などの炎症所見を認める。胸部X線写真では，気管支に炎症が波及した場合には肺の過膨張や透過性の亢進，散在性の小粒状陰影を認める。Air bronchogramを伴う浸潤影を認める場合には肺炎を疑う。上気道症状を示す場合にA型溶血性連鎖球菌の関与を確認することは重要であり，迅速診断法あるいは咽頭培養で診断する。

3 治療法

感冒に対しては抗菌薬の適応はないとする報告が多い。気管支炎の場合も原則的には鎮咳去痰薬などの対症療法で経過をみるが，高熱時や湿性咳嗽，膿性痰がある場合は痰を採取して原

因菌検査後に抗菌薬を選択することが望ましい[1]。

4 麻酔前のリスク評価と予後予測

上気道感染が存在する場合，気道の過敏性が亢進しており，急性期あるいは回復期にかかわらず周術期に呼吸器合併症を引き起こすリスクが増加する[2,3]。上気道感染症を有する患者の場合，気道の過敏性の亢進から，周術期合併症として喉頭痙攣，気管支痙攣，気道閉塞，咳嗽，息こらえ，無気肺などの呼吸器系合併症のリスクが高まる。術前に上気道感染を合併した場合，喉頭痙攣の発生率は約5倍[4]，気管支痙攣の発生率は約10倍といわれており[5]，周術期に低酸素血症になる頻度も増加する[6,7]。また，喉頭痙攣に関しては年齢が低いほど頻度は高くなる。最近行われた9,297人（平均年齢6.21歳）の小児を対象としたオーストラリアの研究では，周術期の呼吸器合併症のリスク増加は現に上気道症状がある場合で2.05倍，あるいは手術前2週間以内に症状があった場合に2.34倍とされた[8]。しかしながら，これまでの報告では，術前の上気道感染症により周術期の呼吸器合併症のリスクは増加するが，合併症が起こったとしてもその大部分は対応可能なものであるとするものが多い。

小児が手術を受ける場合，術前に上気道症状を示すことがしばしばあり，手術を中止するかどうか判断に迷う。手術を中止するかどうかについては数多くの報告があるが，図に上気道炎を有する小児に対しての全身麻酔施行の可否についてアルゴリズムを示す。緊急性がある場合，上気道症状があっても手術を行うことになるが，その場合，局所麻酔が適応であれば選択する。しかしながら，実際のところ小児は区域麻酔の適応は少なく，全身麻酔を選択することがほとんどである。予定手術の場合でも症状が重篤である場合，すなわち重度の鼻咽頭炎や38.0℃以上の発熱，湿性咳嗽などの下気道症状，患児の活動性が低下している場合などは手術の延期が望ましい。症状が軽度の場合や，最近まで上気道感染に罹患していた場合にはリスク/利益比をよく検討したうえで，局所麻酔が適応外の場合には全身麻酔を選択する。上気道症状に加えて，家族からかぜをひいているとの申告を受けた場合や家族に喫煙者がいる場合，睡眠時にいびきをかく小児の場合，手術に際して気管挿管が必要である場合は周術期の呼吸器合併症のリスクが高くなる[9]。また，夜間の乾性咳嗽や運動時の喘鳴，12カ月以内の3回以上の喘鳴といった症状もリスクファクターとなる[8]。こういった場合，延期を検討するが，延期に伴い家族の経済的，社会的負担が重くなってしまう場合もある。個々の症例につき，現在の患児の症状や年齢，手術の緊急性，喘息や心疾患などの合併症の存在，手術内容，社会的背景などを考慮したうえで手術をする際のリスク/利益比を評価することが重要である。そのうえで全身麻酔の施行を決定した場合には，麻酔や手術侵襲に伴う免疫能の低下による術後の上気道感染症の悪化，下気道への感染の波及，肺炎の併発などのリスクについて保護者へ十分な説明が必要である（図）。

呼吸器感染を起こした患児の手術をどれくらいの期間延期するべきであるかについては明らかなコンセンサスは得られていない。上気道感染後の気道過敏性の亢進は，6～7週間は持続することが知られており，理論上はこの間は手術を延期するほうがよいことになるが，多くの報告では3～4週間の延期としている[10]。最近の報告では上気道感染後2週間以内の症例では，周術期気道合併症の発症頻度は手術時点で症状のある症例と同程度であったが，上気道感染後2～4週間の症例については健康な小児と同程度であり，可能であれば手術まで2～3週間はあけるべきだとしている[8]。

5 麻酔前準備と麻酔管理のポイント

1）術前の準備

術前の準備としては，脱水の補正などの全身管理に加え，去痰剤やネブライザーによる気道浄化が推奨される[3]。前投薬としてのアトロピンのような抗コリン剤の使用は分泌物を減少させるが予後への影響は不明である。同様に術前

の気管支拡張薬投与の周術期合併症への予防効果も定かではない。麻酔回路には，気道の乾燥を防ぐために加湿器を組み込むか，または小児用の人工鼻を使用する。分泌物増加に対して補液を十分に行えるよう準備を行う。術中も呼吸音の変化を把握できるよう，前胸部に聴診器をあてておく。上気道感染の既往または現在症状のある小児では，術後回復期に酸素飽和度の低下を示すことがあり[6]，術後もパルスオキシメーターによるモニターは必要である。

2) 麻酔管理のポイント

上気道感染を有する患児の麻酔管理で重要なことは，気道分泌物を最小にし，潜在的に過敏性が亢進している気道への刺激を避けることである。感染による炎症性変化により痰や分泌物は増加し，それにより気管チューブが閉塞したり，無気肺や肺炎を起こしやすくなる。粘稠な分泌物はリスクファクターであり，術中の分泌物の吸引は必要であるが麻酔深度は深くしておく。また特別に短時間の手術でない限りは輸液を十分に行う。長時間手術の場合には麻酔回路の加湿も検討する。加湿により麻酔ガスによる気道の乾燥を防ぎ，分泌物の吸引を行いやすくする。

気道確保法では，気管挿管は上気道感染を有する患児での呼吸器合併症を約11倍増加させ[11]，可能な限り避けるほうが望ましいとされてきた。過敏性が亢進した気道への刺激を最小とするという点からはフェイスマスクの使用も考えられるが，実際に適応となる症例は限られる。ラリンジアルマスクは気道への刺激が少ないため，周術期の喉頭痙攣や気管支痙攣，SpO_2低下の頻度が気管挿管と比較して少ない[11,12]。最近の報告では，ラリンジアルマスクの使用は，周術期の気管支痙攣の発生リスクに関してはフェイスマスクと同等であり，喉頭痙攣に関してはフェイスマスクよりは高いものの，気管挿管よりは低かった[8]。上気道感染を合併した患児へのラリンジアルマスクの使用においては，全身麻酔時に喉頭痙攣を起こした130人の小児の検討で，その使用が喉頭痙攣の発生と相関性を示した（オッズ比2.03）[13]。また，その他の研究では2週間以内の上気道感染が喉頭痙攣のリスク因子となり（オッズ比2.6），咳込みやSpO_2低下のリスク増大とも相関を示した。これらは年齢の低い患児により起こりやすかった[14]。これらの報告から，上気道感染後2週間以上経過した場合はラリンジアルマスクによる麻酔管理は安全といえる[14]。ただし喀痰の吸引ができないため，気道分泌物が多い症例や長時間手術症例では使用を避けるほうが望ましい。緊急手術などにより上気道感染後2週間以内に全身麻酔を行う際には，デバイスを問わず周術期の気道合併症のリスクは高く，十分に配慮した麻酔管理が必要となる。

抜管のタイミングに関しては気道のスパズム予防を目的に深麻酔下に行うほうがよいとする意見と，気道の反射が正常に戻ってからの覚醒時に行うほうがよいとする意見があるが，上気道炎合併時にどちらの方法を選択するべきかに関しては明らかなエビデンスは存在しない。著者らは分泌物を十分に吸引した後に覚醒下に抜管を行っているが，この方法で重篤な合併症を引き起こしたことはない。

2 成人の呼吸器感染症

1 疫　学

いわゆる"かぜ症候群"とは急性上気道炎のことで鼻腔，咽喉頭などの粘膜に急性のカタル性の炎症を来す症候群である。成人の場合，ライノウイルスが最多であり，その他，コロナウイルスやアデノウイルスが原因となる。マイコプラズマ，クラミジア，A群溶血性連鎖球菌などによることもある。通常健康な成人でも1年間に4回は罹患するとされるほどよくある疾患である。急性気管支炎は上気道におけるかぜ症候群に続発して発症することがほとんどである。

2 診断基準

1) 症状

かぜ症候群では鼻汁，鼻閉，咽頭痛，咽頭発赤，扁桃腫大，喉頭異物感，嗄声などが主な症状であり高熱を伴うことは少ない。咳嗽は主症状ではなく，通常7〜10日間で鎮静化し，臨床症状から診断されることがほとんどである。気管支にまで炎症が波及すると咳嗽は激しく，主症状で長期化することがある。細菌感染を併発すると湿性咳嗽となり膿性痰で量も増加する。また呼吸困難や胸痛，倦怠感や食思不振などが認められる。肺炎の臨床症状は典型的には急速に出現する発熱，咳嗽，膿性痰，全身倦怠感，食思不振，呼吸困難などであるが，高齢者では呼吸器症状に乏しく，発熱を認めないこともある。

2) 理学所見

ウイルス感染の場合は痰の性状は粘液性で白色であるが二次的な細菌感染を併発すると膿性化し黄色粘稠となる。下気道に感染が及ぶと聴診上，呼気の延長や湿性・乾性ラ音を聴取する。肺炎の身体所見としては呼吸数の増加，頻脈，血圧低下，SpO_2の低下，チアノーゼ，脱水などがみられ，胸部聴診では肺野病変の広がりに応じて呼吸音の減弱を認めたり，湿性ラ音を聴取する。

3) 検査所見

かぜ症候群や急性気管支炎の場合，特徴的な所見はなく，軽度の炎症反応の亢進を認める程度である。細菌感染を併発した場合には，血液検査上，白血球数の増加，CRP上昇を認める。肺炎を疑う場合には胸部X線写真撮影が必要である。上気道感染においては下気道感染が明らかでない場合でも肺機能に影響を来し，呼吸機能検査上，努力性肺活量(FVC)，1秒量($FEV_{1.0}$)，ピークフロー(PEF)などが低下する。細気管支領域まで炎症が波及した場合，強い閉塞性障害パターンを示す。

3 治療法

急性上気道炎の場合，ウイルス感染症がほとんどであり，インフルエンザを除けば重症になることは少なく，自然治癒の経過をたどる。インフルエンザのみ抗ウイルス薬が有効である。通常，対症療法が中心で保温・安静・栄養に留意させる。ただし，①高熱の持続(3日間以上)，②膿性の喀痰や鼻汁，③扁桃腫大と膿栓，白苔付着，④中耳炎，副鼻腔炎の合併，⑤強い炎症反応(白血球増加，CRP陽性，赤沈値亢進)，⑥ハイリスクの患者においては抗菌薬投与の適応となる[15]。急性気管支炎の場合もほとんどがウイルス感染症であり対症療法が中心となる。

4 麻酔前のリスク評価と予後予測

成人においても，術前の上気道感染が存在する際，待機手術の場合は手術を延期するのが一般的である。しかし小児と比較するとエビデンスは少ない。上気道炎の重症度，手術の重要性や社会的要因などを総合的に判断して，手術を行うことによるリスク/利益比を評価し手術の施行を決定する。急性上気道炎の患者では，気道過敏性が著しく増大している。ヒスタミン吸入による気道抵抗の増加は健康人では約30%に留まるが，上気道炎患者では200%以上に増加する[16]。このような反応性の増大は，成人の上気道炎罹患後，6週間は持続する。気道の過敏性の亢進により喉頭痙攣，気管支痙攣，無気肺などの気道合併症が増加する。成人において，術前の感冒罹患が周術期の呼吸器合併症を増加させるか否かを術前2週間以内に感冒症状があった30例について検討した報告がある。結果，術中・術後ともに乾性ラ音，湿性ラ音，分泌物増加，発熱を認めた症例が感冒群に多く，重篤な合併症を3例に認めた[17]。

下気道にまで炎症が及んでいる場合には待機手術は延期するのが一般的である。しかしながら緊急手術を受けるような患者はしばしば免疫能の低下を伴う。術前に肺炎に罹患している場合，術後の再挿管の危険性が7.94倍増大するとされ，術後も注意が必要である[18]。また，手術前1カ月以内に呼吸器感染を起こし，発熱を呈したり抗生剤の投与を受けていた患者では周術期に呼吸器感染症，呼吸不全，胸水貯留，無

気肺，気胸，気管支痙攣，誤嚥性肺炎といった呼吸器合併症のリスクが増加する（オッズ比5.5）[19]。待機手術をどれくらい延期するかに関してははっきりとしたエビデンスは存在しないが，喘息やCOPDなどの合併症の有無，手術部位，また手術侵襲の大きさなどを考慮のうえ，2〜4週間あけることが一般的である。

5 麻酔前準備と麻酔管理のポイント

1）術前の準備

成人の場合は小手術が多い小児と異なり，長時間手術や開腹手術を受ける機会も多い。上気道感染患者に手術を行う際には術後，集中治療室での管理も視野に入れた麻酔管理が必要である。

2）麻酔管理のポイント

麻酔法に関しては，手術部位により脊髄くも膜下麻酔，硬膜外麻酔などの区域麻酔が適応となる場合はそれらを選択する。局所麻酔の適応がなく，やむなく全身麻酔を選択する場合には気道刺激性の少ないラリンジアルマスクの使用も検討する。しかし，喀痰の吸引ができないため，長時間の手術症例や喀痰が多い症例では使用を避ける。気管挿管は，気道の過敏性の亢進を考慮し，十分な麻酔深度で行い，気管内吸引も十分な麻酔下に行うことが重要である。また十分な加湿や輸液による水分補給に注意する。抜管時は肺炎や無気肺の予防のためにも気管内吸引を十分に行う。術後はネブライザーによる喀痰排泄の促進を行い早期離症により術後呼吸器合併症の予防を図る。

おわりに

急性上気道炎などの呼吸器感染症を有する患者が手術を受ける際には，周術期合併症のリスクが増加し，術後経過を悪化させる可能性がある。そのため個々の症例に対して手術の必要性，緊急性，手術の時期の判断を適切に行う必要がある。全身麻酔を施行する場合には，たとえ症状が改善傾向にあったとしても気道の過敏性が亢進している状態であることに留意し，起こり得る合併症とその対応を念頭におき，十分に準備をしたうえで麻酔管理を行うことが重要である。

---- 引用文献 ----

1) 小児呼吸器感染症診療ガイドライン作成委員会．小児呼吸器感染症診療ガイドライン2011．東京：日本小児呼吸器疾患学会，日本小児感染症学会；2011．
2) Tait AR, Malviya S, Voepel-Lewis T, et al. Risk factors for perioperative adverse respiratory events in children with upper respiratory tract infections. Anesthesiology 2001；95：299-306.
3) Tait AR, Malviya S. Anesthesia for the child with an upper respiratory tract infection：still a dilemma? Anesth Analg 2005；100：59-65.
4) Olsson GL, Hallen B. Laryngospasm during anaesthesia：a computer-aided incidence study of 136,929 patients. Acta Anaesthesiol Scand 1984；28；567-75.
5) Olsson GL. Blonchospasm during anaesthesia：a computer-aided incidence study of 136,929 patients. Acta Anaesthesiol Scand 1987；31；244-52.
6) De Soto H, Patel RI, Soliman IE, et al. Changes in oxygen saturation following general anesthesia in children with upper respiratory infection signs and symptoms undergoing otolaryngological procedures. Anesthesiology 1988；68：276-9.
7) Rolf N, Cote CJ. Frequency and severiry of desaturation events during general anesthesia in children with and without upper respiratory infections. J Clin Anesth 1992；4；200-3.
8) von Ungern-Sternberg BS, Boda K, Chambers NA, et al. Risk assessment for respiratory complications in paediatric anaesthesia：a prospective cohort study. Lancet 2010；376：773-83.
9) Parnis SJ, Barker DS, van der Walt JH. Clinical predictors of anaesthetic complications in children with respiratory tract infections. Paediatr Anaesth 2001；11：29-40.
10) Tait AR, Reynolds PI, Gutstein HB. Factors that influence an anesthesiologist's decision to cancel elective surgery for the child with an upper respiratory tract infections. J Clin Anesth 1995；7：491-9.
11) Cohen MM, Cameron CB. Should you cancel the operation when a child has an upper respiratory tract infections? Anesth Analg 1991；72：282-

12) Tait AR, Pandit UA, Voepel-Lewis T, et al. Use of the laryngeal mask airway in children with upper respiratory tract infections : a comparison with endotracheal intubation. Anesth Analg 1998 ; 86 : 706-11.
13) Frick RP, Wilder RT, Pieper SF, et al. Risk factors for laryngospasm in children during general anesthesia. Pediatric Anesthesia 2008 ; 18 : 289-96.
14) von Ungern-Sternberg BS, Boda K, Schwab C, et al. Laryngeal mask airway is associated with an increased incidence of adverse respiratory events in children with recent upper respiratory tract infections. Anesthesiology 2007 ; 107 : 714-9.
15) 日本呼吸器学会呼吸器感染症に関するガイドライン作成委員会. 成人気道感染症診療の基本的考え方. 東京：日本呼吸器学会；2003.
16) Empey DW, Laitinen LA, Jacobs L, et al. Mechanisms of bronchial hyperreactivity in normal subjects after upper respiratory tract infection. Am Rev Respir Dis 1976 ; 113 : 131-9.
17) 西山友貴，花岡一雄. 感冒罹患が成人の周術期呼吸器合併症を増加させるか？ 麻酔2005；54：643-5.
18) Tin PC, Chou AH, Yang MW, et al. Postoperative reintubation after planned extubation : a review of 137,866 general anesthetics from 2005 to 2007 in a Medical Center of Taiwan. Acta Anaesthesiol Taiwan 2010 ; 48 : 167-71.
19) Canet J, Gallart L, Gomar C, et al. Prediction of postoperative pulmonary complications in a population-based surgical cohort. Anesthesiology 2010 ; 113 : 1338-50.

〔槇　史絵，澄川　耕二〕

7 禁煙

はじめに

　麻酔科医は喫煙習慣のある患者では呼吸・循環機能をはじめとしてさまざまな内容で周術期管理に苦慮することを経験してきた。また，喫煙は，周術期患者の身体に種々の影響を及ぼすだけでなく，周術期患者の全身管理に影響を与えることは広く知られている[1,2]。ここでは，喫煙の影響は呼吸器疾患をはじめとする，全身の病態に影響を与えるため，呼吸器に限らず喫煙の全身に与える影響をまとめ，また術前・術後の禁煙が患者の周術期の経過全般に与える影響について整理することを目的とする。

1 疫学

　60万人を超える手術患者を対象とし，術後30日の予後を指標として喫煙の影響を分析した最近の報告によると，喫煙者は非喫煙者に比べ，死亡（1.38倍），肺炎（2.09倍），予期せぬ気管挿管（1.87倍），人工呼吸（1.53倍），心停止（1.57倍），心筋梗塞（1.80倍），脳卒中（1.73倍），表層および深部感染症（それぞれ1.30倍と1.42倍），創部感染・敗血症（1.30倍），臓器体腔感染（1.38倍），敗血症性ショック（1.55倍）などの死亡率・術後合併症のリスクが上昇する[3]。このように，慢性的な喫煙は多くの臓器に作用し手術侵襲や周術期死亡率に影響し，最近のMillsらの報告[4]によると，メタ解析の結果，禁煙によって術後合併症を41％減少させることが可能である。術前の禁煙期間を長くすれば，1週間ごとに19％術後合併症が減少する。4週間以上の禁煙は，より短かい禁煙と比較して合併症予防効果が大きい。また，観察研究によると，禁煙による全合併症の減少は24％，創傷治癒遅延の減少は27％，呼吸器合併症は19％である。また，長期の禁煙は短期の禁煙と比較し，全合併症は20％減少する。

2 喫煙量の評価

　タバコ煙には約4,000種類の物質が含有されており，喫煙状況および喫煙量を客観的に把握する場合にどの物質の摂取状況，摂取量を指標に把握するかは問題がある。これらはタバコの葉の燃焼によって生じる物質のほか，タバコ製品を作る際に加えられるさまざまな添加物の揮発物質や熱分解産物も含まれている。喫煙によって生じる各種病態は，単にニコチンだけの作用というわけではなく，複雑な粒子状およびガス状成分によって生じている可能性が高いが，喫煙の本質がニコチン依存症であることから，ニコチン摂取量を指標に喫煙状況および喫煙量を評価することは妥当と考えられる。しかし，ニコチン摂取量は血中・尿中のニコチンまたはニコチン代謝産物（コチニンなど）で測定されるが，方法が複雑で，時間，費用もかかるため，一般的に臨床使用されない。しかし，喫煙の有無を自己申告で行った場合にはその信頼性には問題があり，臨床成績や研究結果にも影響を与えている可能性がある。

1) ブリンクマン指数
　自己申告による指標であるが，1日の喫煙本数に喫煙年数を乗じた数値である。この値が400以上になると肺癌発生の危険性が増すとされる。同様の用語にpack-years〔(1日の喫煙本数)×(喫煙年数)÷20〕がある。

2) 呼気CO濃度（単位：ppm）
　1日喫煙本数との検討では，有意な正の相関がある。通常の1日喫煙本数ではなく過去24時間の喫煙本数と有意な相関を示す。呼気一酸化炭素（CO）と尿中コチニンや血清コチニン濃度に相関がみられる。採血などが必要でなくただちに測定値が得られる簡便さが利点であるが，定量的な評価としての妥当性は低い。

3) 尿中ニコチン代謝産物簡易測定法
　呼気CO濃度検査に比べて，ニコチン代謝物

は体内残留時間が長いので，通常の喫煙者では診療前日の喫煙も検出可能である．禁煙治療対象者の喫煙状況の確認および禁煙指導の効果評価における禁煙の確認のための臨床検査として推奨される．臨床現場で能動喫煙の有無を知る目的ではもっとも感度・特異度が高く科学的エビデンスがある．

4）血液中（動脈血中）CO濃度

血液ガス分析によって一酸化炭素ヘモグロビン（CO-Hb，単位：％）として測定される．院内および敷地内禁煙で周術期患者におけるその値が減少することを著者ら[5]は報告している．

3 受動喫煙の医学的問題

受動喫煙の影響が想像以上に強いことが分かってきた．受動喫煙では主流煙と副流煙の両方の影響が出現する．副流煙は主流煙に比較し，毒性が高いうえに粒子がより小さいために末梢気道まで届き，より危険性が高い．受動喫煙の場合はタバコ煙の吸入は能動喫煙に比べて1/100程度であるにもかかわらず，メタ解析の結果，冠動脈疾患発症危険率は1.25倍になる[6]．世界各地から公共の場・職場の完全禁煙によって心臓病が大幅に減少したという驚くべきデータが，最近次々と報告されている[7〜9]．受動喫煙によって血清の抗酸化防御機構が障害を受け，ヒトマクロファージのLDLコレステロールの蓄積が起こること，血小板凝集が促進されること，受動吸入するタバコ煙中のCOが酸素運搬能を低下させることなどが関与している．

能動喫煙で起こる病気は，ほとんど受動喫煙でも影響を受ける．Otsukaら[10]は，健常非喫煙者において30分の受動喫煙が血管内皮機能に影響して冠血流予備能を低下させることを示した．また，30分間の受動喫煙で，喫煙者は新たな影響を受けにくいが，非喫煙者においては，内皮依存性の血管拡張障害を来し[11]，短時間の受動喫煙でさえ迅速に確実に能動喫煙者と同様の心血管リスクを増加させる．ただし，古くから喫煙による動脈硬化性あるいは血栓増加性血管障害の原因と推定されてきたCOやニコチンそのものは受動喫煙による血管障害の原因としては影響が少ないが，曝露の強さの指標になる．短時間の受動喫煙でも血管機能は影響を受けるところから，短期間の術前禁煙・無煙環境が周術期の患者に影響を与えることが示唆される．

加えて周術期管理の大きな問題として，家族の喫煙による受動喫煙が子どもの術中の呼吸器合併症を増加させる[12]．父親単独の喫煙よりは，母親あるいは両親の喫煙環境のほうがより周術期呼吸器合併症の発生率が高い．また，これらの小児の麻酔導入の際の喉頭痙攣の発生に関して，プロポフォールでの導入のほうが，セボフルランでの導入よりリスクが低い．さらに，維持に関しても同様にプロポフォールのほうが呼吸器合併症が少ない[13]．

4 禁煙療法

1 禁煙指導法

日常診療の場で短時間に実施できる禁煙治療の方法としては，「5Aアプローチ」という方法が推奨されている〔5A：ask（受診のたびに喫煙状況を尋ねて喫煙者を同定），advise（禁煙を指導），assess（禁煙の意志を評価），assist（禁煙の意志がある患者を援助），arrange（フォローアップを手配）〕[14]．米国麻酔学会では「AAR戦略」という時間のない麻酔科医が専門家の力を借りて，術前禁煙を勧める方法を提案している〔AAR：ask（術前患者に禁煙を尋ねる），advies（禁煙を指導する），refer（禁煙支援の専門家に紹介する；Quitlineという無料の電話相談カウンセリングの利用を推奨）〕[15]．わが国では，各施設で禁煙外来との連携が必要となる．

2 薬物療法

1）ニコチン代替療法（NRT）

ニコチン代替療法（nicotine replacement therapy：NRT）は禁煙するための有効な手段であ

り，術前または術後の禁煙にも有効であるが，画一的なニコチン代替療法は必要ではない。ニコチン代替療法の心血管系に問題のある患者への安全性に関してはリスクを上げないばかりか，改善する報告が多い[16]。ニコチン自体がよい効果を示すというよりは，禁煙や減煙につながっていることが好結果を招いている可能性が高い。

2）バレニクリン

最近禁煙に使われているバレニクリンの使用に関しては，心血管障害患者での安全性の報告はあるが[17]，現状では周術期使用に関する安全性を示す臨床報告はない。著者ら[18]はバレニクリンが血管内皮機能に与える影響（タバコによる内皮機能障害を軽減する）を報告しており，術前に使用したとしても少なくとも循環器系に悪影響を及ぼさないものと推測される。

5 麻酔前のリスク評価と予後予測

1）各種臓器への影響

慢性喫煙患者の約15％は有症状の慢性閉塞性肺疾患があり，50％以上に慢性炎症が認められ，臨床症状がなくとも形態学的・免疫機能に変化がある。マクロファージや好中球といった炎症系細胞の増加や，杯細胞の過形成や他の上皮異常がみられ，粘液の組成・量を変化させ粘液線毛クリアランスが低下する。気道壁の平滑筋の線維化が増加し1秒率が低下する。表に術前検査で捉えられる喫煙の影響を示す[19]。また，受動喫煙でも呼吸器への影響が大きいことが知られている。

ニコチンの直接作用と交感神経活動を上昇させる結果，心拍数・血圧・心筋収縮力が増加し心筋の仕事量を増大させる[20]。CO-Hbによって酸素解離曲線が左方移動し，10％以上酸素運搬が減少する。しかし，喫煙によるもっとも重大な血管系への影響は酸化ストレスの亢進である。タバコ煙から多量に体内に取り込まれたスーパーオキサイドが，一酸化窒素（NO）と反応してペルオキシナイトライト（ONOO⁻）と

表　術前検査で捉えられる喫煙の影響

呼吸機能検査	1秒量・1秒率低下 V_{50}・V_{25}の低下 V_{50}/V_{25}の上昇
クロージングボリューム（CV）検査	CVの増加
体プレチスモグラフ	気道抵抗の上昇
血液ガス分析	動脈血酸素分圧の低下

V_{50}・V_{25}：肺活量の50％，25％の気量位における気速

なってNOを消去し，さらに血管内皮機能障害によりNO生成が抑制されることと相まって，NOが減少する[21]。NOは平滑筋の弛緩作用，血管拡張作用があるため，血管拡張が抑制されるようになる。また，喫煙者において血管内皮機能障害が起こり血栓形成に関する溶解能力が減少して血栓が生じやすくなっていることが示唆されている[22]。タバコ煙に含まれるシアン化合物などによって心筋の酸素需要・供給の調節機能が減弱，アテローム硬化性変化を来す。

最近は，短時間の受動喫煙が心血管内皮機能に影響を与え，冠血管障害をはじめとする血管障害のリスクを高めることが注目されている[10,11]。中枢神経系ではさまざまな神経伝達物質の放出を調節することによって，情動系に作用する。ニコチンに対しては耐性ができやすく，また長期のニコチンへの曝露は中枢神経機能に影響し，ニコチンを減弱・中止すると退薬症状がその後数時間以内に出現し数週間続く。

2）創傷治癒への影響

ニコチンやCOによって血管収縮や酸素運搬能力が低下し，組織内酸素が低下することや，線維芽細胞や免疫細胞に影響することによって，創部に関する合併症（創し開・感染）のリスクが高くなる。喫煙は骨代謝に影響し骨粗鬆症の発生に関係し，骨治癒も減弱するため，脊椎固定術において喫煙は危険因子となり，特に術後の喫煙は組織の血流障害をもたらし遷延治癒の原因となる[23,24]。

3）麻酔管理への影響

喫煙は血圧・心拍数・末梢血管抵抗を増加させ，酸素摂取・運搬・放出とも減少させる。喫煙者では，麻酔導入／挿管時の呼吸器合併症（咳嗽，息こらえ，気管支痙攣，喉頭痙攣，低酸素

図　禁煙の効果

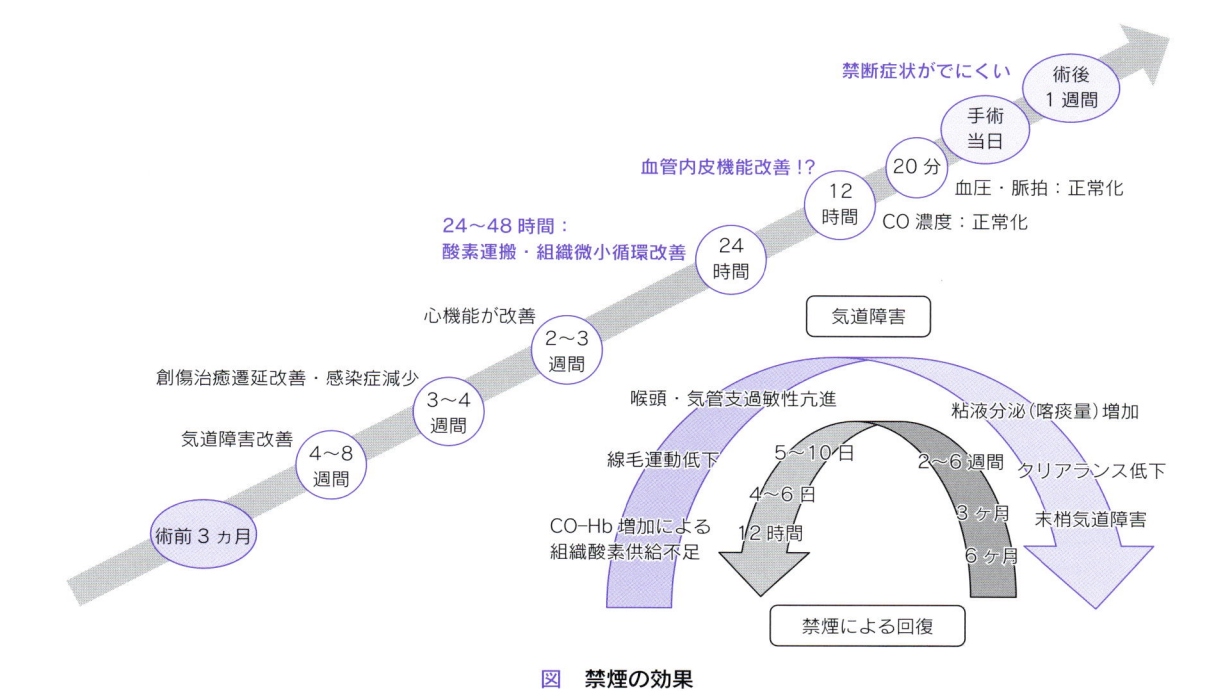

血症)や頻脈の発生は2～5倍増える[25]。粘液分泌増加，線毛運動低下，マクロファージの機能低下のため，術後の呼吸器感染症は増加し，予期せぬICU入室が増加する。また慢性喫煙患者ではクロージングボリューム(closing volume：CV)の増加，拡散能の低下，CO-Hbの増加によって術後の低酸素症に陥る可能性が高い[26]。麻酔・麻酔関連薬に与える影響としては，イソフルランの最小肺胞内濃度(minimum alveolar concentration：MAC)は減少するが，プロポフォールの催眠作用は減弱するといわれている[27]。また，ベクロニウムの必要量が増加する[28]。機序は明らかではないが，術後嘔気嘔吐は減少する[29]。動物実験においてニコチンは抗侵害作用・鎮痛効果・発痛効果を有し，喫煙者は術後(冠動脈バイパス手術，口腔内手術，骨盤手術)のオピオイドの必要量が増加し，痛みスコアが非喫煙者と比し喫煙者で増大する[30]。

4) 禁煙の効果

● 呼吸器に与える効果

長期の禁煙は多くの呼吸器合併症のリスクを低下させる。冠動脈バイパス術後において術前に禁煙するかしないかで呼吸器系治療の必要頻度を後ろ向き研究で比較した報告によると，禁煙8週間以内では有意差がなく(48％ vs 56％)，禁煙8週間以上では有意差がある(48％ vs 17％；非喫煙者では11％)。前向き研究では，8週間以内の禁煙では差がなく12週以上では有意差があると報告されている[31,32]。禁煙後の正常回復に要する期間として，①線毛運動；4～6日，②喀痰分泌；2～6週間，③気道クリアランス；3カ月以上，④気道過敏性；5～10日，⑤末梢気道障害；4週間(6カ月以上で著明改善)と報告されている[33]。

● 循環器に与える効果

冠血管病変による死亡率は約1/3となる。どれくらい禁煙すればよいかは明らかではないが少なくとも数カ月は必要である。COやニコチンの半減期は短いので短期(24時間程度)の禁煙でも心血管系のリスクは減る。心電図上の虚血性変化はCOレベル(短時間での喫煙の指標となる)と相関する[34]。一方，わずか2週間の禁煙が亢進した血小板の凝集能を改善することによって心血管合併症を減少させる可能性が示唆されている[35]。また，術後の禁煙は冠動脈バイパス術後の長期の死亡率を軽減する。受動喫

煙の短時間の心血管系への影響を考えると，本人が禁煙するだけでなく，敷地内禁煙・院内禁煙を含めた患者の周辺に"無煙環境"を作ることが重要となる[5,10,11]。

●その他の臓器に与える効果

禁煙したからといって非喫煙者に比べて手術でストレスを感じるわけではない。術後はニコチンがなくても退薬症状がでにくいことから禁煙を続けるよい機会となる[36]。

各種手術での禁煙による創部感染率の低下が報告されている。人工関節置換（股関節・膝関節）患者での無作為研究では，創部感染率が83%減少した[37]。創部感染においてどれぐらいの禁煙期間がよいかは不明だが，長ければ長いほどよい。骨癒合に関してもどれぐらいの禁煙期間がよいかは不明（動物実験で1週間で効果）だが，喫煙者では非喫煙者と比べ脊椎固定術後の骨癒合障害の発生率は後ろ向き観察で2倍になる[38]。術後禁煙すると非喫煙者と有意差がなくなることからこれらの病態では術後禁煙が非常に重要となる。

図に代表的な効果をまとめる。臨床の現場では6〜8週間の禁煙の達成は，手術の緊急性などを考慮すると，麻酔科医や外科医の努力だけでは非現実的な数字である。しかし，ニコチンやCOの心肺機能に与えるある種の影響は24〜48時間で回復することを認識することは重要である[1]。また，最近では術前の禁煙期間が1週間長くなると，術後合併症が19%減少することが報告されている[4]。

6 麻酔前準備と麻酔管理のポイント

1）医療関係者のかかわり

多くの医師は長期間の禁煙が有益であることは理解しているが，短期効果（術後の予後）に関してはよく理解していない。しかし，最近の報告では術前の禁煙期間に応じて術後の合併症のリスクが減少すること，また直前の禁煙であっても術後に継続できれば種々の合併症減少につながることが示されている[4]。したがって，麻酔科医が手術直前にしか禁煙指導にかかわれなくてもそれを行うことは十分に長期の術後の禁煙の維持に関して意義をもつ。これらの啓発は外科医・麻酔科医など手術にかかわるすべての医療スタッフにとって重要である。禁煙当初の数週は，咳嗽や分泌物の増加がみられることから，手術直前の禁煙を反対する意見があるが[39]，これは少数例の観察研究に基づくものであり証明された事実ではなく，最近の報告では，短期間の禁煙が術後の合併症を増やすことはなく，手術前のどんな時期であっても，患者は禁煙を勧められるべきであるとされている[40]。ただし，有効であると考えられる4週間の禁煙期間を保つための手術延期は死亡率を減らすために有意義ではない。周術期喫煙の悪影響についての患者の周知度はまだ不十分であり，麻酔科医の禁煙指導は重要である。

以前に1年間にわたって，術前禁煙に関して患者の禁煙動機として手術の機会や病院敷地内禁煙が有効か，また誰からの禁煙の働きかけが有効かについてアンケート調査を行った。その際に，手術前に喫煙していると周術期に手術リスクが種々の面で高まる可能性があることを多くの患者は知らず術前禁煙の意義に関する情報が十分に伝わっていないことが確認された[41]。しかし，術前禁煙の要因として，医療施設の敷地内禁煙や，医師・看護師の働きかけ，手術・入院の機会が挙げられ，手術直前まで喫煙していたものも半数近くは手術後は禁煙を希望することが示された。

2）周術期禁煙の方向性

術前禁煙が有効な時期については議論のあるところであるが，多くの患者は手術を機会に禁煙を考え，禁煙を実行することによって生涯禁煙に至ることも多い。手術前の5分間のかかわりが患者の一生の利益を生む可能性がある。ニコチンやCOの急性効果（組織の酸素利用障害など）は24〜48時間の禁煙で回復するので麻酔科医や外科医は禁煙の生理学的意義やサポート法をよく習熟して，禁煙指導に取り組むことが重要である。

おわりに

呼吸器合併症の減少効果から考えると，より長期の術前禁煙が望ましいのは明らかであり，このためには麻酔科医の個々の努力だけでは解決できない問題が多い．その意味で重要なことは，①喫煙で患者の健康は障害され周術期の合併症も増加する，②喫煙で創傷治癒の遅延をはじめとして手術後の回復が遅延する，③手術前のどの時点からでも禁煙を勧めることは意義があることを医療関係者は指導すべきである，④可能な限り長期の術前禁煙は手術後の合併症をより減少させる，⑤受動喫煙の悪影響からみても院内・敷地内禁煙をはじめとする"無煙環境"の確立は重要である，⑥周術期禁煙を契機として生涯の禁煙を目標にするということを医療スタッフ内で認識を確立することである．

引用文献

1) Warner DO. Perioperative abstinence from cigarettes : physiologic and clinical consequences. Anesthesiology 2006 ; 104 : 356-67.
2) Warner DO. Tobacco control for anesthesiologists. J Anesth 2007 ; 21 : 200-11.
3) Turan A, Mascha EJ, Roberman D, et al. Smoking and perioperative outcomes. Anesthesiology 2011 ; 114 : 837-46.
4) Mills E, Eyawo O, Lockhart I, et al. Smoking cessation reduces postoperative complications : a systematic review and meta-analysis. Am J Med 2011 ; 124 : 144-54 e8.
5) Dohi S, Iida M, Iida H, et al. Implementation of smoke-free policy in university hospital decreases carboxyhemoglobin level in inpatients undergoing surgery. Anesthesiology 2007 ; 106 : 406-7.
6) He J, Vupputuri S, Allen K, et al. Passive smoking and the risk of coronary heart disease : a meta-analysis of epidemiologic studies. N Engl J Med 1999 ; 340 : 920-6.
7) Sargent RP, Shepard RM, Glantz SA. Reduced incidence of admissions or myocardial infarction associated with public smoking ban : before and after study. BMJ 2004 ; 328 : 977-80.
8) Bartecchi C, Alsever RN, Nevin-Woods C, et al. Reduction in the incidence of acute myocardial infarction associated with a citywide smoking ordinance. Circulation 2006 ; 114 : 1490-6.
9) Juster HR, Loomis BR, Hinman TM, et al. Declines in hospital admissions for acute myocardial infarction in New York State after implementation of a comprehensive smoking ban. Am J Public Health 2007 ; 97 : 2035-9.
10) Otsuka R, Watanabe H, Hirata K, et al. Acute effects of passive smoking on the coronary circulation in healthy young adults. JAMA 2001 ; 286 : 436-41.
11) Kato T, Inoue T, Morooka T, et al. Short-term passive smoking causes endothelial dysfunction via oxidative stress in nonsmokers. Can J Physiol Pharmacol 2006 ; 84 : 523-9.
12) Skolnick ET, Vomvolakis MA, Buck KA, et al. Exposure to environmental tobacco smoke and the risk of adverse respiratory events in children receiving general anesthesia. Anesthesiology 1998 ; 88 : 1144-53.
13) von Ungern-Sternberg BS, Boda K, Chambers NA, et al. Risk assessment for respiratory complications in paediatric anaesthesia : a prospective cohort study. Lancet 2010 ; 376 : 773-83.
14) U.S. Department of Health and Human Services, Public Health Service. Treating Tobacco Use and Dependence : 2008 Update. Clinical Practice Guideline. Maryland : Rockville ; 2008.
15) Warner DO. Feasibility of tobacco interventions in anesthesiology practices : a pilot study. Anesthesiology 2009 ; 110 : 1223-8.
16) Warner DO, Patten CA, Ames SC, et al. Effect of nicotine replacement therapy on stress and smoking behavior in surgical patients. Anesthesiology 2005 ; 102 : 1138-48.
17) Prochaska JJ, Hilton JF : Risk of cardiovascular serious adverse events associated with varenicline use for tobacco cessation : systematic review and meta-analysis. BMJ 2012 ; 344 : e2856.
18) Iida M, Iida H, Takenaka M, et al. : Preventive effect of varenicline on impairment of endothelial function in cerebral vessels induced by acute smoking in rats. J Anesth 2012 ; DOI:10.1007/s00540-012-1433-3.
19) 日本呼吸器学会．受動喫煙の影響とその対策．日本呼吸器学会喫煙問題に関する検討委員会編．禁煙治療マニュアル．第1版．東京：メディカルレビュー社；2009. p.43-52.
20) Benowitz NL, Gourlay SG. Cardiovascular toxicity

of nicotine : implications for nicotine replacement therapy. J Am Coll Cardiol 1997 ; 29 : 1422-31.
21) 土屋正彦, 浅田 章, 井上正康. 生体にとっての活性酸素の意義. ICUとCCU 2003 ; 27, 649-60.
22) Newby DE, Wright RA, Labinjoh C, et al. Endothelial dysfunction, impaired endogenous fibrinolysis, and cigarette smoking : a mechanism for arterial thrombosis and myocardial infarction. Circulation 1999 ; 99 : 1411-5.
23) Mooney V, McDermott KL, Song J. Effects of smoking and maturation on long-term maintenance of lumbar spinal fusion success. J Spinal Disord 1999 ; 12 : 380-5.
24) Law MR, Hackshaw AK. A meta-analysis of cigarette smoking, bone mineral density and risk of hip fracture : recognition of a major effect. BMJ 1997 ; 315 : 841-6.
25) Schwilk B, Bothner U, Schraag S, et al. Perioperative respiratory events in smokers and nonsmokers undergoing general anaesthesia. Acta Anaesthesiol Scand 1997 ; 41 : 348-55.
26) Pearce AC, Jones RM. Smoking and anesthesia : preoperative abstinence and perioperative morbidity. Anesthesiology 1984 ; 61 : 576-84.
27) Lysakowski C, Dumont L, Czarnetzki C, et al. The effect of cigarette smoking on the hypnotic efficacy of propofol. Anaesthesia 2006 ; 61 : 826-31.
28) Teiria H, Rautoma P, Yli-Hankala A. Effect of smoking on dose requirements for vecuronium. Br J Anaesth 1996 ; 76 : 154-5.
29) Hough M, Sweeney B. The influence of smoking on postoperative nausea and vomiting. Anaesthesia 1998 ; 53 : 932-3.
30) Creekmore FM, Lugo RA, Weiland KJ. Postoperative opiate analgesia requirements of smokers and nonsmokers. Ann Pharmacother 2004 ; 38 : 949-53.
31) Warner MA, Divertie MB, Tinker JH. Preoperative cessation of smoking and pulmonary complications in coronary artery bypass patients. Anesthesiology 1984 ; 60 : 380-3.
32) Warner MA, Offord KP, Warner ME, et al. Role of preoperative cessation of smoking and other factors in postoperative pulmonary complications : a blinded prospective study of coronary artery bypass patients. Mayo Clin Proc 1989 ; 64 : 609-16.
33) Egan TD, Wong KC. Perioperative smoking cessation and anesthesia : a review. J Clin Anesth 1992 ; 4 : 63-72.
34) Woehlck HJ, Connolly LA, Cinquegrani MP, et al. Acute smoking increases ST depression in humans during general anesthesia. Anesth Analg 1999 ; 89 : 856-60.
35) Morita H, Ikeda H, Haramaki N, et al. Only two-week smoking cessation improves platelet aggregability and intraplatelet redox imbalance of long-term smokers. J Am Coll Cardiol 2005 ; 45 : 589-94.
36) Klesges RC, Haddock CK, Lando H, et al. Efficacy of forced smoking cessation and an adjunctive behavioral treatment on long-term smoking rates. J Consult Clin Psychol 1999 ; 67 : 952-8.
37) Moller AM, Villebro N, Pedersen T, et al. Effect of preoperative smoking intervention on postoperative complications : a randomised clinical trial. Lancet 2002 ; 359 : 114-7.
38) Glassman SD, Anagnost SC, Parker A, et al. The effect of cigarette smoking and smoking cessation on spinal fusion. Spine (Phila Pa 1976) 2000 ; 25 : 2608-15.
39) Bluman LG, Mosca L, Newman N, et al. Preoperative smoking habits and postoperative pulmonary complications. Chest 1998 ; 113 : 883-9.
40) Myers K, Hajek P, Hinds C, et al. Stopping smoking shortly before surgery and postoperative complications : a systematic review and meta-analysis. Arch Intern Med 2011 ; 171 : 983-9.
41) Iida H, Iida M, Dohi S, et al. Preoperative smoking cessation and smoke-free policy in a university hospital in Japan. Can J Anaesth 2008 ; 55 : 316-8.

〔飯田　宏樹, 加藤真有美〕

III 心血管疾患

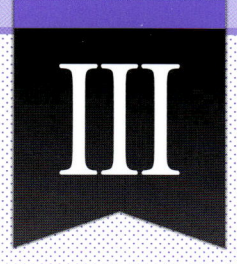

1. 高血圧
2. 虚血性心疾患
3. 心筋症
4. 弁膜症
5. 不整脈
6. ペースメーカ装着
7. 脳血管障害患者
8. 肺血栓塞栓症ハイリスク患者

1 高血圧

はじめに

　高血圧は本態性高血圧と二次性高血圧に分類される。高血圧の未治療患者あるいはコントロールが不十分な患者はきわめて多く，麻酔前評価が高血圧診断および適切な治療開始のよい機会となり得る。二次性高血圧は適切な治療により治癒が期待できる場合があり，問診，身体所見，一般臨床検査所見により疑われる場合は必要に応じて精査を行う。

A 本態性高血圧

1 疫学

　わが国における高血圧症有病者は約3,970万人，正常高値血圧者は約1,520万人と推定され，40〜74歳のうち男性は約6割，女性は約4割が高血圧である。日本国民の血圧水準は1960年代から徐々に低下しており脳卒中死亡率の減少に寄与しているが，高齢者においては高血圧性疾患の医療費が依然首位を占めている。また近年増加している高血圧患者の特徴として，糖尿病やメタボリックシンドロームなど他のリスク因子を併せもつ患者や若年高血圧患者，未治療患者が挙げられる。

2 診断基準

　世界保健機関（WHO）と国際高血圧学会（International Society of Hypertension：ISH）より1999年に発表されたガイドラインを表1に示す[1]。日本高血圧学会（the Japanese Society of Hypertension：JSH）の作成したガイドラインも同じ血圧分類を採用している[2]。収縮期血圧が140以上または拡張期血圧が90以上に保たれた状態が高血圧の定義であるが，正常高値血圧においても合併リスク因子の存在に応じて治療が推奨される。

3 病型・重症度分類

　表1の血圧の分類以外に，脳心血管病発生のリスク評価のため血圧以外の危険因子，高血圧性臓器障害，心血管病の有無により高血圧患者を低リスク，中等リスク，高リスクの3群に層別化する（表2）[2]。高齢者においては動脈硬化による大動脈の伸展性低下により収縮期血圧は上昇し拡張期血圧はむしろ低下するので，孤立性収縮期高血圧（isolated systolic hypertension：ISH）の頻度が高くなる。ISHは脳梗塞や心筋梗塞の強い危険因子である。

4 治療法

　JSHガイドライン2009に基づき概略を示す[2]。

1）リスク層別化に基づいた治療

　表2のリスク層別化に従い初診時にリスク評

表1　WHO／ISH合同委員会による血圧分類

分類	収縮期血圧		拡張期血圧
至適血圧	120未満	かつ	80未満
正常血圧	130未満	かつ	85未満
正常高値血圧	130〜139	または	85〜89
Ⅰ度高血圧	140〜159	または	90〜99
Ⅱ度高血圧	160〜179	または	100〜109
Ⅲ度高血圧	180以上	または	110以上
孤立性収縮期高血圧	140以上	かつ	90未満

収縮期血圧と拡張期血圧が異なる分類に属する場合には高いほうの分類に組み入れる。
(1999 World Health Organization-International Society of Hypertension Guidelines for the Management of Hypertension：Guideline Subcommittee. J Hypertens 1999；17：151-83より改変引用)

表2 血圧に基づいたリスク層別化

	正常高値	Ⅰ度高血圧	Ⅱ度高血圧	Ⅲ度高血圧
危険因子なし	付加リスクなし	低リスク	中等リスク	高リスク
糖尿病以外の1～2個の危険因子，メタボリックシンドロームがある	中等リスク	中等リスク	高リスク	高リスク
糖尿病，慢性腎臓病，臓器障害／心血管病，3個以上の危険因子のいずれかがある	高リスク	高リスク	高リスク	高リスク

(日本高血圧学会高血圧治療ガイドライン作成委員会．高血圧治療ガイドライン2009．日本高血圧学会；2009より改変引用)

価する．

- **低リスク群**：初診時の評価にて低リスク患者の場合，生活習慣の修正を行い3カ月以内に再評価を行ったうえで140/90mmHg未満に血圧が下がらない場合は降圧薬投与を開始する．
- **中等リスク群**：初診時の評価にて中等リスク群と診断された場合，1カ月以内の生活習慣改善の指導にて140/90mmHg未満に血圧が下がらない場合は降圧薬投与を開始する．
- **高リスク群**：初診時の評価にて高リスク群と診断された場合はただちに降圧薬投与を開始する．

2）選択降圧薬

最初に投与すべき降圧薬はカルシウム(Ca)拮抗薬，アンジオテンシン転換酵素(angiotensin converting enzyme：ACE)阻害薬およびアンジオテンシン受容体拮抗薬(angiotensin receptor blocker：ARB)，利尿薬，β遮断薬の中から選択される．各患者における合併症やリスク因子の存在から，積極的な適応あるいは禁忌を考慮して適切な降圧薬を選択する．ただし，心臓血管死や心血管系イベントの観点からは降圧薬の種類間で差異はなく，目標血圧までの積極的な降圧自体が重要である．必要に応じ2～3剤併用療法を行う．

3）病態・合併症に応じた目標血圧値

降圧目標は若年者・中年者では130/85mmHg未満とする．糖尿病や腎障害，心筋梗塞後患者では130/80mmHg未満とし，脳血管障害患者，高齢者では140/90mmHg未満とする．

5 麻酔前のリスク評価と予後予測

術前における高血圧の存在が手術患者の予後予測因子であるかどうかについては従来より議論の対象となってきた．Goldmanら[3]により1970年代に発表された非心臓手術予定患者を対象とした多変量解析による研究では，術前の高血圧合併は周術期心合併症発生の危険因子ではないとされた．また2004年には30の臨床研究を基にしたメタアナリシスが発表されたが，高血圧患者の心合併症発症リスクは低いとされた(オッズ比1.35)[4]．これらの報告を根拠として，米国心臓病学会(American College of Cardiology：ACC)と米国心臓協会(American Heart Association：AHA)より発表されている非心臓手術のための周術期心血管評価と治療ガイドライン(2007年)[5]においてはⅠ～Ⅱ度高血圧(収縮期血圧≦180mmHgおよび拡張期血圧≦110mmHg)は周術期心血管合併症の独立危険因子ではないとしている．一方で近年発表された大規模前向き研究においては高血圧(収縮期血圧≧140mmHgまたは拡張期血圧≧90mmHgまたは降圧薬内服中患者)が非心臓手術における周術期心合併症の独立危険因子であるとしているが，オッズ比は1.7であり9つの独立した危険因子の中で最小であった[6]．また同様のグループが発表した大規模研究において高血圧は周術期脳梗塞の独立リスク因子でありオッズ比は2.0であった[7]．これら近年発表された研究を総合すると統計学的見地からは術前の高血圧合併は周術期予後にかかわる独立予測因子であるといえるがそのリスクは決して高い

ものとはいえない。ちなみに男性患者に限った研究においては術前高血圧の存在によって非心臓手術における術後死亡率は上昇しオッズ比は3.8であった[8]。高血圧に関連した術後予後予測においても性差には留意すべきかもしれない。

術前血圧が高値の場合，手術延期による血圧コントロールにより周術期合併症が回避できるかは重大な命題である。1970年代にPrys-Robertsら[9]は一連の研究において未治療高血圧患者は周術期の血圧変動が大きく心合併症が多いことを示し，未治療およびコントロール不良な高血圧患者において待機手術延期による術前血圧コントロール施行の一根拠となった。今日では重症度の高い高血圧を除いて手術延期による術前血圧コントロールについては否定的であり，2007年ACC/AHA周術期ガイドライン[5]においてはⅠ〜Ⅱ度高血圧で明らかな代謝異常や心血管系異常を伴わない場合手術延期による血圧コントロールは科学的根拠がないとしている。近年発表された大規模後ろ向き研究によると麻酔導入前に測定した収縮期および拡張期血圧は有害事象発生（術後トロポニンT上昇および死亡率）と相関しており導入前収縮期血圧が200mmHgを超える群では有害事象発生率が2.8％であった（高血圧全体では1.3％）が，導入前収縮期血圧が200mmHgを超えた患者のうち手術延期となった29例が再び手術室に戻ってきた際の血圧は1回目に比べて改善が認められなかったとしている[10]。高リスク分類に含まれる高血圧患者においても手術延期によるコントロールの有益性を示した明らかな根拠はないが，ACC/AHA周術期ガイドラインは待機的手術におけるⅢ度高血圧は血圧コントロールの優先を勧告している[5]。

6 麻酔前準備と麻酔管理のポイント

麻酔前準備としては高血圧の程度や臓器障害の評価とともに常用降圧薬の術前内服管理が必要である。

1）β遮断薬

β遮断薬の中止により交感神経系が優位となり心筋酸素需要が増加する可能性を考慮し，手術当日まで投与を行う。周術期の予防的β遮断薬投与に関しては1996年のManganoらによる報告[11]をはじめとして周術期投与の有用性に関する報告が相次いでなされ，2007年ACC/AHA周術期ガイドラインおよび2009年のFocused Updateにおいても周術期のβ遮断薬使用は推奨されている[5]。しかし近年の大規模研究およびメタ解析において周術期の予防的β遮断薬投与は心血管イベント減少には有効なものの死亡率および脳卒中発生率を増加させる可能性が示唆されており[12]いまだ結論はでていない。

2）アンジオテンシン転換酵素（ACE）阻害薬およびアンジオテンシン受容体拮抗薬（ARB）

RA系阻害薬の当日内服は麻酔導入後の治療を必要とする血圧低下の原因となり[13]手術当日の投与は控える。

3）カルシウム（Ca）拮抗薬

常用量を手術当日まで内服させる。Ca拮抗薬を術前まで継続させることによる明らかな有害事象発生の根拠はない。

術前高血圧を合併した症例においては術中血圧変動が強く術中低血圧の頻度が高いが，比較的高齢者においては術中低血圧と死亡率増加の因果関係が示唆されている[14]。高血圧患者においては脳・冠・腎循環の自動調節能の下限界は右方移動しており，脳循環に関しては脳虚血を発症する自動調節能の下限界は平均動脈圧の70〜80％とされている[15]。高血圧未治療例やコントロール不良例，臓器障害合併症例においては観血的動脈圧など侵襲的モニタリング法による循環動態の厳重な監視の元に持続的な循環作動薬使用による血圧コントロールが必要である。

B 二次性高血圧

1 疫　学

　日米における本態性高血圧および二次性高血圧患者の頻度を表3に示す[16]。高血圧患者のうち本態性高血圧患者が約9割を占め，残り約1割が二次性高血圧患者であるとされている。ただし若年者の高血圧においては二次性高血圧の頻度は増加する。二次性高血圧のうち最も多いのが腎性高血圧(腎実質性および腎血管性を含む)であり，以下原発性アルドステロン症，Cushing症候群，褐色細胞腫と続く。

2 診断基準

　各病因別に診断法を示す。

1 腎性高血圧

　腎疾患既往の先行や腎障害の程度に比べて高血圧の程度が軽症である場合，腎実質性高血圧が疑われる。高血圧患者に検尿異常やクレアチニン値上昇が継続して認められる場合は超音波診断装置やCTによる腎形態評価が必要とされる。腎血管性高血圧は若年者発症や急激な血圧上昇，難治例において頻度が高く，腹部血管雑音，低カリウム(K)血症といった所見から疑い精査を行う。最終診断は腎動脈造影検査によって行われる。

2 原発性アルドステロン症

　低K血症，Ⅱ度以上の高血圧や治療抵抗例，若年者の臓器障害合併症例では積極的にスクリーニング(血漿レニン活性，血漿アルドステロン濃度測定)を行う。スクリーニング陽性の場合各種負荷試験(カプトプリル，フロセミド，生理食塩水)により確定診断を行う。

3 Cushing症候群

　満月様顔貌や中心性肥満，皮膚症状，筋力低下といった症状とともに高血圧を伴い血中副腎皮質刺激ホルモン(adrenocorticotropic hormone：ACTH)やコルチゾール高値を認める場合スクリーニングを行う。確定診断は副腎皮質刺激ホルモン放出ホルモン(corticotropin-releasing hormone：CRH)試験，デキサメサゾン抑制試験，画像診断によって行う。

4 褐色細胞腫

　頭痛，動悸，発汗，体重減少などの症状や発作性高血圧から疑う。カテコールアミン測定と画像検査から診断される。

表3　高血圧患者全体に占める本態性高血圧および二次性高血圧の割合(%)

	日本 (2003年/1,020人)	米国 (1994年/4,429人)
本態性高血圧	90.9	89.5
腎性高血圧	—*	1.8
原発性アルドステロン症	6.0	1.5
腎血管性高血圧	0.5	3.3
Cushing症候群	2.0**	0.6
褐色細胞腫	0.6	0.3
その他	0	0

*腎不全患者は対象から除外
**preclinical Cushing syndromeを含む
(Omura M, Saito J, Yamaguchi K, et al. Prospective study on the prevalence of secondary hypertension among hypertensive patients visiting a general outpatient clinic in Japan. Hypertens Res 2004；27：193-202より改変引用)

3 病型・重症度分類

1 腎性高血圧

　腎実質性高血圧の原因となる腎疾患は頻度順に糖尿病性腎症，慢性糸球体腎炎，腎硬化症，多発性嚢胞腎とされる。

2 原発性アルドステロン症

片側副腎病変は副腎腺腫，副腎過形成，副腎性多発微小結節，癌腫に分類され両側副腎病変としては副腎過形成，副腎腺腫，糖質コルチコイド反応性アルドステロン症に分類される。片側性は外科的治療が適応となる。

3 Cushing症候群

CRHおよびACTH産生腫瘍によるACTH依存性Cushing症候群，コルチゾールの自律性分泌によるACTH非依存性Cushing症候群に分類される。

4 褐色細胞腫

10％病として知られ，副腎外性，両側性，多発性，家族内発症，小児例，悪性例がそれぞれ約10％を占めるとされる。

4 治療法

腎血管性高血圧は血行再建術，内分泌性高血圧の手術可能症例においては外科的治療が第一選択である。手術不能例や外科治療の術前には降圧薬治療を行う。

5 麻酔前のリスク評価と予後予測

1 腎性高血圧

二次性高血圧としての腎性高血圧が周術期予後に与える影響は明らかでない。術前の収縮期高血圧や周術期の血圧不安定性は術後腎障害発生に影響している[17]とされ，腎障害と高血圧を合併した症例はより厳密な術中血圧コントロールが必要である。

2 原発性アルドステロン症

外科的治療として腹腔鏡下副腎摘出術が施行された場合，術後は緩徐に高血圧が改善し予後は比較的良好とされる。

3 Cushing症候群

外科的治療として副腎腺腫では腹腔鏡下副腎摘出術，Cushing病では経蝶形骨洞下垂体摘出術が施行される。治療抵抗例に対する両側副腎摘出術はかつて高リスクとされたが近年では治療成績が上がってきている。

4 褐色細胞腫

褐色細胞腫に対する外科的療法における合併症発生の危険因子は術前収縮期高血圧，尿中メタネフリン高値，再手術例であった[18]。なお，未診断の褐色細胞腫の死亡率は80％近くになるとされる[19]。

6 麻酔前準備と麻酔管理のポイント

降圧薬管理，術中血圧管理に関しては本態性高血圧に準ずる。原発性アルドステロン症に関しては術前K補充，Cushing症候群については周術期ステロイド補充を必要とする場合がある。褐色細胞腫における術前収縮期高血圧は独立した危険因子であり，α遮断薬による術前の血圧および循環血液量管理が重要である。

おわりに

高血圧患者においては合併臓器障害の評価および術前降圧薬投与管理が必要である。未治療およびコントロール不良患者は合併臓器障害の程度および手術内容・侵襲度を考慮して方針を決定する。

引用文献
---

1) 1999 World Health Organization-International Society of Hypertension Guidelines for the Management of Hypertension : Guideline Subcommittee. J Hypertens 1999 ; 17 : 151-83.
2) 日本高血圧学会高血圧治療ガイドライン作成委員会. 高血圧治療ガイドライン2009. 日本高血圧学会 ; 2009.
3) Goldman L, Caldera DL, Nussbaum SR, et al.

Multifactorial index of cardiac risk in noncardiac surgical procedures. N Engl J Med 1977 ; 297 : 845-50.
4) Howell SJ, Sear JW, Foëx P. Hypertension, hypertensive heart disease and perioperative cardiac risk. Br J Anaesth 2004 ; 92 : 570-83.
5) Fleisher LA, Beckman JA, Brown KA, et al. ACC/AHA 2007 Guidelines on Perioperative Cardiovascular Evaluation and Care for Noncardiac Surgery : A Report of the American College of Cardiology/American Heart Association Task Force on Practice Guidelines (Writing Committee to Revise the 2002 Guidelines on Perioperative Cardiovascular Evaluation for Noncardiac Surgery) Developed in Collaboration With the American Society of Echocardiography, American Society of Nuclear Cardiology, Heart Rhythm Society, Society of Cardiovascular Anesthesiologists, Society for Cardiovascular Angiography and Interventions, Society for Vascular Medicine and Biology, and Society for Vascular Surgery. J Am Coll Cardiol 2007 ; 50 : 1707-32.
6) Kheterpal S, O'Reilly M, Englesbe MJ, et al. Preoperative and intraoperative predictors of cardiac adverse events after general, vascular, and urological surgery. Anesthesiology 2009 ; 110 : 58-66.
7) Mashour GA, Shanks AM, Kheterpal S. Perioperative stroke and associated mortality after noncardiac, nonneurologic surgery. Anesthesiology 2011 ; 114 : 1289-96.
8) Browner WS, Li J, Mangano DT. In-hospital and long-term mortality in male veterans following noncardiac surgery. The Study of Perioperative Ischemia Research Group. JAMA 1992 ; 268 : 228-32.
9) Prys-Roberts C, Meloche R, Foëx P. Studies of anaesthesia in relation to hypertension I : cardiovascular responses of treated and untreated patients. Br J Anaesth 1971 ; 43 : 122-37.
10) Wax DB, Porter SB, Lin HM, et al. Association of preanesthesia hypertension with adverse outcomes. J Cardiothorac Vasc Anesth 2010 ; 24 : 927-30.
11) Mangano DT, Layug EL, Wallace A, et al. Effect of atenolol on mortality and cardiovascular morbidity after noncardiac surgery : Multicenter Study of Perioperative Ischemia Research Group. N Engl J Med 1996 ; 335 : 1713-20.
12) Bangalore S, Wetterslev J, Pranesh S, et al. Perioperative beta blockers in patients having non-cardiac surgery : a meta-analysis. Lancet 2008 ; 372 : 1962-76.
13) Bertrand M, Godet G, Meersschaert K, et al. Should the angiotensin II antagonists be discontinued before surgery? Anesth Analg 2001 ; 92 : 26-30.
14) Monk TG, Saini V, Weldon BC, et al. Anesthetic management and one-year mortality after noncardiac surgery. Anesth Analg 2005 ; 100 : 4-10.
15) Strandgaard S. Autoregulation of cerebral blood flow in hypertensive patients. The modifying influence of prolonged antihypertensive treatment on the tolerance to acute, drug-induced hypotension. Circulation 1976 ; 53 : 720-7.
16) Omura M, Saito J, Yamaguchi K, et al. Prospective study on the prevalence of secondary hypertension among hypertensive patients visiting a general outpatient clinic in Japan. Hypertens Res 2004 ; 27 : 193-202.
17) Weir MR, Aronson S, Avery EG, et al. Acute kidney injury following cardiac surgery : role of perioperative blood pressure control. Am J Nephrol 2011 ; 33 : 438-52.
18) Plouin PF, Duclos JM, Soppelsa F, et al. Factors associated with perioperative morbidity and mortality in patients with pheochromocytoma : analysis of 165 operations at a single center. J Clin Endocrinol Metab 2001 ; 86 : 1480-6.
19) O'Riordan JA. Pheochromocytomas and anesthesia. Int Anesthesiol Clin 1997 ; 35 : 99-127.

〔松本　周平，澄川　耕二〕

2 虚血性心疾患

はじめに

　虚血性心疾患（ischemic heart disease：IHD）は周術期管理にもっとも影響を与える疾患である。手術患者の高齢化に伴い，その重要性は高まっており，的確な術前評価に基づく周術期管理が予後を改善する。

1 疫　　学

　急性心筋梗塞の発症率（対1,000人／年）について，米国白人を対象にしたFramingham研究と福岡県の久山町研究を比較すると，米国のほうが5～6倍高い。手術症例数に占める虚血性心疾患患者の割合は，わが国で3.1～3.9％，米国で28～30％とわが国のほうが格段に少ない。しかし，IHD患者における周術期合併症の発生率はわが国で13.2～16.4％，米国で2.6～18.8％，周術期心筋梗塞の発生率はわが国で0.9％，米国で1～3.1％と，ともに大差がない[1～4]。したがって，わが国においても，術前評価のために米国のデータやガイドラインを用いることができる。

　わが国における慢性心不全患者を対象とした研究（JCARE-CARD研究[5]）では，その基礎心疾患に占める割合は虚血性心疾患32％，弁膜症28％，高血圧25％であり，虚血性心疾患がもっとも多い。

2 診断基準

1 狭心症

　狭心症の診断では狭心痛，虚血性心電図変化，心筋代謝異常，心機能障害を捉える。非発作時の約半数が正常心電図所見を示すので，ホルター心電図や運動負荷試験による発作時の心電図を記録する。虚血発作時には，心電図で心内膜下虚血によるST低下や貫壁性虚血によるST上昇が，心臓エコー検査で虚血部位の低収縮や無収縮が観察される。心筋シンチグラフィで虚血部位や心筋バイアビリティを評価する。冠動脈造影検査で器質性狭窄を評価する。冠攣縮の関与が疑われれば，合併症に備えたうえで冠攣縮誘発試験を行う。

2 急性心筋梗塞

　心筋梗塞の診断は，①激しく持続する胸痛，②心電図所見，③血清検査による心筋壊死の証明，の少なくとも2つを満たす必要がある[6]。30分以上持続する狭心痛は急性心筋梗塞を疑う。心電図所見では新たな虚血を示すST-T変化，伝導障害および異常Q波が重要である。血液検査では心筋逸脱酵素であるクレアチンキナーゼMB分画（creatine kinase MB：CK-MB），トロポニン，脂肪酸結合蛋白質（fatty acid-binding protein：FABP）などが上昇する。心エコーでは新たに発生した壁運動異常を認める。治療をかねて冠動脈造影を行う。陳旧性心筋梗塞ではドブタミン負荷心エコー，心筋シンチグラフィ，心臓MRIで心筋バイアビリティを評価する。

3 病型・重症度分類

1 狭心症

　病態により，器質性，冠攣縮性，冠血栓性（急性冠症候群）に，発作の誘因により労作性，安静，労作兼安静に，経過により安定，不安定に分類される。器質的冠狭窄による狭心症は労作時に起こりやすく，冠攣縮が関与する狭心症は夜間から早朝の安静時に起こりやすい。

　狭心症の重症度評価にはカナダ心臓血管学会（Canadian Cardiovascular Society：CCS）の機

能分類が有用で，歩行や階段上昇などの日常身体活動がどれだけ制限されるかにより4段階に分類する．1枝病変よりも多枝病変が，遠位部狭窄よりも近位部狭窄が，限局性病変よりもびまん性病変が重症である．冠動脈別では左冠動脈主幹部がもっとも重症である．

2 心筋梗塞

発症時期により急性，陳旧性に分類される．胸痛などの狭心症状がないにもかかわらず，客観的な心筋虚血の証拠を認める無症候性心筋虚血もある．

梗塞サイズが大きいほど左室機能不全の重症度が増し，肺毛細管圧，心拍出量，血圧への影響が大きくなる．心筋梗塞に合併する機械的障害には乳糖筋断裂による僧帽弁閉鎖不全，心室中隔穿孔，左室自由壁破裂などがあり，いずれも死亡率が高い．Killip分類は心筋梗塞急性期の理学的所見に基づく分類で，Forrester分類は肺毛細管圧と心係数に基づく分類である．

4 治療法

狭心症では心筋梗塞の発症を防ぎ，再発作を予防することが，心筋梗塞では早期の再灌流により残存心筋を保護し，再梗塞から心原性ショックへの進展を防ぐことが目標である．薬物治療と経皮的冠動脈インターベンション（percutaneous coronary intervention：PCI），冠動脈バイパス術（coronary artery bypass graft：CABG）などの血行再建術が行われる．1枝病変では薬物治療かPCIが，2枝病変ではPCIかCABGが，3枝病変では冠動脈バイパス術が選択されることが多く，血行再建術の適応がなければ薬物治療のみが行われる．

1）薬物治療

ニトログリセリンに代表される硝酸薬，β遮断薬，カルシウム（Ca）拮抗薬，ニコランジルはIHDに対する保険適応がある．心筋梗塞の予防における抗血小板薬，高脂血症治療薬の有効性も確認されている．

2）経皮的冠動脈インターベンション（PCI）

バルーンによる冠動脈形成術，血栓除去，ステント，ロータブレータなどがある．

3）手術法

CABGは体外循環補助装置の有無によりオンポンプCABGとオフポンプCABGとに分けられる．上行大動脈の動脈硬化性病変や脳血管障害を合併している症例ではオフポンプCABGが選択されることが多い．

5 麻酔前のリスク評価と予後予測

非心臓手術における周術期の心血管系評価には，米国心臓病学会財団（American College of Cardiology Foundation：ACCF）/米国心臓協会（AHA）のガイドライン[7]や日本循環器学会をはじめとする合同研究班による非心臓手術における合併心疾患の評価と管理に関するガイドライン[8]が有用である．

1）非心臓手術における重大心合併症のリスク因子

病歴から周術期の重大心合併症（心筋梗塞，うっ血性心不全，心原性死亡）のリスクを予測する．表1に示す重度心疾患（active cardiac condition）はもっとも危険度が高く，緊急手術でなければ延期あるいは中止し，集中治療を行う．虚血性心疾患では，CCS分類のClass ⅢあるいはⅣに相当する不安定狭心症や重症狭心症，発症後1カ月以内の心筋梗塞の危険度が高く，可能であれば手術を延期し，心機能の改善を図る．

2）機能的許容量の評価

患者の機能的許容量を評価するには身体活動の強度を表すメッツ（METs）を用いる[9]．日常の活動量が4 METs（掃除や皿洗いなどの簡単な家事ができる）に満たない患者では周術期心リスクが増加する．

右脚ブロック，Ⅰ度の房室ブロック，器質的心疾患があっても症状のない心室性不整脈は精査を必要としないことが多い．

表1 重度心疾患

不安定冠症候群	●不安定狭心症，重症狭心症（CCS分類のClass Ⅲ，Ⅳ） ●最近（8日〜1カ月以内）の心筋梗塞
非代償性心不全	●NYHA分類のClass Ⅳ ●重症化傾向の心不全 ●新たな心不全
重症不整脈	●高度房室ブロック ●Morbitz Ⅱ型房室ブロック ●Ⅲ度房室ブロック ●症状のある心室頻拍 ●安静時心拍数＞100bpmの上室性頻拍（心房細動を含む） ●症状のある徐脈 ●新たに判明した心室頻拍
重症弁疾患	●重症大動脈弁狭窄（平均圧較差＞40mmHg，大動脈弁口面積＜1.0cm^2，症状があるもの） ●症状のある僧帽弁狭窄（労作時の進行性呼吸困難，労作時の失神前症，心不全）

(Fleisher LA, Beckman JA, Brown KA, et al. 2009 ACCF/AHA focused update on perioperative beta blockade incorporated into the ACC/AHA 2007 guidelines on perioperative cardiovascular evaluation and care for noncardiac surgery : a report of the American college of cardiology foundation/American heart association task force on practice guidelines. Circulation 2009 ; 120 : e169-276より改変引用)

3）手術別重大心合併症のリスク

虚血性心疾患を含む心疾患患者が周術期に重大心合併症（心筋梗塞，うっ血性心不全，心原性死亡）を起こす，非心臓手術自体のリスクを表2に示す[7]。手術別に3種類に分けられ，血管手術がもっともリスクが大きい。さらに，緊急手術ではリスクが2〜5倍に上昇する[10]。

4）ACCF/AHAガイドラインのアルゴリズム

ACCF/AHAのガイドラインでは，患者リスク，機能的許容量，手術の内容に基づいた段階的アプローチを示している（図1）。冠動脈狭窄と予備能の評価には，①術前30日以内に記録された12誘導心電図，②運動負荷心電図・心エコー図・心筋イメージング，③ドブタミン負荷心エコー図が有用である。術前の治療として勧められるのは，①冠動脈血行再建術，②β遮断薬，③スタチンである。非心臓手術の前に冠血行再建術が勧められる症例は，①安定狭心症ではあるが，左冠動脈主幹部病変，3枝病変，左前下行枝近位部の有意狭窄を含む2枝病変のいずれかで，駆出率＜0.5あるいは負荷試験で虚血を認めるもの，②リスクの高い不安定狭心症あるいは非ST上昇型心筋梗塞，③急性ST上昇型心筋梗塞である。

表2 非心臓手術における重大心合併症の発生率

危険度	手術例
高度（5%以上）	●大動脈および他の大血管手術 ●末梢血管手術
中等度（1〜5%）	●腹腔内手術 ●胸腔内手術 ●頸動脈内膜剝離術 ●頭頸部手術 ●整形外科手術 ●前立腺手術
軽度（1%未満）	●内視鏡手術 ●体表手術 ●白内障手術 ●乳腺手術 ●外来手術

(Fleisher LA, Beckman JA, Brown KA, et al. 2009 ACCF/AHA focused update on perioperative beta blockade incorporated into the ACC/AHA 2007 guidelines on perioperative cardiovascular evaluation and care for noncardiac surgery : a report of the American college of cardiology foundation/American heart association task force on practice guidelines. Circulation 2009 ; 120 : e169-276より改変引用)

5）手術術式とアウトカム

オフポンプCABGは体外補助循環や大動脈遮断を行わないため，炎症反応や中枢神経系合併症の減少を反映した短期予後に優れるが，心臓死やグラフト開存率などの長期予後においては優位性を認めない[11,12]。グラフト開存率には

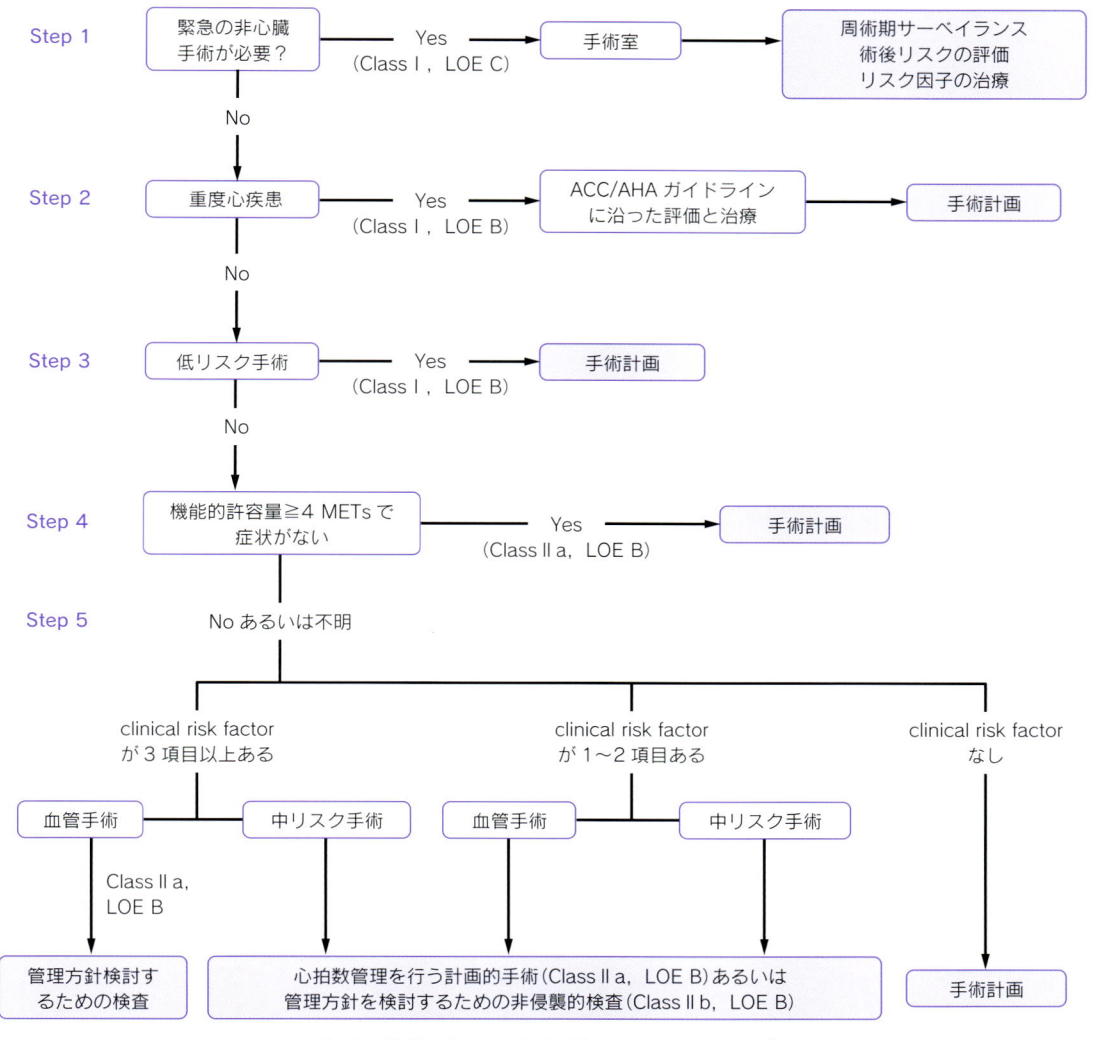

```
Step 1  緊急の非心臓         Yes          手術室          周術期サーベイランス
        手術が必要？     (Class I, LOE C)                 術後リスクの評価
                                                         リスク因子の治療
           │No
           ▼
Step 2   重度心疾患          Yes        ACC/AHA ガイドライン      手術計画
                        (Class I, LOE B)  に沿った評価と治療
           │No
           ▼
Step 3  低リスク手術         Yes          手術計画
                        (Class I, LOE B)
           │No
           ▼
Step 4  機能的許容量≧4 METsで  Yes         手術計画
         症状がない        (Class II a, LOE B)
           │
Step 5     │No あるいは不明
```

図1 術前心機能評価と治療方針検討のためのアルゴリズム

(Fleisher LA, Beckman JA, Brown KA, et al. 2009 ACCF/AHA focused update on perioperative beta blockade incorporated into the ACC/AHA 2007 guidelines on perioperative cardiovascular evaluation and care for noncardiac surgery: a report of the American college of cardiology foundation/American heart association task force on practice guidelines. Circulation 2009 ; 120 : e169-276より改変引用)

手術手技が大きく関与しており，それぞれの施設における治療成績も重要である。

6 麻酔前準備と麻酔管理のポイント

1）麻酔前準備

IHD患者はPCIを受けていることが多く，PCI後早期の血栓症，慢性期の再狭窄，抗血小板療法は重要な問題である。図2にPCI後の非心臓手術計画を示す。待機的手術では抗血小板療法の中止が望ましいが，チエノピリジンによる抗血小板療法は，bare-metalステント留置後で4～6週間，薬剤溶出性ステント（drug-eluting stent：DES）留置後で12カ月継続しなければならない[7]。したがって，12カ月以内に非心臓手術が予定されている患者では，術前にDESを留置することが難しい。ワルファリン，抗血栓薬，糖蛋白IIb/IIIa阻害薬が抗血小板薬に代わってステント内血栓のリスクを減少さ

2 虚血性心疾患

```
                            術前のPCI
          ┌──────────────────┼──────────────────┐
       バルーン          bare-metal         drug-eluting
       拡張術            ステント           ステント
```

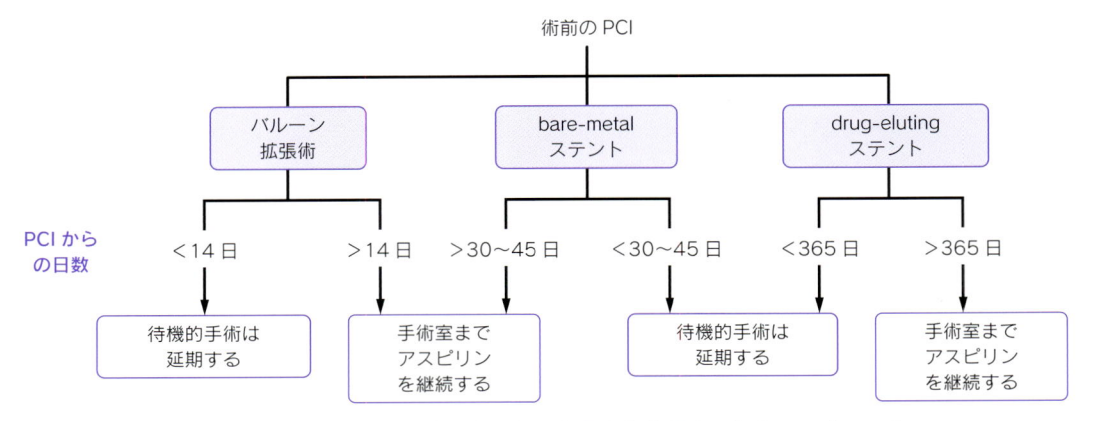

PCIから
の日数   <14日   >14日   >30～45日   <30～45日   <365日   >365日
         ↓   ↓   ↓   ↓   ↓   ↓
       待機的手術は 手術室まで   手術室まで   待機的手術は 待機的手術は 手術室まで
       延期する   アスピリン   アスピリン   延期する   延期する   アスピリン
                  を継続する   を継続する   を継続する

図2　PCI療法後で非心臓手術の必要な患者を管理するためのアプローチ

(Fleisher LA, Beckman JA, Brown KA, et al. 2009 ACCF/AHA focused update on perioperative beta blockade incorporated into the ACC/AHA 2007 guidelines on perioperative cardiovascular evaluation and care for noncardiac surgery : a report of the American college of cardiology foundation/American heart association task force on practice guidelines. Circulation 2009 ; 120 : e169-276より改変引用)

せるという証拠はないため[13]，可能な限りアスピリンを継続し，速やかにチエノピリジン系抗血小板薬を再開する．

2）特異的モニター

心電図での心筋虚血を示唆する所見は，①0.1mV以上の水平型あるいは下降型のST低下，②Q波のない誘導における0.1mV以上のST上昇，③0.2mV以上の上昇型のST低下である．虚血検出率はⅡ誘導単独で33％，Ⅱ誘導とV5誘導の組み合わせで80％，さらにV4誘導を加えると96％である[14]．ST低下の程度は虚血の重症度と，ST変化の持続時間は心筋梗塞の発症率と関連している[15]．周術期の心筋梗塞では56～78％が非Q波心筋梗塞である[16]．術中のST変化を肉眼的に正確に捉えることは困難で，記録紙を用いて経時的変化を比較するか，STトレンドモニターでの連続的な変化を観察する．

経食道心エコー法による局所壁運動異常のモニタリングにより，心電図のST変化よりも早期かつ鋭敏に心筋虚血を検出できる[17,18]．新たに発生した壁運動異常は心筋虚血を示している．各断面における冠動脈灌流領域を考慮すると，責任冠動脈を推定することができる[19]．一方，継続的モニタリングが必要であり，定量的評価も検者の主観に左右されやすい．脚ブロックや心室ペーシング症例では心筋虚血がないのに局所壁運動異常を呈することがあるが，収縮期の心筋壁厚の増加が認められれば心筋虚血ではない．

3）麻酔法のアウトカムへの影響

ACCF/AHAのガイドラインは麻酔中の心筋保護における吸入麻酔薬の有用性を支持しており（ClassⅡa），その機序としてプレコンディショニングやポストコンディショニング作用が考えられている[20]．ニトログリセリンの術中予防的投与による心保護効果は明らかでない（ClassⅡb）．臓器保護を目的とした人為的低体温を除いて，術中体温を正常に維持することで周術期の心イベントが減少する（ClassⅠ）．

おわりに

IHDの周術期心リスクは他の合併症に比べ高い．予後を改善するためには，適切な術前評価に基づく術前準備を踏まえた，適切な術中モニタリングと循環管理が必要である．

──── 引用文献 ────

1) 山田達也，野村　実，岩出宗代ほか．虚血性心疾患患者の非心臓手術の周術期管理に関する多施設共同調査：第1報．麻酔 2000；49：673-9．
2) 岩出宗代，野村　実，山田達也ほか．虚血性心疾

合併患者の周術期管理に関する多施設共同調査：第2報. 麻酔 2000；49：796-801.
3) Goldman L. Cardiac risk in noncardiac surgery：an update. Anesth Analg 1995；80：810-20.
4) Mangano DT, Goldman L. Preoperative assessment of patients with known or suspected coronary disease. N Engl J Med 1995；333：1750-6.
5) Tsutsui H, Tsuchihashi-Makaya M, Kinugawa S, et al. Clinical characteristics and outcome of hospitalized patients with heart failure in Japan. Circ J 2006；70：1617-23.
6) Nomenclature and criteria for diagnosis of ischemic heart disease. Report of the Joint International Society and Federation of Cardiology/World Health Organization task force on standardization of clinical nomenclature. Circulation 1979；59：607-9.
7) Fleisher LA, Beckman JA, Brown KA, et al. 2009 ACCF/AHA focused update on perioperative beta blockade incorporated into the ACC/AHA 2007 guidelines on perioperative cardiovascular evaluation and care for noncardiac surgery：a report of the American college of cardiology foundation/American heart association task force on practice guidelines. Circulation 2009；120：e169-276.
8) 許　俊鋭, 今中和人, 上田裕一ほか. 非心臓手術における合併心疾患の評価と管理に関するガイドライン. http://www.j-circ.or.jp/guideline/index.htm
9) Fletcher GF, Balady G, Froelicher VF, et al. Exercise standards：a statement for healthcare professionals from the American Heart Association. Circulation 1995；91：580-615.
10) Mangano DT. Perioperative cardiac morbidity. Anesthesiology 1990；72：153-84.
11) Hu S, Zheng Z, Yuan X, et al. Increasing long-term major vascular events and resource consumption in patients receiving off-pump coronary artery bypass：a single-center prospective observational study. Circulation 2010；121：1800-8.
12) Singhal P, Mahon B, Riordan J. A prospective observational study to compare conventional coronary artery bypass grafting surgery with off-pump coronary artery bypass grafting on basis of EuroSCORE. J Card Surg 2010；25：495-500.
13) Grines CL, Bonow RO, Casey DE Jr, et al. Prevention of premature discontinuation of dual antiplatelet therapy in patients with coronary artery stents：a science advisory from the American Heart Association, American College of Cardiology, Society for Cardiovascular Angiography and Interventions, American College of Surgeons, and American Dental Association, with representation from the American College of Physicians. Circulation 2007；115：813-8.
14) London MJ, Hollenberg M, Wong MG, et al. Intraoperative myocardial ischemia：localization by continuous 12-lead electrocardiography. Anesthesiology 1988；69：232-41.
15) Landesberg G, Luria MH, Cotev S, et al. Importance of long-duration postoperative ST-segment depression in cardiac morbidity after vascular surgery. Lancet 1993；341：715-9.
16) Badner NH, Knill RL, Brown JE, et al. Myocardial infarction after noncardiac surgery. Anesthesiology 1998；88：572-8.
17) Smith JS, Cahalan MK, Benefiel DJ, et al. Intraoperative detection of myocardial ischemia in high-risk patients：electrocardiography versus two-dimensional transesophageal echocardiography. Circulation 1985；72：1015-21.
18) Comunale ME, Body SC, Ley C, et al. The concordance of intraoperative left ventricular wall-motion abnormalities and electrocardiographic S-T segment changes：association with outcome after coronary revascularization. Multicenter Study of Perioperative Ischemia (McSPI) Research Group. Anesthesiology 1998；88：945-54.
19) Shanewise JS, Cheung AT, Aronson S, et al. ASE/SCA guidelines for performing a comprehensive intraoperative multiplane transesophageal echocardiography examination：recommendations of the American Society of Echocardiography Council for Intraoperative Echocardiography and the Society of Cardiovascular Anesthesiologists Task Force for Certification in Perioperative Transesophageal Echocardiography. Anesth Analg 1999；89：870-84.
20) Bienengraeber MW, Weihrauch D, Kersten JR, et al. Cardioprotection by volatile anesthetics. Vascul Pharmacol 2005；42：243-52.

〔原　哲也, 澄川　耕二〕

3 心筋症

はじめに

　心筋症は，世界保健機構（WHO）/国際心臓連合（International Society and Federation of Cardiology：ISFC）合同心筋症定義分類委員会により，"心機能障害を伴う心筋疾患"と定義され，5つに分類されている（表1）[1]。一方では，近年，遺伝子レベルの異常など成因に関する知見が増え，新たな定義・分類が提唱されている。これによると，病変の首座が心臓にある原発性と全身疾患の心病変である二次性に大別し，さらに原発性は遺伝性，後天性，その混合型に分けられる。原発性は二次性を除外して診断されるが病因の不均一性はきわめて高い。HCMやDCMの原因遺伝子が数多く同定されているが，機能的変化へのプロセスに関しては不明な点が多い。原因遺伝子にはかなりのオーバーラップが存在し，それぞれの遺伝子の変異ごとに異なる機能変化が生じ，異なる臨床病態がもたらされると考えられている。病理組織像としては，心筋細胞の肥大や萎縮などの病的変化と間質の線維化がさまざまな程度に認められる。

表1　1995年WHO/ISFC合同委員会による心筋症の定義と病型分類

定義	心筋症は心機能障害を伴う心筋疾患をいう
病型分類	1. 拡張型心筋症（dilated cardiomyopathy：DCM） 2. 肥大型心筋症（hypertrophic cardiomyopathy：HCM） 3. 拘束型心筋症（restrictive cardiomyopathy：RCM） 4. 催不整脈性右室心筋症（arrythmogenic right ventricular cardiomyopathy） 5. 分類不能の心筋症（unclassified cardiomyopathy）

（Richardson P, McKenna W, Bristow M, et al. Report of the 1995 World Health Organization/International Society and Federation of Cardiology Task Force on the Definition and Classification of cardiomyopathies. Circulation 1996；93：841-2より改変引用）

1 拡張型心筋症（DCM）

1 疫　学

　人口10万人あたりの有病率はわが国で14.0人[2]，米国で36.5人[3]とされ，年々増加傾向にある。年齢は60歳代が多く，高齢化が進んでいる。また，性差に関しては，2～3：1で男性に多いとされる。わが国における慢性心不全患者を対象とした大規模登録観察研究（JCARE-CARD）によると，DCMは慢性心不全の基礎心疾患として虚血性心疾患（32％），弁膜症（28％），高血圧（25％）に次いで頻度が高く，全体の18％であった[4]。生命予後は改善傾向にあり[5]，その背景にはアンジオテンシン変換酵素（ACE）阻害薬とβ遮断薬の処方率の向上や早期診断による適切な疾患管理があるとされる。

2 診断基準

　特発性心筋症の中で，①心筋収縮不全，②左室内腔の拡張を特徴とする症候群である。症状は心拍出量の低下，左房圧上昇によるもので，息切れ，易疲労感，動悸，胸痛，咳，発熱を認める。理学所見として，低血圧・頻脈，頸静脈怒張，心尖拍動，肝腫大，浮腫がみられる。聴診ではⅢ音，Ⅳ音，収縮期雑音が聴取される。検査所見として，12誘導心電図ではST-T異常，心室性不整脈，QRS幅の延長，左房負荷，左室側高電位，異常Q波，左軸偏位，心房細動を認め，胸部X線では心陰影の拡大を認める。心エコー図や左室造影では，左室径・内腔の拡大とびまん性の駆出率低下を認める。また，収縮不全の原因となり得る冠動脈疾患の否定のため，冠動脈造影検査は必須である。

3 病型・重症度分類

　心筋症の術前評価検査を図1に，重症度の指

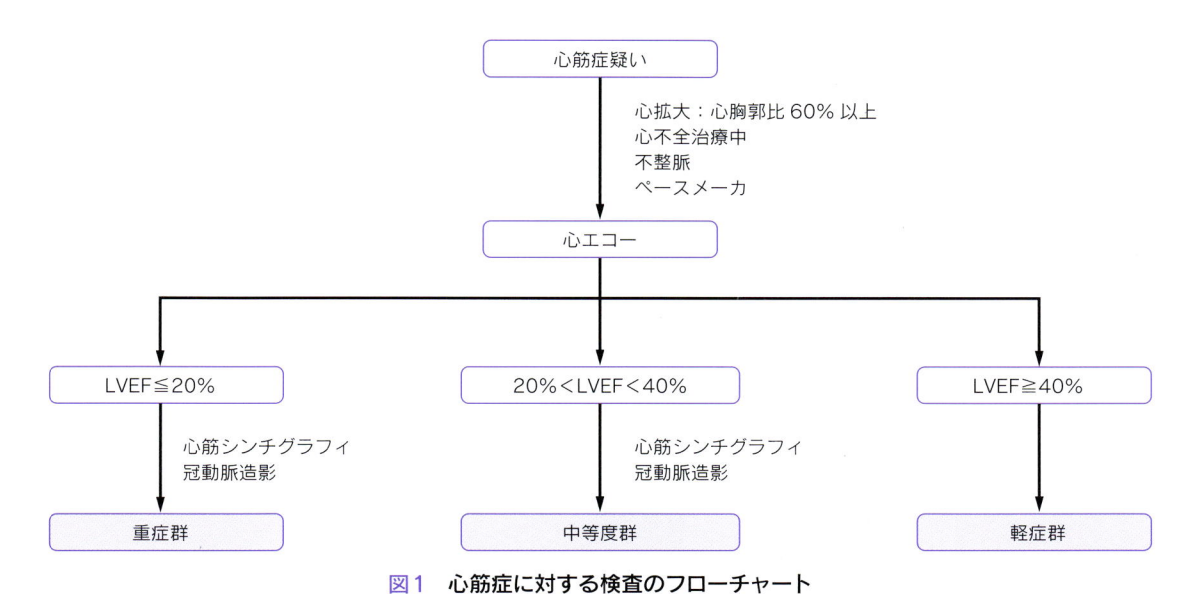

図1 心筋症に対する検査のフローチャート

(許　俊鋭，今中和人，上田裕一ほか．非心臓手術における合併心疾患の評価と管理に関するガイドライン（2008年改訂版）．循環器病の診断と治療に関するガイドライン（2007年合同研究班報告）．http://www.j-circ.or.jp/guideline/pdf/JCS2008_kyo_h.pdf ［2012年9月閲覧］より引用)

標を表2に示す[6]。心不全を含めた症状・既往の有無，胸部X線や12誘導心電図検査から心筋症を疑う場合，まず心エコーによる重症度評価を行い，必要に応じて検査を追加する。左室駆出率の低下に伴い予後も悪化するとされており，特に，慢性心不全患者で左室駆出率が20％未満であれば，半年内死亡率が70％にまで上昇する[7]。また，近年は，血中B型ナトリウム利尿ペプチド（B-type natriuretic peptide：BNP）濃度と心不全の重症度がよく相関するとする報告も多い。心不全の内科的管理においては，200pg/ml以下であれば，安定した状態と考えられている[8]。周術期管理に関するメタ解析によると，血中BNPとその前駆物質であるNT-proBNP（N端プロBNP）は，非心臓大手術において，術後の短期的および長期的心イベントの増加と関連しており，そのオッズ比は短期19.7，長期17.7であった[9]。心不全は非心臓手術における独立したリスク因子であり，その有無は術前評価において特に重要なポイントである。心不全患者の身体機能評価では，一般的に用いられるNew York Heart Association（NYHA）の心機能分類（表3）が生命予後とよく相関している[10]。1年死亡率はClass Ⅱで5～10％，Class

表2　心筋症の重症度の指標

	重症群	中等度群	軽症群
左室駆出率	≦20％	20～40％	≧40％
β遮断薬	++	+	−
カテコラミン	+	−	−
左心補助装置	+	−	−

(許　俊鋭，今中和人，上田裕一ほか．非心臓手術における合併心疾患の評価と管理に関するガイドライン（2008年改訂版）．循環器病の診断と治療に関するガイドライン（2007年合同研究班報告）．http://www.j-circ.or.jp/guideline/pdf/JCS2008_kyo_h.pdf ［2012年9月閲覧］より引用)

Ⅲで10～20％，Class Ⅳで20～50％とされている。

4 治療法

慢性心不全の治療に準じて，NYHA機能分類（表3）に基づいた治療が行われる（図2）[11]。一般療法および薬物療法を行ったうえで，NYHA Class ⅢやⅣを呈し，経静脈的カテコラミン治療からの離脱が困難な場合は，心臓再同期療法（cardiac resynchronization therapy：CRT）や外科的治療（僧帽弁形成術や左室形成術）が考慮される。重症慢性心不全に対する最終手段は心臓移植である。しかしながら，現状ではドナー数に制限があるため心移植までのつなぎ

表3 NYHAの心機能分類

Class I	心疾患は有するが，そのために身体活動が制限されることのない患者。通常の身体活動では疲労・動悸・呼吸困難，あるいは狭心症状を来さない。
Class II	心疾患を有し，そのために身体活動が制限される患者。安静時は無症状であるが，通常の身体活動で疲労・動悸・呼吸困難，あるいは狭心症状を来す。
Class III	心疾患を有し，そのために身体活動が高度に制限される患者。安静時は無症状であるが，通常以下の身体活動で疲労・動悸・呼吸困難，あるいは狭心症状を来す。
Class IV	心疾患を有し，そのために非常に軽度の身体活動でも愁訴を来す患者。安静時においても心不全症状あるいは狭心症状を来す。わずかな身体活動でも不快な愁訴が増加する。

(The Criteria Committee of the New York Heart Association. Nomenclature and criteria for diagnosis of disease of the heart and great vessels. 9th ed. Boston：Little, Brown & Co；1994. p.253-6より改変引用)

無症候性 NYHA Class I	軽症 NYHA Class II	中等症～重症 NYHA Class III	難治性 NYHA Class IV
アンジオテンシンII阻害薬			
アンジオテンシン変換酵素阻害薬			
β遮断薬			
		抗アルドステロン薬	
	利尿薬		
		ジギタリス製剤	
		経口強心薬	
			強心薬静脈内投与 hANP

図2 NYHAの心機能分類に基づいた慢性心不全治療指針

(松﨑益徳，石川正浩，和泉 徹ほか.【ダイジェスト版】慢性心不全治療ガイドライン（2010年改訂版）．循環器病の診断と治療に関するガイドライン（2009年合同研究班報告）．http://www.j-circ.or.jp/guideline/pdf/JCS2010_matsuzaki_d.pdf［2012年9月閲覧］より引用)

(bridge to transplantation) としての左心補助装置 (left ventricular assist system：LVAS) が用いられる。

5 麻酔前のリスク評価と予後予測

麻酔前のリスク評価において，心不全の徴候や既往の有無は特に重要なポイントである。症状を有する心不全は非心臓手術のリスク因子であり，術後30日以内の死亡率が1.6倍になる[12]。これは冠動脈疾患の1.08倍より高い。症状のない心不全（EF＜50％の収縮不全またはE/A＜0.8の拡張不全）においても，非心臓手術の術後30日以内の心イベント発生率は2倍，長期死亡率は4倍と有意に高い[13]。DCMの周術期リスクに関する73症例の解析によると，周術期死亡症例はなく，心停止・ショックなどの重症合併症は0.8％，中等症合併症は31％に発生し，従来の閉塞性肥大型心筋症 (hypertrophic obstructive cardiomyopathy：HOCM) の報告と同程度としている[14]。重症合併症の関連因子として，心不全の既往，NYHA Class III以上，術前のDCM未診断が挙げられ，左室駆出率は関連がなかった。

6 麻酔前準備と麻酔管理のポイント

非心臓手術周術期における管理上特に注意を

要するのが，不整脈，低心拍出量および抗凝固療法である。重症心室性不整脈に対する対策は重要で，必要であればリドカイン持続静脈内投与を行うが，治療抵抗性のものも多い。左室機能低下による低心拍出量に対しては，血管拡張薬による後負荷軽減，カテコラミンやホスホジエステラーゼⅢ阻害薬による心収縮力の増強，適切な血管内容量管理により心拍出量増加を図る。短絡的な血管収縮薬の使用は後負荷増大による循環破綻を来し得る。また，目標とする血管内容量のターゲットが狭いので，適切な前負荷の指標（場合によっては肺動脈カテーテル）を用い，必要であれば利尿薬を用いる。術前，ワルファリンによる抗凝固療法を行っている患者では，遅くとも2日前にヘパリンに切り替え，手術3時間前にヘパリンを中止する。術後は出血のリスクが低下すれば，ただちにワルファリン（経口摂取困難例ではヘパリン）を再開する。術後疼痛は交感神経緊張から後負荷増大を招くため，十分な疼痛コントロールが重要である。術前よりβ遮断薬を投与されている患者では，周術期にも投与を継続すべきである。

2 肥大型心筋症（HCM）

1 疫学

人口10万人あたりの有病率は170〜374人で，診断されていない無症候例が多いとされる。2.3：1で男性に多く，患者年齢はDCMに比べ高齢である。わが国におけるHCMの5年生存率は91.5％である。主な死因は，突然死，進行性の心不全，心房細動による塞栓症に関連する。突然死は無症候性の症例にも起こり，心停止や持続性心室頻拍の既往，著明な左室肥大，運動負荷時の血圧低下，突然死の家族歴などが危険因子として知られる。また，左室流出路狭窄を有する症例は予後不良であり，安静時の圧較差が30mmHg以上の例では死亡リスクが1.6倍になる。

2 診断基準

無症状の患者もあるが，多くは呼吸困難，胸痛，動悸，失神を訴える。理学所見として，二峰性心尖拍動と第Ⅳ音を認め，さらに左室流出路狭窄を伴う場合，駆出性収縮期雑音や収縮早期過剰心音が聴取される。12誘導心電図で異常Q波，ST-T異常，陰性T波，左室側高電位がみられる。胸部X線では早期は正常，HOCMで左第4弓の球状突出が特徴的である。心エコー図では，心内腔の拡大を伴わない心筋の不均一な肥大を認め，ドプラー法により①左室流出路狭窄の評価，②左室拡張能，③僧帽弁逆流などの合併症の評価を行う。このほかにCTやMRIなどほかの画像診断法，核医学検査，冠動脈疾患との鑑別のための冠動脈造影，二次性心筋症との鑑別のための心筋生検などが必要となる。

3 病型・重症度分類

術前評価検査（図1）および重症度の指標（表2）についてはDCMの項を参照（p.66）。HCMの病態生理においては，左室流出路狭窄と拡張機能障害の有無が特に重要である。左室流出路圧較差のあるHOCMは圧較差のないものと比較して予後不良である[15]。HCMの経過中に心筋壁の菲薄化と収縮能の低下を来したものを拡張相肥大型心筋症（dilated phase of hypertrophic cardiomyopathy：D-HCM）と呼び，特に予後不良である。

4 治療法

図3にHCMの治療のフローチャート[16]を示す。突然死に対する対策，自覚症状を有する例では左室流出路狭窄の有無，長期的にはD-HCMへの進展の予防が治療のポイントである。薬物抵抗性で安静時に50mmHg以上の左室流出路圧較差を認めるNYHA Class Ⅲ以上の患者に対して，手術適応（心筋切開術，心筋切除術，僧帽弁形成術）がある。

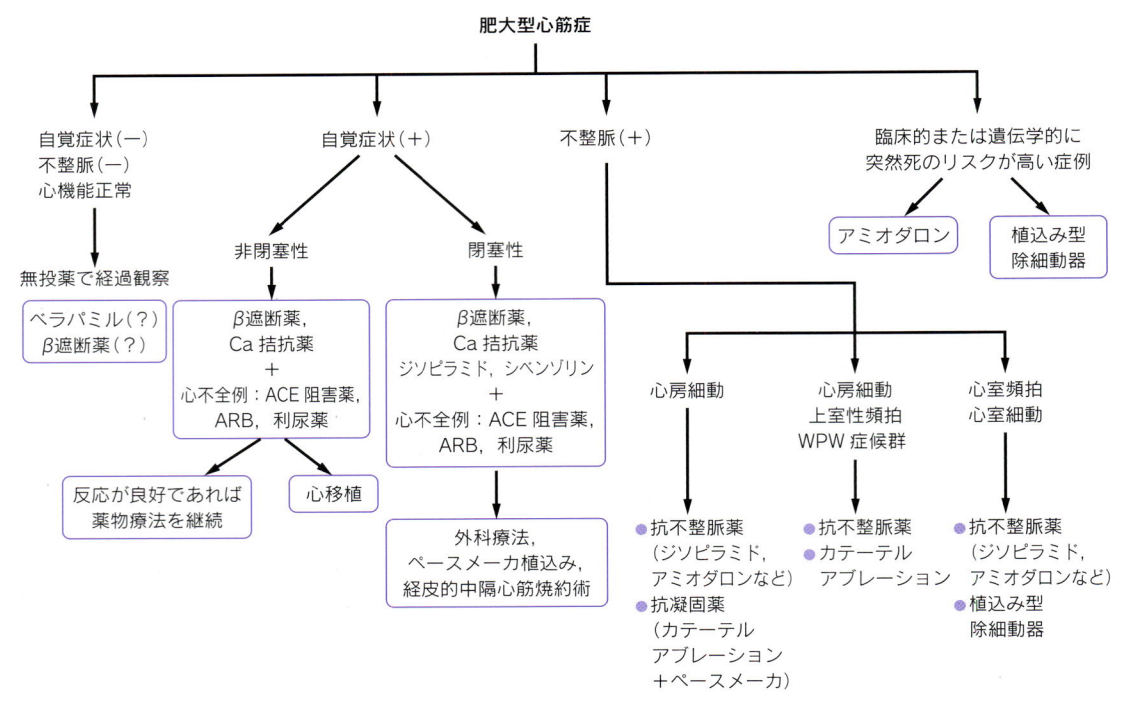

```
                            肥大型心筋症
    ┌──────────┬──────────┴──────────┬──────────┐
自覚症状(−)   自覚症状(+)              不整脈(+)      臨床的または遺伝学的に
不整脈(−)                                            突然死のリスクが高い症例
心機能正常    ┌─────┴─────┐                         ┌─────┴─────┐
              非閉塞性      閉塞性                    アミオダロン  植込み型
無投薬で経過観察                                                    除細動器
```

図3 肥大型心筋症(HCM)の治療のフローチャート

(土居義典，笠貫 宏，川名正敏ほか．【ダイジェスト版】肥大型心筋症の診療に関するガイドライン(2007年改訂版)．循環器病の診断と治療に関するガイドライン(2006年合同研究班報告)．http://www.j-circ.or.jp/guideline/pdf/JCS2007_doi_d.pdf[2012年9月閲覧]より引用)

5 麻酔前のリスク評価と予後予測

HCMの周術期心合併症の関連因子は，病型（HOCMが高リスク），大手術，麻酔法（全身麻酔が高リスク）である[17]。HOCM症例のみでみると，心合併症の関連因子は，併存する冠動脈疾患[18]，大手術や長時間手術[19]である。張らのHOCM 69例の解析[20]によると，周術期心停止やショックを含む重症合併症を10例に認め，これは重篤な不整脈の発生と関連していた。不整脈の発生は左室流出路狭窄の増悪など血行動態の変動とは関連しない突然のもので，周術期管理における致死性不整脈対策を喚起している。いずれの報告でも，心エコー所見と心イベントの発生率に関連はなかったとしている。

6 麻酔前準備と麻酔管理のポイント

周術期管理上，特に問題となるのが不整脈と左室流出路狭窄による低心拍出量である。不整脈に対しては，電解質の補正に注意し，必要であればリドカインの持続静脈内投与を行う。左室流出路狭窄に対しては，前負荷の増加，血管内容量の増加，心拍数減少，心収縮力の減弱，後負荷の増大といった処置は狭窄を軽減する方向に働き，この逆の処置は狭窄の増強を招く。左室内腔を保つ意味から十分な前負荷による血管内容量の適正化が重要であるが，左室拡張障害からターゲットが狭く，適切な前負荷の指標を用いる必要がある。経食道心エコーは左室内容量の評価だけでなく，本症の周術期に生じ得る左室流出路狭窄の増悪，僧房弁逆流，心筋虚血の有無の評価にも有用である。特に周術期の血管内容量の変動が大きい場合は肺動脈カテーテルによるモニタリングも有用であるが，左室拡張障害の存在から肺動脈楔入圧が過大評価されることがある点に注意すべきである。β遮断薬やベラパミルなどのカルシウム(Ca)拮抗薬は心拍数の減少や心収縮力の減弱をもたらすため有用である。カテコラミンは収縮力上昇により狭窄の増悪を来し，また左室心筋コンプライ

アンスを低下させるため禁忌と考えられる。また，交感神経の緊張に伴う心拍数上昇や前・後負荷の急激な変動は狭窄の増強や心筋虚血の原因となるため，十分な疼痛対策や麻酔中の刺激緩和が重要である。

3 拘束型心筋症（RCM）

1 疫　学

人口10万人あたりの有病率は0.2人と少なく，疫学データも十分でない。一般的に家族歴が多く予後不良の疾患であり，5年生存率は40％前後とされる。

2 診断基準

本症は左室の拡張障害を基本病態とし，①硬い左室（stiff ventricle），②左室拡大・肥大の欠如，③正常またはほぼ正常に近い左室収縮能，④原因不明，以上の4項目が診断の必要十分条件とされる。症状としては，呼吸困難，浮腫，動悸，塞栓症を認める。理学所見として第Ⅳ音を認める。12誘導心電図では，P波異常，上室性期外収縮，心房細動，非特異的ST-T変化を認める。胸部X線では，軽症例では正常，進行例では左房・右房・右室拡大および肺うっ血を認める。心エコー図では，左室拡大および壁肥厚はなく，左室壁運動が正常にもかかわらず左室流入速波形に拘束型を認める。

3 病型・重症度分類

術前評価検査（図1）および重症度の指標（表2）についてはDCMの項を参照（p.66）。

4 治療法

現在のところ，RCMの確立された治療法はない。本疾患の慢性期は，心不全のコントロールを中心に，塞栓症の予防と不整脈の治療が重要である。本疾患に対する心臓移植に関しては，肺血管抵抗上昇や心臓性肝硬変に進展する前に施行することによりよい成績が期待される。

5 麻酔前のリスク評価と予後予測

RCMの周術期リスク因子は明らかでない。長期経過における予後不良因子として，成人例では，70歳以上の男性，NYHA Class Ⅲ以上，肺うっ血，肺動脈楔入圧18mmHg以上，左房径60mm以上[21]，小児例では，心拡大，肺うっ血，5歳未満，血栓塞栓症[22]が報告されている。

6 麻酔前準備と麻酔管理のポイント

周術期管理上特に問題となるのはうっ血性心不全と不整脈である。カテコラミンの投与は心筋コンプライアンスを低下させるため慎重に行うべきである。むしろ適正な前負荷が重要であり，周術期の血管内容量の変化が大きい時期には肺動脈カテーテルを留置し，厳重に血行動態をモニターし，必要であれば利尿薬を用いる。不整脈対策としては，電解質の補正に注意し，正常洞調律の維持に努めることが重要である。心房細動があればジギタリス製剤，β遮断薬，Ca拮抗薬などで頻脈を抑える。

おわりに

心筋症の周術期管理において，まず十分な術前評価による病態生理の理解が重要である。心イベントを予防するためには，適切なモニタリングによる血行動態のコントロールと致死性不整脈対策が特に重要である。

―― 引用文献 ――

1) Richardson P, McKenna W, Bristow M, et al. Report of the 1995 World Health Organization/International Society and Federation of Cardiology Task Force on the Definition and Classification of cardiomyopathies. Circulation 1996 ; 93 : 841-2.

2) Miura K, Nakagawa H, Morikawa Y, et al. Epidemiology of idiopathic cardiomyopathy in Japan : results from a nationwide survey. Heart 2002 ; 87 : 126-30.

3) Codd MB, Sugrue DD, Gersh BJ, et al. Epidemiology of idiopathic dilated and hypertrophic cardiomyopathy : a population-based study in Olmsted County, Minnesota, 1975-1984. Circulation 1989 ; 80 : 564-72.

4) Tsutsui H, Tsuchihashi-Makaya M, Kinugawa S, et al. Clinical charasteristics and outcome of hospitalized patients with heart failure in Japan. Circ J 2006 ; 70 : 1617-23.
5) Matsumura Y, Takata J, Kitaoka H, et al. Long-term prognosis of dilated cardiomyopathy revised : An improvement in survival over the past 20 years. Circ J 2006 ; 70 : 376-83.
6) 許 俊鋭, 今中和人, 上田裕一ほか. 非心臓手術における合併心疾患の評価と管理に関するガイドライン(2008年改訂版). 循環器病の診断と治療に関するガイドライン(2007年合同研究班報告). http://www.j-circ.or.jp/guideline/pdf/JCS2008_kyo_h.pdf [2012年9月閲覧]
7) Likoff MJ, Chandler SL, Kay HR. Clinical determinants of mortality in chronic congestive heart failure secondary to idiopathic dilated or to ischemic cardiomyopathy. Am J Cardiol 1987 ; 59 : 634-8.
8) Dernellis J, Panaretou M. Assessment of cardiac risk before non-cardiac surgery : brain natriuretic peptide in 1590 patients. Heart 2006 ; 92 : 1645-50.
9) Ryding AD, Kumar S, Worthingtou AM, et al. Prognostic value of brain natriuretic peptide in noncardiac surgery : a meta-analysis. Anesthesiology 2009 ; 111 : 311-9.
10) The Criteria Committee of the New York Heart Association. Nomenclature and criteria for diagnosis of disease of the heart and great vessels. 9th ed. Boston : Little, Brown & Co ; 1994. p.253-6.
11) 松﨑益德, 石井正浩, 和泉 徹ほか. 【ダイジェスト版】慢性心不全治療ガイドライン(2010年改訂版). 循環器病の診断と治療に関するガイドライン(2009年合同研究班報告). http://www.j-circ.or.jp/guideline/pdf/JCS2010_matsuzaki_d.pdf [2012年9月閲覧]
12) Hammill BG, Curtis LH, Bennett-Guerrero E, et al. Impact of heart failure on patients undergoing major noncardiac surgery. Anesthesiology 2008 ; 108 : 559-67.
13) Flu WJ, van Kuijk JP, Hoeks SE, et al. Prognostic implications of asymptomatic left ventricular dysfunction in patients undergoing vascular surgery. Anesthesiology 2010 ; 112 : 1316-24.
14) 張 京浩, 花岡一雄. 拡張型心筋症を合併する患者の非心臓手術の麻酔管理. 麻酔 2004 ; 53 : 1360-8.
15) Maron BJ, Estes NA 3rd, Maron MS, et al. Primary prevention of sudden death as a novel treatment strategy in hypertrophic cardiomyopathy. Circulation 2003 ; 107 : 2872-5.
16) 土居義典, 笠貫 宏, 川名正敏ほか.【ダイジェスト版】肥大型心筋症の診療に関するガイドライン(2007年改訂版). 循環器病の診断と治療に関するガイドライン(2006年合同研究班報告). http://www.j-circ.or.jp/guideline/pdf/JCS2007_doi_d.pdf [2012年9月閲覧]
17) 黒岩政之, 新井正康, 竹中智昭ほか. 肥大型心筋症を有する患者の周術期心血管合併症の検討. 麻酔 2003 ; 52 : 733-9.
18) Thompson RC, Liberthson RR, Lowenstein E. Perioperative anesthetic risk of noncardiac surgery in hypertrophic obstructive cardiomyopathy. JAMA 1985 ; 254 : 2419-21.
19) Haering JM, Comunale ME, Parker RA, et al. Cardiac risk of noncardiac surgery in patients with asymmetric septal hypertrophy. Anesthesiology 1996 ; 85 : 254-9.
20) 張 京浩, 佐野恵理香, 斉藤勇一郎ほか. 閉塞性肥大型心筋症を合併する患者の非心臓手術の麻酔管理. 麻酔 2004 ; 53 : 934-42.
21) Ammash NM, Seward JB, Bailey KR, et al. Clinical profile and outcome of idiopathic restrictive cardiomyopathy. Circulation 2000 ; 101 : 2490-6.
22) Rivenes SM, Kearney DL, Smith EO, et al. Sudden death and cardiovascular collapse in children with restrictive cardiomyopathy. Circulation 2000 ; 102 : 876-82.

〔前川 拓治, 澄川 耕二〕

4 弁膜症

はじめに

日常診療において，弁膜症は，特別な疾患ではなく慢性心不全患者の28%に認められる[1]。手術患者の高齢化に伴い，弁膜症を合併する患者も手術を行う機会が増加してきた。麻酔科領域においては，術前診察時に心雑音が聴取された場合に器質的な心雑音であるかどうかを鑑別しなければならない。また，周術期管理のためには弁膜症の重症度や，手術侵襲の程度を考慮し管理方針を決定しなければならない。

1 大動脈弁狭窄症（AS）

1 疫学

大動脈弁狭窄症（aortic valve stenosis：AS）は，すべての慢性心臓弁膜症患者の約1/4で起こり，成人の弁性AS患者の80%は男性である。ASは，大動脈弁の退行変性や先天性二尖大動脈弁，リウマチ，炎症性変化などによって大動脈弁の狭窄を生じる疾患であり，左室は，慢性的に圧負荷を受けて，求心性肥大を呈する。Mayo ClinicにおけるASの原因としては，退行変性が51%，石灰化した先天性二尖大動脈弁が36%，リウマチなどの炎症性変化が9%であった[2]。症状が出現してからの高度ASの予後は不良であり，狭心症が出現してからの平均余命は5年，失神では3年，心不全では2年とされている。

2 診断基準

症状は，労作時の息切れや労作時の狭心症，心不全などである。無症状である場合，心雑音により発見されることも多い（第三肋間の胸骨左縁または右縁を最強点とする収縮期雑音を聴取する）。

診断には，心エコー法・ドプラー法による評価が大変有用である。しかし，左心機能不全や大動脈弁逆流のある場合は，ドプラー法による評価が必ずしも正確ではなくなるので，その場合の正確な重症度評価は心臓カテーテル検査が必要になる。

3 重症度分類

ASの重症度は，心エコー法でかなり正確に評価が可能である。重症度は，弁口面積，連続波ドプラー法による最大血流速度，収縮期平均圧較差により分類され，弁口面積が1.5cm^{2}以上で軽度，1.0～1.5cm^{2}で中等度，1.0cm^{2}以下で高度に分類される。心エコー法による重症度分類を表1に示す[3]。

4 治療法

1）内科的治療

高度AS患者は，無症状であっても強い身体活動は避ける。うっ血性心不全の場合は，ナトリウム制限，利尿薬やジギタリス製剤の投与を行う。

2）外科的治療

症状のある高度狭窄例，左室機能障害例，無症状であるが大動脈基部に狭窄後拡張を認める

表1 大動脈弁狭窄症（AS）の重症度分類

	軽度	中等度	高度
連続波ドプラー法による最大血流速度（m/秒）	<3.0	3.0～4.0	≧4.0
簡易ベルヌーイ式による収縮期平均圧較差（mmHg）	<25	25～40	≧40
弁口面積（cm^2）	>1.5	1.0～1.5	≦1.0

（松田　暉，大北　裕，川副浩平ほか．弁膜疾患の非薬物治療に関するガイドライン（2007年改訂版）．循環器病の診断と治療に関するガイドライン（2006年度合同研究班報告）．http://www.j-circ.or.jp/guideline/pdf/JCS2007_matsuda_h.pdf［2012年9月閲覧］より引用）

症例では，大動脈弁置換術の適応である．

3）経皮的バルーン大動脈弁形成術

先天性の非石灰化ASの小児と若年者において手術より好んで行われる．

5 麻酔前のリスク評価と予後予測

重症ASは，非心臓手術患者にとって，最大のリスクファクターとなり得る．日本循環器病学会の2007年度合同研究班の報告のガイドライン[4]によると，左室-大動脈間圧較差≧50mmHg，失神・狭心痛・左心不全の既往がある高度ASは，非心臓手術を中止するか，大動脈弁置換術を先行させることが望ましいとされている．また，ASが中等度であっても，症状が出現した場合は，大動脈弁置換術を優先させる．大動脈弁置換術を優先せずに非心臓手術を行った場合，死亡率は約10%であるいう報告もあるが，厳密に管理すると合併症には差がないとする報告もある[5,6]．図にASを有する非心臓手術の治療方針のガイドラインを示す．

6 麻酔前準備と麻酔管理のポイント

ASを有する非心臓手術の治療方針のガイドラインにあるように，術前に心機能評価をしっかり行い，手術予定を組む必要があり，評価不十分な場合は，手術を延期してでも精査を行う．重症AS患者は，循環血液量の変動に適応できない場合が多く，容量過多は容易にうっ血性心不全を引き起こし，過度の脱水は循環虚脱に至ることもあるため，過度な血管容量の変動は避ける．左室心筋が肥大し左室腔が狭小化した心臓は，麻酔薬や血管作動薬による体血管抵抗減少により容易に低血圧に陥る．浅麻酔下での挿管操作や執刀は，頻脈・高血圧を引き起こす．頻脈は，左室拡張期時間を短縮し，心筋酸素需給バランスを悪化させ，肥厚した心筋内膜は虚血に陥りやすいため注意が必要である．また，重症AS症例では，1回拍出量が固定されているので，過度の徐脈は，心拍出量を維持できない．一般的には，60～70回/分ぐらいが好まれる．末梢血管抵抗上昇による高血圧は，左室

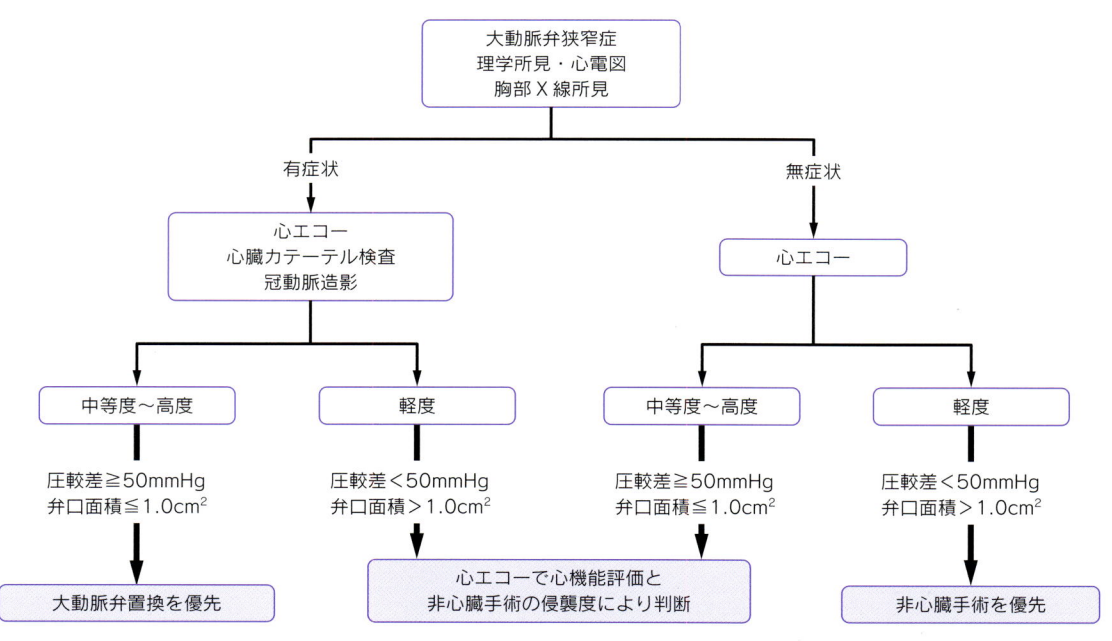

図　大動脈弁狭窄症(AS)を有する非心臓手術の治療方針

(許　俊鋭，今中和人，上田裕一ほか．非心臓手術における合併心疾患の評価と管理に関するガイドライン(2008年改訂版)．循環器病の診断と治療に関するガイドライン(2007年度合同研究班報告)．http://www.j-circ.or.jp/guideline/pdf/JCS2008_kyo_h.pdf [2012年9月閲覧] より引用)

拡張末期圧の上昇，後負荷ミスマッチにより1回拍出量低下を引き起こし，心筋虚血を引き起こすため，過度の高血圧は避ける必要がある。このように，重症ASでは，高血圧，低血圧，頻脈，過度の徐脈を避け，不整脈誘発を防止することが基本となり，非常に狭い範囲での管理が必要となる。

2 大動脈弁閉鎖不全症（AR）

1 疫　学

大動脈弁閉鎖不全症（aortic regurgitation：AR）は，原発性弁疾患または原発性大動脈基部疾患が原因で起こる。弁性AR患者の約3/4は男性であるが，僧帽弁疾患を合併した原発性弁性AR患者には女性が多い。原発性弁疾患患者の約2/3はリウマチ起源で，大動脈弁尖の肥厚・変形・短縮を来す。ほかに，リウマチ様脊椎炎，先天性大動脈二尖弁や感染性心内膜炎などから生じることがある。大動脈基部疾患としては，上行大動脈の嚢胞性中膜壊死，特発性大動脈拡張，重症高血圧，大動脈解離などで生じることがある。

2 診断基準

症状は，息切れ，倦怠感，動悸などさまざまである。重症ARでは，心収縮に伴う全身の動揺と頭部の上下運動が認められ，動脈圧の急速な立ち上がりと，突然の虚脱を認める。動脈拍動としては，Corrigan脈，Quincke脈，Traube徴候，Duroziez徴候が認められる。聴診では，Ⅲ音と収縮期駆出音が聞かれ，ときどきⅣ音が聞こえることがある。心電図では，左室肥大の所見，Ⅰ，aVL，V5，V6誘導でST低下とT波の陰転を認める。心エコー法は，ARの原因検索に必要である。カラードプラーはARの検出に敏感であり，ドプラーエコーは，その重症度を評価するのに役立つ。心臓カテーテル検査は，逆流の程度と左室機能の状態評価に有用である。

3 重症度分類

ARの重症度は，心臓カテーテル検査と心エコー法による。心臓カテーテル検査では，Sellersの分類の3〜4+は高度と分類される。心エコー法では，左室流出路に対するカラードプラージェット幅の割合＞65%を高度とし，ほかに有効逆流弁口面積が0.3cm^{2}以上や逆流率50%以上や逆流量60ml/拍以上が高度に分類される。ARの重症度分類を表2に示す[7]。

4 治療法

1）内科的治療

ジギタリス製剤，塩分制限，利尿薬，血管拡張薬などが行われる。不整脈と感染は重症のAR患者では十分に耐えることができないのでただちに治療する。

2）外科的治療

最適な手術適応時期は，無症状患者では，進行性の左室機能障害があり左室駆出率＜55%または左室収縮末期容積＞55ml/m^{2}の場合である。左室機能障害が出現し重篤化すると手術を行っても左室機能が正常に戻らないことがあるので，定期的に検査を行う必要がある。

表2　大動脈弁閉鎖不全症（AR）の重症度分類

	軽度	中等度	高度
左室造影重症度（Sellersの分類）	1+	2+	3〜4+
左室流出路に対するカラードプラージェット幅の割合（%）	＜25		＞65
vena contracta width	＜0.3	0.3〜0.6	＞0.6
逆流量（ml/拍）	＜30	30〜59	≧60
逆流率（%）	＜30	30〜49	≧50
有効逆流弁口面積（cm^2）	＜0.1	0.1〜0.29	≧0.3

(Calleja AM, Dommaraju S, Gaddam R, et al. Cardiac risk in patients aged＞75 years with asymptomatic severe stenosis undergoing noncardiac surgery. Am J Cardiol 2010 ; 105 : 1159-63より引用)

5 麻酔前のリスク評価と予後予測

慢性心不全の徴候がある場合は，術前に治療を行うべきである．ARは，無症状のうちに心機能が低下する場合があるため，心エコーによる左心機能評価を十分に行う必要がある．非心臓手術を行う場合，中等度以上のARでは，細菌性心内膜炎を予防する必要もあり，重症ARの場合，非常に大きなリスクを伴う．

6 麻酔前準備と麻酔管理のポイント

徐脈は，左室拡張期時間を延長し，逆流量を増加させ，頻脈は，左室拡張期時間を短縮させて逆流量を減少させる．一般的には，80〜90回／分ぐらいが好まれる．左室後負荷の増加は，逆流量を増加させるため，血圧が維持できる範囲で，体血管抵抗を下げて前方駆出量を増やすように管理する．ただし，冠灌流圧は維持する必要があるため体血管抵抗は下げすぎないように注意する．無症状でも，左室機能障害が出現していることも多く，左室収縮能や心拍出量を維持するために，適切な前負荷が必要である．

3 僧帽弁狭窄症（MS）

1 疫学

患者の2/3は女性であり，ほとんどが小児期や若年期にかかったリウマチ熱の後遺症として起こる．原因となる連鎖球菌感染症に対する抗生剤の使用により，日本において新たなリウマチ熱患者の発生は大幅に減少している．リウマチ性弁膜症による死亡は，1975年の統計では中年女性の心疾患死亡の約20％を占めていたが，前述の理由により，僧帽弁狭窄症（mitral stenosis：MS）の患者数は，現在は大きく減少している．小児期にリウマチ熱に罹患した後，7〜8年で弁の機能障害がみられるようになり，さらに10年以上の無症状時期を経て40〜50歳で症状が出現することが多い．10年生存率は，全体として50〜60％といわれているが，現在では，薬物治療を行うためこれより予後は良好であると思われるが，進行性疾患であり，進行度合いは非常に個人差が大きく，その予測は困難である．

2 診断基準

症状は，労作時呼吸困難がもっともよくみられる初発症状である．ときに左房内血栓に基づく全身塞栓症で発症することもある．これは心房細動例にみられることが多い．聴診でⅠ音の亢進，僧帽弁開放音，心尖部拡張中期ランブルなどを聴取する．右心不全例では，肝腫大，末梢浮腫などを認める．心電図では左房負荷，心房性期外収縮，心房細動，右軸偏位などを認める．胸部レントゲン上，左2,3号の突出，左房拡大所見，KerleyBラインなどを認める．心エコー検査は，MSの診断，重症度評価に必須である．断層エコー法で僧帽弁前尖の特徴的なドーム形成や交連部の癒合などを認める．左房は拡大し，ときに左房内血栓を認めるが，左房内血栓の確認には，経食道心エコー法が必要である．心臓カテーテル検査，心血管造影は，手術の決定の補助としては通常必要としない．45歳以上の男性，55歳以上の女性，若いが冠危険因子をもつ患者（負荷試験陽性患者）において必要とされる．

3 重症度分類

MSの重症度は，心エコー法でかなり正確に評価が可能である．重症度は，弁口面積，平均圧較差，収縮期肺動脈圧により分類され，弁口面積が$1.5cm^2$以上で軽度，$1.0〜1.5cm^2$で中等度，$1.0cm^2$未満で高度に分類される．MSの重症度分類を表3に示す[3]．

4 治療法

1）内科的治療

塩分制限，利尿薬投与が行われる．心房細動患者へはジギタリス製剤，β遮断薬を投与し，心拍数コントロールを行う．

2）非薬物治療

経皮経静脈的僧帽弁交連裂開術（percuta-

表3 僧帽弁狭窄症(MS)の重症度分類

	軽度	中等度	高度
平均圧較差(mmHg)	<5	5〜10	>10
収縮期肺動脈圧(mmHg)	<30	30〜50	>50
弁口面積(cm^2)	>1.5	1.0〜1.5	<1.0

(松田　暉，大北　裕，川副浩平ほか．弁膜疾患の非薬物治療に関するガイドライン(2007年改訂版)．循環器病の診断と治療に関するガイドライン(2006年度合同研究班報告)．http://www.j-circ.or.jp/guideline/pdf/JCS2007_matsuda_h.pdf[2012年9月閲覧]より引用)

neous transvenous mitral commissurotomy：PTMC)，直視下交連切開術(open mitral commissurotomy：OMC)などを行う。

5 麻酔前のリスク評価と予後予測

症状がある重症MSや肺高血圧を合併したMSでは，非心臓手術の術前に経皮的僧帽弁形成術や弁手術を優先することが推奨されている[8)]。心房細動を合併していることが多く，左房内血栓を含め心エコーによる検索，血栓予防のための抗凝固療法などが必要になる。

6 麻酔前準備と麻酔管理のポイント

頻脈は，左室拡張期充満時間が短縮し，心拍出量減少や肺うっ血を生じる可能性がある。また，高度徐脈も心拍出量減少を生じる。80回/分程度の心拍数を目標に管理する。左室充満は，拡張期時間と心房収縮に依存するようになるため，可能な限り洞調律にて管理を行う。前負荷は，十分に必要であるが，多すぎると，肺うっ血を生じるため，モニター下に投与する必要がある。高度MSの場合，心拍出量は僧帽弁弁口面積に依存するようになるため，血圧低下が起こった場合，強心薬のみ使用するのではなく，体血管抵抗を上昇させ，体血圧を維持する必要がある。強心薬を使用する場合，過度の頻脈にならないように気をつける。

4 僧帽弁閉鎖不全症(MR)

1 疫　学

慢性リウマチ性心疾患が重症の僧帽弁閉鎖不全症(mitral regurgitation：MR)の原因となるのは全体の1/3で，男性に多い。リウマチ病変により，腱索の短縮，収縮，癒着，弁尖と交連部の硬直，変形，陥凹などが生じる。虚血による二次性のものもしばしば認められる。急性のものは，弁や腱索を含む感染性心内膜炎に続発して，または外傷の結果として起こる。ほかには，僧帽弁逸脱なども原因として挙げられる。左房の拡大は，僧帽弁後尖に張力を加え，僧帽弁口から引き離し，弁機能障害を悪化させるため，重症MRは原因に関係なくしばしば進行性である。

2 診断基準

症状は，慢性のMRでは，疲労，労作性呼吸困難，起座呼吸が認められる。急性重症MRにおいては，強い息切れと呼吸困難を認める。聴診では，第Ⅲ音，心尖部全収縮期雑音や拡張期ランブルなどが認められる。胸部レントゲン写真では，左室，左房の拡大に伴う心陰影の拡大を認め，重症例では，肺うっ血を認める。心電図は，慢性の重症MRでは，一般に心房細動を伴う。左房拡大，肺高血圧が高度であれば右房拡大所見も認められる。心エコー法は，MRの診断と重症度分類に必須である。断層エコー法で，左室，左房の拡大の程度，壁運動，左室駆出率，左室の代償性壁肥厚程度を評価する。カラードプラー法は，MRの検出と評価にもっとも正確な非侵襲的手技である。

3 重症度分類

MRの重症度は，心臓カテーテル検査と心エコー法による。心臓カテーテル検査では，Sellersの分類の3〜4＋は高度に分類される。

表4 僧帽弁閉鎖不全症(MR)の重症度分類

	軽度	中等度	高度
左室造影重症度分類(Sellersの分類)	1+	2+	3～4+
カラードプラージェット面積	<4cm² または 左房面積の20%未満		左房面積の40% 以上
vena contracta width (cm)	<0.3	0.3～0.69	≧0.7
逆流量(ml/拍)	<30	30～59	≧60
逆流率(%)	<30	40～49	≧50
有効逆流弁口面積(cm²)	<0.2	0.2～0.39	≧0.4

(松田　暉，大北　裕，川副浩平ほか．弁膜疾患の非薬物治療に関するガイドライン(2007年改訂版)．循環器病の診断と治療に関するガイドライン(2006年度合同研究班報告)．http://www.j-circ.or.jp/guideline/pdf/JCS2007_matsuda_h.pdf [2012年9月閲覧] より引用)

心エコー法では，カラードプラージェット面積が左房面積の40%以上あれば高度と評価する。ほかに有効逆流弁口面積0.2cm²以上や逆流率50%以上，逆流量60ml/拍以上も高度に分類される。MRの重症度分類を表4に示す[3]。

4 治療法

1) 内科的治療

身体活動制限，塩分制限，利尿薬，血管拡張薬とジギタリス製剤，アンジオテンシン変換酵素阻害薬も慢性例の治療薬として有効である。

2) 外科的治療

無症状の患者，左室機能が正常の患者では，外科的治療の対象とならないことが多い。内科的治療にもかかわらず，日常の家事作業が制限される場合は手術適応となる。無症状でも，左室機能障害が進行し左室駆出率<60%や左室収縮末期径>45mmの場合は外科的治療を考慮する。左室機能障害患者では，手術のリスクは増大し，左室機能の回復は不完全であり，長期生存率は低下する[9]。

5 麻酔前のリスク評価と予後予測

一般的に，MRの程度と心機能の評価に関しては，心エコーで十分である。しかし，MRの原因として虚血性心疾患に合併したものが考えられる場合は，冠動脈造影を行う。軽度～中等度のMRで心不全症状のない患者の場合は，非心臓手術にあたり特に処置を必要としないことが多いが，周術期の循環血液量の変動により僧帽弁逆流が増加する可能性があるため注意深い観察が必要である。重症MR患者における侵襲の大きな非心臓手術前の場合には，血行動態を最大限に安定させるため，利尿薬の投与と後負荷の軽減に努めることが重要である。中等度以上の僧帽弁逆流があり心不全症状を呈する場合は，外科的治療を優先させることが望ましい。

6 麻酔前準備と麻酔管理のポイント

感染性心内膜炎予防のため，周術期の抗菌薬の予防投与を行う。高度徐脈では，逆流量が増加するため，心拍数は，80回/分程度で管理する。前負荷は，適切な管理が必要で，多くても少なくても心拍出量の低下を招く。後負荷増大でも，逆流量が増加し，末梢血管抵抗の増大に対応できないことが多いため，血圧上昇を予防し，血管拡張薬により左室後負荷を適正に保つ必要がある。

5 その他の弁疾患

1) 三尖弁狭窄症

術前管理としては，肝腫大や肝機能障害を認めることが多く，肝うっ血を軽減させる必要がある。また，術中管理としては，ほかの狭窄症病変と同様に，前負荷を維持し頻脈を避け，体血管抵抗を増加することにより血圧の維持を図る。

2) 三尖弁逆流症

単独の三尖弁逆流症は少なく，ほかの弁膜症を合併していることが多い。右室は，圧負荷には弱い構造のため，肺血管抵抗が上昇するような管理は避ける。肺高血圧が認められる場合は，

β刺激薬やホスホジエステラーゼ阻害薬を用いて管理することもある。

3）連合弁膜症

弁疾患に関しては，単一の弁の障害ではなく，複数の弁の障害を伴うことが多く，その評価と管理に関しては，それぞれの弁膜症の重症度・循環動態への影響の程度を評価し，障害の大きい弁疾患に注意し管理を行う。

■おわりに

症状のある狭窄病変は，周術期の重症心不全やショックと関連が強く，手術リスクを軽減するためにはバルーン交連切開や弁置換術が必要になる。一方，症状のある逆流性病変では，通常周術期には血行動態が比較的よく保たれ，術前の集中治療管理によって安定することもある。しかし，左室機能低下例は例外で，血行動態的許容範囲が大変狭く，手術侵襲により血行動態が崩れてしまうので注意が必要である。

---- 引用文献 ----

1) 眞茅みゆき，筒井裕之．日本における心不全の疫学．日医雑誌 2011；140：719-23．
2) Dare AJ, Veinot JP, Edwards WD, et al. New observations on the etiology of aortic valve disease: a surgical pathologic study of 236 cases from 1990. Hum Pathol 1993；24：1330-8.
3) 松田 暉，大北 裕，川副浩平ほか．弁膜疾患の非薬物治療に関するガイドライン（2007年改訂版）．循環器病の診断と治療に関するガイドライン（2006年度合同研究班報告）．http://www.j-circ.or.jp/guideline/pdf/JCS2007_matsuda_h.pdf［2012年9月閲覧］
4) 許 俊鋭，今中和人，上田裕一ほか．非心臓手術における合併心疾患の評価と管理に関するガイドライン（2008年改訂版）．循環器病の診断と治療に関するガイドライン［2007年度合同研究班報告］．http://www.j-circ.or.jp/guideline/pdf/JCS2008_kyo_h.pdf［2012年9月閲覧］
5) Torcher LC, Shub C, Rettke SR, et al. Risk of patients with severe aortic stenosis undergoing noncardiac surgery. Am J Cardiol 1998；81：448-52.
6) Calleja AM, Dommaraju S, Gaddam R, et al. Cardiac risk in patients aged＞75 years with asymptomatic severe stenosis undergoing noncardiac surgery. Am J Cardiol 2010；105：1159-63.
7) Bonow RO, Carabello BA, Chatterjee K, et al. 2008 Focused update incorporated into the ACC/AHA 2006 guidelines for the management of patients with valvular heart disease: a report of the American College of Caridology/American Heart Association Task Force on Practice Guidelines(Writing Committee to Revise the 1998 Guidelines for the Management of Patients With Valvular Heart Disease): endorsed by the Society of Cardiovascular Anesthesiologists, Society for Cardiovascular Angiography and Interventions, and Society of Thoracic Surgeons. Circulation 2008；118：e523-661.
8) Reyes VP, Raju BS, Wynne J, et al. Percutaneous balloon valvuloplasty compared with open surgical commissurotomy for mitral stenosis. N Engl J Med 1994；331：961-7.
9) 福井次夫，黒川 清監．ハリソン内科学．第2版．東京：メディカル・サイエンス・インターナショナル；2006. p.1447-50.

〔三好　宏，澄川　耕二〕

5 不整脈

はじめに

心電図は術前評価のためのスクリーニング検査のひとつだが，その中で不整脈が指摘されることは珍しいことではない。ただ，すべての不整脈が周術期管理に問題を引き起こすリスク因子ではなく，むしろ，術前の治療や追加の検査などを必要とせず，麻酔管理を行うことが可能なケースの方が多い。しかし，中には重篤な結果を招く不整脈も存在する。不整脈はあくまで心臓の刺激伝導系の異常という病態を表すのであって，周術期管理においてはその背景に潜む基礎疾患の把握がむしろ重要である。

一方で，基礎疾患を把握しても術前にこれを治療改善することが難しい場合は不整脈に対して対症療法に終始することも必要であり，その対処法も熟知しておきたい。

1 疫　学

不整脈は一般に高齢者ほど，男性が女性よりその頻度が高い。虚血性心疾患などの基礎疾患の罹患率が男性優位で，不整脈基質を形成しやすいことも挙げられるが，女性ホルモンの影響もあるとされる。

健常者を対象にした24時間ホルター心電図の解析結果から推計すると，全人口の約20％が何らかの不整脈を持っている。頻度としては，心房性あるいは心室性期外収縮が最も高く，全人口の10～20％を占める。心房細動の罹病率については，日本の2008年の報告では一般人口の0.56％で，男性が女性より高く，欧米に比べると低値とされる[1]。心室細動については救急医療のデータから推察すると，全人口の0.05％で発症することが示されている。最近注目されているBrugada症候群は有病率0.15％，罹患率は0.014％と報告され，特発性心室細動の約20％がBrugada症候群との指摘もある。

2 診断基準

患者の自覚症状がないことは珍しくなく，術前の心電図で指摘されることも多々ある。不整脈に伴う症状としては動悸，息苦しさ，胸部不快感，胸部圧迫感，胸痛，めまい，失神などが挙げられる。イオンチャネル病とされるBrugada症候群，先天性QT延長症候群などでは家族歴として突然死の有無を必ず聴取する必要がある。また後天性QT延長症候群など薬剤の関与の可能性がある不整脈では，処方されている薬剤の有無も聴取する。

検査においては不整脈の評価とともに，それを招く基礎疾患の検索がより重要である。不整脈の検査としては12誘導心電図を行い，次にホルター心電図，さらに必要に応じてHis束電位などの心腔内心電図等の検査を行う。

3 病型分類

不整脈は大きく頻脈性および徐脈性に分類される。高度になれば著しく心拍出量が減少し，循環動態の維持が困難となる。表1に主な不整脈の分類を示す。

1 頻脈性不整脈

心房を含む上室性不整脈と心室性不整脈に大別される。

1）上室性不整脈

- **心房性期外収縮**：洞調律周期より早期に右房あるいは左房を起源と異所性の収縮を起こしたもの。
- **発作性上室性頻拍**：心房あるいは房室結節において異所性の自動能の更新あるいはリエンリーにより起こる頻脈。
- **心房細動**：心房が系統的な収縮を失い，無秩序な収縮を繰り返すことで生じる。P波はな

表1 不整脈分類

頻脈性疾患	1. 上室性	●心房性期外収縮（premature atrial contraction：PAC） ●発作性上室性頻拍（proxymal supra-ventricular tachycardia：PSVT） ●発作性心房細胞（proxymal atrial fibrillation） ●心房粗動（Atrial flutter） ●心房細動（Atrial fibrillation）
	2. 心室性	●心室性期外収縮（premature ventricular contraction：PVC） ●心室頻拍（ventricular tachycardia：VT） ●心室細動（ventricular fibrillation）
徐脈性疾患	1. 上室性	●洞性徐脈 ●洞房ブロック
	2. 心室性	●房室ブロック ●脚ブロック

表2 Lown分類

Grade	心電図所見
0	期外収縮なし
1	散発性期外収縮（30/時間以下）
2	多発性期外収縮（30/時間以上または1/分以上）
3	多形成期外収縮
4	反復性期外収縮（4A：2連発，4B：3連発以上）
5	R on T

く，f波といわれる細かい基線のゆれが心電図で見られる。心房内に起こる多くの小さなリエントリー（multiple microreentry）によるとされる。
- **心房粗動**：心房が無秩序ながら規則的な収縮を繰り返す。心電図上P波がなく，基線が規則的な鋸の歯のように揺れるf波がみられる。上記同様にリエントリーによると考えられる。

2）心室性不整脈
- **心室性期外収縮**：洞調律周期より早期に心室を起源とする異所性の収縮。Lown分類（表2）が実用的に用いられ，3以上が危険とされている。
- **心室頻拍**：His束およびHis束以下の刺激伝導系も含む心室を起源とする100/分以上の頻拍をいう。持続性頻拍は30秒以上続くものをいい，非持続性は30秒以下のものをいう。多くの持続性心室頻拍はリエントリーに起因し，基礎心疾患を合併していることが多

い。
- **心室細動**：心室細動は迅速で無秩序な心室調律が生じることで心室筋の同調性が失われる病態であり，きわめて重篤で30秒以内に洞調律に復さなければ致死的である。

2 徐脈性不整脈

ペースメーカの適応が問題となる。詳細は次項（Ⅲ章-6．ペースメーカ装着，p.88）に譲る。

4 治療法

不整脈に対しては不整脈の治療と同時にその基礎疾患が明らかであれば基礎疾患の治療の可否を判断し，その治療を優先する。不整脈に対する治療としては薬物療法が基本となるが，すべての不整脈で治療が必要なわけではない。

1）心房性期外収縮

無症状であれば治療は不要。治療を行うか否かは患者のquality of life（QOL）が損なわれる場合である。例えば，心悸亢進等の自覚症状がある場合には抗不整脈剤の前に精神安定剤の投与で神経緊張や不安を除くこともある。発作性に頻脈発作を招く場合はピルジカイニドやジソピラミドなどのNa遮断薬やβ遮断薬が用いられる。脈拍を減少させることで患者の自覚症状の改善が見込まれる。

2）発作性上室性頻拍

上記の頻脈が起こったときはアデノシン三リン酸（adenosine triphosphate：ATP），ベラパミル（Ca拮抗薬）やエスモロールなどのβ遮断薬の静注で対処し，改善なく循環動態が破綻する場合は電気的除細動を行う。もともと洞調律で発作性上室性頻拍を潜在的に有する患者の場合の予防としてはベラパミルあるいはβ遮断薬を用いる。薬物療法で不十分であれば，カテーテルアブレーションの対象となる。特に上記発作の代表的な疾患であるWPW症候群（Wolff-Parkinson-White syndrome）では発作時の薬物治療はNa遮断薬のプロカインアミドやベラパミルおよびβ遮断薬であるが，最近はアブレーションが第一選択となりつつある。

3）心房細動

心房細動の治療では洞調律維持（rhythm control）と心拍数調節（rate control）という2つの考え方がある。Rhythm controlは心房細動を洞調律に戻すことで，rate controlは心房細動

コラム　CAST study

心筋梗塞後の心室性不整脈（PVC）はリスク因子であることから，それをなくせば患者の利益になる，このごく当たり前と思える考えがいとも簡単に否定されたのが，ここで取り上げるthe cardiac arrhythmias supression trial（CAST）studyである。この研究は心筋梗塞後の心室性不整脈を抗不整脈剤（encainideとflecainideでいずれもNaチャネル遮断薬）で抑制した群と偽薬を用いた群との追跡調査を行ったところ，予想に反して治療群の方が有意に不整脈による死亡あるいは心停止および理由の如何にかかわらず死亡あるいは心停止を招くことが高いことが示された（図）。つまり予後改善を目的に抗不整脈剤を使っても患者は幸福とならないということである。この研究結果はあくまで抗不整脈剤の慢性投与を行った場合で，麻酔管理にあって不整脈を抗不整脈剤で抑制するのは好ましくない，ということではない[3]。

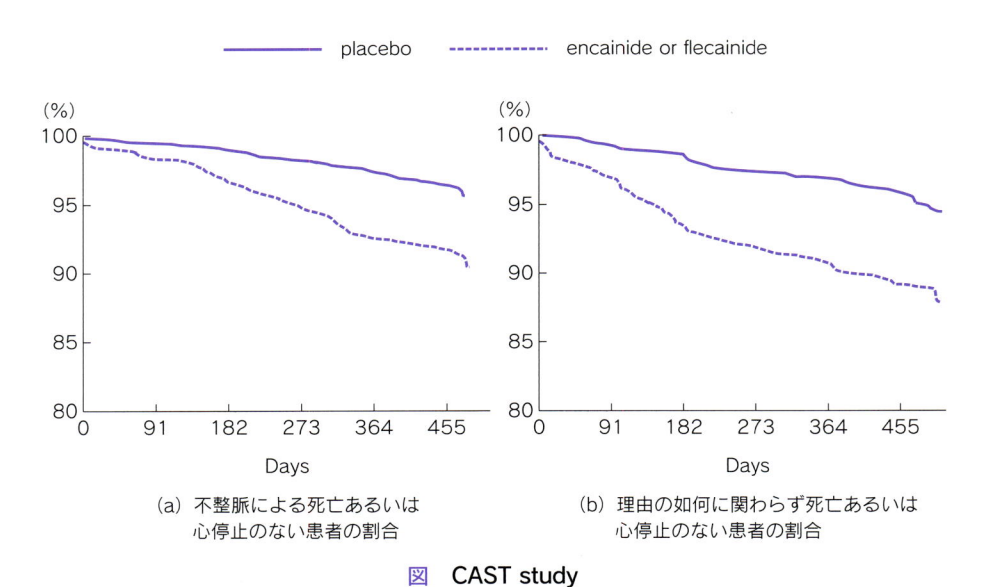

(a) 不整脈による死亡あるいは心停止のない患者の割合

(b) 理由の如何に関わらず死亡あるいは心停止のない患者の割合

図　CAST study

(Echt DS, Liebson PR, Mitchell LB, et al. Mortality and morbidity in patients receiving encainide, flecainide or placebo：The Cardiac Arrhtyhimas Suppression Trial. N Engl J Med 1991；324：781-8 より改変引用)

はそのままで心室の脈拍を適正化すること。一般的にrhythm controlはNaチャネル遮断薬と電気的除細動による治療，rate controlはCa遮断薬とβ遮断薬による治療と大まかに分けられる。この2つを比べた場合の予後に甲乙はつけられないというのが現在の結論である[2]。非薬物療法としてはカテーテルアブレーション治療，ペースメーカ治療，心房Maze手術など[1]がある。

4）心房粗動

薬物療法が難しい不整脈で，カテーテルアブレーションの有効性が高い。心房細動でよく用いられるNa遮断薬はそれにより心房粗動の周期が長くなることで房室伝導比が2:1伝導が1:1伝導とかえって増加し，心室の脈拍を上昇させる危惧がある。Naチャネル遮断薬の投与にはジギタリスの併用が望ましい。一方，純粋なKチャネル遮断薬であるソタコールやニフェカラントがより有効とされる。緊急時にはrate control目的にベラパミルやβ遮断薬が用いられる。

5）心室性期外収縮

心房性期外収縮と同様である。無症状であれば治療は不要。多形性期外収縮があっても予後には影響しない。治療を行うか否かは患者のQOLが損なわれる場合である。安易にNaチャネル遮断薬による治療を続けることはかえって患者の予後を悪化させる可能性がある（コラム参照）。

6）心室頻拍

不整脈に伴う循環動態が不安定であれば，薬物治療を考えずにただちに電気的除細動を行う。成功しない場合は2回目の除細動の前にリドカインなどのNaチャネル遮断薬，マグネシウムあるいはニフェカラントなどの遮断薬の投与後に行うと除細動閾値が低下し，除細動が成功することがある。不整脈に伴う循環動態が維持できる状況であれば，抗不整脈薬による治療を行う。抗不整脈薬としてはリドカインなどのNaチャネル遮断薬，ニフェカラントやアミオダロンのようなKチャネル遮断薬を用いる。わが国ではリドカインがよく用いられるが，最近欧米ではアミオダロンが第一選択とされる。

7）心室細動

速やかに電気除細動を試みるしかない。問題は除細動を行ってもまた心室細動を繰り返す場合である。一般に24時間に3回以上の心室細動または心室頻拍を繰り返す病態をelectrical stormと呼ぶが，実際は心室細動を繰り返しコントロールが困難な状況を指す。発症から3カ月間は死亡率が高い。これに対する薬物治療としては交感神経系の抑制が有効でβ遮断薬，アミオダロンさらにはニフェカラントがあげられる。コントロール不良の場合，全身麻酔を行うというのが最後の秘策である。慢性例では植込み型除細動器（implantable cardioverter defibrillator：ICD）の適応となる。

8）極端な徐脈

ペースメーカの適応が問題となるので，次項（6．ペースメーカ装着，p.88）を参照。

5 麻酔前のリスク評価と予後予測

最初に述べたように不整脈は一種の病態を示すのであり，基礎疾患により予後の予測は左右される。基礎疾患が明らかな場合の予後予測はそれぞれの基礎疾患を論じる他節に譲りたい。本節では術前に不整脈の合併を認めた場合にどれほどのリスク評価となるかを論じ，これに加えて，明確な基礎疾患がなく不整脈のみ単独という疾患，例えば，孤立性心房細動（lone atrial fibrillation：lone Af）やWPW症候群などがこれにあたるが，そのような病態でのリスク評価を論じる。

1）Goldmanらによるリスク分類と心室性不整脈

術前の不整脈と予後を論じた最初の報告がここにあげるGoldmanら[4]によるものであろう。彼らは非心臓手術患者を対象にリスク因子の層別化を図り，術後の重篤な合併症の相関を明らかにした。その根幹となるところを表3に挙げる。1977年の発表で，その当時は麻酔の術前評価に重視された。現在に比べて術前評価の手

表3 Goldmanらによる心リスク指標(cardiac risk index)と層別化

(a) 術前リスク因子と点数

	リスク因子	点数
病歴	70歳以上	5
	6カ月以内の心筋梗塞の既往	10
理学的所見	心音第Ⅲ音聴取または外頸静脈の怒張	11
	大動脈弁狭窄	3
心電図	洞調律以外または最新の術前心電図で複数の心室性期外収縮	7
	術前に1分間に5つ以上の心室性期外収縮	7
一般検査	$Pao_2<60$ mmHg, $Paco_2>50$ mmHg, $K<3.0$ mEq/l, $HCO_3<20$ mEq/l, BUN>50 mg/dl, Cr>3.0 mg/dl, 慢性肝機能障害，臥床状態のいずれか	3
手術	腹腔内，胸腔内，大動脈の手術	3
	緊急手術	4
合計		53

(b) 術前リスク分類と結果

Class	総点	生命に関わる合併症	心臓死
Ⅰ	0〜5	0.7%	0.2%
Ⅱ	6〜12	5%	2%
Ⅲ	13〜25	11%	2%
Ⅳ	26以上	22%	56%

(Goldman L, Caldera DL, Nussbaum SR, et al. Multifactorial index of cardiac risk in noncardiac surgical prodedures. N Engl J Med 1977; 297: 845-50より改変引用)

段が限られている背景があり，その後さまざまな検査手段の開発で心機能評価が進み，現在のリスク評価としては物足りない．ただ，この報告をベースにさまざまな術前のリスク因子や心係数(cardiac index)が提唱されてきた点で評価すべきである．この報告では心室性期外収縮が比較的大きな予後に影響するリスク因子となっているが，その後の研究では心室性不整脈単独で重要な予後因子とする研究は乏しい．例えば，Forrestら[5]は術前の心室性不整脈は術後の心室性不整脈のリスク因子としてのみ認定している．Mahlaら[6]は対象を絞り込み，術前に心疾患と心室性不整脈を有する患者の非心臓手術において，不整脈の発生頻度と予後を検討したが，相関がなかったことを報告した．

2) ACC/AHA非心臓手術のための周術期心血管系評価・管理のガイドライン

現在，術前評価と予後について一番信頼できかつ広く用いられているガイドラインであり，最近では2007年に改訂版が発表された[7]．周術期心血管系合併症のリスク因子として重篤な不整脈として7つの不整脈を挙げている(表4)．これらの不整脈が1つでも存在する場合，安易に予定手術を行うことは危険で，これに先立ってこれらを招く疾患の治療を優先すべきとしている．ただ，ここにはこれら以外に不整脈については記載がなく，術前のリスク因子との認識は示されていない．

3) 不整脈疾患各論

上記ガイドラインで示されて重篤な不整脈以外で周術期管理に配慮が必要と考えられる不整脈疾患をあげる．

● 心房細動

多くの心房細動には弁膜症，高血圧，甲状腺機能亢進症等の基礎疾患があるが，近年基礎疾患を有しない心房細動として孤立性心房細動という概念が確立されつつある．心房細動に上記ガイドラインにあるコントロール不良の上室性不整脈があれば，手術施行は問題である．また，心房細動が一番予後に影響を与えるのはそれに伴う心臓の合併症でなく，血栓による虚血性脳障害であり，心房細動の存在は非心臓・血管手術でほぼ2倍の発生が報告されている[8]．

● WPW症候群

本疾患単独で重篤な不整脈の既往がなければ，明確な予後リスク因子ではない．ただし，本疾患が心房細動と合併すると心室細動に移行する例があり，その病態のリスクは高い．

● QT延長症候群

心電図上著しいQT時間の延長がみられ，ときにtorsade de pointesといわれる特異的な多形性心室性頻拍から心室細動を起こし突然死に

表4 ACC/AHA非心臓手術のための周術期心血管系評価・管理のガイドライン(2007)による活動性リスク因子(active cardiac conditions)

1. 不安定冠症候群
   - 不安定狭心症または重症狭心症(CCS分類 Class IIIまたはIV)
   - 最近の心筋梗塞(発症後7日以上，30日以内)
2. 非代償性心不全(NYHA Class IV)
3. 重篤な不整脈
   - 高度房室ブロック
   - Mobitz II型房室ブロック
   - III度房室ブロック
   - 症候性の心室性不整脈
   - 心拍数100bpm以上のコントロール不良の上室性不整脈
   - 症候性の徐脈
   - 新規の心室性頻拍
4. 重症弁疾患
   - 重症大動脈狭窄症
     (平均圧較差40mmHg以上，弁口面積1cm^{2}未満，あるいは症候性)
   - 症候性の僧帽弁狭窄症
     (労作時呼吸困難の悪化，意識消失発作あるいは心不全)

至る病態。先天性および薬剤投与，電解質異常，甲状腺機能低下などによる後天性のものがある。本疾患の不整脈は上記のガイドラインの重篤な不整脈にあたるので，予後に関与すると考えられるが，それは不整脈の発生を抑制できなかった場合といえる[9]。不整脈を抑制できた場合の本疾患と術後の予後には明確なデータはなく，明確なリスク因子とはいえない。

- **Brugada症候群**

右前胸部誘導のST上昇と右脚ブロックを伴う心電図を持つ者に心室細動が起こるとの報告から報告者の名前よりBrugada症候群と呼ばれる。心室細動等の重篤な不整脈を引き起こすことが知られている。本疾患と麻酔後の予後については十分なデータがない。これまでの症例報告をみると麻酔管理にはよく耐えうると考えられる[10]。

6 麻酔前準備と麻酔管理のポイント

1) 心房性および心室性期外収縮

いずれの不整脈もその頻度にかかわらず患者の自覚症状がなければ，治療対象とならず，術後の予後に有意な影響を与えるものではない。術前から抗不整脈薬の投与を受けている場合はその継続が望ましい。また，術中管理については不整脈が原因で循環動態に影響を与える場合，不整脈が頻回に及ぶ場合は抗不整脈薬の投与で抑制することは必要であり，まれであるが重篤な不整脈の発生により循環動態の破綻を招く場合はただちに電気的除細動が求められる。単発の不整脈は経過観察で十分である。麻酔維持の麻酔薬の選択にも制限はない。

2) 心房細動

術前から心房細動がある場合，麻酔中の管理は心室の脈拍を適正に(おおよそ60～80 bpm)保つことにつきる。エスモロールなどのβ遮断薬やCa遮断薬であるベラパミルを用いるが，これに加えて，Kチャネル遮断を中心に複数のチャネルや受容体に作用するアミオダロンの静注薬が使えるようになり，有力な薬剤といえる。薬剤でのコントロールが不良で，循環動態に問題が生じるようであれば，電気除細動を行う。

心房細動の一番のリスクは血栓であるので，多くの場合術前から抗凝固療法が行われている。抗凝固療法を術前どこまで継続するか，また術後いつ再開するかは患者主治医と循環器内科医を交えて事前に協議しておく。

3) WPW症候群

術前から頻拍発作を繰り返す症例や心房細動との合併例では先に述べたように心室細動への移行のリスクがあるので，カテーテルアブレーションによる副伝導路遮断を術前の処置として

表5　QT延長をきたす薬剤および病態

分類	内容
薬剤	●抗不整脈薬（Ⅰa，Ⅰc，Ⅲ） ●抗生物質（エリスロマイシン，ST合剤） ●抗うつ薬（アミノトリプチン） ●抗真菌薬（フルコナゾール） ●制吐薬（ドロペリドール，ドンペリドン） ●向精神薬（クロルプロマジン，ハロペリドール，メソリダジン，チオリダジン，ピモジド） ●利尿薬 ●バソプレッシン ●亜ヒ酸
電解質異常	●低K血症 ●低Mg血症 ●低Ca血症
病態	●甲状腺機能低下症 ●異常栄養症（ダイエット，飢餓，anorexia nervosa） ●脳出血 ●くも膜下出血，脳炎 ●徐脈（洞機能不全） ●僧帽弁逸脱症 ●房室ブロック ●心筋炎 ●冠動脈疾患（特にスパスム） ●リウマチ熱
その他	●女性 ●頸動脈の手術 ●脳外科手術，低体温 ●アナフィラキシー

(Atlee JL. Perioperative cardiac dysrhythmias : diagnosis and management.Anesthesiology 1997 ; 86 : 1397-424., 山下武志. 心筋細胞の電気生理学：イオンチャネルから，心電図，不整脈へ. 東京：メディカル・サイエンス・インターナショナル；2002, p.176-8., Roden DM. Drug-induced prolongation of the QT interval. N Engl J Med. 2004；350：1013-22より改変引用)

考慮すべきである[1]。

　麻酔中に頻拍発作が発生した場合に循環動態の維持が難しければ電気的除細動であるが，維持できている場合は抗不整脈剤による治療を行う。洞調律であれば，房室結節での伝導を抑制する目的でATPやベラパミル，副伝導路の不応期を延長させるいわゆるClass Ⅰaに属する抗不整脈剤，特にプロカインアミドの投与，交感神経抑制を目的としたβ遮断薬の投与が有効である。ただし，ジギタリス製剤は正常伝導路を抑制するものの，副伝導路への影響がさまざまであるため使用は控える。次に心房細動が伴う場合はジギタリス製剤，Ca拮抗薬，β遮断薬は使用すべきではない。いずれも房室結節の伝導を抑制し，副伝導路を介して頻脈発作を助長することが危惧される。薬剤としてはプロカインアミドが用いられるが，早急に電気的除細動を行うのが無難である。

4）QT延長症候群

　QT延長を招くさまざまな因子が知られている（表5）[11～13]ので，術前・術中はこれらの因子を可能な限り除くことが肝要である。不幸にも麻酔中にtorsade de pointesに至れば，電気的除細動の適応となるが，Mgの投与は再発に有効である。麻酔薬ではプロポフォールはQT時間に影響しないので使いやすい。揮発性麻酔薬はQT時間を延長するが，禁忌というほどではなく，使用可である[14]。

5）Brugada症候群

　周術期の重篤な不整脈の発生に備えることが肝要である。麻酔薬に時に制限はない。一般的に本症候群は先天性のNaチャネル病とされているが，最近遺伝子に異常がなくBrugada症候群様の心電図（後天性Brugada症候群）を生じ，なかには不幸な転期をたどるものが報告されている[15]。そのなかに薬剤として，Naチャネル遮断薬，Caチャネル遮断薬，β遮断薬およびプロポフォール使用例が挙げられている[15]。さらにこれまでの症例報告から推察して，プロポフォール，局麻薬の使用には慎重に，さらに一般的な不整脈を招きやすい病態，高体温，低K血症，などを避けるべきとの指摘もある[10]。

---引用文献---

1) 日本循環器学会編，心房細動治療（薬物）ガイドライン（2008年改訂版）. Circ J 2008；72 Suppl Ⅳ：1581-638.
2) 西原崇創. 心臓細動ガイドラインのup to date：本邦と欧米の治療戦略の相違点. INTENSIVIST 2009；1：751-8.
3) Echt DS, Liebson PR, Mitchell LB, et al. Mortality and morbidity in patients receiving encainide, flecainide or placebo : The Cardiac Arrhtyhimas Suppression Trial. N Engl J Med 1991；324：781-8.
4) Goldman L, Caldera DL, Nussbaum SR, et al. Multifactorial index of cardiac risk in noncardiac surgical prodedures. N Engl J Med 1977；297：845-50.

5) Forrest JB, Rehder K, Cahalan MK, et al. Multiple study of general anesthesia Ⅲ : predictors of severe perioperative adverse outcomes. Anesthesiology 1992 ; 76 : 3-15.
6) Mahla E, Rotman B, Rehak P, et al. Perioperative ventricular dysrhythmias in patients with structural heart disease undergoing noncardiac surgery. Anesth Analg 1998 ; 86 : 16-21.
7) Fleisher LA, Beckman JA, Brown KA, et al. ACC/AHA 2007 guidelines on perioperative cardiovascular evaluation and care for noncardiac surgery : executive summary : a report of the American College of Cardiology/American Heart Association Task Force on Practice Guidelines (Writing Committee to Revise the 2002 Guidelines on Perioperative Cardiovascular Evaluation for Noncardiac Surgery) : Developed in Collaboration With the American Society of Echocardiography, American Society of Nuclear Cardiology, Heart Rhythm Society, Society of Cardiovascular Anesthesiologists, Society for Cardiovascular Angiography and Interventions, Society for Vascular Medicine and Biology, and Society for Vascular Surgery. Circulation 2007 ; 116 : 1971-96.
8) Bateman BT, Schumacher HC, Wang S, et al. Perioperative acute ischemic stroke in noncardiac and nonvascular surgery : incidence, risk factors, and outcomes. Anesthesiology 2009 ; 110 : 231-8.
9) Lorentz MN, Ramiro FG. Anesthesia and the long QT syndrome. Rev Bras Anestesiol 2007 ; 57 : 543-8.
10) Kloesel B, Ackerman MJ, Sprung J, et al. Anesthetic management of patients with Brugada syndrome : a case series and literature review. Can J Anaesth 2011 ; 58 : 824-36.
11) Atlee JL. Perioperative cardiac dysrhythmias : diagnosis and management. Anesthesiology 1997 ; 86 : 1397-424.
12) 山下武志. 心筋細胞の電気生理学 : イオンチャネルから, 心電図, 不整脈へ. 東京 : メディカル・サイエンス・インターナショナル ; 2002, p.176-8.
13) Roden DM. Drug-induced prolongation of the QT interval. N Engl J Med. 2004 ; 350 : 1013-22.
14) Kies SJ, Pabelick CM, Hurley HA, et al. Anesthesia for patients with congenital long QT syndorome. Anesthesiology 2005 ; 102 : 204-10.
15) Juntila MJ, Gonzalez M, Lizotte E, et al. Induced Brugada-type electrocardiogram, a sign for imminent malignant arrhthymias. Circulation 2008 ; 117 : 1890-3.

〔太田　千穂, 林　　行雄〕

6 ペースメーカ装着

はじめに

　元来，ペースメーカは，徐脈性不整脈に対する治療デバイスとして開発されたが，医療工学の目覚ましい進歩により高性能・高機能化が進むとともに，その適応は大きく変化しつつある。特に，頻拍性不整脈に対する植込み型除細動器（implantable cardioverter-defibrillator：ICD），重症慢性心不全に対する両心室ペーシングによる心臓再同期療法（cardiac resynchronization therapy：CRT），そしてCRTにICD機能を付加したCRT-Dの臨床導入とその発展には著しいものがある。したがって，ペースメーカは単に徐脈の治療という概念から，生理的機能を重視した不整脈・心不全治療デバイスという概念が浸透している。それに伴ってその呼称も単に"ペースメーカ"とするよりは"植込み型心臓用電気機器（cardiac implantable electronic devices：CIED）"といった広義のカテゴリーで呼ばれることが多くなっている。

　CIEDの普及が進むにつれて，CIED患者の麻酔を行う機会も増加していると考えられる。これらの患者の麻酔においては，CIEDに関連した適切な術前評価を行うことがもっとも重要である。特に，術中から術後においては，CIED自体の管理に加え，CIEDが必要となった基礎心疾患に対する管理も必要となる。また，各種医療機器がCIEDの機能にどのような影響を与えるかについて熟知するとともに，CIEDの機能が失われた場合の対処法について検討しておく必要がある。本項では，このようなCIED患者に特有の周術期管理について概説したい。

1 疫　　学

　不整脈などの心疾患に対するCIEDの患者数は年々増加傾向にあり，現在数十万人のCIED患者がいると推定されている。これらのデバイス治療により，生命予後の改善だけでなく患者のQOLも改善し得ることが相次いで報告されている[1〜3]。また，医療技術の発展はデバイスの小型化と多機能化をもたらし，さらに植込み手技にかかわる技術も改良されている。したがって，高齢化の進行および医療工学の進歩に伴い，デバイス治療の適応患者も今後さらに増加することが予測される。

2 植込み型心臓用電気機器（CIED）の適応

　CIED治療を考慮する場合は，米国心臓病学会（ACC）／米国心臓協会（AHA）と北米心臓ペーシング・電気生理学会（North American Society of Pacing and Electrophysiology：NASPE）から示されているガイドラインが広く使用されている[2]。わが国からもCIED治療に関しては，「不整脈の非薬物治療ガイドライン（2011改訂版）」が発表され[3]，治療の効果，適応などが示されており，詳細についてはこちらも合わせて参照されたい。

1 ペースメーカの適応

　ペースメーカの適応として代表的なものは，房室ブロック，2枝および3枝ブロック，洞機能不全症候群，徐脈性心房細動などが挙げられる。これらの疾患のうち徐脈により，一過性脳虚血による失神（Adams-Stokes発作），眼前暗黒感，強いふらふら感などの症状があるものはペースメーカの絶対適応となる。また，軽度のめまいやふらつき，身体活動の制限を認める場合も相対的適応としてペースメーカ治療を考慮するべきである。

2 植込み型除細動器（ICD）の適応

　ICDの登場により，心原性突然死の高リスク患者の治療法が大きく変化した。特にICDの左室機能低下例に対する一次予防目的での有効

性が確認されたことにより，ICDの使用は急速に増加している．さらに近年では，致死性不整脈を発症するBrugada症候群や先天性QT延長症候群を代表とする遺伝性致死性不整脈疾患の存在が広く認識されるようになったこともICD使用の増加に関与していると考えられる．

Brugada症候群は，V1〜V3誘導心電図にみられる特徴的なST上昇を認める疾患で，中年以降のアジア人に発症しやすいことが知られている．ただし，わが国の多施設登録研究では，無症候性のBrugada症候群の2年間の新規心事故発生率は0.5%と低率である．ICDは，①失神発作の有無，②突然死の家族歴の有無，③電気生理学的検査による心室細動の誘発，の3項目のうち2つ以上の項目を有する場合有益であるとされている．

先天性QT延長症候群は，通常安静時から修正QT時間が440ms以上と延長し，torsade de pointes(TdP)と称される多形性心室性頻拍を発症することを特徴としている．①TdPまたは失神，②突然死の家族歴，③β遮断薬に対する治療抵抗性，の3項目のうち2つ以上の項目を認める場合に，ICDが有益と考えられる．

3 心臓再同期療法(CRT)の適応

CRTは，重症心不全患者に併発する心室内伝導障害による非生理的収縮に対して冠静脈分枝に挿入したリードから心外膜側を刺激することにより改善させることを目的としており，生命予後改善効果が確認されている．

十分な薬物治療を行っても改善しないNew York Heart Association(NYHA)の心機能分類のClass Ⅲ〜Ⅳの慢性心不全で心室内伝導障害(QRS幅130ミリ秒以上)を有する患者が適応となる．

3 ペースメーカの構造

ペースメーカは電池と電気回路を組み合わせた電気刺激装置(ジェネレーター)と刺激を伝えるリードからなる．リード全体は非導電材料の絶縁体で被われており，その先端は金属の電極で心筋に接して電気刺激を伝える．ペースメーカ電極には単極と双極がある．単極リードは電極間距離が大きく心電図に明確な刺激パルスが記録されるため動作確認が容易であるが，電磁障害を受けやすいといった欠点がある．一方，双極リードは電極間距離が短く電磁障害を受けにくいが，構造が複雑で刺激パルスが小さく心電図上で判断しづらい．

ICDはペースメーカと同様な構造をもち，頻拍性不整脈が生じた際には設定されたプログラムに基づいて体内から抗頻拍ペーシングあるいは除細動(20〜30ジュール)を行う．また，徐脈の際の心拍数を維持する機能も持ち合わせている．

4 ペースメーカの作動モード

ペースメーカは，作動様式により分類される．各種作動様式は国際的基準[1]により5文字の英文字コードにより識別されている(表1)．最初

表1 NASPE/BPEGペースメーカコード

第1文字	第2文字	第3文字	第4文字	第5文字
刺激部位	心電位検出部位	制御方法	プログラム機能	抗頻拍機能
O:なし A:心房 V:心室 D:A+V	O:なし A:心房 V:心室 D:A+V	O:なし T:同期 I:抑制 D:T+I	O:なし R:レート応対機能	O:なし P:抗頻脈機能 S:除細動機能 D:P+S

BPEG：British Pacing and Electrophysiology Group
(Bernstein AD, Daubert JC, Fletcher RD, et al. The revised NASPE/BPEG generic code for antibradycardia, adaptive-rate, and multisite pacing. North American Society of Pacing and Electrophysiology/British Pacing and Electrophysiology Group. Pacing Clin Electrophysiol 2002；25：260-4より改変引用)

の3文字は基本的な抗徐脈機能（順番に刺激部位，心電位検出部位，制御方法）を示し，日常の臨床ではこの3文字が使用されることが多い。4番目の文字はプログラム機能（レート応対機能），5番目の文字は抗頻拍機能の有無を示す。例えば，VVIペースメーカは心室で心電位を検出し刺激を発生するモードで，設定した周期より早期に心電位が検出された場合は刺激が抑制される。DDDペースメーカは心房と心室の両方の電位を検出しペーシングを行うモードで，心房と心室を順次連動して収縮させることにより生理的ペーシングが可能である。一方，AOOやVOOモードは自発心拍の有無にかかわらず，設定されたレートで心房あるいは心室で刺激パルスを出力するため非同期固定レートと呼ばれる。

レート応対機能（4文字目のR）を備えたペースメーカは，体動，呼吸，血液pH，血液温度，QT時間などを指標として身体の活動や生理的要求に応じて心拍数を調整することができるモードである。しかし，麻酔管理中は種々の環境変化がレート応対機能に影響を及ぼし本来の生理的需要とは関係のない不適切なセンサー感知が生じる可能性がある。したがって，麻酔管理中は原則としてレート応対機能を停止することが推奨されている。

5 麻酔前のリスク評価と予後予測

1）術前評価と予後

CIED患者の術前リスク評価に関しては，デバイスが植込まれていること自体に対する問題に加えて，心機能の程度，基礎心疾患の有無も同時に評価する必要がある。特に，CIED自体の術前評価に関しては，米国麻酔学会（American Society of Anesthesiologists：ASA）から発表されたガイドラインで推奨されている項目（表2）が広く利用されている[4]。ただし，現時点で，推奨されている術前評価の実施が予後を改善するかどうかの臨床的有用性を検証した無作為比較対照試験は行われていない。しかし一方で，CIED患者への不十分な術前評価が原因で周術期にペースメーカ不全が生じたとする症例も報告されており，適切な術前評価が術後アウトカムに関連する可能性は考えられる。また，Pili-Flouryらは，非心臓手術におけるペースメーカ患者65名の周術期予後について単施設・前向き研究での結果を報告している[5]。この検討では，麻酔中のペースメーカ不全は1例も生じていないが，術後10カ月で11例の心イベントが発症（心筋梗塞7例，左心不全2例，不整脈2例）し，その中の2名が死亡している。しかし，これらの心有害事象は，ペースメーカ自体が原因ではなく術前からの基礎心疾患により生じたものと考えられている。したがって，術前からのペースメーカ装着が術後心合併症の独立した危険因子であるというエビデンスは現時点では存在しない。

2）ペースメーカ不全

ペースメーカに完全に依存している患者では，予期せぬペースメーカ不全が重篤な循環不全を引き起こす危険性がある。周術期にペースメーカの機能不全が生じた場合は，その原因を検索し，それが除去可能な場合は速やかに取り

表2 CIED患者の術前評価

CIEDの確認	●問診 ●心電図 ●胸部X線 ●触診　　など
機種の確認	●ペースメーカ手帳 ●胸部X線 ●製造業者への問い合わせ
依存度の確認	●適応基礎心疾患の確認 ●心電図での自己心拍の有無
機器機能の確認	●術前点検 ●循環器・ME部門へのコンサルト ●製造業者への問い合わせ

(American Society of Anesthesiologists Task Force on Perioperative Management of Patients with Cardiac Rhythm Management Devices. Practice advisory for the perioperative management of patients with cardiac rhythm management devices：pacemakers and implantable cardioverter-defibrillators：a report by the American Society of Anesthesiologists Task Force on Perioperative Management of Patients with Cardiac Rhythm Management Devices. Anesthesiology 2005；103：186-98より改変引用)

除き，そうでない場合は薬物や一時的ペーシングの使用を検討する必要がある。

●電磁干渉

CIEDは刺激電極を用いて常に心電位を監視している。したがって，心電位に外部の電磁界の影響で類似の雑音が混入するとその雑音に反応してしまう場合が生じる。これが電磁干渉（electromagnetic interference：EMI）と呼ばれる現象である。EMIは，体内に50μA以上の電流が誘導された場合に生じるとされている。電流が誘導されている間，CIEDは必要な刺激の抑制あるいは自己リズム下で不必要な刺激を発生する可能性がある。

ICD患者では，電流の変動周期がICDの頻拍検出基準を超え，不適切ショックが発生する危険性がある。電気メスや体外式電気的除細動器等により，デバイスに極度に高い電圧が加えられると，本体電子回路にlatch up現象が生じやすくなる。短時間であれば回路のリセットですむが，場合によってはICD回路の機能停止に至る可能性があり注意を要する。

手術中に，電気メスなどの電磁干渉がどうしても避けられない状況では，一時的にペースメーカを非同期モードに変更する場合もある。変更時には，患者の血圧の変化などに十分注意する必要がある。また，手術中にペースメーカ機能を非同期モードに変更することが臨床的に有効であることを検討した比較対照試験は現時点で行われていない。

●そのほかの原因

そのほかの原因として，ジェネレーターの故障，リード電極の断絶や位置ずれ，ペーシング閾値変化による刺激不全が考えられる。特に，最近（4週間未満）植込みが施行された症例ではリード電極が定着してない場合があり，術中の体位変換，強いシバリング，陽圧換気などによってリードの位置ずれが生じる可能性がある。

ペーシング閾値が変化しペースメーカ不全に至る可能性も報告されている。ペーシング閾値を上昇させるものとして，Ⅰ群抗不整脈薬，アシドーシス，アルカローシス，高二酸化炭素血症，高ナトリウム血症，低カリウム血症がある。

逆に，交感神経作動薬，低酸素血症，低二酸化炭素血症，心筋虚血はペーシング閾値を低下させる。ただし，ペーシング閾値変化の予見は困難で，突然発症する可能性があり，また個体差も大きい点に注意する必要がある。

6 麻酔前準備と麻酔管理のポイント

1）術前評価

CIED患者の術前評価は，上述したASAで推奨されている項目（表2）に基づいて行う。また，患者が所持するペースメーカ手帳からも重要な基本情報を得ることができる。患者が手帳を所持していない，あるいは緊急手術のため情報を得ることができない場合は，装置のX線透過像からペースメーカのコード，ジェネレーターやリードの位置関係，機器の型・メーカーを判別することが可能な場合もある。CIED患者は，器質的心疾患（虚血性心疾患，弁膜症など）を合併することが多く注意が必要で，個々の症例に応じてガイドラインに基づいた心機能評価を行う必要がある。また，可能な限り事前にペースメーカ製造業者に連絡を取り，手術前後のペースメーカの機能検査，モード変更，予期せぬ機能不全時の対応などの協力のために技術員の立ち会いを求めることも重要である。

術前検査において，心電図は患者のペースメーカ依存度を判定するのに有用である。胸部X線写真では心不全の所見がないかチェックするとともにジェネレーターやリード電極の位置を確認し，手術部位や電気メスの対極板の貼り付け場所を決定する。また，電解質異常はペーシング閾値に影響を及ぼすため可能な限り術前に補正することが望まれる。

2）術中電磁干渉（EMI）対策

周術期には患者がさまざまなEMI（電気メス，除細動器，MRI，電気痙攣療法，衝撃波など）によりペースメーカの誤作動，不適切な刺激抑制，機器の故障といった不具合を生じる可能性があり術前に対策を考慮しなければならない[6,7]。新しい機種はEMIに対して保護機構が

備えられている場合が多くペースメーカ本体が故障することはまれであると考えられる。しかし，EMIに対する感受性および耐性は機種により大きく異なるため事前の確認が必要である。

電気メスは手術時に生じるEMIとしてもっとも頻度が高く，特に注意が必要であり，その具体的な対策を表3に示した。また，電気メス使用中は心電図波形の観察が不可能であることから，有効な脈拍を確認するために末梢動脈の触知およびパルスオキシメータや観血的動脈圧波形測定などのモニタリングが有用である。予期せぬペースメーカ不全に備えて陽性変時作動薬（アトロピン，イソプロテレノールなど），緊急ペーシング（経食道，経胸郭，もしくは経静脈的ペーシング），および除細動器の準備をしておくべきである。

ICD装着患者に電気メスを使用する場合は，誤認による不適切放電を回避するために原則として手術前にICD機能を停止する。また，術後再プログラミングするまでは心電図をモニターし，体外式除細動器を準備しておくべきである。

3）体外式電気的除細動器

電気的除細動器の使用もCIEDのプログラム変化や機器自体の破損が生じる可能性があり注意が必要である[1〜3]。ジェネレーターとパドルの位置が近いほど機器損傷の危険性が高い。したがって，緊急で除細動器が必要となった場合はパドルでペースメーカ本体を挟むことは避け，可能な限り機器と離れた位置で，可能であればリードに対して垂直となるanterior-posterior位置での使用が勧められている。事前に除細動器用電極を準備できる場合も，同様に胸壁の前後に貼付するべきである。除細動後には機器の精査をして，機能不全になっていないか確認する必要がある。

4）麻酔管理

現在使用されている麻酔方法・麻酔薬でペースメーカ装着患者に対して絶対的に禁忌となるものはない[6,7]。スキサメトニウムによる線維束性攣縮や強いシバリングによる筋電位は過剰センシングを生じる可能性があり注意が必要である。また，揮発性吸入麻酔薬はICDの除細動閾値を上昇させるとの報告[8]があるため，ICD植込み術での除細動テスト時などにはプロポフォールを用いた管理がより適しているかもしれない。

5）術後管理

術後は，循環動態が安定していること，シバリングや痛みなどによる頻呼吸がないことを確認する。問題がなければ，術前にCIEDの設定を変更した場合にはペーシングの設定を術前の状態に戻す。設定の変更を行っていない場合でも，EMIなどによる予期せぬ機器の障害が生じている可能性があるため，CIEDの作動状況を再評価しなければならない。

おわりに

高齢化が進むわが国では，CIED患者の麻酔を行う機会が今後増加すると考えられる。一方，CIEDが術後予後に与える影響については十分な検討がなされていないのが現状である。CIED患者の術前評価では，個々の症例ごとに植込みの適応となった原疾患の評価，CIEDの依存度，装置の情報，手術術式・体位，EMI対策を考慮することが重要と考えられている。麻酔科医は，術者および製造業者と連携して安全対策を検討する必要がある。

表3　電気メス使用による電磁干渉対策

- 電気メスの選択：可能なら双極型電気メスまたは超音波メスを使用する。
- 出力：最小限に抑える。
- 使用方法：ジェネレーターから離して（15cm以上），短時間で間欠的に使用する。
- 対極板の位置：術野からできる限り離し，ジェネレーターが電気メスと対極板の間にならないようにする。

引用文献

1) Bernstein AD, Daubert JC, Fletcher RD, et al. The revised NASPE/BPEG generic code for antibradycardia, adaptive-rate, and multisite pacing. North American Society of Pacing and Electrophysiology/British Pacing and Electrophysiology Group. Pacing Clin Electrophysiol 2002 ; 25 : 260-4.

2) Fleisher LA, Beckman JA, Brown KA, et al. ACC/

AHA 2007 Guidelines on Perioperative Cardiovascular Evaluation and Care for Noncardiac Surgery. Executive Summary : A Report of the American College of Cardiology/American Heart Association Task Force on Practice Guidelines(Writing Committee to Revise the 2002 Guidelines on Perioperative Cardiovascular Evaluation for Noncardiac Surgery) : Developed in Collaboration With the American Society of Echocardiography, American Society of Nuclear Cardiology, Heart Rhythm Society, Society of Cardiovascular Anesthesiologists, Society for Cardiovascular Angiography and Interventions, Society for Vascular Medicine and Biology, and Society for Vascular Surgery. Circulation 2007 ; 116 : 1971-96.
3) 奥村　謙，相澤義房，青沼和隆ほか．不整脈の非薬物治療ガイドライン(2011年改訂版)．http://www.j-circ.or.jp/guideline/pdf/JCS2011_okumura_h.pdf ［2012年9月閲覧］
4) American Society of Anesthesiologists Task Force on Perioperative Management of Patients with Cardiac Rhythm Management Devices. Practice advisory for the perioperative management of patients with cardiac rhythm management devices : pacemakers and implantable cardioverter-defibrillators : a report by the American Society of Anesthesiologists Task Force on Perioperative Management of Patients with Cardiac Rhythm Management Devices. Anesthesiology 2005 ; 103 : 186-98.
5) Pili-Floury S, Farah E, Samain E, et al. Perioperative outcome of pacemaker patients undergoing non-cardiac surgery. Eur J Anaesthesiol 2008 ; 25 : 514-6.
6) Vijayakumar E. Anesthetic considerations in patients with cardiac arrhythmias, pacemakers, and AICDs. Int Anesthesiol Clin 2001 ; 39 : 21-42.
7) Salukhe TV, Dob D, Sutton R. Pacemakers and defibrillators : anaesthetic implications. Br J Anaesth 2004 ; 93 : 95-104.
8) 石井浩二，山口昌一，高橋俊次ほか．Brugada症候群患者におけるICD植え込み術の麻酔管理．日臨麻会誌2005 ; 25 : 357-60.

〔河野　崇，大下　修造〕

7 脳血管障害患者

はじめに

脳血管障害は日本脳卒中学会により脳梗塞・一過性脳虚血発作（transient ischemic attacks：TIA），脳出血，くも膜下出血，無症候性脳血管障害，その他の脳血管障害の5つに分類されている。本節では特に麻酔科医が術前に遭遇する機会の多い疾患（脳梗塞，頸動脈狭窄症，もやもや病，脳出血，くも膜下出血）について述べる。

1 脳梗塞

1 疫学

発症率は年間100～200/10万人，40歳以上では600/10万人前後と推定されている。高齢化が進行するわが国において，脳梗塞の発症数，脳梗塞総患者数，脳梗塞による死亡者数，要介護者数は今後ますます増加すると予想される。TIAを起こした患者の4～20%はTIA後90日以内に脳梗塞を発症しており，発症時期は2日以内が半数を占める[1]。

2 診断基準

症状として半身の運動麻痺，感覚鈍麻，失語症，片眼の視野障害，構音障害，複視などがみられる。検査所見として，発症早期であれば頭部CTで早期虚血サイン（皮髄境界消失，レンズ核の不明瞭化，脳溝の消失）が確認されることがある。頭部MRIでは発症6時間以内の梗塞巣における拡散強調画像の診断能は高く，急性期脳梗塞診断において拡散強調画像は必須である。

3 病型・重症度分類

脳梗塞は臨床的にアテローム血栓性脳梗塞，ラクナ梗塞，心原性脳塞栓症，その他に分類される。重症度はNational Institute of Health Stroke Scale（NIHSS）で判定される。また，NIHSSと併用されるものとしてmodified Rankin Scale（mRS），Stroke Impairment Assessment Set（SIAS）がある。

4 治療法

発症から3時間以内に治療可能な虚血性脳血管障害で慎重に適応判断された患者に対しては遺伝子組み換え組織プラスミノゲンアクチベーターの投与が強く勧められている。アスピリン160～300mg/日の経口投与は，発症早期（48時間以内）の脳梗塞患者の治療法として推奨される。中大脳動脈灌流域を含む一側大脳半球梗塞において，発症48時間以内に硬膜形成を伴う外減圧術が施行される場合もある。

5 麻酔前のリスク評価と予後予測

周術期脳梗塞の発生率を表1 [2～6]，その危険

表1 術式と周術期脳梗塞の発生率

手術	脳梗塞発生率
全身麻酔	0.05～0.24%
CABG	1.4～3.8%
弁手術	4.8～8.8%
複数弁手術	9.7%
CABG＋弁手術	7.4%
大動脈手術	8.7%
頸動脈内膜剝離術	2.5～5.5%
肺手術	0.6～0.87%
末梢血管手術	0.3～4.4%
整形外科手術	0.29～0.9%
帝王切開術	0.05%

CABG：冠動脈バイパス術
(Di Minno MN, Prisco D, Ruocco AL, et al. Perioperative handling of patients on antiplatelet therapy with need for surgery. Intern Emerg Med 2009；4：279-88., Kikura M, Bateman BT, Tanaka KA. Perioperative ischemic stroke in non-cardiovascular surgery patients. J Anesth 2010；24：733-8., Selim M. Perioperative stroke. N Engl J Med 2007；356：706-13., Ng JL, Chan MT, Gelb AW. Perioperative stroke in noncardiac, nonneurosurgical surgery. Anesthesiology 2011；115：879-90., Sabate S, Mases A, Guilera N, et al. Incidence and predictors of major perioperative adverse cardiac and cerebrovascular events in non-cardiac surgery. Br J Anaesth 2011；107：879-90より改変引用)

表2　周術期脳梗塞の危険因子とオッズ比

危険因子	オッズ比
年齢　18～64	1
65～74	2.7～5.5
75～84	4.1～10.9
>85	6.1～14.6
既往脳梗塞	2.4～14.3
糖尿病	2.2
高尿酸血症	3.5
腎障害	3.0
心房細動	2.0～5.5
虚血性心疾患	2.3
末梢血管病変	8.0
慢性閉塞性肺疾患	8.8

(Molyneux AJ, Kerr RS, Yu LM, et al. International subarachnoid aneurysm trial (ISAT) of neurosurgical clipping versus endovascular coiling in 2143 patients with ruptured intracranial aneurysms : a randomised comparison of effects on survival, dependency, seizures, rebleeding, subgroups, and aneurysm occlusion. Lancet 2005 ; 366 : 809-17., Ng JL, Chan MT, Gelb AW. Perioperative stroke in noncardiac, nonneurosurgical surgery. Anesthesiology 2011 ; 115 : 879-90., Sabate S, Mases A, Guilera N, et al. Incidence and predictors of major perioperative adverse cardiac and cerebrovascular events in non-cardiac surgery. Br J Anaesth 2011 ; 107 : 879-90より改変引用)

因子を表2[5~7]に示す。脳梗塞既往患者では，脳血管障害が発生しやすく，特にその急性期では梗塞部位の組織が脆弱化しているため出血や虚血の増悪を来しやすい。脳梗塞発症1カ月は可能な限り手術を延期すべきである[8]。

6 麻酔前準備と麻酔管理のポイント

　脳梗塞を有している患者の多くは抗血栓療法（抗血小板薬または抗凝固薬）を受けている。麻酔科医は抗血栓療法を継続するか中止するかを血栓塞栓症のリスクと出血のリスクを評価し，中止時期を決定しなければならない。頭蓋内手術，脊椎手術，眼内手術，ペースメーカ植込み手術，大手術では血栓塞栓症のリスクよりも出血のリスクが高いとされており中止が勧められている[2,9]。麻酔中は脳血流を保つ管理が必要とされる。脳梗塞患者では脳血管自己調節能も障害されている場合があることを考慮し，適切な血圧管理が求められる。過換気による低二酸化炭素血症を避けることは当然であるが，高二酸化炭素血症も脳内盗血現象により虚血部位への血流減少を引き起こす可能性があるため，正常二酸化炭素分圧を維持する。

2 頸動脈狭窄症

1 疫　学

　脳梗塞の原因の15～20％を占める。動脈硬化性病変が基礎にあり，全身の動脈硬化性病変がみられる。特に，冠動脈疾患は20～70％に合併するといわれている。無症候性頸動脈狭窄症の有病率は4.2％でそのうち1.7％は高度狭窄と報告されている[10]。また，高齢，男性で発生率は増加する。

2 診断基準

　症候性ではTIA発作や脳梗塞が主症状である。理学所見として，頸部聴診で雑音が聴取される。検査として，非侵襲的な頸動脈エコードプラーを行い，頸動脈狭窄症が疑われれば磁気共鳴血管画像(magnetic resonance angiography：MRA)を行う。次いで，治療方針決定のためにCTアンギオグラフィ(computed tomography angiography：CTA)やカテーテルによる脳血管造影を行う[10]。

3 病型・重症度分類

　症状の有無（症候性または無症候性）と狭窄度で分類される。血管の狭窄度は血管造影での狭窄度を30～49％までを軽症，50～69％までを中等度，70％以上を高度と分類するのが一般的である。狭窄度の計算にはNASCET(North American Symptomatic Carotid Endarterectomy Trial)が用いられることが多い。

4 治療法

　内科的治療ではアスピリンおよびスタチンの内服が行われ，外科的治療では頸動脈内膜剥離術(carotid endarterectomy：CEA)と血管内ステント留置術(carotid artery stenting：CAS)がある。症候性および無症候性頸動脈狭窄患者では，脳卒中，心筋梗塞，死亡を含めた4年後の

予後に差はないが，CEAでは周術期心筋梗塞，CASでは周術期脳卒中が多くみられ[11]。70歳以上の症候性頸動脈狭窄症患者にCASを施行するとCEAよりも脳梗塞，死亡，心筋梗塞の発生率が高かった[12]。

5 麻酔前のリスク評価と予後予測

頸動脈はアテローム性動脈硬化の好発部位であることから全身の動脈硬化の指標となる。冠動脈1枝病変患者の14.5％，2枝病変では21.4％，3枝病変では36％に頸動脈狭窄症がみられた[13]。頸動脈エコーでの動脈硬化重症度の指標として，max-IMT（intima-media thickness）とplaque score（PS）がある[14]。Max-IMTは左右の総頸～内頸動脈でもっとも厚いIMTである。PSは総頸動脈から内頸動脈を4分画した場合のプラークの総和で，正常（0），軽度（1.1～5.0），中等度（5.1～10.0），高度（10.1以上）の4群に分類される[15]。Max-IMTとPSはともに冠動脈疾患，脳梗塞，閉塞性動脈硬化症の症例で有意に高値を示す[16]。PSが10を超える高度動脈硬化例は脳梗塞を起こす危険率が9倍高くなる[17]。冠動脈疾患，脳梗塞，閉塞性動脈硬化症を有している患者では術前評価として頸動脈エコーが推奨される。さらに，PSが5.1以上の中等度～高度動脈硬化および不安定プラークや高度狭窄が発見された症例では，頭蓋内血管狭窄や新旧脳梗塞の有無を精査する。また，CEA患者などでは術前の脳循環予備能を評価するため，ポジトロン断層法（positron emission tomography：PET）または単一光子放射断層撮影（single photon emission computed tomography：SPECT）を用いたアセタゾラミド負荷検査を施行する。結果はPowersの分類にて評価する[18]。

6 麻酔前準備と麻酔管理のポイント

頸動脈内膜剥離術施行症例では血圧の低下は脳血流の低下を惹起するため手術中は術前の血圧を維持し，頸動脈遮断中は，術前の血圧～20％上昇程度の血圧で維持することが勧められている。また，術前血圧が180/100mmHg以上の場合は，心合併症なども考慮し手術の延期を考慮すべきとされている[19]。麻酔中のモニターは一般モニターに加え，脳波，近赤外線分光法（near infrared spectroscopy：NIRS），経頭蓋超音波ドプラー（transcranial doppler ultrasonography：TDU），体性感覚誘発電位（somatosensory evoked potentials：SEP），stamp pressure などが使用されている。しかし，どの神経モニターが優れているかの結論は出ておらず，統合的に判断しなければならない。頸動脈狭窄を有する患者では，血圧管理に加え，正常二酸化炭素血症を保つといった他の虚血性脳血管障害患者の麻酔管理と同様のことを心がける。

3 もやもや病

1 疫　学

特発性ウイルス動脈輪閉塞症とも呼ばれ，原因は不明であるがアジア系人種に多い。年間発症率は0.35/10万人であり，好発年齢は5歳前後と30～40歳代の二峰性を示す。男女比は1：2と女性に多く，姉妹発症や母-娘発症などの家族発症が10％ある。

2 診断基準

症状は乳幼児・小児と成人では異なる。ここでは虚血性症状として発症する前者について述べる。大脳の虚血症状として意識障害，脱力発作，感覚異常など，乳幼児ではけいれん，精神運動発達遅滞などが生じる。虚血発作は啼泣，楽器の演奏などの過呼吸で誘発され反復的に出現する。ときには病側の左右が交代することもある。検査所見としてはMRIでウイルス動脈輪狭窄や新生したもやもや血管が観察される。脳血管造影は診断に有用であるが，小児例では全身麻酔が必要となる。

3 病型・重症度分類

乳幼児・小児と成人で発症様式が異なる。乳幼児・小児では脳血流量の需要が高く，この時期には虚血性症状で発症する。小児期を過ぎる

と脳血流量の需要も成人と同等に低下し，無症候期になる．30歳以降は，動脈硬化が加担し脳出血を多く発症する．

4 治療法

脳虚血，出血の急性期は血圧コントロールや脳圧亢進対策などの内科的治療を行う．脳虚血発作に対しては慢性期に外科的血行再建術（浅側頭動脈－中大脳動脈吻合術による直接的血行再建と，脳－硬膜－血管－筋肉－接着術による間接的血行再建）が行われることがある．

5 麻酔前のリスク評価と予後予測

術前検査として，PET，SPECT，脳血管造影などが必要である．脳梗塞，TIA発作，脳出血の頻度・神経症状の程度を聴取する．1カ月以内に神経脱落症状が生じている場合，手術，麻酔により脳出血や脳虚血を起こす危険性が高い．内服薬の確認も必要である．低用量アスピリンを使用されている場合の対応は継続，7～10日前に中止，低分子ヘパリンへの移行など施設間で異なる．アスピリンが中止された場合は術後1日目から再開する．小児症例では興奮や啼泣による過換気から脳虚血発作を引き起こす可能性があるため前投薬が重要となる[20]．ミダゾラムが多く使用されているが他の薬と比べて明らかな有用性は示されていない[21]．脳虚血性合併症のリスクファクターとして，周術期の尿量低下，ヘマトクリット値の低下，術前のCTで低吸収域の存在，高二酸化炭素血症，低二酸化炭素血症[22]，低血圧，循環血漿量不足がある[23]．TIA発作があり血行再建術を受けた患者の脳梗塞発生率は4％で，いずれも術後1カ月以内に発生したと報告されている[24]．

6 麻酔前準備と麻酔管理のポイント

乳幼児・小児のもやもや病患者では周術期の脳循環の維持が重要で，導入時には啼泣や興奮を避け，過換気にならないように注意が必要である．術中も過換気を避け，また高二酸化炭素血症による盗血現象を避けるため，正常二酸化炭素血症の維持が必要である．麻酔薬は静脈麻酔薬と吸入麻酔薬どちらを使用しても臨床的には差がみられない[20]．血圧，体温，循環血液量，ヘマトクリット値は正常を保つ．

4 脳出血

1 疫学

久山町研究によると発症率は年間100／10万人であり[25]，最大の要因は高血圧である．高齢者の増加に伴い脳アミロイドアンギオパチーによる脳出血も増加している．

2 診断基準

症状は，急性期では頭痛，悪心嘔吐，めまい，感覚障害，四肢麻痺，意識障害などで，慢性期においても上記症状が持続することがある．理学所見としては，共同偏視，視野異常，瞳孔異常，深部腱反射異常などがある．検査所見として，頭部CTで高吸収域を示す．

3 病型・重症度分類

出血部位により被殻出血，視床出血，小脳出血，皮質下出血，脳幹出血に分類される．前者4部位が好発部位でありそれぞれ約40％，30％，10％，10％を占める．脳出血の重症度分類は存在しないが意識状態の評価として，Japan coma scale（JCS）やGlasgow coma scale（GCS）などが用いられる．

4 治療法

高血圧性脳出血の非手術的治療として推奨されているものは降圧療法のみである．脳卒中ガイドライン2009[26]では収縮期血圧が180mmHg未満または平均血圧が130mmHg未満を維持することを目標に管理する．外科治療を施行する場合は，より積極的な降圧が推奨される．降圧薬の種類としては特に推奨できるものはないが，脳血管を拡張する可能性のある薬剤は脳圧亢進を引き起こすため慎重な投与が望まれるとされている．その他，呼吸管理，止血薬投与，

痙攣予防，脳浮腫・頭蓋内圧亢進に関するものでエビデンスレベルの高い治療法はない。

5 麻酔前のリスク評価と予後予測

出血の部位，大きさ，正中偏位などを確認する。出血傾向の有無と抗凝固薬および抗血小板薬の投与歴を聴取する。血圧管理も重要である。十分な降圧が行われている患者では予後がよく，血腫の増大が少ない。一方，急激な降圧は急性期入院中の死亡率を増加させる[27]。臨床的な予後からみた最適な降圧目標値については一定の見解は得られていない。

6 麻酔前準備と麻酔管理のポイント

血圧管理が重要となる。そのため，一般モニターに加え観血的動脈圧ラインを挿入する。降圧薬が使用されている場合，導入による低血圧を増強しないように中止する。喉頭展開，気管内挿管の刺激を抑えるため十分な麻酔深度を保つ。また，硬膜が切開されるとCushing現象の解除により著明な血圧低下がみられることがある。

5 くも膜下出血

1 疫　学

発生頻度は年間で20/10万人で，ほとんどが40歳以上である。性差に関しては他の脳血管障害に比べ女性に多く，日本では男女比は1：2である。

2 診断基準

今まで経験したことのない突然の頭痛が特徴的な症状である。重症度に応じて，傾眠，錯乱，昏睡などの意識障害や片麻痺などがみられる。理学所見として，項部硬直，Kernig徴候などの髄膜刺激症状がみられる。検査所見として，頭部CTでくも膜下腔に高吸収域が認められる。髄液検査では血性またはキサントクロミーが観察される。くも膜下出血の原因の多くを占めるのは脳動脈瘤であり，その検索のためMRA，CTA，脳血管造影などが施行される。

3 病型・重症度分類

くも膜下出血は脳動脈瘤や脳動静脈奇形の破裂により起こる。重症度分類にはHunt and Hess分類（表3）[28]，Hunt and Kosnik分類，世界脳神経外科学会連盟（World Federation of Neurosurgical Societies：WFNS）による分類などがある。

4 治療法

脳動脈瘤が発見された場合は，出血予防処置（クリッピング術または血管内治療）の適応について慎重に考慮する。クリッピング術が選択された場合は，原則的に出血後72時間以内の早期に行う。Hunt and Hess分類のGrade Ⅰ～Ⅲは開頭手術の適応となる。

5 麻酔前のリスク評価と予後予測

発症時期，脳動脈瘤の部位，意識レベルなどを確認する。発症時の意識レベルが予後とよく相関する。重症度はHunt and Kosnik分類や

表3　Hunt and Hess分類

Grade Ⅰ	無症状または軽度の頭痛および軽度の項部硬直
Grade Ⅱ	中等度から重度の頭痛，項部硬直，脳神経麻痺以外の神経学的失調なし
Grade Ⅲ	傾眠，錯乱または軽度の巣症状を示す
Grade Ⅳ	昏迷，中等度から重度の片麻痺，早期除脳硬直および自律神経障害
Grade Ⅴ	深昏睡，除脳硬直，瀕死状態

(Hunt WE, Hess RM. Surgical risk as related to time of intervention in the repair of intracranial aneurysms. J Neurosurg 1968；28：14-20より改変引用)

WFNSを用いて評価する。発症後に予後を悪化させる因子としては，再出血と脳血管攣縮があげられる。交感神経系の亢進により，神経原生肺水腫や心電図異常がみられることがある。心電図異常の発生率は高く，たこつぼ型心筋障害を来している場合もあるので，術前に心エコー検査が必要な場合もある[29]。治療法による予後が比較検討されている。International subarachnoid aneurysm trial（ISAT）では治療後1年での無障害生存率はクリッピング術よりも血管内治療で有意に高かった[7]。しかし，血管内治療ではクリッピング術に比較し，再出血のリスクが高く，再出血例での死亡または有障害率は増加する。選択すべき治療については個々の患者ごとに慎重な配慮が重要である。

6 麻酔前準備と麻酔管理のポイント

脳灌流圧維持と再破裂予防のため，適切な血圧管理が重要となる。重症例で頭蓋内圧が上昇している場合，不用意な降圧は脳灌流圧の低下を招き，脳虚血を増悪させる場合がある。再出血の危険因子としては，Hunt and Hess分類Grade Ⅳ～Ⅴ，動脈瘤が大きいこと，1カ月以内の警告頭痛の存在があげられている[30]。麻酔中は一般モニターと観血的動脈圧ラインに加え，心電図異常などを伴う場合は5誘導心電図を装着する。運動誘発電位（motor evoked potential：MEP）やSEPなどを用いることもある。術中は脳腫脹軽減のため，高二酸化炭素血症を避け，軽度低～正常二酸化炭素血症を維持する。過度の過換気は脳血流量の低下を惹起し，脳虚血を悪化させる。高濃度の吸入麻酔薬や亜酸化窒素は脳血管を拡張し，脳腫脹を助長する可能性がある。

おわりに

高齢化に伴い脳血管障害を有する患者は増加傾向であり，その麻酔管理にあたっては慎重な対応が必要である。過凝固と炎症に傾く周術期の抗血栓療法の中断の是非についてはさらなる検討が必要である。血圧管理を中心とした周術期の脳循環維持は脳機能温存のための基本となるが，その客観的指標としての脳機能・脳循環モニタリングの確立も今後の重要な課題である。

―― 引用文献 ――

1) Coull AJ, Lovett JK, Rothwell PM, et al. Population based study of early risk of stroke after transient ischaemic attack or minor stroke：implications for public education and organisation of services. BMJ 2004；328：326-30.
2) Di Minno MN, Prisco D, Ruocco AL, et al. Perioperative handling of patients on antiplatelet therapy with need for surgery. Intern Emerg Med 2009；4：279-88.
3) Kikura M, Bateman BT, Tanaka KA. Perioperative ischemic stroke in non-cardiovascular surgery patients. J Anesth 2010；24：733-8.
4) Selim M. Perioperative stroke. N Engl J Med 2007；356：706-13.
5) Ng JL, Chan MT, Gelb AW. Perioperative stroke in noncardiac, nonneurosurgical surgery. Anesthesiology 2011；115：879-90.
6) Sabate S, Mases A, Guilera N, et al. Incidence and predictors of major perioperative adverse cardiac and cerebrovascular events in non-cardiac surgery. Br J Anaesth 2011；107：879-90.
7) Molyneux AJ, Kerr RS, Yu LM, et al. International subarachnoid aneurysm trial (ISAT) of neurosurgical clipping versus endovascular coiling in 2143 patients with ruptured intracranial aneurysms：a randomised comparison of effects on survival, dependency, seizures, rebleeding, subgroups, and aneurysm occlusion. Lancet 2005；366：809-17.
8) Blacker DJ, Flemming KD, Link MJ, et al. The preoperative cerebrovascular consultation：common cerebrovascular questions before general or cardiac surgery. Mayo Clin Proc 2004；79：223-9.
9) Chassot PG, Marcucci C, Delabays A, et al. Perioperative antiplatelet therapy. Am Fam Physician 2010；82：1484-9.
10) Grossberg JA, Potter NS, Jayaraman MV. Asymptomatic carotid stenosis：screening and management. Med Health R I 2011；94：89-91.
11) Brott TG, Hobson RW 2nd, Howard G, et al. Stenting versus endarterectomy for treatment of

carotid-artery stenosis. N Engl J Med 2010 ; 363 : 11-23.
12) International Carotid Stenting Study investigators, Ederle J, Dobson J, Featherstone RL, et al. Carotid artery stenting compared with endarterectomy in patients with symptomatic carotid stenosis (International Carotid Stenting Study) : an interim analysis of a randomised controlled trial. Lancet 2010 ; 375 : 985-97.
13) Tanimoto S, Ikari Y, Tanabe K, et al. Prevalence of carotid artery stenosis in patients with coronary artery disease in Japanese population. Stroke 2005 ; 36 : 2094-8.
14) 馬場知子, 前川謙悟, 後藤倶子ほか. 頚部血管エコーによる動脈硬化診断. Cardiovasc Anesth 2007 ; 11 : 73-9.
15) Hougaku H, Matsumoto M, Handa N, et al. Asymptomatic carotid lesions and silent cerebral infarction. Stroke 1994 ; 25 : 566-70.
16) O'Leary DH, Polak JF, Kronmal RA, et al. Carotid-artery intima and media thickness as a risk factor for myocardial infarction and stroke in older adults. Cardiovascular Health Study Collaborative Research Group. N Engl J Med 1999 ; 340 : 14-22.
17) Handa N, Matsumoto M, Maeda H, et al. Ischemic stroke events andcarotid atherosclerosis. Results of the Osaka Follow-up Study for Ultrasonographic Assessment of Carotid Atherosclerosis (the OSACA Study). Stroke 1995 : 26 : 1781-6.
18) Powers WJ. Cerebral hemodynamics in ischemic cerebrovascular disease. Ann Neurol 1991 ; 29 : 231-40.
19) Stoneham MD, Thompson JP. Arterial pressure management and carotid endarterectomy. Br J Anaesth 2009 ; 102 : 442-52.
20) Parray T, Martin TW, Siddiqui S. Moyamoya disease : a review of the disease and anesthetic management. J Neurosurg Anesthesiol 2011 ; 23 : 100-9.
21) Baykan N, Ozgen S, Ustalar ZS, et al. Moyamoya disease and anesthesia. Paediatr Anaesth 2005 ; 15 : 1111-5.
22) Iwama T, Hashimoto N, Yonekawa Y. The relevance of hemodynamic factors to perioperative ischemic complications in childhood moyamoya disease. Neurosurgery 1996 ; 38 : 1120-6.
23) Sato K, Shirane R, Yoshimoto T. Perioperative factors related tothe development of ischemic complications in patients withmoyamoya disease. Childs Nerv Syst 1997 ; 13 : 68-72.
24) Guzman R, Lee M, Achrol A, et al. Clinical outcome after 450 revascularization procedures for moyamoya disease : clinical article. J Neurosurg 2009 ; 111 : 927-35.
25) 藤島正敏. 高齢者の心血管病 久山町研究から. 日老医誌 1999 ; 36 : 16-21.
26) 篠原幸人, 小川 彰, 鈴木則宏ほか編. 脳卒中治療ガイドライン2009. 日本脳卒中学会. http://www.jsts.gr.jp/guideline/contents00.pdf [2012年9月閲覧]
27) Qureshi AI, Bliwise DL, Bliwise NG, et al. Rate of 24-hour blood pressure decline and mortality after spontaneous intracerebral hemorrhage : a retrospective analysis with a random effects regression model. Crit Care Med 1999 ; 27 : 480-5.
28) Hunt WE, Hess RM. Surgical risk as related to time of intervention in the repair of intracranial aneurysms. J Neurosurg 1968 ; 28 : 14-20.
29) Lee VH, Connoly HM, Fulgham JR, et al. Takotsubo cardiomyopathy in aneurysmal subarachnoid hemorrhage : an underappreciated ventricular dysfunction. J Neurosurg 2006 ; 105 : 264-70.
30) Naidech AM, Janjua N, Kreiter KT, et al. Predictors and impact of aneurysm rebleeding after subarachnoid hemorrhage. Arch Neurol 2005 ; 62 : 410-6.

〔位田みつる, 川口　昌彦〕

8 肺血栓塞栓症ハイリスク患者

はじめに

　肺血栓塞栓症(pulmonary thromboembolism：PTE)は，90％以上が下肢深部静脈血栓(deep venous thrombosis：DVT)を原因とする。この静脈血栓形成の条件はVirchowの三徴として知られており，血液凝固能亢進，静脈血流うっ滞，血管壁障害のいずれかである。周術期の患者においてはこれらの条件が揃いやすく，PTE発症のリスクが高まる。したがって麻酔前にそのリスクを評価し，発症予防のために必要な対策をとることが求められる。

1 肺血栓塞栓症(PTE)の疫学

　わが国の調査において，一般人におけるPTEの年間発症率は人口1万人あたり0.58人であり，発症後の死亡率は14％である[1]。これに対して，周術期のPTE発症率は麻酔科医管理症例1万件あたり2.3～2.6件で，死亡率は20～29％に上る[2]。

2 肺血栓塞栓症(PTE)の診断基準

　急性PTEを診断できる特異的な症状，所見，血液検査などはなく，状況証拠からPTEを疑い，かつ，急性大動脈解離や心筋梗塞など他の疾患を鑑別しなければ，診断に行きつかない。死亡例の43％は1時間以内とする報告もあり[3]，迅速な診断が求められる。

1) 症状

　急性PTEの症状として，呼吸困難(72％)，胸痛(43％)，冷汗(25％)がみられる[3]。手術中に発症したPTEの臨床所見として，酸素飽和度低下(78％)，呼気終末二酸化炭素濃度低下(58％)および血圧低下(44％)がみられる[4]。

2) 一般検査

　一般検査でも特異的所見はないが，心電図では洞性頻脈のほかに，右心負荷所見(Ⅰ誘導でS波，Ⅲ誘導でQ波陰性T波，右脚ブロックなど)をしばしば認める。血液ガス分析は，覚醒時には，低酸素血症および過呼吸による呼吸性アルカローシスを認めるが，全身麻酔時では，低酸素血症に対する呼吸性代償が働かないため，換気死腔の増大による呼気終末二酸化炭素濃度の低下および高二酸化炭素血症を伴うのが特徴的である。胸部X線写真では，肺門部肺動脈が大きく急激に狭小化するKnuckle sign，塞栓領域より抹消において，肺血管陰影の低下によって肺野の透過性が亢進するWestermark's signなどが知られている[3]。

3) 心臓超音波検査

　心臓超音波検査はPTE発症時のスクリーニングとして用いられるが，右心機能に基づく重症度判定にも有用である。PTEの特徴的所見として，右室負荷所見である「右室拡大」および「左室扁平化」がある[3]。さらにMcConnellら[5]は，急性PTEの場合，「右室自由壁基部から中央部の運動壁障害がみられ，心尖部の運動は正常」であるのが特徴としている。右心機能不全を認めた場合，短期予後が悪化する[3]。

4) 画像診断

　かつては換気血流シンチグラフィや肺動脈造影検査などが診断のゴールドスタンダードであったが，近年，マルチスライスCTの性能向上から，造影CTによる診断精度が上がっている。これは同時に約300秒後の静脈層画像でDVTも診断できる点がメリットでもある。ただし使用するCTによって差があることに留意するべきである。

　肺動脈造影検査では，陰影欠損や血流途絶といった直接所見，血流減弱や充満遅延といった間接所見から，確定診断を得ることができる。ただし侵襲的であり，0.5～1％で死亡を含む重篤な合併症を生じる[3]。

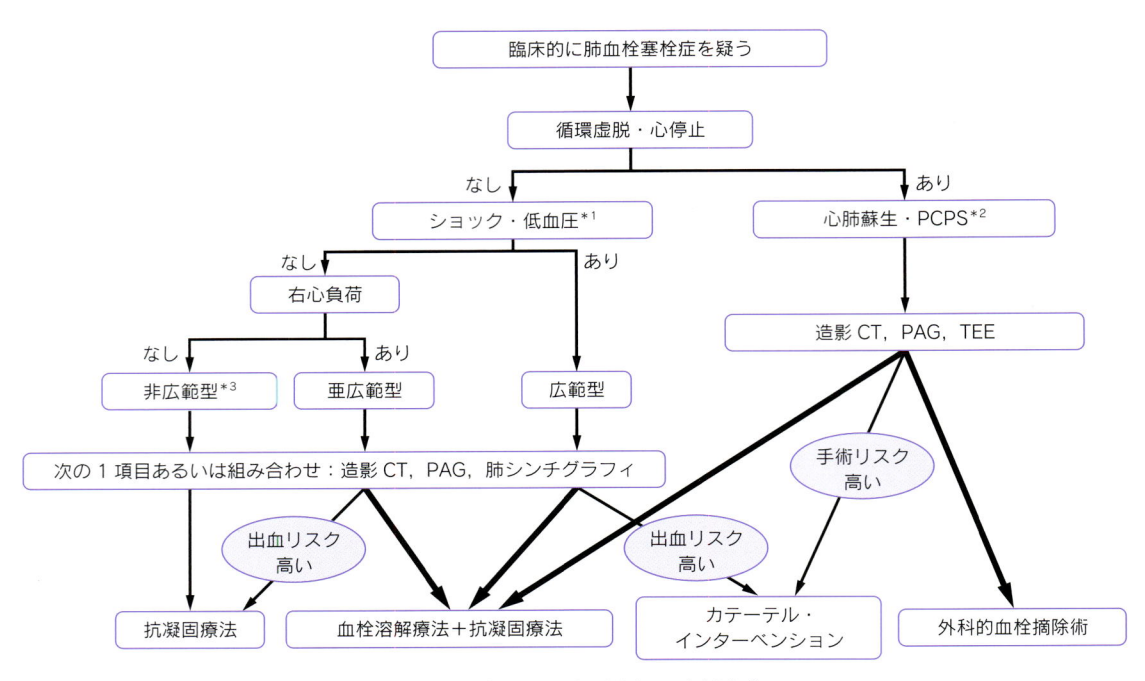

図 急性肺血栓塞栓症の病型分類と診断治療フロー

深部静脈血栓症も同時に検索する。PCPS：percutaneous cardio pulmonary support，経皮的心肺補助装置　PAG：pulmonary arteriography，肺動脈造影　TEE：transesophageal echocardiography，経食道心エコー
[*1] スクリーニング検査として胸部X線，心電図，動脈血ガス分析，経胸壁心エコー，血液生化学検査を行う
[*2] 経皮的心肺補助装置が利用できない場合には心臓マッサージ，昇圧薬により循環管理を行う
[*3] D-ダイマー上昇がなければPTEを否定
(山田典一．肺血栓塞栓症の診断と治療．血栓止血誌 2008；19：29-34．，渥美達也．抗リン脂質抗体症候群．血栓止血誌 2001；12：500-8より作成)

5) 診断手順

　循環が安定している場合は専門医にコンサルトできるが，ショックや心停止などの場合は自らが判断していかなければならい場合もある。迅速な対応が求められるため，図のアルゴリズムに従って，診断と治療を同時に進める[3,6]。

3 肺血栓塞栓症 (PTE) の病型・重症度分類

　急性PTEの死亡率は，発症時に循環動態が心停止だった場合は60％，ショックの場合25％で循環安定型の場合は8％程度とされている。したがって，急性PTEは，循環動態の重症度と予後が相関するため，ショックの有無や右心負荷の有無で病型が決まる(図)[3,6]。

4 肺血栓塞栓症 (PTE) の治療法

　治療の原則は，循環と酸素化の安定，血栓の除去，再発予防，である[3,6]。

1) 酸素化と循環の安定

　まず酸素飽和度が90％以上となるよう酸素を投与する。ショックや血圧低下に対する循環サポートとしての第一選択は容量負荷である。しかし，過度な容量負荷がかえって左室圧排を増長し，心拍出量低下を招きかねないため，発症早期からのカテコラミンサポートを行う。ショック状態であればノルアドレナリンを，程度の軽いものであればドパミンかドブタミンを選択する。またPDE Ⅲ阻害薬は肺血管抵抗を低下させ，かつ強心作用があり，有効性が示唆されている。これら薬剤を姑息的に用いて，少なくとも血圧と脈拍を正常域に近づけ，かつ，

尿量を維持するように調節する。循環虚脱・心停止症例では経皮的心肺補助装置（percutaneous cardio pulmonary support：PCPS）を可及的速やかに導入する。

2）血栓の除去

肺動脈血栓を除去する方法には血栓溶解療法，カテーテル・インターベンションおよび外科的肺動脈血栓摘除術の3つの方法がある。モンテプラーゼやウロキナーゼによる血栓溶解療法は，ヘパリンによる抗凝固療法単独と比較し，より早期に肺動脈内血栓の溶解が得られ，血行動態を改善することが多くの検討により示されている。また，ウロキナーゼよりもモンテプラーゼのほうが投与後早期に循環動態が安定する。循環虚脱・心停止例におけるPCPS導入は，施設によっては不可能であったり，準備に時間がかかる場合がある。このような状況では心肺蘇生法（cardio pulmonary resuscitation：CPR）中からのモンテプラーゼの投与を考慮する。

カテーテル・インターベンションとしては，血栓の破砕・吸引・流体力学的除去などによって血流を再開させる。血栓溶解療法が禁忌である症例や，循環の破綻している重症例に推奨されている。人工心肺などの外科的侵襲を回避でき，局所麻酔で施行できる点からも有用である。

一方，外科的肺動脈血栓摘除術の適応は，①血圧低下がなくても頻脈が持続し，内科的治療に反応しない症例，②血栓が肺動脈幹あるいは左右主肺動脈に存在し，急速に心不全や呼吸不全が進行する症例，③血栓溶解療法が禁忌である症例，④右房から右室にかけて浮遊血栓が存在する症例，などであり，カテーテル・インターベンションと重複する部分もある。したがって血栓の除去をどのようにアプローチするかは図を参考に，各施設の専門医とすみやかに協議し決定する。

3）再発予防

再発予防の第一選択はDVTに対する抗凝固療法である。可及的速やかにヘパリン80単位/kgを静脈内投与し，以降，18単位/kg/時で持続投与を行い，活性化部分トロンボプラスチン時間（activated partial thromboplastin time：APTT）でコントロールの1.5～2.5倍程度の延長を目標に調節を行う。近年はヘパリンの代わりにフォンダパリヌクスも適応となっており，体重50kg未満：5mg，体重50～100kg：7.5mg，体重100kg超：10mgの用量を1日1回皮下投与する。

急性PTE発症後で①抗凝固療法が禁忌あるいは継続不可能である場合，②近位部に浮遊型DVTが存在する場合，③骨盤内静脈・下大静脈の血栓を認める場合，二次予防として下大静脈フィルターを留置する必要がある。静脈フィルターのタイプは永久型と非永久型があり，適応や効果に関してはまだ十分なエビデンスがない。ただし急性期のみをしのげばいい場合は，非永久型下大静脈フィルターで十分である。

5 麻酔前のリスク評価と予後予測

1）手術と個人のリスク評価

まずPTE発症リスクの高い手術に該当するか否かを評価する（表1）[3]。次に肥満や長期臥床といった個人因子による付加リスク（表2）の有無によっては，さらにリスクが高まる[3]。PTEやDVTの既往歴は最高リスクであり，周術期予防は抗凝固薬を第一に念頭に置く。PTE発症後1カ月以内の再発率はおおよそ40％，1～3カ月でも10％程度と高い[7]。したがって発症1カ月以内は，可能な限り手術を避ける。また可能であれば，3カ月以上治療したのちに手術を行うのが望ましい。加えて，抗リン脂質抗体症候群はわが国で代表的な血栓性素因疾患であるが，これは，平素は血栓を起こさないが，手術や感染などの刺激がきっかけでホスファチジルセリンが血管内皮表面に出現し，自己免疫反応を起こして血栓ができやすくなる[8]。これらのことから，抗リン脂質抗体症候群を有する患者は，血栓症の既往の有無に関わらず，最高リスク群として管理する[9]。

2）肺血栓塞栓症（PTE）の予後

先に述べたとおりPTE発症後の循環動態で死亡率が異なる。欧米の調査では，死亡に寄与

表1　手術別リスク分類

リスク分類	一般外科・泌尿器科・婦人科	整形外科	産科領域	脳神経外科
低リスク	●60歳未満の非大手術 ●40歳未満の大手術	●上肢の手術	●正常分娩	●開頭術以外の脳神経外科手術
中リスク	●60歳以上，あるいは危険因子のある非大手術 ●40歳以上，あるいは危険因子がある大手術	●腸骨採骨や下肢の神経や皮膚の採取を伴う上肢手術 ●脊椎手術 ●脊椎・脊髄損傷 ●下肢手術 ●大腿骨遠位部以下の単独外傷	●帝王切開術（高リスク以外）	●脳腫瘍以外の開頭手術
高リスク	●40歳以上の癌の大手術	●人工股関節置換術・人工膝関節置換術・股関節骨折手術 ●骨盤骨切り術 ●下肢手術にVTEの付加的な危険因子が合併する場合 ●下肢悪性腫瘍手術 ●重度外傷（多発外傷）・骨盤骨折	●高齢肥満妊婦の帝王切開術 ●静脈血栓塞栓症の既往や血栓性素因の経腟分娩	●脳腫瘍の開頭手術
最高リスク	●静脈血栓塞栓症の既往あるいは血栓性素因のある大手術	●「高リスク」の手術を受ける患者に静脈血栓塞栓症の既往あるいは血栓性素因の存在がある場合	●静脈血栓塞栓症の既往あるいは血栓性素因の帝王切開術	●静脈血栓塞栓症の既往や血栓性素因のある脳腫瘍の開頭手術

総合的なリスクレベルは，予防の対象となる処置や疾患のリスクに，付加的な危険因子を加味して決定される．例えば，強い付加的な危険因子を持つ場合にはリスクレベルを1段階上げるべきであり，弱い付加的な危険因子の場合でも複数個重なればリスクレベルを上げることを考慮する．
大手術の厳密な定義はないが，すべての腹部手術あるいはその他の45分以上要する手術を大手術の基本とし，麻酔法，出血量，輸血量，手術時間などを参考として総合的に評価する．
(安藤太三，伊藤正明，應儀成二ほか．肺血栓塞栓症および深部静脈血栓症の診断，治療，予防に関するガイドライン（2009年改訂版）．Circ J 2011；75：1258-81より引用)

表2　静脈血栓塞栓症の付加的な危険因子の強度

危険因子の強度	危険因子
弱い	●肥満 ●エストロゲン治療 ●下肢静脈瘤
中等度	●高齢 ●長期臥床 ●うっ血性心不全 ●悪性疾患 ●中心静脈カテーテル留置 ●癌化学療法 ●重症感染症
強い	●静脈血栓塞栓症の既往 ●血栓性素因* ●下肢麻痺 ●ギプスによる下肢固定

*血栓性素因：アンチトロビン欠乏症，プロテインC欠乏症，プロテインS欠乏症，抗リン脂質抗体症候群など
(安藤太三，伊藤正明，應儀成二ほか．肺血栓塞栓症および深部静脈血栓症の診断，治療，予防に関するガイドライン（2009年改訂版）．Circ J 2011；75：1258-81より引用)

する因子として，心エコーでの右心機能低下，70歳以上，癌，うっ血性心不全，慢性閉塞性肺疾患，低血圧（90mmHg以下），および頻呼吸であった．最近では"トロポニン値の上昇"も挙げられている[3]。

6　麻酔前準備と麻酔管理のポイント

麻酔管理上のポイントとしては，PTEに対する周術期の予防法および発症時の対応について知る必要がある．

1）周術期の肺血栓塞栓症（PTE）予防法

患者の個人因子と手術術式からリスクを判定し，表3に示すように，リスクの程度に応じた予防法を用いる[3]。各予防法はエビデンスが蓄積され，その有効性が明らかになってきている（表4）[10]。一方で，どの症例にどの予防法を用いるかは医療者の適切な判断が必要で，抗凝固

表3 リスクレベル別予防法

リスクレベル	推奨予防法
低リスク	早期離床および積極的運動
中リスク	弾性ストッキングor間欠的空気圧迫装置
高リスク	間欠的空気圧迫装置or抗凝固療法
最高リスク	抗凝固療法and(弾性ストッキングor間欠的空気圧迫装置)

弾性ストッキングはハイソックスタイプが推奨される。
間欠的空気圧迫装置にはカーフポンプとフットポンプがある。
抗凝固療法にはヘパリン,ワルファリン,フォンダパリヌクス,エノキサパリンおよびエドキサバンがある。
(安藤太三,伊藤正明,應儀成二ほか.肺血栓塞栓症および深部静脈血栓症の診断,治療,予防に関するガイドライン(2009年改訂版).Circ J 2011;75:1258-81より引用)

表4 各予防法の効果

予防法	相対危険度(RR)
理学的予防法	
間欠的空気マッサージ装置(カーフポンプ)	0.46
弾性ストッキング	0.53
フットポンプ	0.53
薬物による予防法	
フォンダパリヌクス	0.22
ダナパロイド	0.35
低分子量ヘパリン	0.41
未分画ヘパリン	0.49
ワルファリン	0.59
アスピリン	0.77

(National Institute for Health and Clinical Excellence. CG46 Venous thromboembolism: Full guideline. http://www.nice.org.uk/guidance/index.jsp?action=download&o=30469 [2012年9月閲覧]より和訳引用)

薬は,出血性合併症のリスクを念頭に入れ,漫然と画一的に使用してはならない。

弾性ストッキングはハイソックスタイプで十分効果が認められている。入院中,リスクが続く限り終日装着する。

間欠的空気圧迫装置は少なくとも十分な離床が進むまで装着する。ただし装置の不備によるコンパートメント症候群の報告もあり,これらを用いる場合にはインフォームド・コンセントが必要である。

抗凝固薬による予防は現在まで,ヘパリン,フォンダパリヌクス,エノキサパリン,エドキサバンおよびワルファリンが認可されている(表4)。ただしダナパロイドナトリウムも海外では十分効果が確立されている薬剤のひとつである。

2) 肺血栓塞栓症(PTE)発症時の対応

目前でPTEが起こった場合,早期にそれを疑って診断をし,介入手段を決定する必要がある。術中発症の所見は"酸素飽和度の低下""血圧の低下"および"呼気終末二酸化炭素分圧の低下"の3つを認めた場合で,かつ動脈血液ガス分析で$PaCO_2$の上昇を認めればPTE発症の可能性は高い[9]。ただちに手術中断を指示し,胸部X線,心電図,心臓超音波や血液生化学検査などのスクリーニングを進めると同時に,診断治療のアルゴリズム(図)を参考に術者と対応を協議する[3,6]。

おわりに

周術期管理において,まずPTEの十分なリスク評価と診断アプローチの理解が重要である。また,予防を行っても発症を0%に防ぐ方法はないことから,術中管理については症状所見からまず"疑う"ことができるかどうかが重要である。

―― 引用文献 ――

1) 厚生労働省:平成20年患者調査(傷病分類編).傷病別年次推移表:肺塞栓症 http://www.mhlw.go.jp/toukei/saikin/hw/kanja/10syoubyo/suiihyo25.html#01 [2012年9月閲覧]

2) 黒岩政之,古家 仁,瀬尾憲正ほか.2005-2007年周術期肺塞栓症発症調査結果から見た本邦における周術期肺血栓塞栓症の特徴 (社)日本麻酔科学会安全委員会肺血栓塞栓症ワーキンググループ報告.麻酔 2009;58:1567-73.

3) 安藤太三,伊藤正明,應儀成二ほか.肺血栓塞栓症および深部静脈血栓症の診断,治療,予防に関するガイドライン(2009年改訂版).Circ J 2011;75:1258-81.

4) 黒岩政之,古家 仁,瀬尾憲正ほか.2004年周術期肺塞栓症発症調査結果からみた本邦における周術期肺血栓塞栓症発症頻度とその特徴 (社)日本麻酔科学会肺塞栓症研究ワーキンググループ報告.麻酔 2006;55:1031-38.

5) McConnell MV, Solomon SD, Rayan ME, et al. Regional right ventricular dysfunction detected by echocardiography in acute pulmonary embolism. Am J Cardiol 1996;78:496-73.

6) 山田典一. 肺血栓塞栓症の診断と治療. 血栓止血誌 2008 ; 19 : 29-34.
7) Kearon C. Long-term management of patients after venous thromboembolism. Circulation 2004 ; 110 : I10-8.
8) 渥美達也. 抗リン脂質抗体症候群. 血栓止血誌 2001 ; 12 : 500-8.
9) 黒岩政之. 肺血栓塞栓症. 麻酔 2011 ; 60 : S55-S68.
10) National Institute for Health and Clinical Excellence. CG46 Venous thromboembolism : Full guideline. http://www.nice.org.uk/guidance/index.jsp?action=download&o=30469 [2012年9月閲覧]

〔黒岩　政之〕

IV 代謝疾患

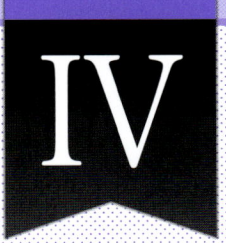

1. 糖尿病
2. 肥満
3. 低栄養

1 糖尿病

1 疫学

糖尿病とはインスリン作用の相対的不足により引き起こされる持続する高血糖を主徴とし，特有の細小血管障害を伴う疾患と定義される。厚生労働省の「2007年国民健康・栄養調査」によると，わが国における糖尿病予備軍を含めた患者は2,210万人と推計され，糖尿病が強く疑われる患者は10年前の1997年に比して約1.3倍と増加している。

2 診断基準

1) 症状

- **血糖値が高いことに由来するもの**：口渇・多飲・多尿，易疲労・全身倦怠感，食欲旺盛（初期の一時的なインスリン過剰分泌に由来），体重減少（糖の利用が悪く，筋肉や脂肪を燃料とするため），易感染性，性欲減退など。
- **持続する高血糖に伴う合併症**：足のしびれや痛み・足裏の違和感・こむらがえり・立ちくらみ（神経障害），ものが見えにくくなる（網膜症），むくみ（腎症）など。
- **その他**：血管障害や糖化蛋白の蓄積による症状（後述）など。

2) 糖尿病の診断手順

日本糖尿病学会による診断手順[1]を表1に示した。血糖測定に加えて同一採血によるHemoglobin A1c（HbA1c）測定を重視したものとなっている。

3 病型・重症度分類

1) 1型糖尿病と2型糖尿病

それぞれの特徴を表2[2]にまとめた。

表2　1型糖尿病と2型糖尿病

	1型	2型
発症年齢	若年発症が多い	40歳以上が多い
発症様式	急激	緩徐，潜行性
肥満	ない	多い
インスリン	生命維持に不可欠 経口血糖降下薬無効	必須ではないが多くは有効
糖尿病の家族歴	（−）〜（+）	（2+）
ウイルス感染との関連	（+）	（−）
自己免疫疾患の合併	（+）	（−）

（竹田　清．糖尿病．麻酔 2010；59：869-73より改変引用）

表1　糖尿病の診断手順

1. 初回検査で
    - ①空腹時血糖値≧126mg/dl
    - ②75g経口ブドウ糖負荷試験（oral glucose tolerance test：OGTT）2時間値≧200mg/dl
    - ③随時血糖値≧200mg/dl
    - ④HbA1c（国際標準値）≧6.5%（HbA1c（JDS値）≧6.1%）*

    のうちいずれかを認めた場合は，「糖尿病型」と判定する。別の日に再検査を行い，再び「糖尿病型」が確認されれば糖尿病と診断する**。ただし，HbA1cのみの反復検査による診断は不可とする。また，血糖値とHbA1cが同一採血で糖尿病型を示すこと（①〜③のいずれかと④）が確認されれば，初回検査だけでも糖尿病と診断してよい。

2. 血糖値が糖尿病型（①〜③のいずれか）を示し，かつ次のいずれかの条件が満たされた場合は，初回検査だけでも糖尿病と診断できる。
    - 糖尿病の典型的症状（口渇，多飲，多尿，体重減少）の存在
    - 確実な糖尿病網膜症の存在

* HbA1c（国際標準値）（%）は現行のJDS値で表記されたHbA1c（JDS値）（%）に0.4%を加えた値で表す
** ストレスのない状態での高血糖の確認が必要である
（清野　裕，南條輝志男，田嶼尚子ほか．糖尿病の分類と診断基準に関する委員会報告．糖尿病2010；53：450-67より改変引用）

2) 重症度分類

手術を受ける患者において術前・術後合併症に注目した分類が報告されている．インスリン治療を受けている患者さらには必要量の多い患者での合併症頻度が高いため，非使用患者を軽症，インスリン1日必要量20 IU未満を中等症，20 IU以上を重症としている[3]．

4 治療法

治療の原則は，糖尿病に伴う合併症（網膜症，腎症，神経障害）および動脈硬化性疾患の発症と進展を阻止することにある．この目的のために病態に応じた血糖管理（図）に加え，血圧や血清脂質の管理も重要である．日本糖尿病学会による糖尿病診療ガイドライン[4]では，HbA1c<6.5が提唱され（表3），また血圧の目標値は130/80mmHg未満である．

5 麻酔前のリスク評価と予後予測

血糖管理に加えて，合併する臓器障害の有無と重症度の評価が重要である．糖尿病発病後，神経障害は5年，網膜症は7～8年，腎症は10年で発症する．日本臨床内科医会が2000年に行った調査では，網膜症23％，腎症14％，神経障害37％を認める．

1）網膜症

わが国における成人の失明原因の1位を占める．病期は，単純糖尿病網膜症→前増殖糖尿病網膜症→増殖糖尿病網膜症と進行するが，増殖糖尿病網膜症では激しい運動により新生血管か

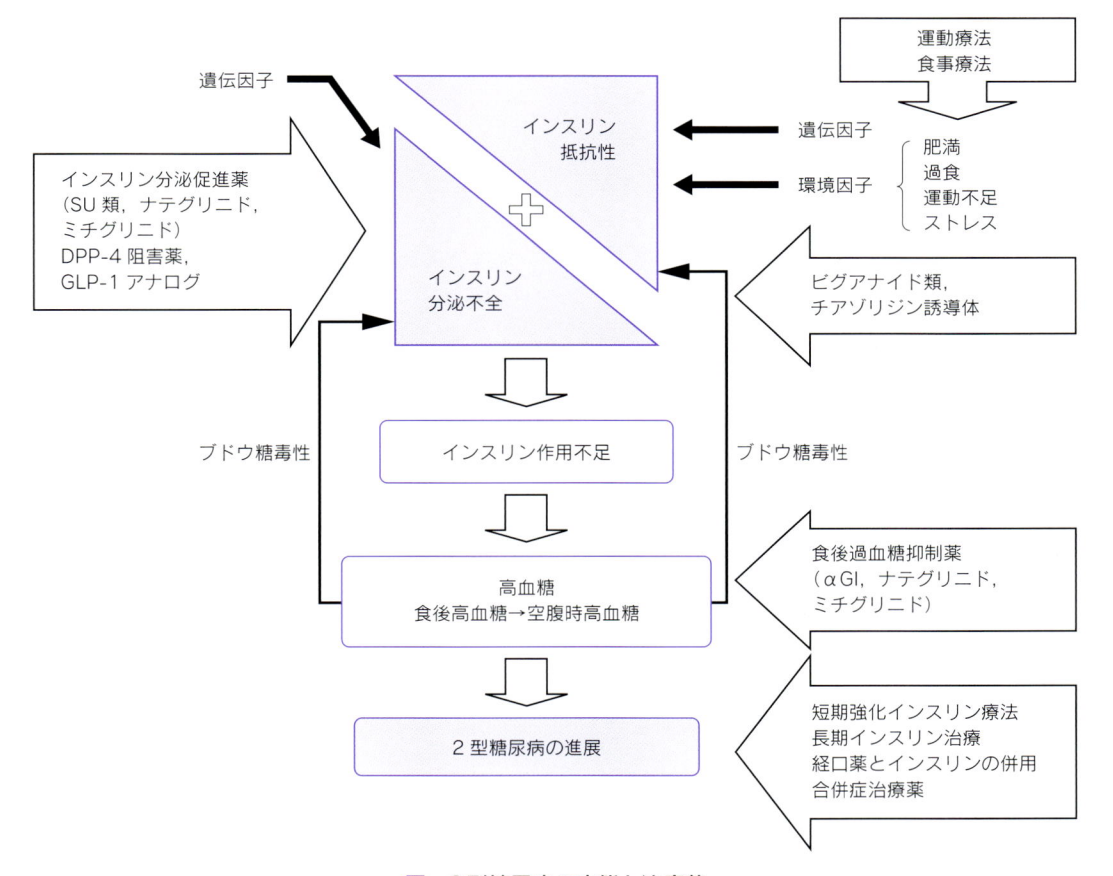

図　2型糖尿病の病態と治療薬

（浦部晶夫，島田和幸，川合眞一編．糖尿病治療薬．今日の治療薬．第33版．東京：南江堂；2011. p.332-59より引用）

表3 血糖コントロールの指標と評価

指標	コントロールの評価とその範囲				
	優	良	可		不可
			不十分	不良	
HbA1c (%)	5.8未満	5.8〜6.5	6.5〜7.0	7.0〜8.0	8.0以上
空腹時血糖 (mg/dl)	80〜110	110〜130	130〜160		160以上
食後2時間 (mg/dl)	80〜140	140〜180	180〜220		220以上

(浦部晶夫,島田和幸,川合眞一編.糖尿病治療薬.今日の治療薬.第33版.東京:南江堂;2011.p.332-59より引用)

表4 糖尿病性多発性神経障害の外来診断基準

1. 検査
   次のように配点し,4点以上あること.
   (1) アキレス腱反射消失:左右それぞれ2点
   (2) アキレス腱反射減弱,足の振動覚・痛覚・冷覚の低下あるいは消失:左右それぞれ1点
2. 症状
   下記のうち2つ以上あること.
   足底の異常感覚,足底の感覚鈍麻,足(下腿)のしびれ感,蟻走感,足が冷たい,足の灼熱感,こむらがえり,(夜間増強することの多い)疼痛,立ちくらみ(起立性低血圧)
   症状が1つのときはこれに順ずる.
   得点が4点以上で症状がない場合は無症状性とする.
3. 神経障害の原因が糖尿病以外には考えられないこと
   以上の3条件が認められる場合を糖尿病神経障害ありと診断する.

(後藤由夫,菅原 真,塩田善朗ほか.糖尿病性神経障害に関する調査研究:第1報 わが国の糖尿病の実態と合併症.日臨内科医会誌2001;16:167-95より改変引用)

らの出血のリスクがある.また急激な血糖値の正常化や低血糖は眼底出血の危険があり,眼科的評価とともに血糖コントロールを優先させる.

2) 腎症

早期腎症(ミクロアルブミン尿の出現)→顕性腎症前期[持続性蛋白尿,血圧上昇,クレアチニンクリアランス(creatinine clearance:CCr)正常]→顕性腎症後期(高血圧,浮腫,CCr低下<60ml/分)→腎不全期[尿毒症,血清クレアチニン(Cr)上昇]→透析療法期と進行する.2010年,約3万7,500人が透析導入となり,原因疾患では糖尿病が43.5%を占めた.腎障害の評価には,血清Cr上昇がない場合でもCCrは重要となる.

3) 神経障害

広汎性左右対称性神経障害(代謝障害が主因)と単発性神経障害(血管閉塞が主因)に大別され,さらに前者は多発性神経障害と自律神経障害,後者は脳神経障害と体幹・四肢の神経障害に分類される.

- **多発性神経障害**:まず下肢に起こり両側対称性である.術前診察時にも行える簡便な評価法[5]を表4に示した.手術体位による麻痺・しびれや硬膜外麻酔などの合併症との鑑別が必要となる.

- **自律神経障害**:発汗異常,起立性低血圧,胃無力症,胆嚢収縮能低下,便通異常(便秘,下痢),膀胱障害,勃起障害などをみる.起立性低血圧の有無は麻酔薬投与・体位変換などによる血圧低下を予測するうえで重要である.立ちくらみの聴取と起立試験による血圧変動の有無を検査する.臥位や座位時の血圧と比較して,起立後3分以内で収縮期血圧20mmHg,拡張期血圧10mmHg以上の低下を認めた場合を陽性とする.このほか心血管系の自律神経障害の徴候として,安静時の頻脈,深吸気時の脈拍数変動の消失(通常,脈拍の増加が15/分程度みられるが糖尿病では増加が少ない),無症候性心筋虚血などがある.また消化器系では胃内の滞留時間が延長するため,誤嚥に対する備えが必要となる.

- **脳神経障害**:外眼筋麻痺(動眼,滑車,外転神経麻痺など),顔面神経麻痺,聴神経麻痺

などをみる．眼瞼下垂，斜視，複視，対光反射消失などは筋弛緩薬の残存効果の判定や覚醒遅延・意識障害などの中枢神経系の評価を困難にする．
- **体幹・四肢の神経障害**：尺骨神経麻痺，腓骨神経麻痺，体幹の単発性神経障害などをみる．

4）冠動脈疾患

心筋梗塞の発生頻度は非糖尿病患者の2倍，糖尿病に高血圧が加わると8倍，さらに高脂血症が加わると19倍となる．また無症候性梗塞（silent infarction）のことがある．血糖コントロールは心筋梗塞合併患者の予後に影響し，180mg/dl未満では215mg/dlに比して長期生存が11％多くみられたとの報告がある[6]．

5）脳血管障害

脳梗塞が多い．頸動脈の粥状硬化による狭窄は，非糖尿病患者の10倍にも上る．頸部の診察は必須であり，血流ドプラー検査が有用である．麻酔手技による頸部操作には注意を払う．

6）閉塞性動脈硬化症

下肢に多く，脈拍触知の左右差，上腕との血圧差，血流ドプラー，経皮的酸素飽和度測定などが参考となる．上腕との血圧差は踝収縮期血圧/上腕収縮期血圧（ankle-brachial index：ABI）で評価し，正常1.0〜1.2，間欠的跛行0.3〜0.9，安静時痛＜0.5，壊疽＜0.2である．

7）Stiff joint syndrome（SJS）

異常コラーゲン蓄積は頸椎癒合や開口困難を惹起し喉頭展開が困難となる．蓄積は第4，5指の基節骨関節に起こりやすく，合掌した際に，左右の指同士を合わせることができない（prayer sign）[7]．

8）易感染性

顆粒球の遊走能，貪食能，殺菌能の低下や細胞性免疫能低下などによる．硬膜外膿瘍のメタ分析では危険因子として糖尿病がもっとも多いとされている[8]．カテーテル留置にも注意を払う必要がある．

9）老化

糖尿病は老化を早める．暦年齢1歳でコントロール良好では1.06歳，不良では1.5歳年をとる．

6 麻酔前準備と麻酔管理のポイント

1）合併症の評価とその対策

- **網膜症**：急激な血糖管理は危険．手術時期の検討．
- **腎症**：脱水の防止と腎保護．
- **神経障害**：麻酔薬や体位による血圧変動に注意．術前から存在するしびれ・麻痺の把握．眼位・瞳孔など脳神経の評価．
- **冠動脈疾患**：無症候性冠虚血・心筋梗塞（silent infarction）の存在．虚血が疑われる場合には，負荷心電図，心エコー検査，冠動脈造影・CTなどが必要．
- **脳血管障害**：頸部診察と頸部操作の回避．
- **SJS**：気道確保困難に対する準備．
- **感染対策**：清潔操作とカテーテルの留置期間短縮など．

2）周術期の血糖管理

- **従来から行われている血糖管理**：目標は血糖値140〜200mg/dl，尿中ケトン体陰性，電解質異常がないことである．
- **厳密な血糖管理**：目標は血糖値80〜120mg/dlであり（表5），手術予後と関連して注目されている．
- **スライディングスケール法**：測定された血糖値を参考として，インスリン投与量を逐次決定する．持続投与では血糖値＞150mg/dlの場合，2単位/時が大まかな目安となる．

3）血糖管理の重要性と予後予測

- **感染**：糖尿病患者の術後合併症の2/3は感染性合併症であり，死亡率の20％を占める．術後ICUにおいて，積極的にインスリンを用いて血糖値を80〜110mg/dlにコントロール〔強化インスリン療法（intensive insulin therapy）〕すると，180〜200mg/dlの患者群に比して，感染性合併症が少なく，死亡率も減少したと報告されている[9]．しかしながら，低血糖の危険もあり，管理体制の整った病棟での管理が不可欠である．
- **心臓手術**：血糖管理を厳しくすると人工心肺からの離脱が容易に，術後死亡も少なくなる．

表5 厳密な血糖コントロール例

術前	●術前日夕方から5%糖液を約0.7ml/時で投与開始 ●1単位/mlにレギュラーインスリンを生食で希釈し，シリンジポンプで側管から投与 ●投与速度は血糖値/150が目安（例：血糖値が300mg/dlの場合，2単位/時） ●血糖値測定は4時間ごと
術中〜術後	●5%糖液を約0.7ml/時で投与継続 ●別ルートで糖を含まない電解質輸液開始 ●血糖値測定は1〜2時間ごと ●側管からのインスリン投与速度（単位/時）は術前と同様に血糖値/150が目安 ●目標血糖値を80〜120mg/dlとし術後も継続
注意点	●低血糖に対する備え，50%糖液静注用を手元に準備 ●管理病棟に制限

（竹田 清．糖尿病．麻酔2010；59：869-73より改変引用）

また血糖値を70〜110mg/dlに管理すると炎症性サイトカイン上昇が抑制される[10]。

●**脳障害**：脳卒中や外傷性脳障害において，高血糖は予後を悪くする[11]。細胞内における乳酸蓄積が原因と考えられているが，その一方で厳格な血糖管理が行われても死亡率や長期予後には影響しないとの報告もある[12]。

おわりに

糖尿病患者の麻酔では，合併する臓器障害の有無と重症度の評価がもっとも重要と考えられ，多くの情報が術前診察時に得られることを認識すべきである。また厳格な血糖管理は，予後特に感染性合併症防止に有用であり，危惧される低血糖回避には，術後管理体制に加え，人工膵臓[13]などの機器導入が待たれる。

―― 引用文献 ――

1) 清野 裕，南條輝志男，田嶼尚子ほか．糖尿病の分類と診断基準に関する委員会報告．糖尿病2010；53：450-67.
2) 竹田 清．糖尿病．麻酔2010；59：869-73.
3) 能美明夫，渡部洋三，織畑道宏ほか．術前・術後合併症よりみた糖尿病重症度判定の試み．日消外会誌1987；20：860-4.
4) 浦部晶夫，島田和幸，川合眞一編．糖尿病治療薬．今日の治療薬．第33版．東京：南江堂；2011．p. 332-59.
5) 後藤由夫，菅原 真，塩田善朗ほか．糖尿病性神経障害に関する調査研究：第1報 わが国の糖尿病の実態と合併症．日臨内科医会誌2001；16：167-95.
6) Malmberg K, Norhammar A, Wedel H, et al. Glycometabolic state at admission : important risk marker of mortality in conventionally treated patients with diabetes mellitus and acute myocardial infarction : long-term results from the Diabetes and Insulin-Glucose Infusion in Acute Myocardial Infarction(DIGAMI)study. Circulation 1999；99：2626-32.
7) Erden V, Basaranoglu G, Delatinoglu H, et al. Relationship of difficult laryngoscopy to long-term non-insulin-dependent diabetes and hand abnormality detected using the 'prayer sign'. Br J Anaesth 2003；91：159-60.
8) Reihsaus E, Waldbaur H, Seeling W. Spinal epidural abscess : a meta-analysis of 915 patients. Neurosurg Rev 2000；23：175-205.
9) Van den Berghe G, Wouters P, Weekers F, et al. Intensive insulin therapy in the critically ill patients. N Engl J Med 2001；345：1359-67.
10) Albacker T, Cavalho G, Schricker T, et al. High-dose insulin therapy attenuates systemic inflammatory response in coronary artery bypass grafting patients. Ann Thorac Surg 2008；86：20-7.
11) Salim A, Hadjizacharia P, Dubose J, et al. Persistent hyperglycemia in severe traumatic brain injury : an independent predictor of outcome. Am Surg 2009；75：25-9.
12) Zafar SN, Iqbal A, Farez MF, et al. Intensive insulin therapy in brain injury : a meta-analysis. J Neurotrauma 2011；28：1307-17.
13) Tsukamoto Y, Okabayashi T, Hanazaki K. Progressive artificial endocrine pancreas : the era of novel perioperative blood glucose control for surgery. Surg Today 2011；41：1344-51.

〔大原 義隆，竹田 清〕

2 肥満

1 疫学

　肥満は，単に体重が重いだけではなく，体脂肪が体内に過剰に蓄積した状態と定義され，また合併症が予測され減量治療を必要とする場合には，肥満症と呼ぶ。肥満の判定には体型指数（BMI）[体重（kg）÷〔身長×身長（m^2）〕]が用いられ，統計的に，もっとも病気にかかりにくいとされる22が標準で，わが国では25以上を肥満としている。厚生労働省の行った昭和62年，平成9年，平成19年の10年ごとの調査では，男性の場合，各年代とも肥満者の数は増加し，平成19年，40〜60歳代では30％以上となっている。一方，女性では肥満者はわずかに減少傾向にあり，むしろ20歳代女性のやせが問題となっている。わが国においては，BMI≧25が20％，BMI≧30が5％，BMI≧35が0.4％存在する。

2 診断基準

1）肥満度

- **体型指数（BMI）**：前述のごとく体重（kg）÷[身長×身長（m^2）]で算出される。BMI 22が標準とされ，世界保健機関（WHO）の判定基準ではBMI 30以上を肥満としているが，わが国においては25以上である。大規模調査において，BMIが25を超えると高血圧・高トリグリセリド血症などの発症危険度がBMI 22と比べて2倍に，同様に27を超えると高血糖，29を超えると高コレステロール血症の危険度がそれぞれ2倍になるなどの結果が得られていることによる。日本人においては軽度の肥満でも，合併症を伴いやすいことを示唆している。
- **Broca指数**：理想体重を[身長（cm）−100]×0.9（kg）で算出し，理想体重から20〜40％の増加を軽度肥満，41〜100％を中等度肥満，100％以上を重症肥満とする。

2）肥満症の診断

- **ウエスト周囲径の測定**：まずスクリーニングとして行う検査であり，男性85cm，女性90cm以上であれば，内臓脂肪蓄積型肥満（後述）の可能性が高い。
- **腹部CT検査**：臍高における横断像を撮影し，内臓脂肪面積が100cm^2以上あれば，内臓脂肪蓄積型肥満と診断する。

3 病型・重症度分類

1）肥満の分類

- **病因**：単純性肥満（原発性肥満）が95％以上を占め，過食が原因となる。症候性肥満（二次性肥満）の原因としては，内分泌性（Cushing症候群，粘液水腫など），遺伝性，中枢性，薬物によるものなどが挙げられる。
- **体型**：臀部や大腿部に脂肪が蓄積する"洋ナシ型肥満"（下半身肥満）と腹部に蓄積する"リンゴ型肥満"（上半身肥満）とがある。ウエスト周囲径と臀部径測定により診断する。前者は若い女性に多くみられ，後者は男性や更年期以降の女性に多くみられる。
- **脂肪蓄積の分布**：CT画像により診断できる。腹腔内に脂肪の蓄積が過剰にみられる内臓脂肪蓄積型肥満と皮下脂肪が多い皮下脂肪蓄積型肥満に分類される。リンゴ型肥満＝内臓脂肪蓄積型肥満（表1）であり，洋ナシ型肥満＝皮下脂肪蓄積型肥満である。内臓脂肪蓄積型肥満では高血圧や糖尿病などの合併症の比率が高い。内臓脂肪は，食事療法や運動により，皮下脂肪よりも落としやすいとされている。

表1　内臓脂肪蓄積型肥満

	ウエスト周囲長	ウエスト/ヒップ比
男性	85cm以上	1.0以上
女性	90cm以上	0.9以上

表2　日本肥満学会による肥満度分類

kg/m²	分類
18.5＞BMI	やせ
18.5≦BMI＜25	標準
25≦BMI＜30	肥満1度
30≦BMI＜35	肥満2度
35≦BMI＜40	肥満3度
40≦BMI	肥満4度

2）重症度分類

日本肥満学会ではBMIを用いて肥満度を判定している（表2）。肥満症は脂肪細胞の質的異常（BMI 25～30）と量的異常（BMI≧30）に大別される。

4　治療法

1）食事療法・運動療法

食事療法が肥満治療の基本となる。

カロリー制限は肥満の程度に応じて決定するが，質的異常では1,200～1,800kcal/日，量的異常では1,200～1,400kcal/日が目安となる。歩行や軽いジョギングなどの運動療法は，合併症のチェックを行ったあとに無理のない程度で開始する。体重60kgの人が100kcalを消費する運動と時間は，軽いジョギング10分，テニス10分，ゴルフ20分，水泳5分前後である。

2）薬物療法

食事療法が中心で，それを補助する目的で使用される。抗肥満薬には摂取エネルギーを抑えるもの（摂食中枢に働いて食欲を抑制するもの，脂肪吸収を抑制するもの）や消費エネルギーを増加させるもの（脂肪分解，熱産生亢進）などがある。

3）手術療法

病的肥満患者に行われる減量手術は，①BMI≧40あるいは35≦BMI＜40で肥満に伴う合併症を有するもの（欧米人），②BMI≧37あるいは32≦BMI＜37で肥満に伴う合併症を2つ以上有するもの（アジア人）などが適応とされている。

減量手術を受ける患者での術前合併症の頻度は脂肪肝100%，睡眠時無呼吸82%，四肢の浮腫59%，高血圧68%，変形性関節症69%，2型糖尿病59%，腰痛42%，胃食道逆流症36%，うつ36%，気管支喘息25%，冠動脈疾患18%などとされている。

5　麻酔前のリスク評価・肥満患者の病態と合併症

1）呼吸器系

- **肺気量の減少**：胸壁・腹壁の脂肪蓄積による胸郭への過重や横隔膜挙上のため，機能的残気量・呼気予備量が減少する（表3）[1]。呼気予備量がクロージングボリュームより減少すると呼気時に気道閉塞が起こり低酸素血症に陥りやすい。このため，肥満者では同年齢の非肥満者に比してPa_{O_2}が低く，仰臥位で顕著となる（表4）[2]。また上半身肥満の程度とPa_{O_2}の低下には相関を認める（図）[3]。
- **睡眠時無呼吸症候群**：BMI増加に伴って頻度が増す。診断にはポリソムノグラフィを用い，睡眠1時間あたりに起こる無呼吸と低呼吸の回数（無呼吸・低呼吸指数）を測定する。5以下を正常，軽症5～15，中等症15～30，重症

表3　肥満に伴う合併症と問題点

呼吸器系	・気道確保困難 ・機能的残気量・呼気予備量減少 ・胸郭コンプライアンス低下 ・睡眠時無呼吸症候群 ・肺胞低換気	消化器系	・胃食道逆流症 ・胃内容貯留 ・脂肪肝・肝機能異常
		代謝系	・耐糖能低下（2型糖尿病） ・脂質代謝異常（高脂血症，胆石）
循環器系	・高血圧 ・心拡大 ・虚血性心疾患 ・右心不全 ・肺高血圧症 ・静脈血栓症・肺血栓塞栓症	その他	・静脈路確保・区域麻酔困難 ・手術台の準備 ・手術体位 ・手術時間延長など

表4　Pa_{O_2}の算出式

非肥満者	$Pa_{O_2}=107-0.43×$年齢(歳) Torr
肥満者（座位）	$Pa_{O_2}=83.7-0.29×$年齢(歳) Torr
肥満者（仰臥位）	$Pa_{O_2}=105.1-0.9×$年齢(歳) Torr

(Vaughan RW, Engelhardt RC, Wise L. Postoperative hypoxemia in obese patients. Ann Surg 1974；180：877-82より引用)

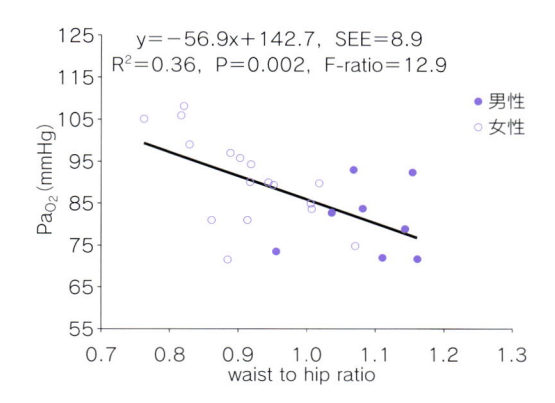

図　ウエスト/ヒップ比とPa_{O_2}の関係

肥満患者を対象に座位で動脈血を採取したが，ウエスト/ヒップ比が大きい男性でPa_{O_2}低値を認めた。
(Zavorsky GS, Murias JM, Kim DJ, et al. Waist-to-hip ratio is associated with pulmonary gas exchange in the morbidly obese. Chest 2007；131：362-7より改変引用)

30以上とされている。BMIが27から29に増加すると頻度は4倍に，また病的肥満では非肥満者の12〜30倍となる（表3）[4]。

- **肥満性低換気症候群**：慢性的な低換気，低酸素血症の結果，肺高血圧，右心負荷の増大を来す。肺性心を合併するとPickwick症候群と呼ばれ，高度肥満，傾眠，夜間周期性呼吸，筋攣縮，チアノーゼ，二次性多血症，右室肥大，右心不全を呈する（表3）。

2）循環器系

- **高血圧・左心負荷**：エネルギー摂取過剰による塩分摂取の増加，循環血液量の増加，脂肪組織増加による心拍出量の増加（脂肪1kgあたり心拍出量が0.1l/分増加），交感神経系の活動亢進，動脈硬化などが原因となる。心電図ではQRS低電位，左室肥大を呈する。肥満者は活動性に乏しく心筋虚血などの症状が現れないことがあるが，病的肥満患者では冠動脈疾患を20％近く合併する（表3）。
- **肺高血圧・右心不全**：慢性的な低酸素血症，高二酸化炭素血症による。心電図では肺性P波，右室肥大，右軸偏位などをみる。これらに加えて血中カテコラミン濃度上昇，刺激伝導系の脂肪沈着，虚血性心疾患などにより不整脈を伴うことが少なくない。心機能の評価には心エコー検査は有用であり，肥満患者における減量手術の結果，両心拡大や壁肥厚などが改善したと報告されている（表3）[5]。
- **静脈血栓塞栓症**：病的肥満では低酸素血症などによる赤血球増多などのリスクが加わる（表3）。

3）消化器系・代謝系

- **誤嚥性肺炎**：病的肥満患者では腹腔内圧の上昇とともに食道裂孔ヘルニアを伴いやすく，胃食道逆流症の引き金となる。また術前絶食が行われても，誤嚥による肺障害の危険が高いとされる。病的肥満患者では胃内容物の滞留時間が長いと考えられているが，胃自体の容量が大きいため，胃通過時間が早いにもかかわらず，胃内容が多く残っているとの報告[6]もある（表3）。
- **検査値異常**：脂肪肝や胆石および高脂血症，AST・ALT・γ-GTPの上昇，コリンエステラーゼ高値などの検査値異常を高率に認める（表3）。
- **糖尿病**：合併頻度は約20％であり，病的肥満では60％にも達する[7]。インスリン抵抗性を伴い高インスリン血症を認めることが多い（表3）。

6　麻酔前準備と麻酔管理のポイント

1）術前検査

呼吸器合併症の診断には胸部X線写真が不可欠である。術後の胸部X線写真は仰臥位で撮影されるため，術前評価には立位ではなく仰臥位での胸部X線写真が必須である。

2）減量

呼気予備量が増加し[1]，導入時や無呼吸時の

低酸素血症の防止，術中の無気肺防止など，術後呼吸不全のリスク軽減にはもっとも重要である．

3）麻酔法

局所麻酔の使用〜併用が，麻酔に使用する薬剤の削減，よりよい覚醒，術後鎮痛などの点で安全と考えられるが，手技の困難を伴うことが多い．超音波ガイド下手技が有用である[8]．

4）麻酔前投薬

- **鎮静薬**：少量の鎮静薬投与で咽頭筋の緊張低下と術後の舌根沈下が起こる[9]ため，鎮静薬は使用しない．
- **満胃と誤嚥**：誤嚥による肺障害は胃液のpH＜2.5および胃液量≧25mlで発生する．肥満患者では，術前絶食を行った場合にも70％以上の患者で両条件を満たすとされたが[10]，近年否定的な報告[11]もある．マスク換気困難による過大な吸気圧や導入時間の延長などが誤嚥の危険性を増している可能性もある．胃内容逆流防止手技として輪状軟骨圧迫が行われるが，健常成人のMRIを用いた研究では，食道ではなく輪状咽頭筋が椎体に向かって圧迫されるとの報告[12]がある．目印となる頸部の解剖が判別しにくい肥満患者では誤嚥防止のための輪状軟骨圧迫の効果も不確実となる．このため胃通過時間短縮のためのメトクロプラミドや制酸薬は投与する．

5）気道確保

- **酸素投与とマスク換気**：機能的残気量減少のため，気管挿管などの無呼吸時に低酸素になりやすい．純酸素で換気したのち無呼吸にすると，病的肥満患者では5分以内に酸素飽和度が90％を切り，BMI増加に伴い時間は短縮する[13]．酸素飽和度の低下を改善するため酸素投与とともに頭高位や持続的陽圧呼吸を用いる．BMI＞26のみでマスク換気困難が3倍に増加する．
- **気管挿管**：肥満＝気管挿管困難ではないが，気管挿管困難時のアルゴリズムに則った準備が必要であることはいうまでもない．覚醒挿管の要否，複数の麻酔科医による対応，エアウェイやラリンジアルマスクの準備などである．気管挿管困難の予測には甲状軟骨の高さで測定した頸部周囲径が有用であり[14]，頸部周囲径／頤・甲状軟骨間距離の比がもっとも感受性が高いとの報告[15]がある．近年，エアウェイスコープ（airwayscope：AWS）が気管挿管困難症例に用いられているが，BMIが30〜50の肥満患者の気管挿管に際して，AWSと＃4ブレードのマッキントッシュ型喉頭鏡を比較した研究がなされている．挿管に要した時間は38秒 vs 26秒で，また成功率においても1回目92％ vs 86％，2回目100％ vs 90％とマッキントッシュ型喉頭鏡が勝る結果であった[16]．

6）呼吸管理と睡眠時無呼吸

術後の鎮痛薬・鎮静薬投与により，気道確保筋の緊張が低下し，肥満患者では容易に気道閉塞を来すため，安易な鎮静薬投与は避けるべきである．術前から持続陽圧呼吸療法（continuous positive airway pressure：CPAP），二相性陽圧呼吸療法（bilevel positive airway pressure：BiPAP）による治療を受けている患者では，術後早期から装着する．気道確保手段であるとともに，無気肺発生を防止し肺活量などが保たれる[17]．また肥満性低換気を伴う場合，夜間の低酸素血症・高二酸化炭素血症のため，昼間でも換気のドライブは低酸素に依存し，術後不用意に高濃度酸素を投与すると，麻酔からの覚醒期にはかえって換気が抑制される可能性がある．酸素化（SpO_2）に加えて，呼吸数を音響モニタリング技術を用いて測定する機器も開発され，肥満患者での術後管理には有用と考えられる．

7）深部静脈血栓症の防止

日本麻酔科学会が行った周術期肺塞栓症調査[18]によると，肥満患者では非肥満患者に比して男性で2倍，女性で3倍の血栓症のリスクが高まるとされている．減量手術は腹腔鏡を用いて行われ，気腹・頭高位を必要とすることから，静脈血栓症のリスクは高まる．肥満患者の術前評価には下肢静脈エコーは必須であり，血栓の存在する場合や過去に深部静脈血栓症のある場合には，術前からの抗凝固療法，手術時の下大静脈フィルター留置などを考慮する．

8）減量手術による効果

肥満に伴う合併症は減少し，糖尿病は76.8％，脂質代謝異常は70.0％，高血圧は61.7％，閉塞性睡眠時無呼吸は85.7％減少する[19]。

おわりに

メタボリック症候群の認知度は高くなっているにもかかわらず，わが国において肥満は増加の一途をたどっている。今後は病的肥満に対する減量手術も増加することが予想され，麻酔科医への新たな難題が提示される日もそう遠くはない。麻酔手技の困難さ以上に，術前評価による病態の把握と合併症に対する対策が重要となる。

引用文献

1) Vaughan RW, Cork R, Hollander D. The effect of massive weight loss on arterial oxygenation and pulmonary function tests. Anesthesiology 1981；54：325-8.
2) Vaughan RW, Engelhardt RC, Wise L. Postoperative hypoxemia in obese patients. Ann Surg 1974；180：877-82.
3) Zavorsky GS, Murias JM, Kim DJ, et al. Waist-to-hip ratio is associated with pulmonary gas exchange in the morbidly obese. Chest 2007；131：362-7.
4) Peiser J, Lavie P, Ovnat A, et al. Sleep apnea syndrome in the morbidly obese as an indication for weight reduction surgery. Ann Surg 1984；199：112-5.
5) Garza CA, Pellikka PA, Somers VK, et al. Structural and functional changes in left and right ventricles after major weight loss following bariatric surgery for morbid obesity. Am J Cardiol 2010；105：550-6.
6) Wises O, Hellstrom PM. Gastrointestinal motility in obesity. J Intern Med 1995；273：411-8.
7) Cottam D, Qureshi FG, Mattar SG, et al. Laparoscopic sleeve gastrectomy as an initial weight-loss procedure for high-risk patients with morbid obesity. Surg Endosc 2006；20：859-63.
8) Hayashi H, Ueyama H. Experience of ultrasound-guided popliteal sciatic nerve block and femoral nerve perineural catheter placement in a morbidly obese patient undergoing total knee arthroplasty. Masui 2010；59：1260-2.
9) Dhonneur G, Combes X, Leroux B, et al. Postoperative obstructive apnea. Anesth Analg 1999；89：762-7.
10) Vaughan RW, Bauer S, Wise L. Volume and pH of gastric juice in obese patients. Anesthesiology 1975；43：686-9.
11) Harter RL, Kelly WB, Kramer MG, et al. A comparison of the volume and pH of gastric contents of obese and lean surgical patients. Anesth Analg 1998；86：147-52.
12) Rice MJ, Mancuso AA, Gibbs C, et al. Cricoid pressure results in compression of the postcricoid hypopharynx：the esophageal position is irrelevant. Anesth Analg 2009；109：1546-52.
13) Berthoud MC, Peacock JE, Reilly CS. Effectiveness of preoxygenation in morbidly obese patients. Br J Anaesth 1991；67：464-6.
14) Gonzalez H, Minville V, Delanoue K, et al. The importance of increased neck circumference to intubation difficulties in obese patients. Anesth Analg 2008；106：1132-6.
15) Kim WH, Ahn HJ, Lee CJ, et al. Neck circumference to thyromental distance ratio：a new predictor of difficult intubation in obese patients. Br J Anaesth 2011；106：743-8.
16) Abdallah R, Galway U, You J, et al. A randomized comparison between the Pentax AWS video laryngoscope and the Macintosh laryngoscope in morbidly obese patients. Anesth Analg 2011；113：1082-7.
17) Neligan PJ, Malhotra G, Fraser M, et al. Noninvasive ventilation immediately after extubation improves lung function in morbidly obese patients with obstructive sleep apnea undergoing laparoscopic bariatric surgery. Anesth Analg 2010；110：1360-5.
18) 黒岩政之，古家 仁，瀬尾憲正ほか．2004年周術期肺塞栓症発症調査結果からみた本邦における周術期肺血栓塞栓症発症頻度とその特徴．（社）日本麻酔科学会肺塞栓症研究ワーキンググループ報告．麻酔 2006；55：1031-8.
19) Buchwald H, Avidor Y, Braunwald E, et al. Bariatric surgery：a systematic review and meta-analysis. JAMA 2004；292：1724-37.

〔木村 直曉，竹田 清〕

3 低栄養

はじめに

　手術手技，手術侵襲の低侵襲化，麻酔管理法，術後管理法の目覚ましい進歩にもかかわらず，術後合併症は重要な関心事のひとつである。手術患者，特に消化器疾患や担癌患者では術前から摂食不良，消化吸収障害により低栄養を来していることが多い。低栄養は体重減少，低蛋白血症，低アルブミン血症，貧血，脱水，電解質のアンバランスなどさまざまな病態変化をもたらしてくる。さらにこのような状態で手術を受けると手術侵襲に伴うインスリン抵抗性の増加，異化亢進，術後の禁食，栄養摂取不良によりさらに栄養状態が悪化してくる可能性がある。このため栄養状態は周術期合併症の発生に関連する重要な項目のひとつである。術前低栄養は術後死亡率，合併症を増加させるため適切に栄養状態を評価し，可能な限り適切な周術期栄養療法を実施することが必要である。近年，これまで慣例的に当然のこととして行われていた術前絶飲食時間も含んだ周術期の栄養管理には見直しの必要性が呈せられている。周術期の栄養管理は単に低栄養やこれに伴う合併症の増加を防ぐという目的だけでなく，より手術患者の回復力を高めるための方策のひとつとして重要となってきている。

　最近の研究では特に術前，術後の絶食時間の長さ，免疫栄養剤などの補助食品の有効性などが注目されている。たとえ術前に低栄養がなくても従来の長い絶飲食時間による飢餓は手術侵襲によるインスリン抵抗性を高め，このインスリン抵抗性の増加は種々の合併症の危険因子であることが明らかとなってきた。呼吸・循環といった数値に現れやすい，バイタルサインの評価はもちろん従来通り重要であることに変わりはないが，数値として目に見えにくい栄養学的介入による患者管理も麻酔科医としての必要な管理項目のひとつとして重要視する必要がある。そして単に栄養学的介入を単独で用いるだけでなく，ほかの新たな患者管理と組み合わせ，種々の介入方法を総合的に用いることで周術期の患者管理の質を高めることの重要性が唱えられている[1]。

1 低栄養

1 疫　学

　入院患者の栄養不良の発生率は30〜55%と報告されている。そして手術が必要とされて入院する患者の25%は低栄養状態であるとされる[2]。術前栄養状態に問題のない患者では術後早期の経口摂取などにより消化管機能の早期回復を行えば手術による栄養状態に関連した合併症や死亡率が増加する危険性は乏しい。

　低栄養状態が手術合併症を増加させることは古くから認識され，消化性潰瘍で胃切除術を受ける患者では20%以内の体重減少では死亡率が3.5%であるのに対して，20%以上の体重減少では死亡率が33%と高まることが報告されている[3]。周術期の栄養療法の目的としては周術期死亡率の減少，感染性合併症やほかの合併症の減少，異化反応の軽減と代謝の改善，創傷治癒や回復過程の促進，早期経口摂取による速やかな消化管機能の回復，在院日数の短縮などが考えられる。しかし，常に栄養療法自体に伴う合併症や経費にも注意を払う必要があり，栄養療法の決定にはこれらも考慮しエビデンスに基づいた有効性のある栄養療法を行わなければならない。したがって，術前に栄養状態を把握することが重要となってくる。

2 診断基準

　術前低栄養は合併症の増加と関係するため術前に低栄養状態を把握するために栄養評価を実施することは重要であり，多くの栄養評価法が存在する。手術対象となる疾患の代謝状況，例

表　大分大学医学部附属病院で使用されている栄養状態の主観的包括的評価（SGA）

体重の変化	通常より　□減少　いつから（　　　） 　　　　　□増加　いつから（　　　） 　　　　　□変化なし
食事摂取状況	●食　　欲：□あり　　　□なし　　いつから（　　　） ●食事形態：□絶飲食　　□流動食　　□きざみミキサー形態 　　　　　□粥食形態　□常食形態 ●咀嚼困難：□あり　　　□なし ●嚥下困難：□あり　　　□なし
消化器症状	□なし　　□悪心　　□嘔吐　　□下痢　　□その他（　　　）
日常生活自立度	●生活自力：□J1　　□J2 ●準寝たきり：□A1　□A2 ●寝たきり：□B1　□B2　□C1　□C2
ストレス	□手術後　　□外傷　　□熱傷　　□悪性疾患　　□進行癌 □重症感染症　　□48時間以上の安静臥床　　□人工呼吸器管理中 □中心静脈カテーテル留置　　□その他（　　　）　□発熱
身体状況	●皮下脂肪減少（三頭筋，胸部）：□なし　□軽度　□中等度　□高度 ●筋肉萎縮（四頭筋，三角筋）：　□なし　□軽度　□中等度　□高度 ●浮　　腫：　　　　　　　　　□足首　□仙骨　□腹水
栄養状態全般についての主観的・包括的評価	□A 栄養状態良好　　□B 中等度栄養不良　　□C 高度栄養不良

えば悪性疾患か炎症性疾患かなどによっていずれの評価方法も影響を受けることに注意しておく必要がある。例えばよく使用される血清アルブミン値は栄養状態よりはむしろ発熱などの生理的ストレスにより影響を受けやすいことを考慮しなければならない。

広く普及しているものには主観的包括評価（subjective global assessment：SGA）と客観的包括評価（objective data assessment：ODA）がある。SGAは詳細な患者の病歴聴取に加え，体重変化，食物摂取の変化，消化器症状や浮腫などの栄養不良の徴候のデータで短時間に評価でき，経費もかからない。またSGAによる栄養状態の評価は術後合併症とよく相関するとされている[4]。表に大分大学医学部附属病院で使用しているSGAを示した。1〜6の項目を各評価し，最終的に栄養状態をA 栄養状態良好，B 中等度栄養不良，C 高度栄養不良の3段階に分けて判断する。Cと判断された場合は厳密な栄養学的介入が必要である。ODAは身体組成パラメータの計測値と従来の生化学的検査を示す。身体計測として皮下脂肪組織（皮脂厚）や骨格筋重量（上腕筋囲，上腕筋面積）の評価を行う。生化学検査値として総リンパ球数，血清アルブミン，コレステロール値に急性相蛋白（rapid turnover protein）のレチノール結合蛋白質，トランスサイレチン，トランスフェリンが含まれる。しかしこれらは重症患者では体液バランスの変化，輸液の影響を受けるため正確な評価は難しく，注意が必要である。窒素平衡は，窒素平衡＝（食物蛋白質量／6.25）−（［尿中尿素窒素／0.8］＋4）で示される。この窒素平衡は栄養療法の有効性を評価する場合に使用され，マイナスバランスをなるべく解消することを目標とする。

低栄養は一定期間以上にわたる栄養摂取不足とこれに伴う体組成の変化によって生じ，各臓器に悪影響を与えるようになる。術前に簡易に入手できる体重変化と血清アルブミン値から栄養状態を分類すると以下のように分けることができる。

- **正常**：術前の体重変化なく，術前血清アルブミン 3.5g/dl 以上
- **軽度低栄養**：体重減少10％以下，血清アルブミン 3.2〜3.5g/dl
- **中等度低栄養**：体重減少10〜20％，血清アルブミン 2.5〜3.2g/dl
- **高度低栄養**：体重減少20％以上，血清アルブミン 2.5g/dl 以下

これらはあくまでも目安であり，ある時点だ

けの評価でなく定期的に体重測定も含め評価を繰り返すことが肝要である。

3 病型・重症度分類

熱量，蛋白質やほかの栄養素の不足や過剰によってもたらされる栄養状態が栄養不良であり，これにより組織，体組成や機能，さらには臨床予後にまで影響を与えることになる。栄養不良は単に蛋白質・熱量の過剰や不足だけでなく，ある種の栄養素のみ（例えば微量元素やビタミン）の過不足によってももたらされる。本項では主に蛋白質・熱量の不足による低栄養について記す。

栄養不良は図1のように分類することができ，低栄養は3つの型に分けられる。マラスムス（marasmus）は慢性的に蛋白質と熱量の不足が持続した結果として生じるため蛋白エネルギー低栄養状態（protein energy malnutrition：PEM）とも呼ばれる。食道癌で経口摂取不能や極端な摂食障害のように長期にわたる蛋白質・熱量不足の結果として生じる。骨格筋や貯蔵脂肪は消耗し，著明な体重減少が生じてくるが，進行性の適応過程をたどり代謝は低下している。このため血中蛋白質濃度は比較的保たれ，浮腫は認めない。クワシオルコル（kwashiorkor）は蛋白質の不足が熱量の不足よりも重篤であり，内臓蛋白質の高度な減少が特徴である。1～2歳の幼児に多く，離乳後の貧困などによる蛋白質不足，でんぷん主体の離乳食が原因とされる。外傷や手術などの急性傷害によっても栄養状態とは無関係に蛋白質・熱量の必要量の増加によっても生じてくる。低蛋白血症から浮腫，腹水の貯留を認め，さらには脂肪肝も生じてくることが特徴とされる。実際には両者の混合型であるマラスムス性クワシオルコル（marasmic kwashiorkor）が大部分である。低栄養の重症度は診断基準の項（p.118）で体重減少とアルブミン値から参考になるものを示したが，あくまでも病歴，身体症状なども参考にし総合的に判断する必要がある。体型指数（BMI）値でみれば BMI＜18.5kg/m^2 は重症な低体重である。通常 BMI＜20kg/m^2 では低栄養の可能性が高いと判断される。しかし，たとえ BMI＜20kg/m^2 であっても3～6カ月の間に10%以上の体重減少があれば低栄養の危険性は高く，BMI＜20kg/m^2 であっても安定した体重変化であれば低栄養の危険性は低くなる。そのほか，SGAにて高度の栄養障害，血清アルブミン＜3.0g/dl なども低栄養の危険性が高くなる。常に単一の指標だけでなく，種々の栄養評価法により総合的に判断する必要がある。

4 治療法

経腸栄養（enteral nutrition：EN）は全栄養療法もしくは部分的な栄養療法として確立し，ENでは静脈栄養（parenteral nutrition：PN）に比較して合併症が少ないことが示されている[5]。PNは末梢静脈栄養（peripheral parenteral nutrition：PPN）と完全静脈栄養（total parenteral nutrition：TPN）に分けられる。現在は，国際的にも高カロリー輸液（intravenous hyperalimentation：IVH）ではなくTPNの用語

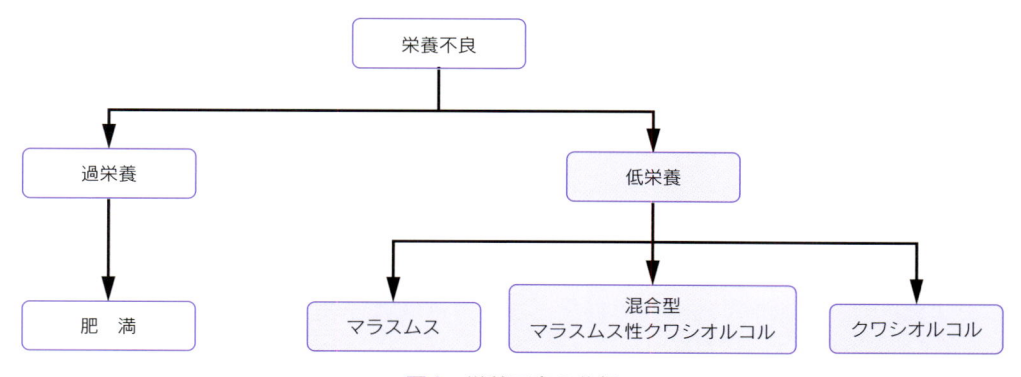

図1 栄養不良の分類

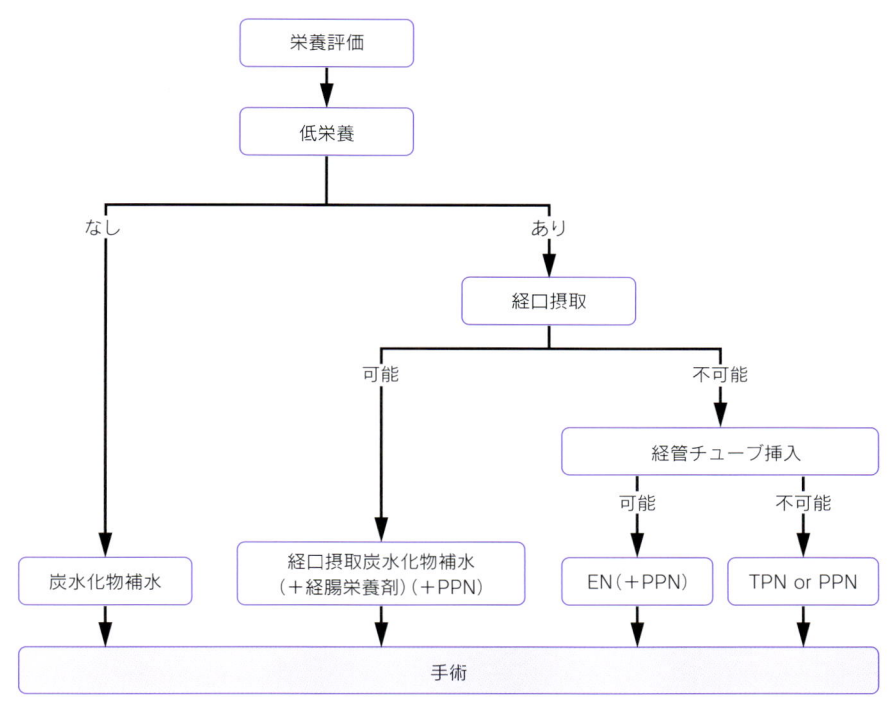

```
              ┌──────────┐
              │  栄養評価  │
              └────┬─────┘
                   ▼
              ┌──────────┐
              │  低栄養   │
              └────┬─────┘
         なし ┌────┴────┐ あり
              │         ▼
              │    ┌──────────┐
              │    │ 経口摂取  │
              │    └────┬─────┘
              │    可能┌┴┐不可能
              │        │ │
              │        │ ▼
              │        │ ┌──────────┐
              │        │ │経管チューブ挿入│
              │        │ └────┬─────┘
              │        │  可能│ │不可能
              ▼        ▼      ▼ ▼
```

図2　手術に至るまでの栄養療法

が中心静脈を用いて高濃度の栄養素をバランスよく投与できる栄養療法として用いられている．日本語の完全静脈栄養，中心静脈栄養，高カロリー輸液はほぼ同義で用いられ，TPNを意味している．現在の栄養療法の一般的な考え方としては腸管が利用可能な場合はできるだけENを実施し，腸管が利用できない場合は短期間（2週間以内）ではPPNを実施し，長期間（2週間以上）にわたる場合にはTPNを実施するという選択基準になっている．図2に手術に至るまでの栄養療法の概略を示した．

5 麻酔前のリスク評価と予後予測

低栄養は軽度なものから高度なものまで悪性疾患，良性疾患を問わず手術患者で生じる．低栄養は創傷治癒の遷延，感染性合併症の増加，在院日数の増加，死亡率の増加につながってくる．このため栄養不良と評価された場合は栄養サポートチームなど専門家から適切なアセスメントと栄養療法を受けることが望ましい．術前TPNは中等度以上の低栄養では術前からの施行は術後合併症を約10％程度減少させることができる[6]．しかし，栄養障害が認められない，または軽度の低栄養患者では術後合併症減少の効果は少なく，TPNによる感染性合併症を増加させる可能性があるので注意が必要である．術前ENに関しては術後合併症率を低下させる可能性が示されているが，経口摂取との比較では術後合併症の発生率は同等との結果もあり慎重な適応が望まれる．

現在，アルギニン，グルタミン，核酸，ω-3脂肪酸を種々に組み合わせた免疫栄養剤が術前，術後に使用されている．メタ解析により頭頸部癌の大手術，食道癌，胃癌，膵臓癌などの腹部大手術，重症外傷患者では免疫栄養剤使用により有意に感染性合併症を減少させているが，死亡率改善の有用性は証明されていない[7]．また低栄養患者での術前免疫栄養剤の摂取は術後合併症の減少，早期回復と関連している[8]．しかし急性肺傷害患者で期待された免疫栄養剤の有用性は近年，否定されつつある[9]．術前からの栄養評価により栄養状態を把握し適切な栄養管理を行うことが大切である．

6 麻酔前準備と麻酔管理のポイント

1）術前炭水化物補水

　低栄養患者はもちろん，栄養障害のない患者でも消化管機能維持を目的とした栄養管理に留意することは重要である。欧州では欧州静脈経腸栄養学会を中心に手術患者の術後回復力を高めようという術後回復力増強（enhanced recovery after surgery：ERAS）プロトコールが推進されている。ERASプロトコールはエビデンスに基づいた術前，術中，術後の種々の患者管理方法をプロトコールとしてまとめて実施することにより術後の回復力を高めようとする試みである[10]。具体的には術前として入院前患者カウンセリング，術前腸管処置の中止，絶飲食の改善による炭水化物補水，前投薬の中止，術中としては血栓予防，抗生剤適正投与，硬膜外麻酔の利用，短時間作用麻酔薬，NGチューブ抜去，低体温防止，適正輸液，小切開，ドレーン留置の中止，術後としては悪心・嘔吐防止，術後鎮痛，術当日からの飲水，早期離床，術後調査などの項目から成り立ち麻酔科医が管理する項目も多く含まれている（図3）。このプロトコールの実施により在院日数短縮，合併症の減少がエビデンスとして示されている[11]。ERASプロトコールでは絶飲食に伴う飢餓は代謝の恒常性を乱すため，麻酔導入2時間前までの術前炭水化物補水を推奨している。糖濃度12.5％の飲料水を術前夜800ml，手術2時間前に400ml摂取することが勧められており，炭水化物補水の効果に関しては多くのエビデンスが示されている[12,13]。この程度の摂取では胃液量，胃液pHには影響はなく，胃排出能の低下している糖尿病患者においても神経性合併症が強くなければ誤嚥率が増すことはない。手術侵襲はストレスホルモン，炎症性サイトカインを増加させストレス誘導性高血糖（外科的糖尿病）を生じさせる。このインスリン抵抗性の増加（インスリン感受性の低下）は糖尿病の有無に関係なく周術期合併症の増加につながるが[14]，術前炭水化物補水により改善できる。このほかにも手術に伴うタンパク異化の改善，窒素バランスの改善に効果があることから，その結果，術後の筋肉量，筋力の低下を防止できる。さらに術後回復力を促進するため在院日数の短縮にも効果があり，口渇感，空腹感の改善も得られる。多くの術前患者では深夜からの絶食は不必要であり，術後も栄養摂取の中断も不必要である。わ

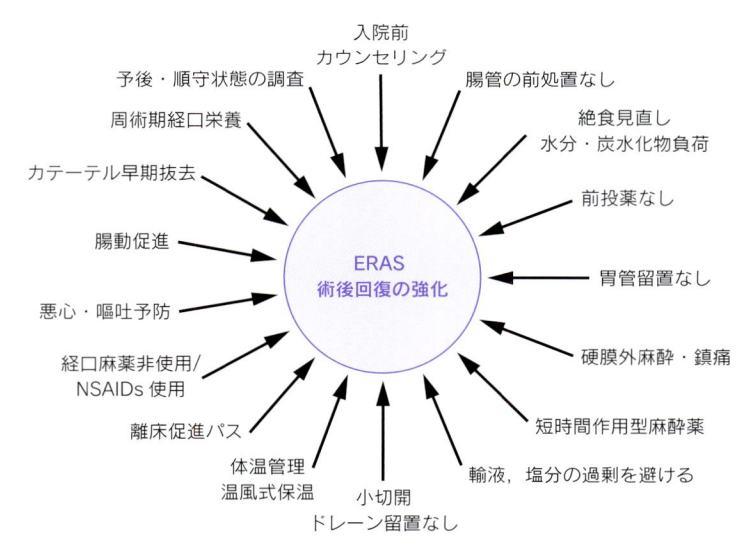

図3　ERAS プロトコール

(Fearon KC, Ljungqvist O, Von Meyenfeldt M, et al. Enhanced recovery after surgery：a consensus review of clinical care for patients undergoing colon resection. Clin Nutr 2005；24：466-77より改変引用)

が国でも術前炭水化物補水が普及することが望まれる。

2) 術前TPN患者

　TPN管理中患者では糖代謝，アミノ酸代謝，脂質代謝，電解質代謝，微量元素に起因する代謝性合併症が生じていないか注意する。TPNでは大量の糖質が投与されるために糖代謝に関連した合併症が認められ，特に感染や手術などの侵襲を契機に高血糖状態になりやすい。高血糖状態の持続は高浸透圧利尿や高浸透圧性非ケトン性昏睡を引き起こす。高血糖は好中球機能の抑制，免疫能の低下から感染性合併症リスクを高める。重症患者では血糖管理の重要性が指摘され，150～180mg/dl以下を目標に管理する。アミノ酸の過剰投与，腎機能低下時は尿素合成過剰から高尿素血症を生じる。塩酸塩アミノ酸製剤は相対的高クロール性アシドーシスの原因になる。脂肪製剤投与時は投与速度が重要であり0.1g/kg/時以上の速度では細網内皮系の抑制，高脂血症の原因となるので注意が必要である。また脂肪乳剤を含まないTPNでは必須脂肪酸不足が約2週間で発症するので脂肪乳剤の投与間隔をチェックする。TPNに伴う代謝性アシドーシスの多くは乳酸アシドーシスで，ブドウ糖から生じるピルビン酸がビタミンB_1不足によりアセチルCoAに変換されずに蓄積してTCA回路が機能しなくなることで重篤化する。TPN用総合ビタミン剤が毎日投与されていたかどうかを確認し，ビタミン剤が投与されていなかった場合はTPNを中止し，ビタミンB_1を1回100mg急速静注し，3mg/日以上投与する。

　高度の低栄養患者に特にTPNで急速に栄養補充を行うと急激な低リン血症を特徴とする，refeeding syndromeと呼ばれる生命に影響するほどのせん妄，不整脈，心不全が生じることがある。

　TPN施行時には通常の経口摂取では生じない微量元素欠乏症が生じてくる。もっとも多い欠乏は亜鉛欠乏症であるが，銅，クロム，セレン，マンガン，モリブデンの欠乏症も長期のTPN患者で生じるので注意する。TPN施行中は高濃度のブドウ糖が投与されているため高インスリン状態になっている。また高血糖になるためTPNにインスリンが添加されている場合もある。術中は手術侵襲によりさらに高血糖になるためTPNを中断する場合が多い。この場合，急激なTPNの中止は低血糖状態になるため5～10％ブドウ糖液に切り替えて投与することが必須となる。

2 低アルブミン・低蛋白血症

1 疫　学

　血清蛋白質の約60％をアルブミンが占め，血管内膠質浸透圧の80％に関係し内臓蛋白質量を反映している。アルブミンは分子量66.5kDaであり，肝臓で毎日9～12gが合成され，血清での半減期は17～19日とされている。膠質浸透圧の維持だけでなく，負に荷電し，物質との結合・運搬，抗酸化物質としての作用，抗血栓作用，酸塩基平衡の調節，毛細血管の統合性の維持に関係している。入院患者の37％が以前は血清アルブミン値＜3.0g/dlと報告され栄養管理の重要性が唱えられた。結腸癌手術患者の18～20％は血清アルブミン値＜3.5g/dlであり，術後の合併症，死亡率と関係すると報告されている[15]。

2 診断基準

　低蛋白血症とは血漿蛋白質が6g/dl以下の状態をいう。100種類以上ある血漿蛋白質の約60％はアルブミンであり低アルブミン血症は血漿アルブミンが3.5g/dl以下の状態とされる。低アルブミン血症は低栄養だけでなく急性肝炎，肝硬変などの肝障害による蛋白合成の低下，消化管からの吸収障害が原因となる。アルブミン合成に問題がなくても消費に問題がある場合も低アルブミン血症となる。ネフローゼ症候群，蛋白漏出性胃腸症，熱傷，出血は，アルブミンが体外に漏出し低アルブミン血症となる。蛋白異化の亢進として重症感染症，甲状腺機能亢進

症，悪性腫瘍などがある。さらに体内での分布異常である全身性の浮腫，胸水，腹水が貯留する病態でも低アルブミン血症となる。集中治療を必要とする重症患者ではこれらの病態が相互に関連してくるので注意が必要である。

3 病型・重症度分類

栄養学的には体重変化と血清アルブミン値から簡易的に以下のように分けられる。
- **正常**：術前の体重変化がなく，術前血清アルブミン3.5g/dl以上
- **軽度低栄養**：体重減少10%以下，血清アルブミン3.2〜3.5g/dl
- **中等度低栄養**：体重減少10〜20%，血清アルブミン2.5〜3.2g/dl
- **高度低栄養**：体重減少20%以上，血清アルブミン2.5g/dl以下

しかし手術患者では，血清アルブミン値<3.0g/dlで合併症増加，予後悪化の報告があり栄養状態に関して注意しなければならない。血清アルブミン値は炎症の状態，肝機能，血管透過性亢進により影響を受けやすい。低アルブミン血症の存在が低栄養とも判断できないため注意が必要である[16]。

4 治療法

低アルブミン血症，低蛋白血症を呈した原疾患の治療が優先される。アルブミン製剤の適応は循環血液量の補正，膠質浸透圧の改善が主な適応となる。循環血液量の補正には加熱人血漿蛋白を含む等張アルブミン製剤を使用し，膠質浸透圧の改善には高張アルブミン製剤を用いる。周術期での適応としては循環血液量50%以上喪失による出血性ショック，術前から高度な低アルブミン血症がある，または小児の人工心肺を使用する心臓手術，肝硬変に伴う難治性腹水，難治性浮腫，肺水腫を伴うネフローゼ症候群，血清アルブミン濃度が1.5g/dl未満や50%以上の重症熱傷，低蛋白血症に起因する肺水腫や著明な浮腫の存在，循環血液量の著明な減少を伴う急性膵炎などが挙げられる。栄養状態改善目的でのアルブミン製剤の投与は効果がないため感染の危険性の増加，医療資源の浪費，医療費の増大を考慮すると厳に慎まなければならない[17]。

5 麻酔前のリスク評価と予後予測

多くの研究は入院患者の血清アルブミン値は死亡率，合併症と逆相関することを示し，低アルブミン血症は予定手術，緊急手術にかかわらず予後不良の危険因子である。そして低アルブミン血症は蛋白質・熱量不足の顕著な特質であるにもかかわらず，アルブミン補充の有効性は確立されていない[18]。

6 麻酔前準備と麻酔管理のポイント

1）低蛋白血症時の考慮ポイント

アルブミンの意義としては薬物との結合による薬物動態への影響と膠質浸透圧への影響が重要となってくる。手術時に患者の低アルブミン血症を認めた場合には，その原因となる基礎疾患，急性発症か慢性発症か，病態の相互関連，補正の必要性について考慮する必要がある。これらの全身評価・管理を実施しつつ低蛋白血症がもたらす薬物動態への影響，膠質浸透圧の維持についてさらに考慮が必要となる。

2）薬物動態変化への対策

薬物が血漿中でアルブミンやα_1-酸性糖蛋白などの血漿蛋白質と結合している割合を蛋白結合率という。血清蛋白質の中でもっとも割合の多いアルブミンは酸性・塩基性の種々の薬物と非特異的に結合する。投与された薬物のうち血漿蛋白質と結合した結合型薬物は組織には移行せず，結合していない遊離型薬物のみが血管壁を通過して組織へ移行し効果を示すことになる。蛋白結合率の低い薬物では低蛋白血症の影響を受けにくいが，蛋白結合率の高い（80%以上）薬物では低蛋白血症により遊離型の割合が高まり，効果や副作用の増強，さらには蛋白結合を介した薬物相互作用が生じることがあるので注意深く使用する必要がある。

周術期に使用される蛋白結合率の高い薬剤としてはワルファリン97%，フロセミド91〜99%，ジギトキシン97%，ブピバカイン90%，

ロピバカイン94％，ミダゾラム96〜97.5％，チオペンタール85％，プロポフォール97〜99％，レミフェンタニル71〜72％，フェンタニル84％，セフトリアキソン83.3〜96.3％などが挙げられる。

3）膠質浸透圧低下への対策

アルブミンの重要な役割に膠質浸透圧の形成がある。膠質とは直径10〜1,000Aの粒子が水のような媒体中に分散しているもので，アルブミンのように多数の分子と結合しているため純粋な結晶化ができないものをいう。アルブミンは血漿蛋白質の中で，最小で最多のため膠質浸透圧の約80％を形成する。アルブミン1gあたりの膠質浸透圧は約5mmHgとされ低アルブミン血症では浮腫が形成されやすい。低蛋白血症の補正のうち肝硬変，ネフローゼ症候群による難治性浮腫，重症低アルブミン血症などに対して高張アルブミン製剤は適正に使用されれば価値のあるものと考えられる。一方，出血性ショックや重症患者での等張アルブミン製剤の血漿増量効果は有効であり，その持続も長いと考えられるが，晶質液を上回る生命予後改善効果に乏しい点，高価である点，未知の感染源の可能性がある点を考えると使用には注意が必要といえる。

一般に循環血液量の20〜50％の出血量に対しては人工膠質液であるヒドロキシエチルデンプン（hydroxyethyl starch：HES）やデキストランで補い，これ以上の50〜100％の出血で人工膠質液が1,000mlを超えた場合には適宜，等張アルブミン製剤の使用を考慮する[16]。わが国で現在使用されているHES製剤は分子量70kDaの低分子量の製剤で安全に使用できるとされている。腎機能への影響も脱水状態やクレアチニン値＞3mg/dlでは注意する必要があるが，それ以外では腎機能への影響はないとされ，凝固障害も問題ないと考えられている。また投与量の20ml/kgもしくは1,000mlという制限は，2005年に厚生労働省も救命が必要な場合はそれ以上の投与も可能との判断を下し，欧米と同様の50ml/kgまでの使用は問題ないとの考え方が一般的になっている。さらに欧州で主に使用され，わが国でも治験が終了している分子量130kDaのHES製剤（HES130）は血漿増量効果と副作用とのバランスがよく，利用可能となれば出血性ショック時などの膠質浸透圧低下に対しても，より適正な輸液管理が可能になると考えられる。HES130は手術時に限らず敗血症性ショック時の循環動態の改善目的の輸液剤としても期待される。しかし重症敗血症時でのHES130の使用では晶質液と比較して90日生存率の悪化，腎代替療法患者の増加が報告され，さらなる安全性，適応となる病態の解明が必要である[19]。

■おわりに

入院患者に占める低栄養を呈する患者は依然として高い割合を占めている。低栄養を伴って手術を受ける場合は創傷治癒の遷延，合併症の増加，在院日数の延長，死亡率の増加に関係していると考えられる。手術の待機が可能であれば高度の低栄養はできるだけ補正することが予後改善につながってくる。低栄養の指標のひとつとして低アルブミン血症は重要であるが，その解釈，アルブミン製剤の使用には慎重を期さねばならない。また栄養状態が良好でも手術に伴う長い絶飲食時間はインスリン抵抗性を高め合併症を増加させる可能性があり，ERASプロトコールに準じた術前炭水化物補水の普及が待たれる。

引用文献
---

1) Kehlet H, Wilmore DW. Multimodal strategies to improve surgical outcome. Am J Surg 2002；183：630-41.
2) McWhirter JP, Pennington CR. Incidence and recognition of malnutrition in hospital. BMJ 1994；308：945-8.
3) Studley HO. Percentage of weight loss：a basic indicator of surgical risk in patients with chronic peptic ulcer. JAMA 1936；106：458-60.
4) Baker JP, Detsky AS, Wesson DE, et al. Nutritional assessment：a comparison of clinical judgement and objective measurements. N Engl J Med 1982；306：969-72.
5) Zaloga GP. Parenteral nutrition in adult inpatients

with functioning gastrointestinal tracts : assessment of outcomes. Lancet 2006 ; 367 : 1101-11.
6) Bozzetti F, Gavazzi C, Miceli R, et al. Perioperative total parenteral nutrition in malnourished, gastrointestinal cancer patients : a randomized, clinical trial. JPEN J Parenter Enteral Nutri 2000 ; 24 : 7-14.
7) Heyland DK, Novak F, Drover JW, et al. Should immunonutrition become routine in critically ill patients? : a systematic review of the evidence. JAMA 2001 ; 286 : 944-53.
8) Gianotti L, Braga M, Nespoli L, et al. A randomized controlled trial of preoperative oral supplementation with a specialized diet in patients with gastrointestinal cancer. Gastroenterology 2002 ; 122 : 1763-70.
9) Rice TW, Wheeler AP, Thompson BT, et al. Enteral Omega-3 fatty acid, γ-linolenic acid, and antioxidant supplementation in acute lung injury. JAMA 2011 ; 306 : 1574-81.
10) Fearon KC, Ljungqvist O, Von Meyenfeldt M, et al. Enhanced recovery after surgery : a consensus review of clinical care for patients undergoing colon resection. Clin Nutr 2005 ; 24 : 466-77.
11) Varadhan KK, Neal KR, Dejong CH, et al. The enhanced recovery after surgery (ERAS) pathway for patients undergoing major elective open colorectal surgery : a meta-analysis of randomized controlled trials. Clin Nutr 2010 ; 29 : 434-40.
12) Nygren J, Thorell A, Ljungqvist O. Preoperative oral carbohydrate nutrition : an update. Curr Opin Clin Nutr Metab Care 2001 ; 4 : 255-9.
13) Noblett SE, Watson DS, Huong H, et al. Preoperative oral carbohydrate loading in colorectal surgery : a randomized controlled trial. Colorectal Dis 2006 ; 8 : 563-9.
14) Sato H, Carvalho G, Sato T, et al. The association of preoperative glycemic control, intraoperative insulin sensitivity, and outcomes after cardiac surgery. J Clin Endcrinol Metab 2010 ; 95 : 4338-44.
15) Lai CC, You JF, Yeh CY, et al. Low preoperative serum albumin in colon cancer : a risk factor for poor outcome. Int J Colorectal Dis 2011 ; 26 : 473-81.
16) McClave SA, Martindale RG, Vanek VW, et al. Guidelines for the provision and assessment of nutrition support therapy in the adult critically ill patient : Society of Critical Care Medicine (SCCM) and American Society for Parenteral and Enteral Nutrition (A.S.P.E.N.). JPEN J Parenter Enteral Nutr 2009 ; 33 : 277-316.
17) 厚生労働省医薬品食品局血液対策課：「輸血療法の実施に関する指針」(改訂版)及び「血液製剤の使用指針」(改訂版). 日本赤十字社血液事業本部, 2009. http://www.jrc.or.jp/vcm_if/iyakuhin_benefit_guideline_sisin090805.pdf [2012年9月閲覧]
18) Neel DR, McClave SM, Martindale S. Hypoalubuminemia in the perioperative period : clinical significance and management options. Best Pract Res Clin Anaesthesiol 2011 ; 25 : 395-400.
19) Perner A, Haase N, Guttormsen AB, et al. Hydroxyethyl starch 130/0.42 versus Ringer's acetate in severe sepsis. N Engl J Med 2012 ; 367 : 124-34.

〔岩坂日出男〕

V

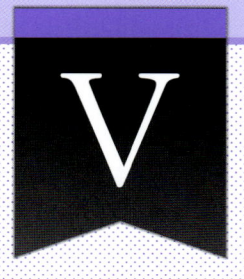

内分泌疾患

1. 甲状腺機能異常
2. 褐色細胞腫
3. 副腎皮質機能異常
4. カルチノイド症候群

1 甲状腺機能異常

はじめに

　甲状腺ホルモンはL-サイロニンを基本骨格とするヨウ素化アミノ酸である。甲状腺のプロホルモン産物であるサイロキシン（T_4）とT_4の甲状腺・甲状腺外での酵素的脱ヨウ素化物であるより強力な3,5,3-トリヨードサイロニン（T_3），そのほかリバースT_3（rT_3）などがある。甲状腺から分泌されるのは主にT_4で，T_3は全体の5～10%であるが，強い活性を持つのはT_3で，末梢では脱ヨウ素反応でT_4からT_3へと変換され，T_3がホルモンとして機能する[1,2]。

　甲状腺ホルモンの合成は腸管より吸収されたヨウ素を原料とする[3]。正常な甲状腺ホルモン産生に必要なヨウ素の量は1日100～200 μgで海草類に多く含まれる[4]。ヨウ素の摂取不足により甲状腺ホルモン合成能が低下すると甲状腺腫を伴う甲状腺機能低下症になる[4]。しかし，大量のヨウ素は逆に甲状腺ホルモン合成能を抑制する[4]。ヨウ素を含む造影剤や抗不整脈薬のアミオダロンなどは甲状腺機能障害を起こすことがある[1,4]。

　甲状腺ホルモンの合成・分泌は視床下部の甲状腺刺激ホルモン放出ホルモン（thyrotropin-releasing hormone：TRH）の調節のもとに下垂体前葉から分泌された甲状腺刺激ホルモン（thyroid stimulating hormone：TSH）の分泌により調節される。TSHとTRHの分泌はT_3とT_4によりネガティブフィードバックを受ける。血中T_3，T_4のほとんどがサイロキシン結合グロブリン（thyroxine binding globulin：TBG）を主とする血清蛋白成分と結合し，微量の遊離型のみが生理活性を持つ。甲状腺ホルモンは，核内受容体である甲状腺ホルモン受容体に結合し，標的遺伝子の転写制御を行う作用と遺伝子制御作用を介さない作用を持ち，現在明らかになっている甲状腺ホルモンの作用のほとんどは遺伝子調節を介する作用である[4]。甲状腺ホルモンの制御する遺伝子は多岐にわたり，その総合的作用として表1のような作用を示す[4]。

　甲状腺機能異常は，甲状腺中毒症と甲状腺機能低下症がある。

表1　甲状腺ホルモンの作用

①	熱産生作用：酸素消費を増加させ，基礎代謝率を高めることによりカロリー消費を促す。甲状腺中毒症では基礎代謝が亢進し，甲状腺機能低下症では低体温・基礎代謝率の低下を示す。
②	成長に関する作用：脳の発達や骨の発育に必須である。先天的に甲状腺ホルモンが不十分な場合は非可逆性の知能障害を示すクレチン症となる。
③	脂質代謝に関連した作用：主に肝臓でのLDL受容体を増加させ，コレステロールの胆汁酸排泄を促し，血清コレステロール値を低下させる。甲状腺中毒症では低コレステロール血症を，甲状腺機能低下症では高コレステロール血症を示す。
④	糖代謝に関連した作用：腸管からの糖の吸収を増加し，インスリン分泌を低下させ，食後の急激な血糖値の上昇（oxyhyperglycemia）を示すことがある。
⑤	蛋白質代謝に関連した作用：特に肝臓や筋肉における種々の酵素などの遺伝子の発現を増減する。適切な甲状腺ホルモンは，蛋白質合成の維持に重要であるが，過度になると蛋白質異化作用が強くなる。
⑥	自律神経への作用：βアドレナリン受容体の増強作用や心筋のミオシン重鎖遺伝子発現亢進などにより心拍数が増加する。甲状腺中毒症では頻拍が，機能低下症では徐脈が認められる。
⑦	皮膚への作用：グリコサミノグリカンの皮下組織の沈着を抑制する。甲状腺機能低下症では，粘液水腫顔貌や前頸骨前部へのnon-pitting edemaが認められる。
⑧	甲状腺ホルモンによるnon-genomic（核外）作用：核外作用については，ミトコンドリアへの作用，PI3K-Akt/PKBを介した作用，カルシウムATPase，アデニル酸シクラーゼへの作用など多くの報告があるが，生理機能はいまだ確立されていない。

（中尾一和編．甲状腺．杉本恒明，矢崎義雄総編．内科学．III．第9版．東京：朝倉書店；2007．p.1337-65より作成）

1 甲状腺中毒症

1 疫　学

　甲状腺中毒症のもっとも代表的な疾患であるBasedow（Graves）病のわが国における発生頻度は，人口1,000人あたり0.6～3人程度で，男女比は1対3～5と女性に多く，20～30歳代に多

い[4]。外来診療における甲状腺機能亢進症の大部分を占める[4]。

甲状腺中毒症の急性増悪状態である甲状腺クリーゼの致死率は10～75％である[5]。

2 診断基準

甲状腺機能異常が疑われたときには甲状腺の検査を行う。甲状腺機能検査には表2に示すようなものがある。

甲状腺中毒症の症状としては，頻脈，手指振戦，体重減少，下痢，皮膚湿潤，発汗過多，食欲亢進等がある。Basedow（Graves）病では，甲状腺腫，頻脈，眼球突出をMerseburgの三主徴と呼ぶ。頻度は低いが下腿前面から足背部にかけて皮膚面より堅く盛り上がる浮腫状の変化をみることがある。これを前頸骨粘液水腫といい，粘液水腫同様，圧痕を残さない浮腫で本症に特徴的である。ばち指は甲状腺機能亢進が長時間持続したときに現れるとされ，早期治療の行われる最近ではみることはごくまれである。

血中甲状腺ホルモン濃度の上昇がみられたときは，甲状腺中毒症を裏付ける臨床症状や末梢組織における代謝亢進を示す検査所見（血中コレステロール低値やアルカリホスファターゼ高値など）があるか調べる。甲状腺ホルモン作用の過剰がみられない場合には，血中甲状腺ホルモン濃度の上昇が見かけ上のことがある。TBGの増加（総T_4，T_3濃度が上昇するが，遊離型T_3，T_4は増加しない）などを念頭におく。またまれであるが，甲状腺ホルモン不応症を考える。

血中甲状腺ホルモン値が高く代謝が亢進している場合は，表3の疾患を念頭に鑑別を行う[4]。

表2 甲状腺機能検査

甲状腺 *in vitro* 機能検査
- T_4（遊離型T_4）測定
- T_3（遊離型T_3）測定
- rT_3測定
- TSH測定
- サイログロブリン(Tg)測定
- TBG測定
- その他（カルシトニンなど）

甲状腺 *in vivo* 機能検査
- 甲状腺ヨウ素摂取率
- パークロレート放出試験
- T_3抑制試験
- TRH刺激試験
- 基礎代謝率
- 甲状腺超音波ドプラ（血流量測定）

甲状腺特異的自己抗体
- 抗Tg抗体，抗甲状腺ペルオキシダーゼ抗体
- 抗TSH受容体抗体
- 甲状腺刺激抗体
- 甲状腺刺激阻害抗体
- 抗ヨウ素シンポーター抗体
- 抗眼筋抗体

甲状腺遺伝子検査
- 機能関係（Tg gene, TSH receptor gene, thyroid hormone receptor geneなど）
- 癌遺伝子関係（RET oncogeneなど）

甲状腺画像診断
- 甲状腺超音波
- 甲状腺シンチグラム
  ① ^{123}I，$^{99m}TcO_4^-$甲状腺腫瘤シンチグラフィ
  ② ^{201}Tl甲状腺シンチグラフィ
  ③ ^{67}Gaシンチグラフィ
  ④ ^{131}I-metaiodobenzyl guanidine (MIBG)，^{99m}Tc-dimercaptosuccinic acid (DMS) 甲状腺シンチグラフィ
- 頸部CT画像，頸部MRI画像
- ^{111}In-オクトレオチドシンチグラフィ

（中尾一和編．甲状腺．杉本恒明，矢崎義雄総編．内科学．Ⅲ．第9版．東京：朝倉書店；2007. p.1337-65より改変引用）

表3 甲状腺中毒症の分類

1. 甲状腺でのホルモンの合成・分泌が亢進しているもの（甲状腺機能亢進症）
   1) 甲状腺刺激物質による
      - Basedow病（Graves病）：TSH受容体抗体による
      - 妊娠Basedow病，胞状奇胎，悪性絨毛上皮腫：ヒト絨毛性性腺刺激ホルモン(hCG)による
   2) 甲状腺の自律的活動の亢進による
      - 中毒性多結節性甲状腺腫
      - 機能性腺腫（Plummer病）
      - 非自己免疫性甲状腺機能亢進症：TSH受容体の遺伝子異常
   3) TSH過剰による
      - TSH産生下垂体腫瘍
2. 甲状腺の活動亢進を伴っていない場合
   1) 甲状腺の破壊によって過剰のホルモンが放出される場合
      - 亜急性甲状腺炎
      - 無痛性甲状腺炎
   2) 甲状腺ホルモンの過剰摂取による
      - 甲状腺ホルモン補充の過剰
      - 虚偽性甲状腺中毒症
      - ハンバーガー甲状腺中毒症：牛甲状腺のミンチ肉への混入による
   3) 異所性甲状腺組織による
      - 卵巣甲状腺腫：卵巣奇形腫
      - 機能性甲状腺濾胞癌

（中尾一和編．甲状腺．杉本恒明，矢崎義雄総編．内科学．Ⅲ．第9版．東京：朝倉書店；2007. p.1337-65より改変引用）

Basedow（Graves）病の診断にはTSH受容体抗体が重要である（ほとんど陽性となる）。また，甲状腺ヨウ素摂取率で甲状腺の活動性を評価することは有用である。

甲状腺クリーゼは異常高熱，頻脈，そして不整脈，心不全，興奮と錯乱，嘔吐と下痢で特徴付けられる[6]。甲状腺中毒症の患者が感染，手術，出産，外傷などの強いストレスを誘因として発症する。

3 病型・重症度分類

甲状腺中毒症は，"生体内に甲状腺ホルモンが過剰に存在し，そのために甲状腺ホルモン作用が過度に発揮されている状態"[3]であり，原因の如何を問わない。表3のように，Basedow（Graves）病，甲状腺ホルモン産生性甲状腺腫などの甲状腺自体の機能亢進を示すもの（甲状腺機能亢進症），亜急性甲状腺炎のように組織の破壊により一時的に甲状腺ホルモンが放出されるもの，過剰な甲状腺ホルモンの服用などがある。

甲状腺中毒症の激症型として，甲状腺クリーゼがある。

4 治療法

Basedow（Graves）病の治療には①内科的治療，②放射性ヨード療法，③外科的治療の3種がある。内科的治療としては，抗甲状腺薬であるチアマゾールあるいはプロピルチオウラシル（propylthiouracil：PTU）が用いられる。しかし，甲状腺機能が正常化するまで数ヵ月を要するので，同時にβ遮断薬を投与する。β遮断薬は手指振戦，頻脈などの交感神経刺激症状を改善する。チアマゾールあるいはPTUは甲状腺ホルモンの生合成を阻害するのが主な作用機序で，同時に免疫抑制作用も有すると考えられており，抗TSHレセプター抗体価も徐々に低下する。その陰性化は薬剤中止の必要条件で，本抗体陽性のまま中止すれば数ヵ月以内に再燃する。長期間に及ぶ薬剤服用を望まない場合，薬剤アレルギーで服用できない場合には，放射性ヨード療法，外科的治療を行う。放射性ヨード療法は，放射性ヨードを甲状腺に集積し，甲状腺を障害，機能を正常化するものである。外科的治療としては甲状腺亜全摘術がある[3]。

甲状腺クリーゼの治療法は抗甲状腺薬の投与による甲状腺ホルモンの合成遮断，ヨウ素による前駆ホルモンの遊離遮断，輸液と支持療法に細心の注意を払い，原疾患を是正することである[7]。レセルピン，αあるいはβ遮断薬で交感神経系を遮断することは，きわめて危険なことがある[1]。甲状腺の外科的な操作は甲状腺ホルモンを放出しないので甲状腺クリーゼが起こりそうな場合の緊急甲状腺切除は考慮されるべきであるとされている[6]。頻脈に対してはβ遮断薬が第一選択であるが，心不全症状を呈している場合は利尿薬およびジギタリス製剤を投与する。高熱に対しては積極的な冷却を行う[7]。T_4とT_3の蛋白結合を妨げ遊離の甲状腺ホルモンを増やすので，解熱にアスピリンを使用すべきでない[5]。脱水に対して十分な輸液も必要である。T_4からT_3への変換を抑制するため[7]，そして心血管虚脱を伴う副腎不全に対しステロイドを投与する。血漿交換を行う場合もある[4〜6]。

5 麻酔前のリスク評価と予後予測

甲状腺機能のコントロールが不良であり甲状腺クリーゼになると前述のように非常に致死率が高いので，甲状腺中毒症の患者が手術を受ける場合，術前に甲状腺機能を正常にする。しかし，未治療の患者や薬物治療が奏効していない患者の緊急手術では，短時間で甲状腺機能を正常にすることは不可能である。術前にどのくらい機能正常化に向け治療されているかが予後予測に重要であり，その状態に応じ術中は慎重にモニタリングし，呼吸・循環の変動をできるだけ少なくし，術後は早期に甲状腺機能が正常になるように治療する[8]。

6 麻酔前準備と麻酔管理のポイント

甲状腺中毒症の所見は代謝亢進である。もっとも脅かされるのは心血管系である[1]。重篤な下痢があれば術前に脱水を補正する。Basedow（Graves）病の1％に重症筋無力症が合併する[3]

ため，筋弛緩薬は少量ずつ注意して投与する。β遮断薬はすでに慢性心不全のある患者に使用することは危険であるが，心拍数を減少させることは心臓ポンプ機能を改善する可能性がある[1]。甲状腺中毒症状を呈する患者の手術は回避すべきであるが緊急手術が必要な場合，エスモロール，ランジオロールを低容量（エスモロールなら$50\mu g/kg$）[1]から慎重に投与し心拍数を調節し，血管内水分量と電解質を補正する。甲状腺中毒症では交感神経系を刺激する麻酔法は避けるべきである[5]。麻酔はできる限り局所麻酔に近い方がよいが，疼痛がクリーゼの原因となることもあり，気道確保の点からも全身麻酔が選択される場合が多い[7]。一般的には十分な麻酔深度を得るには通常より多量の麻酔薬を必要とするようである[7]。大きな甲状腺腫と気道閉塞のある場合は，そのほかの気道確保に問題のある患者と同様に扱う[1]。副甲状腺の摘出による偶発的な低カルシウム血症にも注意する。

2 甲状腺機能低下症

1 疫 学

甲状腺機能低下症の頻度は，一般論として女性に多く，年齢が高くなるほど頻度も増す[3]。わが国のクレチン症の割合は新生児の約7,000人に1人で，この率は諸外国と変わらない[3]。以後，思春期までは少なく，成年期以後に増える[3]。これは甲状腺機能低下症の原因の多くが慢性甲状腺炎であり，慢性甲状腺炎の発生の累積数は年齢とともに増加するからである[3]。潜在性甲状腺機能低下症の頻度は成人女性の約8%，男性の約3.5%といわれ，年齢とともに増加し，60歳を超えると女性では約15%，男性では約8%である[3]。明らかな甲状腺機能低下症の頻度は，全体で0.1〜2%といわれている[3]。

甲状腺機能が重度に低下した状態である粘液水腫昏睡はまれであるが死亡率は60%に達する[5]。

2 診断基準

甲状腺機能異常が疑われたときには甲状腺の検査を行う（表2）。

甲状腺機能低下症は現在では健康診断などで早期に発見される機会が多くなり，機能低下が進展した典型的な状態である粘液水腫（皮下組織にグリコサミノグリカンが蓄積し，圧迫しても圧痕を残さない状態）を示す患者は少なくなった[3]。寒がりになった，発汗がないなど熱産生がホルモン欠乏により減少していること，便秘，徐脈など交感神経刺激が低下している状態が主徴である[3]。

特有の顔貌と皮膚所見，低音で緩慢な話し方，徐脈を示す典型例では診断は容易である。甲状腺機能低下を疑った場合，まずTSHと遊離型T_4を測定する[4]。T_3，遊離型T_3は軽度では低下しないことがある。遊離型T_4の低下とTSHの上昇がみられれば，原発性甲状腺機能低下症である[4]。遊離型T_4が低下していてTSHが低値であれば，中枢性甲状腺機能低下症が疑われる。中枢性のなかで，下垂体性と視床下部性の区別にはTRH試験が有効である。TRHを投与して血中TSHが上昇しないときは下垂体性を，明らかな上昇があるときは視床下部性を考える[4]。しかし，視床下部性でも障害が長く続くと，TRHに対する下垂体の反応が低下するため，両者の判別は難しいことがある[4]。臨床的に機能低下が疑われる症例で，遊離型T_4が高値であるにもかかわらずTSHが正常ないしやや上昇のときは，甲状腺ホルモン不応症の可能性を念頭におく[4]。

粘液水腫昏睡は甲状腺機能が重度に低下した状態であり，呼吸抑制，低体温，低血圧，除脈，低ナトリウム血症，低血糖，精神障害を生じる。

3 病型・重症度分類

甲状腺機能低下症とは，体内で甲状腺ホルモンの作用が不十分なために引き起こされる病態である。通常は，甲状腺ホルモン量が不足するために起き，甲状腺ホルモンレベルは低値であるが，甲状腺ホルモンの作用障害によって機能

低下となることもあり，この場合は甲状腺ホルモンは低値とはならない。甲状腺機能低下症であるかは，血中甲状腺ホルモン濃度によって決まるのではなく，甲状腺ホルモンの作用発現の強さによって決まる[4]。病因的には，①甲状腺自体に障害がある場合(原発性)，②甲状腺より上位の下垂体や視床下部に障害がある場合，③甲状腺ホルモンの作用部位である末梢組織障害がある場合に分けられる[4](表4)。

クレチン症とは生下時から高度の甲状腺機能低下があり，独特の顔貌と低身長(特に四肢の長さが短い)，知能低下を来すものをいう[4]。原因の多くは甲状腺組織の先天的無形性であるが，アフリカなどでは高度なヨード欠乏のため地方病性クレチン症が生じる。

重度に甲状腺機能が低下した状態として粘液水腫昏睡がある。

4 治療法

甲状腺機能低下症の治療は甲状腺ホルモンの補充療法である。患者の血中TSH，遊離型T_4濃度を正常域に保つことを目的とする[4]。治療の原則は少量の甲状腺ホルモンから開始し，漸次増量して維持量に持っていく[4]。甲状腺ホルモン製剤には合成T_4，合成T_3があるが，通常作用時間が長くまた効果発現が緩徐なT_4を使用する[4]。維持量の決定は，血中TSHと甲状腺ホルモン濃度の正常化を指標とする[4]。

粘液水腫昏睡の治療としては甲状腺ホルモンの補充と対処療法を行う[2]。甲状腺ホルモンの補充は静注することが薦められるが日本には現在静注製剤がないので調剤する必要がある[3]。緊急手術を必要とする粘液水腫昏睡の患者に対しては，正常な血管内容量，体温，心機能，呼吸抑制および電解質補正のための治療をしながら，合成T_3製剤を静注する[1]。このとき心筋虚血[7]，筋病変の悪化[3]に注意する。対処療法として呼吸，循環，代謝管理が重要である。いきなり体温を温めると循環不全に陥るのでゆっくり加温する。副腎皮質機能低下の疑いが少しでもあれば，ヒドロコルチゾン100mgを8時間ごとに投与する[3]。

5 麻酔前のリスク評価と予後予測

甲状腺機能低下に伴う無関心と虚脱感は診断を遅らせることとなり，周術期が多くの甲状腺機能低下患者を見つける最初の機会となり得るが，通常，臨床的には無症状で，甲状腺ホルモンの血清濃度は正常範囲内であり，血清TSHのレベルだけが上昇する。そのような症例では周術期の問題点はほとんどないであろう[1,9]。

しかし，潜在的な甲状腺機能低下症があれば明らかな甲状腺機能低下症が発症する可能性が

表4　甲状腺機能低下症の病因

A. 甲状腺性／原発性
  1. 後天性
    1) 甲状腺の破壊によるもの
      ● 自己免疫序による
        ・慢性甲状腺炎(橋本病)
        ・萎縮性甲状腺炎(特発性粘液水腫)
      ● 放射線による
        ・甲状腺機能亢進症の^{131}I治療後
        ・頸部放射線照射
      ● 手術による
        ・甲状腺機能亢進症のための甲状腺亜全摘術後
        ・甲状腺癌，喉頭癌のための甲状腺全摘出後
    2) 外因性の機能抑制によるもの
      ● ヨード欠乏
      ● ヨード過剰：基礎に橋本病などの甲状腺疾患
      ● 薬物：抗甲状腺薬，リチウム，スルホンアミド，フェニルブタゾンなど
  2. 先天性
    ● 甲状腺の発生異常：無形性，低形成，異所性甲状腺
    ● 甲状腺ホルモン合成障害：ヨード濃縮障害，ヨード有機化障害，サイログロブリン異常，ヨードチロシン縮合障害，脱ヨード障害
    ● TSH不応症：TSH受容体のloss of function遺伝子異常
    ● 胎生期における母体からの異常：抗甲状腺薬服用
B. 中枢性
  1. 下垂体性／二次性
    ● 下垂体腫瘍
    ● 下垂体の手術，放射線照射
    ● 下垂体機能低下症：特発性，Sheehan症候群
    ● TSH単独欠損症
  2. 視床下部性／三次性
    ● 視床下部腫瘍：鞍上進展した下垂体腫瘍，頭蓋咽頭腫，胚細胞腫
    ● 浸潤性病変：サルコイドーシス，ヒスチオサイトーシスX
    ● 放射線照射
    ● TRH単独欠損症
C. 甲状腺ホルモン不応症：甲状腺ホルモン受容体遺伝子異常

(中尾一和編．甲状腺．杉本恒明，矢崎義雄総編．内科学．III．第9版．東京：朝倉出版，2007．p.1337-65より改変引用)

あり[1]，術前評価の対象になり得る．甲状腺機能のコントロールが不良であり粘液水腫昏睡になると前述のように非常に致死率が高いので，術前に甲状腺機能を正常にする．しかし，未治療の患者や薬物治療が奏効していない患者の緊急手術では，短時間で甲状腺機能を正常にすることは不可能である．甲状腺ホルモンの急速飽和で狭心発作を来すことがあり注意が必要である[9]．また，冠動脈疾患を合併している甲状腺機能低下症患者では甲状腺機能の治療の必要性は狭心症の症状を悪化させるリスクと天秤にかけなくてはならない．緊急性の高い冠動脈バイパス術が重篤な冠動脈疾患を合併する甲状腺機能低下症の患者において考慮されるべきである[1]．

6 麻酔前準備と麻酔管理のポイント

甲状腺機能低下症では鎮静薬の作用が呼吸・循環の作用を含め増強するため，前投薬はなしか十分注意して行い，麻酔導入量も少なめとする．舌腫大や緊張のない口腔咽頭組織など気道確保上の問題[9]，胃内容物が停滞し誤嚥のリスクが増大していること[9]を考慮し導入する．麻酔薬の循環抑制の程度が予測不能なため，観血的動脈圧測定を行い，必要なら肺動脈カテーテル，経食道エコーなどでモニタする．十分な輸液負荷を行っても低血圧の場合は副腎皮質機能不全を考慮しステロイドを投与する．低体温に注意する．術後は麻酔薬の残存と呼吸抑制に十分に注意する[2]．

おわりに

甲状腺機能のコントロールが不良であり甲状腺クリーゼや粘液水腫昏睡になると非常に致死率が高いので，甲状腺機能異常の患者が手術を受ける場合，術前に甲状腺機能を正常にする[8]．しかし，未治療の患者や薬物治療が奏効していない患者の緊急手術では，短時間で甲状腺機能を正常にすることは不可能であり，術中は慎重にモニタリングし，呼吸・循環の変動をできるだけ少なくする[8]．

引用文献

1) Roizen MF, Feisher LA. Anesthetic implications of concurrent diseases. In : Miller RD, editor. Anesthesia. Vol 1.6th ed. New York : Churchill Livingstone ; 2005. p.1017-149.
2) 増田貴子, 大下修三. 甲状腺機能低下症. 高崎真弓編. 麻酔科診療プラクティス. 1. 第1版. 東京：文光堂；2001. p.136-8.
3) 伊藤　裕編. 甲状腺の異常. 小川　聡総編. 内科学書. Vol 5. 改訂第7版. 東京：中山書店；2009. p. 74-119.
4) 中尾一和編. 甲状腺. 杉本恒明, 矢崎義雄総編. 内科学. Ⅲ. 第9版. 東京：朝倉書店；2007. p.1337-65.
5) Connery LE, Coursin DB. Assessment and therapy of selected endocrine disorders. Anesthesiol Clin North America 2004 ; 22 : 93-123.
6) Edwards R. Thyroid and parathyroid disease. Int Anesthesiol Clin 1997 ; 35 : 63-83.
7) 多保悦夫. コントロール不良の甲状腺機能亢進症または機能低下症の麻酔. 岩崎寛編, 麻酔科診療プラクティス：よくある術前合併症の評価と麻酔計画. 8. 第1版. 東京：文光堂；2003. p.138-9.
8) 正宗大士, 松川　隆. 内分泌疾患　甲状腺機能異常. 麻酔2010 ; 59 : 879-82.
9) Graham GW, Unger BP, Coursin DB. Perioperative management of selected endocrine disorders. Int Anesthesiol Clin 2000 ; 38 : 31-67.

〔正宗　大士，松川　隆〕

2 褐色細胞腫

■はじめに

　褐色細胞腫は，副腎髄質や傍神経節のクロム親和性細胞より発生するカテコラミン産生腫瘍である．病理学的には副腎髄質から発生したものを褐色細胞腫と呼び，傍神経節から生じたものを傍神経節種と区別するが，両者に基本的な違いはなく，臨床的には褐色細胞腫と総称し，単に副腎性と副腎外性とに区別することが多い．のちに述べるように，十分な術前準備と術中のモニタリングそして循環作動薬の使用により，待機的な褐色細胞腫切除術の危険性は低くなっているが，褐色細胞腫の存在に気づかれないまま他の疾患や外傷で麻酔・手術を受ける場合が問題であり，死亡率は80％との報告もある[1]．褐色細胞腫による死亡62例の検討では典型的症状よりも腹痛，嘔吐，呼吸困難，心不全，低血圧を呈した例が多く，うち16例は褐色細胞腫の診断がつかないままに行われた麻酔・手術が死亡原因とされる[2]．したがって，導入から手術開始時期にいかに早く，麻酔科医が本疾患を考えるかが，未治療の褐色細胞腫患者の予後を左右する[3]．

1 疫　学

　高血圧患者の0.1〜0.2％を占める．男女差は特になく，20〜40歳代に多くみられるが，ときに小児例や高齢者の例もみられる．本疾患は10％病として知られ，副腎外発生，悪性例，両側発症，家族性がそれぞれ約10％を占める．副腎外の発生場所としては，腹部大動脈周辺部，Zuckerkandl器官（腹部大動脈の左右両側で下腸間膜動脈の出る高さにある，中央でしばしば癒合する傍神経節），腎動脈周辺部，膀胱が多く，このほか腎，脾，精巣，縦隔，心，頸部が知られている．小児および家族性症例では両側副腎発生を含む多発例が多い．家族内発生例での遺伝様式は常染色体優性遺伝である[4,5]．

2 診断基準

1）症状

　カテコラミン過剰に基づく多彩な症状を示す．高血圧(hypertension)，高血糖(hyperglycemia)，代謝亢進(hypermetabolism)，頭痛(headache)，発汗過多(hyperhidrosis)の5Hが特徴的である[4,5]．術前に得られる褐色細胞腫を示唆する症状には，過剰な発汗，高血圧，起立性低血圧，麻酔導入または腹部診察に対する高血圧や不整脈出現，発作性の発汗・頭痛・頻拍・高血圧，耐糖能障害，赤血球増加，体重減少，心理学的異常などがある[6]．実際，発作性の頭痛・発汗・高血圧の併発は，おそらくどのような褐色細胞腫のための生化学検査より鋭敏で特異的な指標である[6]．

2）検査所見

●カテコラミンの測定

　本疾患の診断には，尿中および血中カテコラミン（アドレナリン，ノルアドレナリン，ドパミン）とその代謝産物であるメタネフリン，ノルメタネフリン，尿中バニリルマンデル酸の増加が特徴的である．これらは発作型の間欠期でも多くは高値を示す．測定は少なくとも2〜3回繰り返し，再現性を確認する．また血中濃度は，30分以上の安静臥位での基礎値の測定のほかに，以下の薬理学的負荷検査と併せて測定されることも多い．

●薬理学的負荷検査

　無症状型や，ほかの検査にて本疾患が確定し得ないときは薬理学的負荷検査が試みられるが，危険を伴うため十分な注意が必要であり，一般に血圧が170/110mmHg以上であれば抑制試験のみとし，誘発試験は行わない[4]．

①クロニジン抑制試験：クロニジンの経口投与にて血中カテコラミンが正常に抑制されれ

ば，本疾患以外の交感神経緊張型の高血圧と判定する。
② グルカゴン負荷試験：本症では少量のグルカゴン静注で過剰な血中カテコラミン上昇と昇圧が誘発される。
③ フェントラミン試験：フェントラミン1mg投与より開始し，5mg静注にて収縮期35mmHg，拡張期25mmHg以上の速やかな降圧があれば陽性とし，この場合約75%の特異性で本疾患と診断される。

3）画像所見

本疾患は大部分が後腹膜腔に発生するので，上腹部を中心にX線撮影，超音波検査，CTスキャン，MRIおよびシンチグラフィなどを用いて検索する。本疾患による副腎髄質腫瘍は一般に皮質腫瘍に比べて大きく，内部エコーは不均一で囊胞や壊死巣を伴うことが多い。CTは副腎腫瘍の検出に優れ，MRIは副腎外腫瘍の検出に優れている[7]。クロム親和性細胞に特異的に取り込まれる^{131}I-meta-iodobenzyl-guanidine（^{131}I-MIBG）を用いたシンチグラフィは特異度が高く，かつ偽陰性例も5%以下と本疾患の診断にきわめて有用である[5]。そのほか，血管撮影および局在静脈血採血が行われることがあるが，急激な血圧上昇など危険を伴うため，副腎外や悪性例の術前検査や局所の不確かな例に限り慎重に行う。

3 病型・重症度分類

本疾患の主要な臨床像は腫瘍から産生されたカテコラミンにより形成される。クロム親和性顆粒に共存する生理活性ペプチドも過剰産生され，臨床症状に寄与することもある。ノルアドレナリンのみの分泌過剰のノルアドレナリン型と，ノルアドレナリンとアドレナリン両者が分泌過剰なアドレナリン型に分けられる。後者では原則的に腫瘍は副腎原発である。

高血圧は発作型または持続型でしばしば著明でかつ起立性低血圧を伴う。持続性高血圧または持続型でときに発作性の血圧上昇を伴うものが約60%を占め，純粋な発作型は25～40%で，まれに高血圧を伴わない無症状型もある。

腫瘍の悪性度を病理組織学的に判定することは困難で，臨床的に，クロム親和性細胞の本来存在しない組織に褐色細胞腫が発生すれば，腫瘍は悪性で転移巣と判定される。また周辺組織への浸潤も悪性の所見である。転移部位としてはリンパ節，肝，肺，骨が多い。

褐色細胞腫と甲状腺髄様癌との合併はSipple症候群と呼ばれ，家族内発生をみることが多い。さらに，副甲状腺の腺腫や過形成を伴うことがあり，このことにより本症候群は多発性内分泌腫瘍症2型〔multiple endocrine neoplasia（MEN）type 2〕として分類される。また，本疾患はvon Recklinghausen病，von Hippel-Lindau病の合併症として現れることもある。

本疾患は高血圧の合併症が認められない発症早期に確定診断がなされれば，原則的には外科的腫瘍摘除で根治の望める疾患であるが，悪性高血圧症を呈しやすく，診断の時期が遅ければ高血圧合併症の進行が早い。また，悪性例では再発，遠隔転移により予後不良である。

4 治療法

1）外科的治療

本疾患は腫瘍の外科的摘出によって根治する。術前には数週間かけて薬物療法を行い，血圧のコントロール，循環血漿量の是正のあとに腫瘍を摘出する。腹腔鏡下の副腎切除は実に7cm以上のほとんどの褐色細胞腫において標準的な治療となり経験豊かなチームによって施行されると最近では死亡率は0%に近い[8]。6cm以上や副腎外そして術前に腹腔鏡下で完全に切除できるかはっきりしないものは開腹を勧めるものもあり，開腹術か腹腔鏡下手術かの選択は患者ごとに個別になされるべきである[7]。

2）薬物療法

薬物療法は術前治療もしくは手術不可能症例に対する対処療法として行われる。カテコラミン過剰の是正のため，α遮断薬，αβ遮断薬，

および β 遮断薬が用いられる。$α_1$ 遮断薬（プラゾシン，ブナゾシン，ドキサドシンなど）により血管を拡張させ，血圧の低下と循環血漿量の増加をはかり，その後頻脈，不整脈のみられる場合は β 遮断薬が併用される。β 遮断薬の単独投与は血圧上昇を招くので禁忌である。各薬物は少量から投与を開始し，血圧と心拍数をみながら用法や用量を適切に設定する。カルシウム（Ca）拮抗薬やアンジオテンシン変換酵素阻害薬などを併用してもよい。

悪性例に対しては，シクロホスファミド，ビンクリスチン，ダカルバジンの三者併用による化学療法（CVD療法）や ^{131}I-MIBG による放射線内部照射などが行われる。

5 麻酔前のリスク評価と予後予測

褐色細胞腫を有する患者の25〜50％の院内死亡が麻酔導入中あるいはそのほかの疾患に対する手術中に起こるとされている[6]。術前の交感神経遮断薬の使用価値についての前向きランダム化対照試験は行われてきていないが，これらの薬物はおそらく高血圧クリーゼの合併症を減少し，腫瘍操作の間（特に静脈血流がなくなるまで）の大きな血圧の変動および周術期に発生する心筋障害を減らす[6]。褐色細胞腫の切除に関連した死亡率の低下（40〜60％が現在は0〜6％）は，α 遮断薬が術前治療として導入されたことによる。逆にいえば，α 遮断薬による術前治療がしっかりなされていないと，実際には麻酔法・モニタリングも進歩しているのでこれよりは低いとは思われるが，死亡率は40〜60％もある可能性があるということになる。α 遮断薬による術前治療がしっかりなされているかどうかが，予後予測に重要であると考えられる[9]。

6 麻酔前準備と麻酔管理のポイント

1）術前準備

ノルアドレナリンの α 作用による血管収縮による高血圧と循環血液量減少に対し，術前に α 遮断薬の投与を行う[4〜6,10〜13]。1962年の報告以来，フェノキシベンザミンが用いられてきたが，催腫瘍性疑いのため使用されなくなり，現在では，競合的特異的 $α_1$ 遮断薬であるプラゾシン，ドキサゾシンなどを投与し，循環血液量の回復を待つ。手術10〜14日前から投与する。プラゾシンの排泄半減期は2〜3時間であるため手術当日朝まで8時間ごとに内服させる[13]。ドキサゾシンの排泄半減期は22時間であるため，前日まで1日1回内服させる[11]。術前長期に α 遮断薬を投与（1〜6カ月）するとカテコラミン誘発性心筋炎の心電図・臨床所見が改善する[6]。β 遮断薬の単独投与は禁忌であり，まず α 遮断薬投与で血管を拡張させた後，頻脈・不整脈がみられる場合に $β_1$ 遮断薬を併用する。

2）麻酔法

交感神経や副腎髄質を刺激せず，心筋のカテコラミン感受性を高めず，麻酔深度を調節しやすく，腫瘍摘出後に過度の交感神経遮断作用がないことなどが必要条件となる[12]。最適の術前準備，穏やかな麻酔導入，および外科医と麻酔科医との良好なコミュニケーションがもっとも重要である[6]。ほとんどすべての麻酔薬と麻酔法（イソフルラン，セボフルラン，レミフェンタニル，フェンタニル，および区域麻酔を含む）がうまく使用されている[6]。実際には研究されたすべての薬物において一過性に術中の不整脈が高率に合併している[6]。

3）循環作動薬の準備

麻酔管理は，腫瘍からの血流の遮断前後で大きく変わる。腫瘍からの血流が遮断されるまでは腫瘍操作による血圧の上昇に，そして腫瘍からの血流遮断後は低血圧に注意し対処する。

まず，腫瘍操作時のカテコラミン過剰分泌に対して，表に示す薬剤が使われる。ニトロプルシドがもっとも強力な短時間作用性降圧薬（血中半減期2分）で持続静脈内投与で頻用される。フェントラミン，ニトログリセリン，プロスタグランジンE_1，ニカルジピンやジルチアゼムなどのCa拮抗薬，硫酸マグネシウムも用いられる。硫酸マグネシウムを使用する場合は筋弛

表 術中に使用される主な降圧薬，抗不整脈薬

降圧薬	
ニトロプルシド	● NOによるグアニル酸シクラーゼ活性化 ● 強力な短時間作用性降圧薬である ● 投与中止後数分で作用が消失する ● 適量投与によりシアン中毒を生じる
フェントラミン	● α遮断薬 ● 静注後の半減期は19分 ● 反射性頻脈を生じる
ニトログリセリン	● NOによるグアニル酸シクラーゼ活性化 ● 冠動脈拡張作用がある ● 高用量では前負荷のみならず後負荷も減少するが，降圧効果はやや劣る ● メトヘモグロビン血症が生じ得る
プロスタグランジンE_1	● 血管平滑筋への直接作用 ● 腫瘍操作時の高血圧にはほかの薬剤を必要とすることが多い
ニカルジピン	● Ca拮抗薬 ● 単回静注後の半減期は28〜45分 ● 後負荷減少作用により心機能を改善する ● 刺激伝導系に影響を与えず心拍数を減らさない
ジルチアゼム	● Ca拮抗薬 ● 単回静注後の半減期は約1.9時間 ● 血管拡張作用および房室結節伝導時間延長などにより上室性頻脈性不整脈にも効果がある
ATP	● アデノシン受容体刺激 ● 作用は1分以内に消失する ● 血管拡張作用に加え，強力な房室結節伝導抑制作用により上室性頻脈性不整脈に効果がある
硫酸マグネシウム	● 直接血管作用とカテコラミン放出抑制 ● 低マグネシウム血症に伴う不整脈にも有効である ● マグネシウムは腎から排泄されるため，腎不全での使用には注意する ● 筋弛緩作用を延長する
抗不整脈薬	
リドカイン	● ナトリウムチャネル遮断薬 ● 静注後の効果は10〜20分で消失する ● 心室性不整脈に有効である ● 心収縮力低下作用などの副作用が少ない
ベラパミル	● Ca拮抗薬 ● 単回静注後の半減期は約30分 ● 上室性頻脈性不整脈に有効である
プロプラノロール	● β遮断薬 ● 半減期は約2時間 ● 腫瘍摘出後の心機能低下，低血糖に注意する ● 喘息患者には禁忌である
エスモロール	● 比較的特異的な$β_1$遮断薬 ● 半減期は9分
ランジオロール	● エスモロールよりさらに特異的な$β_1$遮断薬 ● 半減期は約4分

（瀬尾勝弘．褐色細胞腫．高崎真弓編．麻酔科診療プラクティス．1．第1版．東京：文光堂；2001．p.124-8より改変引用）

緩作用の延長に注意すべきである[14]。

次に，腫瘍からの血流遮断後カテコラミンの放出が止まり相対的に循環血液量が減少するため，遮断直前に大量の輸液を行う。静脈供給が確保され，血管内容量が正常であるなら（肺動脈楔入圧によって測定される），通常，血圧は正常になるが，一部の患者では低血圧となり，カテコラミンの大量投与が必要となる[6]。ノルアドレナリン型褐色細胞腫では腫瘍摘出後にα作用消失による循環血液量の相対的減少が，アドレナリン型褐色細胞腫では摘出後にβ作用消失により心筋収縮力の低下が問題になるといわれるが，術前の血中カテコラミンの優位性から摘出後の血行動態を予測することは困難なこ

とが多い[12]。血行動態に応じて，ノルアドレナリン，ドパミン，ドブタミン，アドレナリンを投与する。

4）腫瘍摘出後の低血糖

腫瘍摘出後にカテコラミンの急激な低下によりインスリン分泌抑制が解放され，それまでの高血糖に対して過剰にインスリンが分泌されることで低血糖になることがある。これまでの報告によると術直後から術後4時間程度までにみられる。一般的には，術後24時間経時的に血糖をチェックする必要がある[8,12]。

5）循環系モニタリング

観血的動脈カテーテルを留置することで連続的に動脈圧をモニタリングすることは，一般的に推奨されている[8]。中心静脈カテーテルは多くの報告で使用されている。肺動脈カテーテルは，以前は，肺動脈楔入圧，心拍出量などを測定することで，腫瘍摘出後の低血圧の原因が心収縮力低下と循環血液量の相対的減少のいずれであるか鑑別しやすいとされたが，実際に，褐色細胞腫切除における低血圧の解釈と治療の両面に有用性を証明されたモニタリングはない[8]。連続心拍出量測定，経食道心エコー法も有用であると考えられるが，前述のように褐色細胞腫切除において有用性を証明されたモニタリングはないので，患者に対する有益性と危険を考慮に入れ選択すべきと考える。

■おわりに

褐色細胞腫の切除に関連した死亡率の低下は，α遮断薬が術前治療として導入されたことによる。褐色細胞腫切除術においては，α遮断薬による術前治療がしっかりなされているかどうかが，予後予測に重要であると考える[9]。

十分な術前準備と術中のモニタリングそして循環作動薬の使用により，待機的な褐色細胞腫切除術の危険性は低くなっているが，褐色細胞腫の存在に気づかれないままにほかの疾患や外傷で麻酔・手術を受ける場合が問題で，死亡率は80％との報告もある[1]。手術開始時期にいかに早く，麻酔科医が本疾患を考えるかが，未治療の褐色細胞腫患者の予後を左右する[3]。

引用文献

1) Sellevold O, Raeder J, Stenseth R. Undiagnosed phaeochromacytoma in the perioperative period: case reports. Acta Anaesthesiol Scand 1985; 29: 474-9.
2) Platts JK, Drew PJ, Harvey JH. Death from phaeochromocytoma: lessons from a post-mortem survey. J R Coll Physicians Lond 1995; 29: 299-306.
3) 木山秀哉. 術前に診断されていない褐色細胞腫. 臨麻 2010; 34: 809-24.
4) 中尾一和, 向山政志. 褐色細胞腫. 中尾一和編. 杉本恒明, 矢崎義雄総編. 内科学. III. 第9版. 東京: 朝倉出版; 2007. p.1420-4.
5) 三浦幸雄. 褐色細胞腫とその周辺疾患. 伊藤 裕編. 小川 聡総編. 内科学書. Vol 5. 改訂第7版. 東京: 中山書店; 2009. p.183-9.
6) Roizen MF, Feisher LA. Anesthetic implications of concurrent diseases. In: Miller RD, editor. Anesthesia. Vol 1. 6th ed. New York: Churchill Livingstone, 2005. p.1017-49.
7) Connery LE, Coursin DB. Assessment and therapy of selected endocrine disorders. Anesthesiol Clin North America 2004; 22: 93-123.
8) Lentschener C, Gaujoux S, Tesniere A, et al. Point of controversy: perioperative care of patients undergoing pheochromocytoma removal-time for a reappraisal? Eur J Endocrinol 2011; 165: 365-73.
9) 正宗大士, 松川 隆. 内分泌疾患: 褐色細胞腫. 麻酔 2010; 59: 883-6.
10) Prys-Roberts C, Farndon JR. Efficacy and safety of doxazosin for perioperative management of patients with pheochromocytoma. World J Surg 2002; 26: 1037-42.
11) Prys-Roberts C. Phaeochromocytoma: recent progress in its management. Br J Anaesth 2000; 85: 44-57.
12) 瀬尾勝弘. 褐色細胞腫. 高崎真弓編. 麻酔科診療プラクティス. 1. 第1版. 東京: 文光堂; 2001. p.124-8.
13) 田代勝己, 山本 健. 血圧変動が著しい褐色細胞腫患者の麻酔. 岩崎 寛編. 麻酔科診療プラクティス. 8. 第1版. 東京: 文光堂; 2003. p.142-3.
14) 正宗大士, 石山忠彦, 川村淳夫, ほか. 硫酸マグネシウムを用いた褐色細胞腫の術中管理. 麻酔 2002; 51: 516-7.

〔正宗　大士，松川　隆〕

3 副腎皮質機能異常

はじめに

副腎皮質から産生されるホルモンは主に3種類ある。副腎球状層から分泌されるミネラルコルチコイド，束状層から分泌されるグルココルチコイド，網状層から分泌される副腎アンドロゲンである。

主要なミネラルコルチコイドであるアルドステロンは，主にレニン-アンジオテンシン系で調節される。アンジオテンシンⅡが副腎に作用し，アルドステロンを分泌させる。アルドステロンは腎臓の遠位尿細管に作用し，ナトリウムの再吸収と，カリウムと水素イオンの分泌を促進する。

主要なグルココルチコイドであるコルチゾールは，脳下垂体の副腎皮質刺激ホルモン（adrenocorticotropic hormone：ACTH）によって調節される。炭水化物，蛋白質，脂質代謝などの主要な調節因子であり，抗炎症作用と免疫抑制作用も有す。

副腎アンドロゲンは，デヒドロエピアンドロステロン（dehydroepiandrosterone：DHEA）やデヒドロエピアンドロステロンサルフェート（DHEA-sulfate：DHEA-S）などがあり，主にACTHにより調節される。弱い男性ホルモン活性を有すると同時にテストステロンやアンドロゲンの前駆体としての働きもある。これらのホルモンの過剰もしくは欠乏により，特徴的な病態を示す。また，これらの病態は必ずしも純粋な形で起こるとは限らず，それぞれの特徴が重複してみられることもある。本項では，主に麻酔上問題となることが多い，アルドステロン過剰症である原発性アルドステロン症，コルチゾールの過剰症であるCushing症候群，副腎皮質機能低下症について中心に述べる。

1 原発性アルドステロン症

1 疫　学

アルドステロンの分泌異常を呈する疾患はさまざまあるが，代表的な疾患は原発性アルドステロン症である。原発性アルドステロン症は二次性高血圧症の主な原因となっており，高血圧の5〜15％に発見されるという報告もある[1]。本疾患は35〜55歳に多く，男女比は1：1.3である。病因としてはアルドステロン産生腺腫が84.4％を占め，両側副腎過形成が8.3％とそれに続く[2]。

2 診断基準

原発性アルドステロン症は高血圧が代表的な症状である。高血圧に伴う頭痛や低カリウム血症，口渇，多飲多尿，筋力低下，四肢麻痺などの症状を呈することもある。

高血圧患者に占める原発性アルドステロン症の割合は，以前考えられていたよりも高いと報告されており[2]，最近ではすべての高血圧患者に原発性アルドステロン症のスクリーニング検査を行うことが望ましいと考えられている[3]。スクリーニング検査は，血漿アルドステロン濃度（plasma aldosterone concentration：PAC），血漿レニン活性（plasma renin activity：PRA）を測定するもので，PAC（pg/ml）/PRA（ng/ml/時）が200以上で原発性アルドステロン症の疑いがある。スクリーニング検査陽性の症例に対し，カプトプリル負荷試験，フロセミド立位試験，生理食塩水負荷試験を行い確定診断される。その後，腹部CTにて副腎腺腫などの病型診断を行う。

3 病型・重症度分類

原発性アルドステロン症はアルドステロン産生腺腫（aldosterone-producing adenoma：APA），

特発性アルドステロン症(idiopathic hyperaldosteronism：IHA)，グルココルチコイド反応性アルドステロン症，片側性副腎過形成，原発性副腎過形成，アルドステロン産生副腎癌などの病型があるが，APAとIHAでそのほとんどを占める。

4 治療法

原発性アルドステロン症の治療目標は，血圧の正常化，低カリウムの改善，高アルドステロンに伴う心血管障害作用を取り除くことである。一側性のAPAならば手術療法が第一選択である。術式としては，腹腔鏡下患側副腎摘出術が選択されることが多い[4]。

IHAの場合やAPAではあるが，患者が手術を希望しない場合は薬物療法が選択される。その際はミネラルコルチコイド受容体拮抗薬である，スピロノラクトンやエプレレノンが第一選択薬となる。これらの薬剤で降圧が不十分な場合はカルシウム拮抗薬やアンジオテンシン変換酵素(ACE)阻害薬，アンジオテンシンⅡ受容体拮抗薬(ARB)を併用する。

5 麻酔前のリスク評価と予後予測

原発性アルドステロン症では，求心性左心肥大の頻度が高く，心血管系の合併症が問題となる。本態性高血圧患者と比較して，脳血管障害が4.2倍，心筋梗塞が6.5倍，心房細動が12.1倍多いと報告[5]されており，それぞれの併発症のリスク評価が必要である。

一側性のAPAに対して腹腔鏡下副腎腫瘍摘出術を行うと，ほぼ100%の症例で高血圧の改善を認めるが，高血圧が治癒する症例は33～70%程度[2]であり，残りの症例では術後も降圧薬の服用が必要である。術後治療の必要性に関する予測因子としては，スピロノラクトンに対する反応性，年齢，高血圧の期間などが知られている[6]。左心肥大は手術療法により退縮する。しかし，手術を行わず，スピロノラクトンを用いた薬物療法のみでも左心肥大は手術療法と同程度に改善するといわれている[7]。

6 麻酔前準備と麻酔管理のポイント

術前に血圧と電解質のコントロールを行っておく。血圧コントロールにはスピロノラクトンなどのミネラルコルチコイド受容体拮抗薬を使用する。血清カリウム濃度は術中の不整脈予防のために3.0mEq/l以上に補正しておく[8]。脳血管障害，心筋梗塞，心房細動のリスクが高いため，術中はそれらを特に注意する。

2 Cushing症候群

1 疫 学

副腎腺腫が原因となるものが約半数を占め，下垂体由来ACTHの過剰分泌が原因となるものがそれに続く。男女比は1：3～5と女性に多い。

外因性Cushing症候群は，長期間の生理的な量を超えたステロイド投与により起こり得る。

2 診断基準

Cushing症候群の症状には，満月様顔貌，中心性肥満，皮膚菲薄化，腹部の皮膚線条，皮下溢血，近位筋の筋力低下などがある。高血圧，耐糖能異常によって発見される場合も多い。検査所見としては，低カリウム血症，耐糖能異常，脂質異常症，好中球増加，リンパ球や好酸球の減少などを認める。

24時間尿中遊離コルチゾール測定やデキサメタゾン抑制試験などによりスクリーニングを行い，血漿ACTH濃度測定，腹部CT検査，副腎シンチグラム，副腎皮質刺激ホルモン放出ホルモン(corticotropin-releasing hormone：CRH)試験，一晩大量デキサメタゾン抑制試験，下垂体MRIなどにより確定診断，病型診断を行う。

3 病型・重症度分類

内因性Cushing症候群はACTH依存性と非依存性に大別される。ACTH依存性Cushing症候群には下垂体性Cushing症候群，異所性ACTH

産生腫瘍がある。ACTH非依存性Cushing症候群は副腎性である。近年，副腎偶発腫の中でコルチゾールの自律性分泌は認めるものの，満月様顔貌や中心性肥満などの典型的な症状を認めないsubclinical Cushing症候群（SCS）が報告されている[9]。SCSでも高血圧，耐糖能異常などを高頻度に合併する。

4 治療法

下垂体腺腫や一側性副腎腺腫が原因の場合は手術療法が第一選択である。しかし，SCSに関しては，手術の有用性は依然不明である[9]。

薬物療法としては，腫瘍のコルチゾール合成を抑制する酵素阻害薬とグルココルチコイド受容体阻害薬の2種類が主に用いられている。

5 麻酔前のリスク評価と予後予測

Cushing症候群に副腎腫瘍摘出術や下垂体腺腫摘出術などの手術療法を行うと，58〜90%の症例でグルココルチコイドが正常化する。また，Cushing症候群全体の死亡率は健常者の約2倍であると報告されている[10]。高血圧と耐糖能異常が予後の増悪因子であり，術前にこれらのリスク評価が必要である。

6 麻酔前準備と麻酔管理のポイント

術前に高血圧や糖尿病，電解質異常などがある場合は，可能な限りそのコントロールをしておく。また，免疫反応は抑制されているため，感染防御に配慮が必要である。骨粗鬆症の発生率も高いため，術中の体位などにも注意する。

一側性副腎腺腫や副腎癌が原因となるCushing症候群の場合，反対側の副腎は萎縮しているため，患側副腎摘出術術後は副腎皮質機能低下となる。また，下垂体性Cushing症候群でも下垂体腺腫摘出術術後に相対的に血中コルチゾールが減少するため，コルチコステロイド離脱症候群を起こす場合がある[11]。これらの場合，術後にグルココルチコイドの補充が必要となる。

3 副腎皮質機能低下

1 疫 学

副腎皮質機能低下は，副腎原発のホルモン産生能の不全（Addison病）とステロイドの服用などに伴う二次性の機能低下に大別できる。

わが国におけるAddison病の患者数は1年間で660例と推定される。病因としては自己免疫機序によると考えられる特発性が42.2%，結核性が36.7%，その他が19.3%であるが，徐々に特発性の占める割合が増加している[2]。

二次性の副腎皮質機能低下は，自己免疫疾患などの治療にステロイドを用いることが一般的となっているため，比較的よくみられる。

2 診断基準

臨床症状には特異的なものは乏しく，易疲労感，全身倦怠感，筋力低下，食欲不振，悪心嘔吐などさまざまな症状を訴える。

血漿ACTHおよびコルチゾールの測定，迅速ACTH負荷試験，ACTH連続負荷試験にて確定診断を行う。

3 病型・重症度分類

Addison病をはじめとする副腎不全の病態は，ストレスがない状態では維持量のグルココルチコイドを継続している限り何か問題が起こることは少ないが，軽度のストレス（上気道感染など）でも急性副腎皮質機能低下症（副腎クリーゼ）を誘発する可能性がある。副腎クリーゼとは，急激なコルチゾール不足により起こる，循環不全を中心とする病態である。迅速に適切な治療を行わなければ致死的となる緊急の疾患であり，その予防が重要である。Addison病の患者に発熱などのストレスのある場合は維持量の2〜3倍のグルココルチコイドが必要となる。

ステロイド内服に伴う二次的な副腎皮質機能低下では，その減量や中止に伴って相対的にコルチゾール不足となり，コルチコステロイド離脱症候群が生じる場合がある。ステロイド減量

表　ステロイドカバー例

	以前行われていた方法	近年行われている方法
術前日	ヒドロコルチゾン100mg	維持量のみ
術当日	ヒドロコルチゾン200〜300mg/日	維持量のみ〜ヒドロコルチゾン150mg/日*
術後1日	ヒドロコルチゾン200mg/日	維持量のみ〜ヒドロコルチゾン100mg/日*
術後2日	ヒドロコルチゾン150mg/日	維持量のみ〜ヒドロコルチゾン100mg/日*
術後3日	ヒドロコルチゾン100mg/日	維持量のみ〜ヒドロコルチゾン100mg/日*
術後4〜7日	ヒドロコルチゾン30〜100mg/日	維持量のみ

*手術侵襲の大きさによりステロイドの量を調整する

中に食欲不振，嘔気嘔吐，不穏などの症状を呈した場合はコルチコステロイド離脱症候群の可能性がある。一方，ミネラルコルチコイドはレニン-アンジオテンシン系で調節されるため，二次的な副腎皮質機能低下ではその産生は比較的維持されている。

4 治療法

Addison病では，ヒドロコルチゾン20〜30mgを朝に2/3，夕方に1/3を分割して内服する方法が一般的である。このグルココルチコイドの補充療法は生涯続ける必要がある。Addison病に副腎クリーゼが発生する率は37.4％であり，その誘因としては感染症が75％，グルココルチコイドの補充療法の中断が7.5％であったとの報告[2]もあり，ストレス時の増量と服薬アドヒアランスの維持が重要である。

副腎クリーゼの治療法としては，即効性のステロイドであるヒドロコルチゾン100〜200mgを静注後15〜25mg/hで維持する。この際，ヒドロコルチゾンの投与に先立ち血漿ACTHとコルチゾール測定用に採血をしておくことで診断の一助となる。ただし，その結果が出るまでステロイド投与を遅らせてはならない。副腎クリーゼを疑った場合は採血後ただちに治療を開始すべきである。また，脱水，低ナトリウム血症，高カリウム血症なども生じるため，輸液，電解質補正と必要に応じて昇圧薬の投与も行う。

5 麻酔前のリスク評価と予後予測

Addison病はグルココルチコイドの適正な補充療法を行っていれば，それ自身の予後は比較的良好な疾患である。しかし，その基礎疾患が重症結核などの重症疾患である場合，周術期リスクとその予後が変わってくるため，その評価も必要である。

高用量のステロイド投与などに伴う副腎皮質機能低下の周術期リスクも基礎疾患次第である。

6 麻酔前準備と麻酔管理のポイント

Addison病，二次性の副腎皮質機能低下症のどちらにおいても，上述のように基礎疾患が異なるためその術前評価を行う。

Addison病をはじめとする，副腎皮質機能不全患者は，侵襲に伴い自分でグルココルチコイドを作り出すことができないため周術期にステロイドカバーが必要である[12]。最近では，ステロイドカバーとして，従来よりも少量のヒドロコルチゾンを48〜72時間程度の比較的短期間投与に留めるという方法（表）が用いられる[13]。

二次的な副腎皮質機能低下患者におけるルーチンのステロイドカバーの必要性に関しては疑問視する意見もある[12]。周術期にステロイドの維持量のみを継続した場合とステロイドカバーを行った場合とで周術期における低血圧などの症状に違いはなかったという報告[14,15]をその根拠としている。ただし，これらの研究はサンプル数が少なく，結論を出すには時期尚早である[12,16]。

おわりに

原発性アルドステロン症は以前考えられていたよりもはるかに多いという報告が増えている。Cushing症候群はSCSという新たな疾患概念が話題となっており，近年，それに対する治

療戦略が研究されている。副腎皮質機能低下に対するステロイドカバーも徐々に変化している。

　副腎皮質機能異常の周術期管理は術前の血圧，耐糖能異常，電解質異常などの術前評価，補正が重要である。

―― 引用文献 ――

1) Mulatero P, Stowasser M, Loh KC, et al. Increased diagnosis of primary aldosteronism, including surgically correctable forms, in centers from five continents. J Clin Endocrinol Metab 2004 ; 89 : 1045-50.
2) 名和田新，高柳涼一，中川秀昭，ほか．副腎ホルモン産生異常症の全国疫学調査．厚生省特定疾患「副腎ホルモン産生異常症」調査研究班　平成10年度研究報告書. p.11-5, 1999.
3) 西川哲男．原発性アルドステロン症の診断治療ガイドライン．日本内分泌学会. http://endocrine.umin.ac.jp/rinsho_juyo/aldosteron.htm［2012年9月閲覧］
4) Gumbs AA, Gagner M. Laparoscopic adrenalectomy. Best Pract Res Clin Endocrinol Metab 2006 ; 20 : 483-99.
5) Milliez P, Girerd X, Plouin PF, et al. Evidence for an increased rate of cardiovascular events in patients with primary aldosteronism. J Am Coll Cardiol 2005 ; 45 : 1243-8.
6) Celen O, O'Brien MJ, Melby JC, et al. Factors influencing outcome of surgery for primary aldosteronism. Arch Surg 1996 ; 131 : 646-50.
7) Catena C, Colussi G, Lapenna R, et al. Long-term cardiac effects of adrenalectomy or mineralocorticoid antagonists in patients with primary aldosteronism. Hypertension 2007 ; 50 : 911-8.
8) 田辺晶代，成瀬光栄，肥塚直美．原発性アルドステロン症．日本臨床 2011 ; 69 : 484-8.
9) Chiodini I. Diagnosis and treatment of subclinical hypercortisolism. J Clin Endocrinol Metab 2011 ; 96 : 1223-36.
10) Clayton RN, Raskauskiene D, Reulen RC, et al. Mortality and morbidity in Cushing's disease over 50 years in Stoke-on-Trent, UK : audit and meta-analysis of literature. J Clin Endocrinol Metab 2011 ; 96 : 632-42.
11) Hochberg Z, Pacak K, Chrousos GP. Endocrine withdrawal syndromes. Endocr Rev 2003 ; 24 : 523-38.
12) Marik PE, Varon J. Requirement of perioperative stress doses of corticosteroids. Arch Surg 2008 ; 143 : 1222-6.
13) 葛川顕子，野坂修一．術前常用薬ステロイド．麻酔 2010 ; 59 : 1157-9.
14) Glowniak JV, Loriaux DL. A double-blind study of perioperative steroid requirements in secondary adrenal insufficiency. Surgery 1997 ; 121 : 123-9.
15) Thomason JM, Girdler NM, Kendall-Taylor P, et al. An investigation into the need for supplementary steroids in organ transplant patients undergoing gingival surgery : a double-blind, split-mouth, cross-over study. J Clin Periodontol 1999 ; 26 : 577-82.
16) Yong SL, Marik P, Esposito M, et al. Supplemental perioperative steroids for surgical patients with adrenal insufficiency. Cochrane Database Syst Rev 2009 ; (4) : CD005367.

〔福島　豊，野坂　修一〕

4 カルチノイド症候群

■はじめに

内分泌細胞には，①ステロイドを産生する細胞，②甲状腺ホルモンを産生する細胞，③ペプチドホルモンおよび生理活性アミンを産生する細胞の3種類があり，③は神経内分泌細胞と呼ばれる。カルチノイド腫瘍は，主に消化管や呼吸器などの非内分泌臓器に発生する，神経内分泌細胞由来の腫瘍である。世界保健機関(WHO)の分類では，カルチノイド腫瘍に対して高分化型神経内分泌腫瘍(癌)という用語が用いられている。カルチノイド腫瘍はセロトニンをはじめとして，ブラジキニン，ヒスタミン，プロスタグランジンなど多彩な生理活性物質を産生し，それらの物質によりカルチノイド症候群といわれる多彩な症状を引き起こす場合がある。

1 疫学

カルチノイド腫瘍の年間発症数は人口10万人あたり2～5例程度の比較的まれな疾患である[1,2]。発症年齢の平均は59.8歳で，男女比は約2：1である。発生学的に前腸(食道，胃，十二指腸)由来が30.4％，中腸(空腸，回腸，虫垂)由来が9.6％，後腸(大腸，結腸)由来が60％である[1]。

カルチノイド症候群の出現は中腸由来によるものがもっとも多く(40～60％)，前腸由来によるものが次に多い。腫瘍が肝転移すると，産生された生理活性物質が肝臓での代謝を受けずに全身に循環するため，カルチノイド症候群は起こりやすくなる。しかし，全カルチノイド腫瘍のうちカルチノイド症候群の出現は3～5％である[3]。

2 診断基準

カルチノイド腫瘍はまれな疾患のため，診断にはまずそれと疑うことが必要である。しかし，カルチノイド腫瘍の多くは症状に乏しく，その成長速度も遅い。そのため健診で偶然発見される例が44％と高率である。症状のある症例では，腹痛，背部痛がもっとも多く27％であり，血便・便鮮血が24.3％，便秘が10％である。しかし，これらの症状はカルチノイド腫瘍に特異的ではないため，初発症状からカルチノイド腫瘍が発見されるまでの期間は平均で4.7カ月であると報告されている[1]。検査としては，部位に応じてエコー，CT，MRIの画像検査，消化管造影や内視鏡検査を行う。また，わが国では保険未承認ではあるが，血中クロモグラニンAの測定やソマトスタチン受容体シンチグラフィが有用である[4]。

カルチノイド症候群の症状は発作性の皮膚紅潮，下痢と腹痛，気管支喘息，右心不全，ペラグラ様皮疹などがある。特に皮膚紅潮は本症候群に特徴的な症状で約80％にみられる[3]。下痢は78～84％に起こり，腹痛は50％に起こる。右心不全は30～40％にみられ，喘鳴が18％にみられる[5]。

カルチノイド症候群が疑われた場合，尿中および血漿中のセロトニンや，セロトニンの代謝産物である5-ハイドロキシインドール酢酸(5-hydroxyindolacetic acid：5-HIAA)を測定することで診断できる。ただしこれらは，バナナ，パイナップル，クルミ，アボカドなどのセロトニンに富む食品やアセトアミノフェン，サリチル酸類などの薬品の摂取で偽陽性となる場合があるため注意を要する。

3 病型・重症度分類

　カルチノイド腫瘍は胃，膵，十二指腸，空腸，回腸，虫垂，結腸，直腸，気管支，肺などさまざまな臓器に発生する。カルチノイド腫瘍は比較的低悪性度であるが，発生する臓器によって悪性度が異なる。小腸カルチノイドや結腸カルチノイドは悪性度が高いことが多い。

　また，カルチノイド腫瘍は遺伝性内分泌腫瘍症候群の一環として生じる場合がある。多発性内分泌腫瘍症1型（multiple endocrine neoplasia type 1：MEN1）やvon Hippel-Lindau病，神経繊維腫症などが知られている[4]。

　カルチノイド症候群は，腫瘍が産生する生理活性物質は肝臓で代謝を受けるため，その91％は肝転移の発生後に生じる。そのため，カルチノイド症候群はカルチノイド腫瘍における予後不良因子となる。また，カルチノイド症候群のもっとも致命的な合併症のひとつにカルチノイドクリーゼがある。誘因なく起こる場合もあるが，ストレス，麻酔，化学療法，感染などによって誘発される場合もある。著明な皮膚紅潮，下痢，低血圧（または高血圧），気管支痙攣，高体温，頻脈などを呈する重篤な病態であり，適切な治療が行われないと致命的となる可能性がある。カルチノイド症候群の患者で，突然の低血圧に伴う皮膚紅潮，高体温，気管支痙攣などの症状が発生した場合はクリーゼを疑う。

4 治療法

　カルチノイド腫瘍の治療は摘出術が第一選択である。胃，十二指腸，直腸カルチノイドなどで，腫瘍径が1cm以下の場合は内視鏡的切除が行われる場合もある[6]。腫瘍径が2cm以上の場合は悪性腫瘍に準じた手術が行われる。

　小腸カルチノイドの50〜75％，前腸カルチノイドの5〜70％，後腸カルチノイドの14％で肝転移を起こす[2]。肝転移は切除可能であれば肝切除の適応となる。切除不能な場合は，経カテーテル動脈塞栓術（transcatheter arterial embolization：TAE）やラジオ波焼灼（radiofrequency ablation：RFA），薬物療法，化学療法が行われる。

　薬物療法には，ソマトスタチンアナログ（オクトレオチド），インターフェロンα，分子標的薬などがある。ソマトスタチンアナログの使用によりプラセボと比較して疾患進行リスクが66％減少し，また，無増悪期間も，プラセボの6カ月に対しソマトスタチンアナログ群で14.3カ月であったという報告[7]もあり，切除不能のカルチノイド腫瘍に対する薬物療法ではソマトスタチンアナログが第一選択となっている。ソマトスタチンアナログの副作用としては，短期間の腹部不快感，胆石形成，注射部位の疼痛などがみられる。

　カルチノイド症候群の治療においても，ソマトスタチンアナログが第一選択である。カルチノイド腫瘍が産生する生理活性物質の分泌を抑制することで，約85％の患者で症状の改善が得られる[8]。インターフェロンαは約80％の患者においてカルチノイド症候群における症状の軽減に有効である[4]。ただし，インターフェロンαには腫瘍の進行を遅らせる効果はあるが，長期予後改善効果は確認されていない[9]。

　カルチノイド症候群に伴う右心不全は，心内膜の線維化により三尖弁や肺動脈弁の逆流や狭窄が生じることで起こる。これに対する治療としては，三尖弁や肺動脈弁の置換術や形成術が行われる。

　カルチノイドクリーゼの治療もやはりソマトスタチンアナログであり，特に予防的投与が重要である。予防的投与を行っているにもかかわらず，突然の低血圧などによりカルチノイドクリーゼが疑われる場合は，ソマトスタチンアナログであるオクトレオチドを静注するとともに輸液負荷を行う。カルチノイドクリーゼによる低血圧に対しカテコラミンを用いると，さらなるセロトニン放出を助長してしまうおそれがあるため原則的には使用しない。腫瘍周辺の術操作によりカルチノイドクリーゼが起こった場

合，術操作を一時中断してもらうことも有効である。

5 麻酔前のリスク評価と予後予測

カルチノイド腫瘍は一般に腫瘍発育が緩徐で進展が遅いため外科的腫瘍摘出術による治癒率が高い。虫垂カルチノイド，直腸カルチノイド，気管支カルチノイドの5年生存率は80～90％と高い。しかし，小腸カルチノイドの5年生存率は約5％と極端に低い。また，前腸由来カルチノイドでも診断時に切除不能あるいは肝転移のある症例の5年生存率は30％，診断時カルチノイド症候群を合併した症例の5年生存率は20％とされる[10]。

転移性カルチノイド腫瘍に対する腫瘍減量術の周術期合併症と予後を調べた研究[11]では，周術期の死亡率は12.6％であった。カルチノイド症候群に伴う心症状，尿中5-HIAA高値が周術期合併症の危険因子であった。

カルチノイド症候群に伴う心症状に対する弁置換などの心臓手術における周術期死亡率は1985～1994年では28％であったが，1995～2003年では6％であった。予後予測因子としては，尿中5-HIAA量，人工心肺時間，輸血量，エピネフリンの使用であった[12]。

また，カルチノイド症候群の患者では，腫瘍サイズが大きく，尿中5-HIAA高値であれば術中にカルチノイドクリーゼが起こりやすくなる[13]ため，注意が必要である。

6 麻酔前準備と麻酔管理のポイント

1）術前準備

カルチノイド腫瘍に対する手術の場合，腫瘍のタイプ，肝転移の有無，生理活性物質産生の有無を把握する。カルチノイド症候群の有無が麻酔管理上重要である。カルチノイド症候群がある場合，カルチノイドクリーゼのリスクがあり，前述のように周術期死亡率も高い。

術前の尿中5-HIAA高値と心疾患が予後不良因子であり，十分な術前評価が必要である。特に，カルチノイド症候群に伴う心疾患は，重症になるまで症状が現れないため，術前に積極的に心エコー検査を行い心疾患の把握に努める。心疾患が重度の場合，周術期の予後が悪いため，弁置換などの心臓手術を優先させたほうがよいかもしれない。

カルチノイド症候群に伴う下痢により，脱水や電解質異常，低蛋白血症が起こることがある。術前にそれらがあれば補正しておく必要がある。また，カルチノイドクリーゼ予防のために術前からのソマトスタチンアナログ投与が必須である。手術の2週間前よりオクトレオチドを100μg×3/日皮下注により投与する方法が推奨されている[13]。緊急手術などでも24時間の投与で効果があるといわれている[14]。

2）麻酔管理

麻酔方法としては全身麻酔が推奨されている。脊髄くも膜下麻酔は低血圧に伴い内因性のカテコラミンの分泌が増加する可能性がある。硬膜外麻酔も脊髄くも膜下麻酔と同様のリスクを指摘する報告[15]もあるが，問題なかったとする報告[16]もある。モニタリングとしては，標準のモニタリングに加えて，観血的動脈圧，中心静脈圧を測定する。

術中の管理として，カルチノイドクリーゼを予防するため管理とカルチノイドクリーゼが起

表　生理活性物質の遊離を促進する因子

薬理的または化学的刺激	●モルヒネ ●ペンタゾシン ●ヒスタミン ●インスリン ●カテコラミン ●エンドトキシン ●酸素欠乏 ●pH変化
物理的刺激	●腫瘍の圧迫 ●体位変換
カテコラミンを介する刺激	●挿管操作 ●精神的興奮
低血圧を介する刺激	●脊髄くも膜下麻酔 ●硬膜外麻酔

（澄川耕二，横田順一朗．カルチノイド症候群と麻酔．麻酔 1978；27：288-92より改変引用）

こったときの管理の両方が重要である。術中のカルチノイドクリーゼを予防する方法は，①オクトレオチドの投与と②生理活性物質の遊離を促進する因子を避けることが重要である。①としては，オクトレオチド500μgを生理食塩水500mlに希釈し，50μg/時で経静脈投与する方法が用いられている[13]。②の因子としては表に示すもの[17]があり，これらを極力避けることが望まれる。麻酔薬としては，セボフルラン，プロポフォールのどちらも使用できる。筋弛緩薬はベクロニウムがヒスタミン遊離作用がなく安全に使用できる。サクシニルコリンは筋攣縮により腫瘍からの生理活性物質の遊離を促進するおそれがあるが，安全に使用できるとする報告[18]がある。術中術後痛に対しては，フェンタニルが安全に使用できる。レミフェンタニルも有用であったとの報告[16]もある。ケタミンは交感神経刺激作用を有すため，カルチノイド症候群の麻酔においては避けるべきとの意見[19]もある。

　カルチノイドクリーゼが疑われる場合，まずは術者による腫瘍の圧迫がないか確認する。それと同時に100％酸素投与を行い，低血圧があれば麻酔薬の減量と輸液負荷，オクトレオチドの25〜50μgのボーラス投与を行う[19]。これにより5〜10分程度で効果が現れる。オクトレオチドで治療できない低血圧に対しては，バソプレシンが使用できる。ただし，カルチノイドクリーゼ以外の原因による低血圧の可能性もあり，鑑別が必要である。また，カルチノイドクリーゼの症状として高血圧が起こる場合もある。この場合もやはりオクトレオチドが第一選択となる。それに加えて，吸入麻酔薬やフェンタニル，レミフェンタニルなどを用いて麻酔深度を深くすることで対処可能である。

　カルチノイドクリーゼの症状としての気管支痙攣は，通常，オクトレオチドの投与により治療できる。オクトレオチドに加えてヒスタミン受容体拮抗薬やステロイドを使用してもよい。カルチノイドに伴う気管支痙攣の場合，$β_2$受容体作動薬やテオフィリンは症状を増悪させる危険があるため避けるべきである[13]。

おわりに

　カルチノイド症候群の麻酔は，ソマトスタチンアナログの登場によりその危険性は減少した。しかし，十分な術前の準備と戦略をもって麻酔に望むべき疾患であることに変わりはない。

───── 引用文献 ─────

1) Ito T, Sasano H, Tanaka M, et al. Epidemiological study of gastroenteropancreatic neuroendocrine tumors in Japan. J Gastroenterol 2010；45：234-43.
2) Modlin IM, Lye KD, Kidd M. A 5-decade analysis of 13,715 carcinoid tumors. Cancer 2003；97：934-59.
3) 平田結喜緒．カルチノイド腫瘍（神経内分泌腫瘍）の病態生理と臨床像．日本臨床増刊号2　2011；69：643-7.
4) Modlin IM, Oberg K, Chung DC, et al. Gastro-enteropancreatic neuroendocrine tumours. Lancet Oncol 2008；9：61-72.
5) Creutzfeldt W. Carcinoid tumors：development of our knowledge. World J Surg 1996；20：126-31.
6) Modlin IM, Kidd M, Latich I, et al. Current status of gastrointestinal carcinoids. Gastroenterology 2005；128：1717-51.
7) Rinke A, Müller HH, Schade-Brittinger C, et al. Placebo-controlled, double-blind, prospective, randomized study on the effect of octreotide LAR in the control of tumor growth in patients with metastatic neuroendocrine midgut tumors：a report from the PROMID Study Group. J Clin Oncol 2009；27：4656-63.
8) Oberg K, Kvols L, Caplin M, et al. Consensus report on the use of somatostatin analogs for the management of neuroendocrine tumors of the gastroenteropancreatic system. Ann Oncol 2004；15：966-73.
9) Kölby L, Persson G, Franzén S, et al. Randomized clinical trial of the effect of interferon α on survival in patients with disseminated midgut carcinoid tumours. Br J Surg 2003；90：687-93.
10) 平田結喜緒．カルチノイド腫瘍（神経内分泌腫瘍）の診断と治療．日本臨床 2011；69増刊：648-51.
11) Kinney MA, Warner ME, Nagorney DM, et al.

Perianaesthetic risks and outcomes of abdominal surgery for metastatic carcinoid tumours. Br J Anaesth 2001 ; 87 : 447-52.
12) Weingarten TN. Abel MD, Connolly HM, et al. Intraoperative management of patients with carcinoid heart disease having valvular surgery : a review of one hundred consecutive cases. Anesth Analg 2007 ; 105 : 1192-9.
13) Akerström G, Falconi M, Kianmanesh R, et al. ENETS Consensus Guidelines for the Standards of Care in Neuroendocrine Tumors : pre- and perioperative therapy in patients with neuroendocrine tumors. Neuroendocrinology 2009 ; 90 : 203-8.
14) Ahlman H, Ahlund L, Dahlström A, et al. SMS 201-995 and provocation tests in preparation of patients with carcinoids for surgery or hepatic arterial embolization. Anesth Analg 1988 ; 67 : 1142-8.
15) Mason RA, Steane PA. Carcinoid syndrome : its relevance to the anaesthetist. Anaesthesia 1976 ; 31 : 228-42.
16) Farling PA, Durairaju AK. Remifentanil and anaesthesia for carcinoid syndrome. Br J Anaesth 2004 ; 92 : 893-5.
17) 澄川耕二，横田順一朗. カルチノイド症候群と麻酔. 麻酔1978 ; 27 : 288-92.
18) Veall GR, Peacock JE, Bax ND, et al. Review of the anaesthetic management of 21 patients undergoing laparotomy for carcinoid syndrome. Br J Anaesth 1994 ; 72 : 335-41.
19) Graham GW, Unger BP, Coursin DB. Perioperative management of selected endocrine disorders. Int Anesthesiol Clin 2000 ; 38 : 31-67.

〔福島　豊，野坂　修一〕

VI

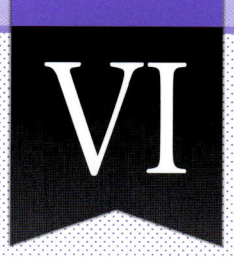

肝・腎・消化管疾患

1. 肝機能障害
2. 腎機能障害
3. 消化管疾患

1 肝機能障害

はじめに

　肝臓は，体内代謝の中枢臓器であり，蛋白，糖，脂質のホメオスタシス維持に重要な役割を果たしている。また，薬物や生理活性物質の代謝，凝固，免疫や炎症など多種多様な機能を有しており，肝機能の術前評価は周術期管理上重要となってくる。

1 疫　　学

　肝機能障害はアルコール性，急性・慢性ウイルス性，薬剤性，自己免疫性，それぞれの疾患が原因となった肝硬変などがあるが，近年，生活習慣の欧米化により，メタボリックシンドロームが問題となってきており，脂肪性肝障害〔非アルコール性脂肪性肝炎（nonalcoholic steatohepatitis：NASH）〕が増加している。

1 ウイルス性

　急性ウイルス性肝炎の年間患者発生数が約55万人であり，A型が40～50％を占める。Non-ABCのものも25％前後存在する。慢性ウイルス性肝炎はC型からの移行が約70％を占める。A型からはほとんど慢性化しない。わが国におけるキャリアの数は，B型で120万～140万人，C型で100万～200万人と推定されている。

2 アルコール性

　わが国では，全肝疾患中における比率は10％，肝硬変全体に占めるアルコール性肝硬変の比率は約15％である。

3 薬物性

　急性肝障害の10％程度を占める。原因薬剤は抗菌薬がもっとも頻度が高く，非ステロイド性抗炎症薬（NSAIDs），消化器用薬の順である。

4 自己免疫性

　わが国では約1,000例の患者が登録されているが，推定で6,000例程度存在するとされている。男女比が1：7と女性に多い。欧米では若年層と中年層で2峰性に好発するが，わが国では中年層のみで好発する。

5 脂肪性

　アルコール歴がないにもかかわらず起こる脂肪肝を非アルコール性脂肪肝疾患（non-alcoholic fatty liver disease：NAFLD）と呼び，わが国には1,000万人以上の患者が存在すると推定されている。その中で，NASHの頻度は1％程度といわれており，およそ100万人の患者が存在する。

2 診断基準

　トランスアミナーゼ〔アスパラギン酸アミノ基転移酵素（aspartate amino transferase：AST），アラニンアミノ基転移酵素（alanine amino transferase：ALT）〕が手軽で鋭敏であり，通常AST＞ALTである。肝細胞障害時にはまずAST有意にトランスアミナーゼが上昇し，回復期にはALT有意となる。100U/l以上でAST＞ALTである場合，その時点で肝細胞損傷が進んでいる可能性が高いため，手術を延期して精査を行う必要がある。ALTのほうが肝細胞損傷としての特異度は高い。AST/ALT比はウイルス性肝炎とアルコール性肝炎の鑑別に役立つ場合がある。AST/ALT比の上昇はアルコール性肝炎を疑う。この場合，ほかの肝内占拠性病変や心筋・骨格筋障害などを鑑別する必要がある。
　ALPとγ-GTPは肝胆道系疾患の有無を知るうえで重要である。ALPは骨疾患で上昇することが知られており，それ以外でも小腸・腎臓疾患でも上昇する。γ-GTPも心筋梗塞や腎疾

患，糖尿病などでも上昇するため，ALP，γ-GTPそれぞれの単独上昇は肝胆道系疾患鑑別において特異度は高くない。しかし両値が同時に上昇した場合，肝胆道系疾患を反映している可能性が高い。

肝合成能の指標としては，ビリルビン，アルブミン，コリンエステラーゼ（cholinesterase：ChE），凝固機能検査により評価される。肝胆道系疾患がある場合には直接型有意のビリルビン値上昇がみられる。アルブミンの半減期は14～20日程度であるため，急性肝機能障害のときの診断意義は少ない。栄養状態にも左右されるため，周術期以前の食事状態の評価も必要である。ChEはアルブミンに比較して半減期が短いため肝機能の変化をより鋭敏に反映する。プロトロンビン時間（prothrombin time：PT；第Ⅰ・Ⅱ・Ⅴ・Ⅶ・Ⅹ因子）やヘパプラスチンテスト（hepaplastin test：HPT；第Ⅱ・Ⅶ・Ⅹ因子）は肝予備能の指標として有用である。また，これらの凝固因子の半減期は短いため，急性肝機能障害の指標としても使われる。

肝血流評価にはインドシアニングリーンのクリアランスがもっともよく用いられている。

原因疾患に合わせて，それぞれの診断基準が提案されている。

1 ウイルス性

それぞれのウイルスの抗原・抗体を検査し判定する。A型，B型，C型以外にnon-ABCのウイルス性肝炎やEBウイルス，サイトメガロウイルスなども原因ウイルスとなり得るため，疑いがある場合には検査を追加すべきである。

2 アルコール性

文部科学省高田班より提唱された診断基準が，よく用いられている。最終的な病型分類は生検による組織診断で行うが，アルコール性肝炎の臨床的診断基準[1]も示されており，組織診断との一致率は高い。

3 薬物性

ウイルス性やほかの肝障害の除外と，原因と思わしき薬剤の存在が必要となる。1993年国際コンセンサス会議でスコアリングを用いた診断基準が提唱され[2]，これをもとにわが国の現状に合わせて改変されたDDW-J 2004薬物性肝障害診断基準が提案されている[3]。

4 自己免疫性

まず，肝炎ウイルスなどほかの肝障害および自己免疫性疾患による肝障害を除外する。その後，厚生労働省の難治性肝疾患調査研究会が出した診断基準によって自己免疫性肝炎を疑った場合，組織診断検査を行い，国際診断基準を参考に診断する。

5 脂肪性

NAFLDのうち，単純脂肪肝とNASHの鑑別が必要となる。NASHの確定診断には生検が必須である。

3 病型・重症度分類

大きく肝細胞性と胆汁うっ滞性に分類される。肝細胞性にはウイルス性肝炎，アルコール性肝炎などが含まれ，主な病態は肝細胞自体の障害，炎症，壊死である。ALT，ASTといったアミノトランスフェラーゼ上昇の感度が高い。一方，胆汁うっ滞性には胆石や悪性腫瘍による胆道閉鎖，原発性胆汁性肝硬変，薬剤性の多くが含まれ，主に胆汁の流出障害が病態である。ビリルビンや胆道系酵素と呼ばれるアルカリフォスファターゼ，γ-GTPなどの上昇が優位である。

肝機能障害の重症度を判定する評価法として，Child-Pugh分類が用いられることが多い（表1）[4]。これは血清ビリルビン値，プロトロンビン時間，肝性脳症や腹水の程度をもとに肝機能障害の程度を測る指標である。他にmodel for endstage liver disease（MELD）スコアも同様に術前の重症度分類に使用する[5]。MELDスコアは血清総ビリルビン値，血清クレアチニン値，PT-INR値の3つの指標を用いて重症度を分類

表1 Child-Pugh分類

	1点	2点	3点
肝性脳症	ない	軽度	時々昏睡
腹水	ない	少量	中等量
血清ビリルビン値(mg/dl)	2.0未満	2.0〜3.0	3.0超
血清アルブミン値(g/dl)	3.5超	2.8〜3.5	2.8未満
プロトロンビン活性値(%)	70超	40〜70	40未満

各項目のポイントを加算し，その合計点で分類する
A：5〜6点　　通常の消化器手術は安全
B：7〜9点　　ほかの検査も考慮し，侵襲の少ない手術や術式の変更を考慮
C：10〜15点　手術禁忌
(Pugh RN, Murray-Lyon IM, Dawson JL, et al. Transection of the oesophagus for bleeding oesophageal varices. Br J Surg 1973；60：646-9より引用)

表2 MELDスコア

MELDスコア＝$3.8 \times \log_e$〔血清総ビリルビン値(mg/dl)〕＋$11.2 \times \log_e$(PT-INR値)＋$9.6 \times \log_e$〔血清クレアチニン値(mg/dl)〕＋$6.4 \times \log_e$(成因*)

＊成因：胆汁うっ滞性もしくはアルコール性の場合　0
　　　　それ以外の場合　1
＊＊血清総ビリルビン値，PT-INR値，血清クレアチニン値は，1.0を切る場合1.0を代入し，対数値は0となる

(Kamath PS, Wiesner RH, Malinchoc M, et al. A model of predict survival in patients with end-stage liver disease. Hepatology 2001；33：464-70より引用)

している。MELDスコア(表2)は肝硬変の患者ではChild-Pugh分類より鋭敏である。

4 治療法

1 ウイルス性

急性の場合は入院・安静が初期治療である。必要であれば薬物療法を加える。慢性の場合，抗原を陰性化させるためにインターフェロン療法，ステロイド離脱療法などを選択し，陰性化しなければ肝庇護薬療法でトランスアミナーゼ値をできるだけ低値で維持する。

2 アルコール性

禁酒と栄養補給および電解質の補正を行う。飲酒によって不足しやすいビタミンB_1の補充が必要である。

3 薬物性

原因薬物を早期に同定し，投与中止する。投与薬物が複数あり，原因候補薬が多数存在する場合は，すべての薬物を中止する。

4 自己免疫性

ステロイドとアザチオプリンそれぞれの単独療法，もしくは併用療法が用いられる。トランスアミナーゼ正常化後も組織学的異常を示す症例もあるため，ステロイド少量持続療法が必要な場合もある。組織学的寛解は80％の症例で得られ，50％の患者で再燃がみられる。

5 脂肪性

メタボリックシンドロームの肝臓における表現系ととらえられ，インスリン抵抗性が関係していると考えられているため，生活習慣の改善とインスリン抵抗性を考慮した代謝管理が必要となる。

5 麻酔前のリスク評価と予後予測

急性肝炎もしくは急性肝機能障害の患者に対

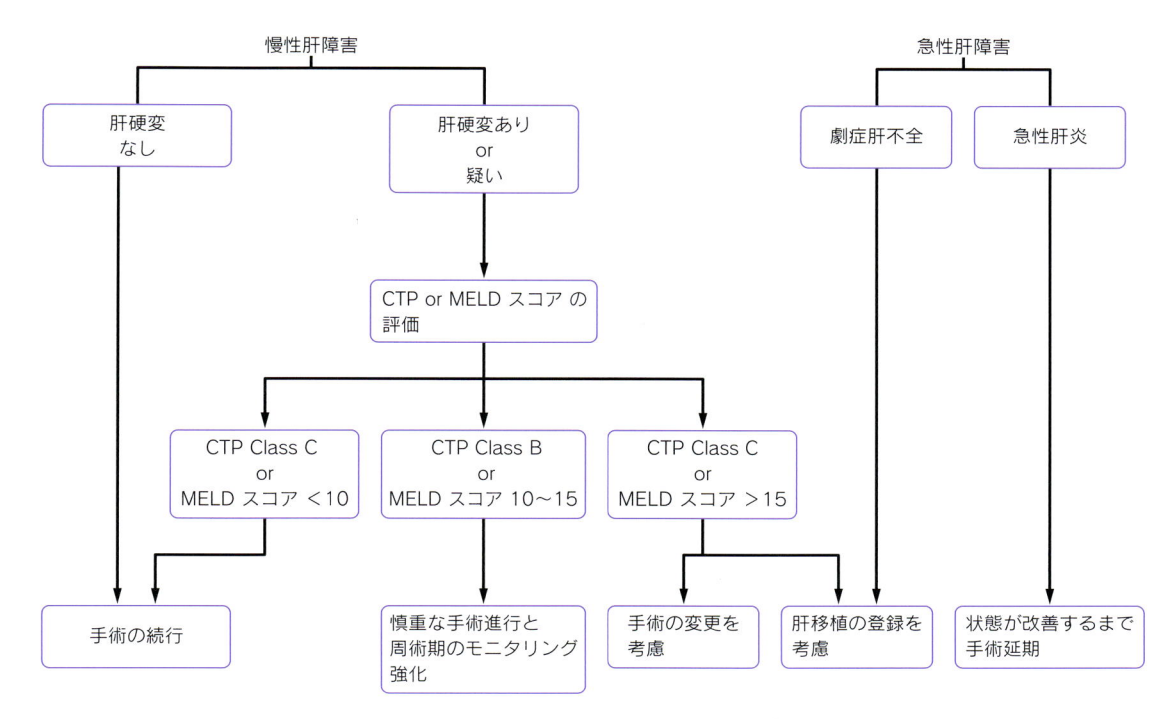

```
慢性肝障害                                急性肝障害
   │                                        │
┌──┴──┐                              ┌──────┴──────┐
肝硬変   肝硬変あり                    劇症肝不全    急性肝炎
なし     or 疑い                          │            │
 │         │                              │            │
 │    CTP or MELD スコアの評価            │            │
 │         │                              │            │
 │    ┌────┼────┐                         │            │
 │  CTP   CTP   CTP                       │            │
 │ ClassC ClassB ClassC                   │            │
 │  or    or    or                        │            │
 │ MELD<10 MELD MELD>15                   │            │
 │         10~15    │                     │            │
 │         │    ┌───┴───┐                 │            │
 ↓   ↓    ↓    ↓       ↓                  ↓            ↓
手術の  慎重な手術進行と  手術の   肝移植の    状態が改善するまで
続行   周術期のモニタリング  変更を  登録を      手術延期
       強化              考慮    考慮
```

図 肝機能障害をもつ患者の術前評価アルゴリズム

CTP：Child-Pugh分類
(Hanje AJ, Patel T. Preoperative evaluation of patients with liver disease. Nat Clin Pract Gastroenterol Hepatol 2007 ; 4 : 266-76より引用)

する周術期死亡率は，原因にかかわらず10％程度あるため，トランスアミナーゼ値がピークを過ぎてALT＞ASTとなり，100IU/lを下回るようになるまで，手術の延期が推奨される。

肝硬変患者の手術死亡率は11.6％，合併症発生率は30.1％，慢性肝機能障害患者の非肝臓手術の死亡率は28％に及ぶ[6]。周術期リスク評価には，重症度分類に用いるChild-Pugh分類が用いられることが多い。Garrisonらの報告ではChild-Pugh分類Aでの死亡率は10％，Bでは31％，Cでは76％と報告している[7]。同様にMansourらは分類Aでは10％，Bでは30％，Cでは82％と報告しており[8]，肝硬変と診断のついている慢性肝障害患者においてChild-Pugh分類でCに分類される場合リスクが高いことが分かっている。同様にMELDスコアが低い時には周術期死亡率は0なのに対し，9点以上の時，周術期死亡率は25％以上ある[9]。MELDスコアでは5～20点の範囲では1点上がるごとに1％，20点以上の場合では1点上がるごとに2％死亡率が上昇する[10]。また，ASA-PS 4とMELD 5.5点と同等とされている[11]。

肝機能障害をもつ患者の手術の可否について，術前評価のアルゴリズムが提案されている（図）[12]。これによれば，Child-Pugh分類でCもしくはMELDスコアで15点を超える場合，計画した手術の中止もしくは変更をするべきである。

6 麻酔前準備と麻酔管理のポイント

術前管理として，肝性脳症や凝固異常の改善，アルブミン値の上昇，腹水の減量など，いわゆるChild-Pugh分類の要素を改善すると周術期リスクが減少するとの報告[13]があるため，これらの因子の可能な限りの改善を目指す。

腹水が大量にある場合，腹部臓器，横隔膜が

圧迫されているため，フルストマックとして扱い，胸腔内圧上昇による呼吸抑制に対応する。重症な場合，術前に穿刺して腹水を減らすことも考慮する必要がある。凝固異常に関しては，メチルプレドニゾロンの術前投与がフィブリノーゲン値の低下やプロトロンビン時間の延長を緩和したとの報告がある[14]。炎症を抑制することにより凝固障害を軽減した可能性が示唆される。肝機能障害では，凝固因子不足により凝固が延長するが，逆に深部静脈血栓症・肺塞栓症のリスクは2倍になる[15]という報告がされている。術前の貧血と凝固異常には，肝臓への酸素運搬・供給能改善と凝固因子補充のため，濃厚赤血球と新鮮凍結血漿の輸血が必要となる場合もある。肝切除時の輸血確率は輸血スコアで予測できるとされている[16]。予定術式に応じて必要な血液を準備する。

脊髄くも膜下麻酔，硬膜外麻酔の適応は，凝固異常の程度によって決定する。Vandermeulenらの報告によると，問題なく穿刺できるレベルはPT 50%以上（INR 1.5未満），APTT正常上限以内，血小板8万/μl以上，出血時間8分以内とされているが[17]，米国局所麻酔学会（American Society of Regional Anesthesia and Pain Medicine：ASRA）が出したガイドラインでは，血小板＞10万/μl，PT-INR＜1.5，APTT＜50秒を基準としている。脊髄くも膜下麻酔や硬膜外麻酔は，総肝血流量を低下させることが知られている。胸部硬膜外麻酔中に経食道心エコーで観察した研究において，肝静脈血流量が有意に低下したとの報告[18]もあるため，脊髄くも膜下麻酔や硬膜外麻酔中は，適切な輸液・輸血と正常血圧の維持に努める必要がある。

全身麻酔薬の選択において，セボフルランは，肝切除術を対象としたランダム化比較試験（randomized controlled trial：RCT）においてプレコンディショニング効果を示すデータがある[19]一方，体内代謝率が高いため微小な肝障害は生じるという議論もある[20]。プロポフォールは動物レベルでは肝虚血－再還流時の肝障害，腸管障害を抑制し[21]，肺障害を抑制する[22]という報告がある。いずれにしても，肝血流遮断下の肝切除術中の麻酔維持にセボフルランとプロポフォールを用いた比較において，トランスアミナーゼ値に有意差がなかった[23]ことから，短期的には吸入麻酔薬と静脈麻酔薬のどちらを選択しても問題はないと考えられる。ただし，肝機能障害によって血清蛋白量，アルブミン量が低下しているため，静脈麻酔薬については覚醒遅延に注意する。

モルヒネは血漿蛋白結合率の低下や排泄半減期の延長などから，作用が延長，増強するため注意が必要である。フェンタニルは，速やかな再分布により，単回投与での作用時間に影響はない。しかし，頻回投与や，持続静注する場合，分布が飽和に達するため，作用時間の延長や増強がみられる。これに対し，レミフェンタニルは，血中や組織中のエステラーゼで分解されるため，代謝が肝機能に左右されない。肝機能障害がある患者においても安全に使用できる。

肝臓切除中の輸液・輸血に関しては，術中の出血，輸血を減らす目的で，中心静脈圧を低く維持し，肝静脈からの逆流性出血を減らそうという考え方がある[24]。出血量そのものが独立して生存率に影響を与えることが示唆されており[25]，HCC術後，長期に渡って死亡率を調べた研究では，手術中の出血量が1,000mlを超えると生存率が50%低下するとしている。しかし，もっとも大切なのは肝臓の血流を維持し，酸素化を維持することである。輸液制限により静脈血の酸素飽和度が低下し，乳酸値の上昇と代謝性アシドーシスの進行がみられるため，肝切除終了後は適切な輸液・輸血負荷を行う必要がある[26]。注意深い観察と，適切なタイミングでの適切な輸液・輸血管理が求められる。

慢性肝障害患者では門脈血流が肝臓をバイパスしていくため，側副血行路形成による，食道静脈瘤や脾肥大などを来す。胃管の挿入時や経食道エコーの実施などは，術前検討の結果に合わせて，慎重に行われるべきである。また，肝臓でのグリコーゲン産生が抑制される一方で，門脈血流が直接体循環に入るため，血糖のコントロールに注意する。

おわりに

　肝機能障害の患者の周術期管理は，術前からリスクを評価し，薬剤の肝毒性を可能な限り減らし，肝臓への酸素供給を最大限確保することにより急性不全や肝機能増悪をはじめとする合併症の予防をすることが肝要である。

　肝切除手術時の周術期管理に関するデータは少しずつリニューアルされているものの，非肝臓手術に関するデータは古く，前向きの研究が不足している。今後，肝機能障害はウイルス性から，アルコール性や脂肪性など，ほかの肝障害にシフトしていくと思われる。肝機能障害合併の非肝臓手術の周術期リスクと予後予測に関する，さらなる臨床データの報告が待たれる。

引用文献

1) 高田　昭，奥平雅彦，太田康幸ほか．アルコール性肝障害に対する新しい診断基準試案の提案．肝臓 1993 ; 34 : 888-96.
2) Danan G, Benichou C. Causality assessment of adverse reactions to drugs I : a novel method based on the conclusions of international consensus meeting : application to drug-induced liver injuries. J Clin Epidemiol 1993 ; 46 : 1323-30.
3) 滝川　一，恩地森一，高森頼雪ほか．DDW-J 2004 ワークショップ薬物性肝障害診断基準の提案．肝臓 2005 ; 46 : 85-90.
4) Pugh RN, Murray-Lyon IM, Dawson JL, et al. Transection of the oesophagus for bleeding oesophageal varices. Br J Surg 1973 ; 60 : 646-9.
5) Kamath PS, Wiesner RH, Malinchoc M, et al. A model of predict survival in patients with end-stage liver disease. Hepatology 2001 ; 33 : 464-70.
6) Ziser A, Plevak DJ, Wiesner RH, et al. Morbidity and mortality in cirrhotic patients undergoing anesthesia and surgery. Anesthesiology 1999 ; 90 : 42-53.
7) Garrison RN, Cryer HM, Howard DA, et al. Clarification of factors for abdominal operations in patients with hepatic cirrhosis. Ann Surg 1984 ; 199 : 648-55.
8) Mansour A, Watson W, Shayani V, et al. Abdominal operations in patients with cirrhosis : still a major surgical challenge. Surgery 1997 ; 122 : 730-6.
9) Teh SH, Christein J, Donohue J, et al. Hepatic resection of hepatocellular carcinoma in patients with cirrhosis : Model of End-Stage Liver Disease (MELD) score predicts perioperative mortality. J Gastrointest Surg 2005 ; 9 : 1207-15.
10) Northup PG, Wanamaker RC, Lee VD, et al. Model for End-Stage Liver Desease (MELD) predicts nontransplant surgical mortality in patients with cirrhosis. Ann Surg 2005 ; 242 : 244-51.
11) Teh SH, Nagorney DM, Stevens SR, et al. Risk factors for mortality after surgery in patients with cirrhosis. Gastroenterology 2007 ; 132 : 1261-9.
12) Hanje AJ, Patel T. Preoperative evaluation of patients with liver disease. Nat Clin Pract Gastroenterol Hepatol 2007 ; 4 : 266-76.
13) D'Alguquerque LA, de Miranda MP, Genzini JL, et al. Laparoscopic cholecystectomy in cirrhotic patients. Surg Laparosc Endosc 1995 ; 5 : 272-6.
14) Pulitanò C, Aldrighetti L, Arru M, et al. Preoperative metylprednisolone administration maintains coagulation homeostasis in patients undergoing liver resection : importance of inflammatory cytokine modulation. Shock 2007 ; 28 : 401-5.
15) Roberts LN, Patel RK, Arya R. Haemostasis and thrombosis in liver disease. Br J Haematol 2010 ; 148 : 507-21.
16) Sima CS, Jarnagin WR, Fong Y, et al. Predicting the risk of perioperative transfusion for patients undergoing elective hepatectomy. Ann Surg 2009 ; 250 : 914-21.
17) Vandermeulen EP, Van Akan H, Varmylen J. Anticoagulants and spinal-epidural anesthesia. Anesth Analg 1994 ; 79 : 1165-77.
18) Meierhenrich R, Wagner F, Schüetz W, et al. The effects of thoracic epidural anesthesia on hepatic blood flow in patients under general anesthesia. Anesth Analg 2009 ; 108 : 1331-7.
19) Beck-Schimmer B, Breitenstein S, Urech S, et al. A randomized controlled trial on pharmacological preconditioning in liver surgery using a volatile anesthetic. Ann Surg 2008 ; 248 : 909-18.
20) Ray DC, Bomont R, Mizushima A, et al. Effect of sevoflurane anaesthesia on plasma concentrations glutathione S-transferase. Br J Anaesth 1996 ; 77 : 404-7.

21) Kaplan N, Yagmurdur H, Kilinc K, et al. The protective effects of intravenous anesthetics and verapamil in gut ischemia/reperfusion-induced liver injury. Anesth Analg 2007 ; 105 ; 1371-8.
22) Chan KC, Lin CJ, Lee PH, et al. Propofol attenuates the decrease of dynamic compliance and water content in the lung by decreasing oxidative radicals released from the reperfused liver. Anesth Analg 2008 ; 107 : 1284-9.
23) Song JC, Sun YM, Yang LQ, et al. A comparison of liver function after hepatectomy with inflow occulusion between sevoflurane and propofol anesthesia. Anesth Analg 2010 ; 111 : 1036-41.
24) Fawcett WJ, Quiney NF. Fluid restriction and major surgery. Anesth Analg 2006 ; 103 : 1608.
25) Katz SC, Shia J, Liau KH, et al. Operative blood loss independently predicts recurrence and survival after resection of hepatocellular caricinoma. Ann Surg 2009 ; 249 : 617-23.
26) Fawett WJ, Quiney NF, Karanjia ND. Central venous oxygen saturation, base excess and lactate chages during induced hypovolaemic liver resection. Anaesthesia 2007 ; 62 : 312-3.

〔柴田　純平，西田　修〕

2 腎機能障害

はじめに

　腎は生体の不要な代謝産物あるいは有害物を体外へ排出する主要な臓器である。左右それぞれ約100万個のネフロンによって構成され，尿の生成による体液量の調節のみでなく浸透圧やpHおよび血漿組成の調整などを行い体内循環の恒常性を維持している。ネフロンの機能が60％以下まで低下した状態を腎不全と呼び，10％未満まで進行すると透析治療が必要な末期腎不全の状態となる。腎機能が障害されると血清電解質や酸塩基平衡の異常，高血圧や浮腫，貧血，心血管系の異常を来すが，高血圧を伴わない限り身体所見の異常は腎機能障害がかなり進行するまで明らかでないことが多いので，麻酔に際しては詳細な評価が重要である。腎機能障害には急性腎不全と慢性腎不全の概念があるが，近年それぞれに急性腎障害（acute kidney injury：AKI）と慢性腎臓病（chronic kidney disease：CKD）という新しい分類が提唱され有用性が検証されている。ここでは新しい分類についての記述を中心とするが，知見が少ない部分では従来の概念に従って記載する。

1 急性腎障害（AKI）

1 疫　学

　疫学調査の結果では，血液浄化療法を必要とする患者の発症率は年間100万人あたりに換算すると，住民全体では10～300人，入院患者では1万～5万人，集中治療室では6万～40万人程度と推定されている。急性腎不全の死亡率は透析医療の進歩と普及にもかかわらず高く，どの調査結果でも50％前後とされている[1]。集中治療室での急性腎不全の発症率は1～25％，死亡率は28～90％と，幅のある結果が報告されている[2,3]。

2 診断基準

　急性腎不全は"腎機能の急激な低下により高窒素血症・溢水・高カリウム血症などの水電解質異常，代謝性アシドーシスなどが出現する症候群"と定義される。近年示されたAKIの診断基準は，"急激（48時間以内）に腎機能が低下する〔血清クレアチニン（Scr）値0.3mg/dl以上上昇もしくはScr値が1.5倍以上に上昇〕，あるいは尿量0.5ml/kg/時未満が6時間を超えて持続するものである。ただし，適正体液量のもとに評価し，尿量評価においては尿路閉塞を除外すること"とされている[4]。

3 病型・重症度分類

　AKIの重症度分類を表1に示す。血液浄化療法を開始された場合は開始前のScrや尿量に関係なくすべてステージ3に入れるとされている。ここで，AKIの診断基準では手術前に発症することが多い腎前性急性腎不全と腎後性腎不全の概念が含まれないため，麻酔管理に際しては従来の急性腎不全の概念による原因分析が必要である。従来の急性腎不全の原因を表2に示

表1　急性腎障害（AKI）の重症度分類

ステージ	血清クレアチニン（Scr）値	尿量
1	0.3mg/dl以上上昇，または1.5～2倍に上昇	尿量0.5ml/kg/時未満が6時間を超えて持続
2	2倍＜Scr≦3倍に上昇	尿量0.5ml/kg/時未満が12時間を超えて持続
3	Scr＞3倍に上昇，または 　急激なScr≧0.5mg/dl上昇を伴うScr≧4mg/dl （透析導入患者はステージ3とする）	尿量0.5ml/kg/時未満が24時間を超える， 　または無尿が12時間を超えて持続

（Mehta RL, Kellum JA, Shah SV, et al. Acute Kidney Injury Network：report of an initiative to improve outcomes in acute kidney injury. Crit Care 2007；11：R31より引用）

す．大まかに，水腎症や尿閉（腎後性腎不全），腎萎縮（慢性腎不全の急性増悪），脱水やショック（腎前性腎不全）の有無で腎性腎不全との鑑別が可能である．

4 治療法

腎機能障害の原因を取り除きつつ水分および血中老廃物の過剰蓄積を防ぐことで，比較的高率な治癒が期待できる．まずは，輸液により循環血液量を維持し，血圧が低下していれば昇圧薬を用いて腎灌流圧を維持する必要がある．次に適応に応じて以下の薬剤を用いた腎保護を行う．

- **腎保護作用を有する薬剤**：カルシウム拮抗薬，レニン・アンジオテンシン・アルドステロン（renin angiotensin aldosterone：RAA）系阻害薬，ノルアドレナリン，プロスタグランジン E_1（prostaglandin E_1：PGE_1），ヒト心房性ナトリウム利尿ペプチド（atrial natriuretic peptide：ANP），フェノルドパムほか（表3）

それでも高度の腎機能低下が持続する場合は透析を行う．透析には，血液透析と腹膜透析（間欠式，持続携行式）があり症例に応じて選択する．循環動態が不安定な患者では，持続的血液濾過（continuous hemofiltration：CHF）または持続的血液透析濾過（continuous hemodiafiltration：CHDF）が行われる．

5 麻酔前のリスク評価と予後予測

急性腎不全の進行に関連するリスクファクターは，急性要因として血管内容量減少，アミノグリコシドの使用，造影剤の投与，非ステロイド性抗炎症薬（NSAIDs）の投与，敗血症性ショック，横紋筋融解症などがあり，慢性要因としては腎疾患の合併，高血圧症，うっ血性心不全，糖尿病，高齢，肝硬変などがある．術後のAKI発症に関与するリスクファクターには，年齢（65歳以上），緊急手術，ハイリスク手術，虚血性心疾患，うっ血性心疾患，ASA-PS 4以上，RCRI（revised cardiac risk index）スコア合計2点以上が挙げられている[5]．

- **RCRI**：以下のリスクファクターをそれぞれ1点と数え合計する．
  ① ハイリスク手術（開腹術，開胸術，鼠頸部より中枢側の血管手術）
  ② 虚血性心疾患（心筋梗塞，運動負荷試験陽性，心筋虚血が疑われる胸痛，亜硝酸薬の使用，心電図での異常Q波）の既往
  ③ うっ血性心不全（うっ血性心不全，肺水腫，発作性の夜間呼吸困難，両側性の水泡音またはS3ギャロップ音，肺血管再分布を示す胸写）の既往
  ④ 脳血管疾患（一過性脳虚血発作または脳梗塞）の既往
  ⑤ 周術期のインスリン療法
  ⑥ 術前のScr値＞2.0mg/dl

6 麻酔前準備と麻酔管理のポイント

AKIの診断を得たら術前にできるだけの治療を行い，体液過剰によるうっ血性心不全，高カリウム血症，代謝性アシドーシス，意識レベルの低下などを伴った尿毒症などがあればできるだけ補正しておく．透析を行っている場合は，いつ手術を行うかを血液浄化の担当医と話し合う（透析患者の麻酔については慢性腎臓病の項で述べる）．

麻酔法は，出血傾向や凝固異常がなければ，脊髄くも膜下麻酔・硬膜外麻酔は可能だが，血圧の低下を避ける必要がある．全身麻酔では，表3に示す麻酔関連薬剤使用上の注意事項に留意しながら麻酔を行う．麻酔管理でもっとも重要なのは，腎血流量を維持することである．大量出血や術中の血圧低下が予測される場合は，観血的動脈圧や中心静脈圧のモニタリングを行う．低侵襲で心拍出量測定が可能なフロートラックセンサー，ビジレオモニターの使用も有用であろう．血清カリウム上昇がある場合は生理食塩液などのカリウムを含まない輸液を用いる．血圧低下時（平均動脈圧65mmHg未満）はエフェドリン，フェニレフリンの静注またはドパミンの持続静注による血圧管理を行うが，これらに反応が乏しい場合はノルアドレナリンの持続注入により積極的な昇圧を行う．

表2　急性腎不全の原因

腎前性急性腎不全	● 体液量減少：下痢，嘔吐，出血，火傷，利尿薬 ● 有効循環血漿量減少：ネフローゼ症候群 ● 心拍出量減少：心筋梗塞，心タンポナーデ ● 末梢血管拡張：敗血症 ● 腎血行動態に影響する薬物：NSAIDs，アンジオテンシン作用阻害薬（ACE阻害薬，ARB）
腎性急性腎不全	● 輸入細動脈・糸球体病変：急速進行性糸球体腎炎，結節性動脈周囲炎，ループス腎炎，溶血性尿毒症症候群，悪性高血圧，播種性血管内凝固，コレステロール塞栓症，腎皮質壊死 ● 急性間質性腎炎：薬物性（ペニシリン，NSAIDsなどあらゆる薬剤），急性腎盂腎炎，特発性 ● 狭義の急性腎不全（急性尿細管壊死を伴うもの） 　・虚血性：出血，ショック，外傷後，火傷 　・腎毒性：抗生物質（アミノグリコシド系），抗癌剤（シスプラチン），重金属（水銀），造影剤 　・ミオグロビン尿症（横紋筋融解症）
腎後性急性腎不全	● 両側尿管の閉塞（後腹膜線維症，悪性腫瘍の骨盤腔内浸潤） ● 膀胱・尿道の閉塞（前立腺肥大，前立腺癌）

（菱田　明．急性腎不全・AKIを理解する：臨床と基礎研究の最前線．東京：東京医学社；2010より引用）

表3　腎機能障害患者における麻酔関連薬剤使用上の注意事項

(a) 腎機能低下時に減量の必要がない麻酔関連薬剤

局所麻酔薬	ブピバカイン，ロピバカイン，レボブピバカイン
オピオイド	レミフェンタニル，フェンタニル，オキシコドン
吸入麻酔薬	セボフルラン，デスフルラン，イソフルラン
静脈麻酔薬	プロポフォール

(b) 腎機能低下時に減量する麻酔関連薬剤

薬剤名	使用時の注意
モルヒネ	腎機能低下の程度に合わせて減量する。透析患者では50％に減量
ケタミン	作用は延長する
チオペンタール	血清アルブミンの低下があると作用が増強する
ミダゾラム	高度の腎機能低下患者と透析患者では禁忌
ベクロニウム	神経筋遮断持続時間は腎不全患者のほうが腎機能正常者より長い
ロクロニウム	無腎患者では作用時間がいくらか延長する
スキサメトニウム	血清カリウム値を上昇させるため，高カリウム血症の場合は禁忌
フルルビプロフェンアキセチル	中等度以上の腎機能低下では禁忌。透析患者では減量の必要なし
インスリン	腎機能低下とともに排出低下による効果増大が起こるので適宜減量
ジギタリス製剤	腎機能低下の程度に合わせて減量しなければならない
アミノグリコシド系抗生物質	腎障害を来しやすい

(c) 腎循環保護効果を有する麻酔関連薬剤

● カルシウム拮抗薬
● レニン・アンジオテンシン・アルドステロン系阻害薬（ACE阻害薬，アンジオテンシンⅡタイプ1受容体遮断薬）
● ノルアドレナリン
● プロスタグランジンE_1
● ヒト心房性ナトリウム利尿ペプチド
● フェノルドパム
● 麻酔薬（吸入麻酔薬，静脈麻酔薬）　　ほか

利尿目的でループ利尿薬であるフロセミドや浸透圧を保持するマンニトール，あるいは腎血流維持の目的で低用量ドパミンが使用されるが，いずれも腎保護効果は否定されている。

表4 慢性腎臓病（CKD）の重症度分類と診療計画

病期ステージ	重症度の説明	推算GFR値(ml/分/1.73m^2)	診療計画
0	ハイリスク群	≧90（CKDのリスクファクターを有する状態で）	CKDスクリーニング CKDリスクを軽減させる治療
1	腎障害は存在するが，GFRは正常または増加	≧90	CKD進展を遅延させる治療 心血管疾患のリスクを軽減させる治療
2	腎障害が存在し，GFR軽度低下	60〜89	腎障害進行度の評価
3	GFR中等度低下	30〜59	腎不全合併症（貧血，高血圧，二次性副甲状腺機能亢進症など）の把握と治療
4	GFR高度低下	15〜29	透析・移植の準備
5	腎不全	<15	透析・移植の導入（尿毒症があれば）

透析患者（血液透析，腹膜透析）はすべて5Dに分類，移植患者は，おのおのステージにTをつけて，T, 1T, 2T, 3T, 4T, 5Tとする。
（CKD診療ガイド2009. 日本腎臓学会編. 東京：東京医学社；2009より引用）

2 慢性腎臓病（CKD）

1 疫 学

日本腎臓病学会の調査によると，わが国の成人人口におけるCKD患者数は約1,330万人（12.9%）と推計される。その内訳は糸球体濾過量（glomerular filtration rate：GFR）が60ml/分/1.73m^{2}未満のCKDステージ3〜5が約1,098万人（10.64%），GFRは60ml/分/1.73m^{2}以上だが蛋白尿が陽性となるCKDステージ1〜2が232万人（2.3%）である（表4）[6]。

2 診断基準

CKDの定義は，①尿異常，画像診断，血液，病理で腎障害の存在が明らか（特に蛋白尿の存在が重要），②GFR<60ml/分/1.73m^{2}のいずれか，または両方が3カ月以上持続するときとされている。日常臨床では，CKDは蛋白尿とGFR<60ml/分/1.73m^{2}で診断される。もっとも正確なGFR測定法はイヌリンクリアランスと考えられているが，測定が煩雑なため一般的にはeGFR（推算GFR）が用いられる[7]。
- eGFR：酵素法で測定されたクレアチニン（Cr）値を用い，18歳以上に適用することとされている。

$$eGFR(ml/分/1.73m^2) = 194 \times Cr^{-1.094} \times Age^{-0.287} \quad (女性は \times 0.739)$$

表5 慢性腎臓病（CKD）のリスクファクター
- 高血圧
- 耐糖能異常，糖尿病
- 肥満，脂質異常症，メタボリックシンドローム
- 膠原病，全身性感染症
- 尿路結石，尿路感染症，前立腺肥大
- 慢性腎臓病の既往歴・低体重出産
- 過去の健診での尿所見の異常や腎機能異常，腎の形態異常
- 常用薬（特にNSAIDs），サプリメントなどの服用歴
- 急性腎不全の既往
- 喫煙
- 高齢
- 片腎，萎縮した小さい腎臓

（CKD診療ガイド2009. 日本腎臓学会編. 東京：東京医学社；2009より引用）

3 病型・重症度分類

CKDの重症度分類を表4にCKDのリスクファクターを表5に示した[6]。最近は，糸球体で濾過されて尿細管から分泌されない物質で，Crよりも筋肉量の影響を受けにくく，男女差がみられないシスタチンCがGFRのマーカーとして優れており，腎機能障害の早期診断に有用とされている。

4 治療法

CKD治療の目的は末期腎不全と心血管疾患の発症と進展抑制にある（表4）。生活習慣の改善，食事指導，高血圧治療，蛋白尿・尿中微量アルブミンの減少，脂質異常症の治療，糖尿病・耐糖能異常の治療，貧血に対する治療，尿毒症に対する治療，CKDの原因に対する治療を行う。

5 麻酔前のリスク評価と予後予測

 非透析患者では，高血圧，体液量過負荷，心不全，心膜炎，心嚢液貯留，貧血，出血傾向，高カリウム血症，低ナトリウム血症，代謝性アシドーシス，感染症の有無をチェックする。透析患者では，日常の透析計画と直近の透析実施内容を確認し，腎臓内科医と一緒に周術期の透析計画を立てる。CKD患者の周術期予後改善にはシスタチンCのように診断能力が高い検査法の開発が必要である[8]。

6 麻酔前準備と麻酔管理のポイント

 非透析患者の麻酔は，AKI患者と同様の麻酔管理を行う。出血傾向や凝固異常がなければ血圧低下に留意した脊髄くも膜下麻酔・硬膜外麻酔は可能である。全身麻酔では，表3に示す薬剤使用上の注意事項に留意しながら麻酔を行う。

 術前すでに高カリウム血症，溢水，電解質・酸塩基平衡の著しい失調があればナファモスタットを使った血液透析やCHDFでこれらを改善してから手術とする。透析の必要がないCKD患者でも，過大な手術侵襲は，脱水，痛み，交感神経緊張，サイトカインの分泌などのため一時的な腎機能障害の悪化は必発である。必要ならば術後にCHDFなどの透析を行い腎機能障害の進行を最小限にするよう計画する。

 維持透析患者では日常の透析計画と一番最近の透析日時と透析の記録を確認する。手術前日に透析を行っていることが多いが，入室時の体重をドライウエイトと比較して体液量を推定する。尿量が得られないので過剰輸液を避け，術中はカリウムを含まない輸液製剤を選択する。大量の輸血が予想される場合は急激な血清カリウム値上昇を避けるため洗浄赤血球を準備する。

おわりに

 近年，血液浄化法が発達し普及しているにもかかわらず急性腎不全の死亡率はさほど減少していない。その理由は，多臓器不全のひとつとして発症する急性腎不全が多くなってきたことと，その死亡率が高いことによる。AKIの概念は"集中治療室で主に発症し，多臓器不全のひとつとして発症する急性腎不全"であることから急性腎不全の死亡率減少への貢献が期待される。CKDは慢性に進行するさまざまな腎疾患を主に蛋白尿と腎機能の面から定義した新しい概念で腎臓専門医以外の医師にも理解しやすい。日本腎臓学会から『CKD診療ガイド』が出版されており，広く普及することで，透析患者の減少と腎疾患による心血管疾患の抑制が望まれている。いずれも手術を契機に重症化する危険性が高いため，麻酔前からの詳細な腎機能評価を含めた周到な周術期管理が重要である。

----- 引用文献 -----

1) Barrantes F, Tian J, Vazquez R, et al. Acute kidney injury criteria predict outcomes of critically ill patients. Crit Care Med 2008；36：1397-403.
2) Kellum JA, Bellomo R, Ronco C. Definition and classification of acute kidney injury. Nephron Clin Pract 2008：109：c182-7.
3) 菱田 明．急性腎不全・AKIを理解する：臨床と基礎研究の最前線．東京：東京医学社；2010.
4) Mehta RL, Kellum JA, Shah SV, et al. Acute Kidney Injury Network：report of an initiative to improve outcomes in acute kidney injury. Crit Care 2007；11：R31.
5) Abelha FJ, Botelho M, Femandes V, et al. Determinants of postoperative acute kidney injury. Crit Care 2009；13：R79.
6) CKD診療ガイド2009．日本腎臓学会編．東京：東京医学社；2009.
7) Irie F, Iso H, Sairenchi T, et al. The relationships of proteinuria, serum creatinine, glomerular filtration rate with cardiovascular disease mortality in Japanese general population. Kidney Int 2006；69：1264-71.
8) Eilers H, Liu KD, Gruber A, et al. Chronic kidney disease：implications for the perioperative period. Minerva Anestesiol 2010；76：725-36.

〔諸岡　浩明〕

3 消化管疾患

はじめに

消化管疾患は非常に多数，多彩に存在するが，その中で麻酔科医を悩ませる疾患を取り上げる。上部消化管疾患からは胃食道逆流症，食道胃静脈瘤，下部消化管疾患からは緊急手術として行われることが多いイレウスと大腸癌穿孔，急性腸間膜動静脈虚血症について述べる。

A 上部消化管疾患

1 胃食道逆流症

1 疫学

胃食道逆流症（gastroesophageal reflux disease：GERD）は，胃内容が下部食道括約筋（lower esophageal sphincter：LES）を越え食道内に逆流するものの総称で，健診受診者の10～20％に及ぶ。わが国では，欧米と異なり頻度は低いとされていたが，近年増加している。ヘリコバクター・ピロリ菌感染に伴う萎縮性胃炎が減少し，高齢者も胃酸分泌が低下していないこと，大食や高脂肪食で誘発される一過性食道括約筋弛緩（transient lower esophageal sphincter relaxation：TLESR）を起こしやすい生活習慣をもつ人が増えていることが原因として挙げられる[1]。

2 診断基準

症状は，胸焼け，嚥下痛などの食道症状と，咳，嗄声，喘息，咽頭痛，中耳炎などの食道外症状があり多彩である。食道外症状は胃液が咽頭，中耳に逆流したために発症すると考えられる。食道内pHモニタリング（pH4.0以下）と内視鏡所見により診断される。

3 病型・重症度分類

GERDは自覚症状の有無と内視鏡食道粘膜病変の有無から，びらん性食道炎（erosive esophagitis：EE），非びらん性胃食道逆流症（non-erosive reflux disease：NERD）と無症候性胃食道逆流に分けられる。食道裂孔ヘルニアをもつ場合，LESの機能低下とヘルニア嚢内の逆流物停滞のため逆流量が増加しやすい。

4 治療法

GERDの治療は，食生活の改善や就寝時の上半身挙上などの生活習慣改善，プロトンポンプ阻害薬（proton pump inhibitor：PPI）などの薬物療法，腹腔鏡下噴門形成Nissen手術が行われる。

5 麻酔前のリスク評価と予後予測

PPI投与でEEの90％以上に食道病変の消失をみるが，治療を中止すると60～70％で再発し再度治療が必要となる。重症のEEでは数％に腸上皮化生したBarrett食道を合併し，これは年間0.5％の発癌率を有する。

GERDの関連疾患には，妊娠，肥満，幽門狭窄，胃切除術後，閉塞型睡眠時無呼吸症候群などがある。妊婦の30～50％でGERDが起こっており，プロゲステロンがLESの緊張を下げること，胃内容排泄が遅延していることが要因である[2]。

6 麻酔前準備と麻酔管理のポイント

近年の報告では，全身麻酔時の誤嚥性肺炎発生頻度は0.014～0.031％である[3,4]。GERDとその関連疾患のほか，絶飲食時間不足，高齢者，イレウス，外傷，糖尿病などの胃蠕動不良，中枢神経障害は危険因子である[5]。食道癌胃管挙上術後患者の全身麻酔導入時大量嘔吐も報告されている[6,7]。

胃食道逆流が想定される場合，輪状軟骨圧迫

(cricoid pressure：CP)下の迅速導入(rapid sequence induction：RSI)が行われることが多い。CPには意識消失前10N，意識消失後30Nの力を適切に加える必要がある[8]。しかし，CPの有効性に対し疑問を呈する報告もあり，評価は定まっていない[9]。

2 食道胃静脈瘤

1 疫学

わが国の食道胃静脈瘤患者の基礎疾患は，約80〜90％が肝硬変症(肝癌を含む)であり，欧米に比べ肝外門脈閉塞症の頻度は低い。ほかに特発性門脈圧亢進症，Budd-Chiari症候群，原発性胆汁性肝硬変，胆道閉鎖症，うっ血肝などが原因となる。

2 診断基準

食道胃静脈瘤は上部消化管X線検査，内視鏡検査，超音波内視鏡などにより診断される。特に内視鏡検査は不可欠であり，その所見は，静脈瘤の占拠部位，形態，色調，発赤所見，出血所見，粘膜所見について記載される(表1)[10]。三次元CT，MRAは門脈血行の把握に有用である。

表1 食道胃静脈瘤内視鏡所見記載基準

	食道静脈瘤	胃静脈瘤
占拠部位 location [L]	Ls：上部食道にまで認められる静脈瘤 Lm：中部食道にまで及ぶ静脈瘤 Li：下部食道のみに限局した静脈瘤	Lg-c：噴門部に限局する静脈瘤 Lg-cf：噴門部から穹窿部に連なる静脈瘤 Lg-f：穹窿部に限局する静脈瘤 注) 胃体部にみられるものはLg-b，幽門部にみられるものはLg-aと記載する
形態 form [F]	F_0：治療後に静脈瘤が認められなくなったもの F_1：直線的な比較的細い静脈瘤 F_2：連珠状の中程度の静脈瘤 F_3：結節状あるいは腫瘤状の太い静脈瘤	食道静脈瘤の記載法に準じる
色調 color [C]	Cw：白色静脈瘤 Cb：青色静脈瘤 注) i) 紫色・赤紫色にみえる場合はCbvと記載してもよい 　　ii) 血栓化された静脈瘤はCw-Th，Cb-Thと付記する	食道静脈瘤の記載法に準じる
発赤所見 red color sign [RC]	RCにはミミズ腫れred wale marking [RWM]，チェリーレッドスポットcherry red spot [CRS]，血豆hematocystic spot [HCS] の3つがある RC_0：発赤所見を全く認めないもの RC_1：限局性に少数認めるもの RC_2：RC_1とRC_3の間 RC_3：全周性に多数認めるもの 注) i) telangiectasiaがある場合はTeを付記する 　　ii) RCの内容RWM，CRS，HCSはRCの後に付記する 　　iii) F_0でもRCが認められるものは$RC_{1〜3}$で表現する	RC_0：発赤所見を全く認めないもの RC_1：RWM，CRS，HCSのいずれかを認めるもの
出血所見 bleeding sign	出血中の所見 　湧出性出血：破裂部が大きく湧き出るような出血 　噴出性出血：破裂部が小さくjet様の出血 　滲出性(にじみ出る)出血 止血後間もない時期の所見 　赤色栓red plug，白色栓white plug	食道静脈瘤の記載法に準じる
粘膜所見 mucosal finding	びらんerosion [E] を認めればEを付記する 潰瘍ulcer [Ul] を認めればUlを付記する 瘢痕scar [S] を認めればSを付記する	食道静脈瘤の記載法に準じる

(鈴木博昭，小原勝敏，田尻　孝ほか．内視鏡検査・超音波内視鏡検査．日本門脈圧亢進症学会編．門脈圧亢進症取扱い規約．改訂第2版．東京：金原出版；2004．p.37-50より引用)

3 病型・重症度分類

出血リスクが高い内視鏡所見は，発赤所見（RC sign）を認めること，F_2以上の青色静脈瘤（Cb）である。

4 治療法

食道胃静脈瘤治療には，Sengstaken-Blakemore tube（S-B tube）によるバルーンタンポナーデ法，門脈圧降下作用薬による薬部治療（β遮断薬，ニトログリセリン，バゾプレッシン，スピノロラクトンなど），内視鏡治療，interventional radiology（IVR）を応用した治療，外科手術がある。出血例に対する第一選択は内視鏡治療である。S-B tubeによる圧迫止血は患者の苦痛も大きく，一時的処置とし，早期に内視鏡的止血を行わなくてはならない。

内視鏡治療は，食道静脈瘤に対しては硬化療法（endoscopic injection sclerotherapy：EIS）と静脈瘤結紮術（endoscopic variceal ligation：EVL）が行われ，胃静脈瘤には組織接着剤注入法やEISが行われる。巨大な胃静脈瘤は腎静脈系への排出路（gastro-renal shunt：GR-shunt）があり，硬化剤が大循環へ流失する危険がある。IVR応用治療として，GR-shuntをバルーンで閉塞した状態で逆行性に硬化剤を注入するバルーン下逆行性経静脈的塞栓術（balloon-occluded retrograde transvenous obliteration：B-RTO）が行われている。外科手術では食道離断術，Hassab手術が行われる。Hassab手術は腹部食道と胃上部の血行遮断，脾摘出を行い食道は離断しない。胃静脈瘤に有効である。

5 麻酔前のリスク評価と予後予測

自然経過例での静脈瘤出血率は20〜60％で，初回出血時の死亡率は約50％ときわめて高い[11]。出血に伴う肝不全から死亡することも多く，出血予防が最重要である。治療後の予後は肝障害の程度や肝癌合併の有無に依存する。

6 麻酔前準備と麻酔管理のポイント

肝硬変患者への麻酔管理については他項（VI章-1．肝機能障害 p.150）に譲る。

食道胃静脈瘤患者へのモニタリングとして，経食道心エコーは禁忌である。同様に胃管の挿入も慎重とならざるを得ないが，必要性が高い場合，出血の可能性に留意しつつ行われるべきである。肝移植術中の血行処理による門脈圧亢進が静脈瘤破裂を引き起こしたが，留置胃管からの血液逆流により早期に発見され得たとの報告がある[12]。

B 下部消化管疾患

1 疫　　学

わが国のイレウス手術症例の割合は，癒着性が約30％，腫瘍性が約20％，絞扼性が約15％である[13]。大腸癌による穿孔部位は，S状結腸がもっとも多く重篤化しやすい。

米国では，腹痛で入院する患者のうち0.1％が急性腸間膜動静脈虚血症である。わが国での発生頻度はより少ないとされていたが近年増加しており，3：1で男性に多い。

2 診断基準

1 イレウス

腹痛，悪心・嘔吐を認める。血液検査では血液濃縮と電解質バランスの異常がみられ，乳酸アシドーシスを認める場合は腸壊死を疑う。単純X線写真で鏡面像，拡張腸管を認め，CTでは腸管内の液体貯留がみられ，限局する腸壁の浮腫・肥厚や腹水は閉塞部位同定の手がかりとなる。血行障害，腸管気腫や門脈内ガスの存在は絞扼性イレウスの所見である。

2 大腸癌穿孔

腹膜刺激症状と，画像診断における遊離ガス

の存在が重要な所見である。CTは腹腔内遊離ガス像描出に優れている。

3 急性腸間膜動静脈虚血症

主症状は突然の激しい腹痛で，初期には腹膜刺激症状に乏しいことが特徴である。血液検査所見は早期には異常を示さず，腸管壊死が進むにつれてアスパラギン酸アミノ基転移酵素（aspartate amino transferase：AST），乳酸脱水素酵素（lactate dehydrogenase：LDH）やクレアチンホスホキナーゼ（creatine phosphokinase：CPK）上昇，代謝性アシドーシスを認める。診断には造影CTがもっとも有用かつ必須であり，血栓による陰影欠損，虚血腸管の不染像，腸管壁の拡張や肥厚，門脈内ガス像などがみられる。血管造影は検査に引き続き薬物注入療法が可能である。

3 病型・重症度分類

1 イレウス

イレウスは，器質的病変による腸管閉塞が原因である機械的イレウスと，腸管運動の障害により起こった機能的イレウスに大別される。機械的イレウスは腸管の血行障害を伴わない単純性イレウスと複雑性（絞扼性）イレウスに分けられるが，癒着性・単純性イレウスが最多である。機能性イレウスでは手術や炎症，薬剤などの影響による麻痺性イレウスが多い。機械的イレウスの閉塞部口側腸管は拡張，内圧上昇を来し，腸管浮腫，bacterial translocationを来す。絞扼性イレウスではさらに血行障害を伴うため，腸管出血壊死，敗血症性ショックから多臓器不全へと進展する。

2 大腸癌穿孔

大腸癌穿孔は，穿孔部位をもって癌部穿孔と，癌部より口側の穿孔に分けられる。穿孔形態からは遊離穿孔と，大網や周囲臓器により穿孔部が覆われた被覆穿孔がある。被覆穿孔は限局性腹膜炎に留まる傾向があるが，遊離穿孔は糞便性腹膜炎となりやすい。癌部穿孔は被覆穿孔が多く，口側穿孔のほうが遊離穿孔となることが多い[14]。

3 急性腸間膜動静脈虚血症

急性腸間膜動静脈虚血症の頻度は，腸間膜動脈塞栓症50％，腸間膜動脈血栓症20～25％，非閉塞性腸間膜虚血症（non-occlusive mesenteric ischemia：NOMI）20％，腸間膜静脈血栓症5～10％である[15]。

上腸間膜動脈（superior mesenteric artery：SMA）血栓症はSMA起始部の粥状動脈硬化による狭窄部に血栓が生じて閉塞したもので，広範な壊死を引き起こす。SMA塞栓症は心内血栓や大動脈の粥状片の脱落などに由来する塞栓子による閉塞で，SMA起始部より3～10cm末梢の中結腸動脈分岐部位以遠で閉塞することが多い。NOMIは，循環血液量の減少や心拍出量の減少による腸管の低灌流から腸間膜動脈が攣縮，虚血再灌流障害が加わり腸管壊死が発生する。腸間膜静脈血栓症は，血液凝固性亢進状態，腹部手術後，門脈圧亢進症，腹部悪性腫瘍，膵炎，遺伝的凝固因子異常などにより生じた静脈血栓，静脈うっ滞により腸管壁出血，動脈攣縮が起こり腸管壊死を来すものである[16]。

4 治療法

1 イレウス

単純性イレウスは胃管およびイレウス管を用いて減圧し，脱水や電解質異常を輸液療法で補正する。左側結腸や直腸の通過障害に対しては経肛門的減圧チューブや金属ステントも用いられる。絞扼性イレウスは緊急手術の適応であり，癒着性イレウスでも保存的治療で軽快しなければ，癒着剥離と組織状態に応じて腸切が行われる。

表2 SOFAスコア

	1	2	3	4
呼吸器系 Pa_{O_2}/F_{IO_2} mmHg	<400	<300	<200 呼吸補助あり	<100 呼吸補助あり
凝固系 血小板×$10^3/\mu l$	<150	<100	<50	<20
肝機能 ビリルビン mg/dl	1.2〜1.9	2.0〜5.9	6.0〜11.9	≧12.0
心血管系 低血圧*	平均動脈圧 <70mmHg	ドパミン≦5 or ドブタミン(any dose)	ドパミン>5 or アドレナリン≦0.1 or ノルアドレナリン≦0.1	ドパミン>15 or アドレナリン>0.1 or ノルアドレナリン>0.1
中枢神経系 Glasgow come score	13〜14	10〜12	6〜9	≦5
腎機能 クレアチニン mg/dl or 尿量 ml/日	1.2〜1.9	2.0〜3.4	3.5〜4.9 <500	≧5.0 <200

*交感神経作動薬は最低1時間投与（μg/kg/min）
(Vincent JL, Moreno R, Takala J, et al. The SOFA (Sepsis-related Organ Failure Assessment) score to describe organ dysfunction/failure. On behalf of the Working Guoup on Sepsis-Related Problems of the European Society of Intensive Care Medicine. Intensive Care Med 1996；22：707-10より引用)

2 大腸癌穿孔

大腸癌穿孔では癌部切除，腸吻合，人工肛門造設が行われることが多いが，二期的手術もしばしば選択される。一期的腸吻合には局所の状態が良好であることが必須であり，右側結腸の穿孔で実施されることが多い。

3 急性腸間膜動静脈虚血症

腸管壊死所見が明らかでない場合は，血管造影に続いて血栓吸引や溶解，血管拡張術が可能であり，NOMIにおいては血管拡張薬が投与される。腸管壊死が疑われる場合は開腹術が必要であり，腸管切除や血行再建を行う。

5 麻酔前のリスク評価と予後予測

絞扼性イレウスの死亡率は7.4%[13]，大腸癌穿孔の死亡率は8.9〜26.7%と高値である[14,17,18]。下部消化管緊急手術のリスク因子として，年齢，ASA Ⅲ以上，SIRS陽性，遊離穿孔，糞便性腹膜炎，白血球数減少（<4,000）が報告されている。Acute Physiology and Chronic Health Evaluation Ⅱ score（APACHE Ⅱ スコア），Sequential organ failure assessment score（SOFAスコア）は重症化の危険因子である[17]。SOFAスコア（表2）[19]は術前評価として簡便に用いられ，経時的評価も容易である。

急性腸間膜動脈虚血症の死亡率は50〜80%と高い。心房細動などの不整脈，心内血栓をもつ心血管疾患既往者や高齢者が腹痛を訴える場合は本症を疑い，適切な検査と処置を早期に行うことが重要である[20]。

6 麻酔前準備と麻酔管理のポイント

下部消化管緊急患者では，腹膜炎から敗血症，全身性炎症反応症候群（systemic inflammatory response syndrome：SIRS），播種性血管内凝固症候群（disseminated intravascular coagulation：DIC），多臓器不全の経過をたどることが少なくない。SIRS患者の術前管理ポイントは，可能な限り速やかに十分量の抗生物質投与を開始，循環動態を回復させ組織酸素供給改善することである。最初の6時間がいわゆるgolden hoursであり，観血的動脈圧，中心静脈圧をモ

ニタリングし，容量負荷を行って中心静脈圧8〜12mmHg，平均動脈圧65mmHg以上，時間尿0.5ml/kg以上，中心静脈血酸素飽和度70%以上の達成をめざす[21]。術中の容量負荷評価には，人工呼吸による脈圧変化（pulse pressure variation）や1回拍出量変化量（stroke volume variation）が参考となる。ノルアドレナリンを開始するが，十分な容量負荷をもってしても心拍出量改善を得られない場合は陽性変力薬が必要であり，ドブタミンの追加またはアドレナリンを用いる。急性腸間膜動脈虚血症の場合，腸管血管の拡張と血圧上昇という目標を達成しなければならない。アドレナリン，フェニレフリンは門脈血流を減少させるが，ノルアドレナリンとドブタミンの併用は消化管血流を改善したと報告されている[22]。しかし敗血症性ショックの患者において，アドレナリンを単独で用いた群とノルアドレナリン＋ドブタミンを用いた群で死亡率，ICU退室率に差はなく[23]，ドブタミンの優位性は証明されていない。肺障害を防ぐため高い気道内圧は避けるべきで，低1回換気量（6ml/kg）やそれに伴う高二酸化炭素血症はpH7.2以上を保てる限り容認される[21]。

■おわりに

消化管疾患の病態は，麻酔計画から術後管理に至るまで強く影響する。的確な病態把握が危険回避，合併症の発生予防，状態改善につながる。

---- 引用文献 ----

1) 木下芳一．胃食道逆流症（GERD）．小俣政男，千葉勉監修．専門医のための消化器病学．東京：医学書院；2005. p.4-9.
2) Richter JE. Review article: the management of heartburn in pregnancy. Aliment Pharmacol Ther 2005; 22: 749-57.
3) Sakai T, Planinsic RM, Quinlan JJ, et al. The incidence and outcome of perioperative pulmonary aspiration in a university hospital: a 4-year retrospective analysis. Anesth Analg 2006; 103: 941-7.
4) Warmer MA, Warner ME, Weber JG. Clinical significance of pulmonary aspiration during the perioperative period. Anesthesiology 1993; 78: 56-62.
5) Raghavendran K, Nemzek J, Napolitano LM, et al. Aspiration-induced lung injury. Crit Care Med 2011; 39: 818-26.
6) 清原裕美子，藤田泰宣，清水智明ほか．麻酔導入時に大量嘔吐を来した食道癌術後胸骨前胃管再建患者の麻酔経験．麻酔 2010; 59: 97-100.
7) Borsari TE, Hilmi IA, Sakai T. Perioperative pulmonary aspiration of patients who have had an esophagectomy with a gastric pull-up: the value of preoperative computed tomography of the neck. J Clin Anesth 2011; 23: 130-3.
8) Vanner RG, Asai T. Safe use of cricoid pressure. Anaesthesia 1999; 54: 1-3.
9) El-Orbany M, Connolly LA. Rapid sequence induction and intubation: current controversy. Anesth Analg 2010; 110: 1318-25.
10) 鈴木博昭，小原勝敏，田尻　孝ほか．内視鏡検査・超音波内視鏡検査．日本門脈圧亢進症学会編．門脈圧亢進症取扱い規約．改訂第2版．東京：金原出版；2004. p.37-50.
11) Jalan R, Hayes PC. UK guidelines on the management of variceal haemorrhage in cirrhotic patients. British Society of Gastroenterology. Gut 2000; 46: iii 1-15.
12) Matsusaki T, Morimatsu H, Sato T, et al. Two cases of variceal haemorrhage during living-donor liver transplantation. Br J Anaesth 2011; 106: 537-9.
13) 恩田昌彦，高崎秀明，福川清憲ほか．イレウス全国集計21,899例の概要．日腹部救急医会誌 2000; 20: 629-36.
14) 清水輝久，重政　有，吉廣優子ほか．大腸癌穿孔の病態と診断・治療戦略．日腹部救急医会誌 2010; 30: 779-86.
15) Vitin AA, Metzner JI. Anesthetic management of acute mesenteric ischemia in elderly patients. Anesthesiol Clin 2009; 27: 551-67.
16) McKinsey JF, Gewertz BL. Acute mesenteric ischemia. Surg Clin North Am 1997; 77: 307-18.
17) 小山寛介，布宮　伸，和田政彦ほか．下部消化管穿孔の合併症，予後，重症化の危険因子に関する検討．日集中医誌 2010; 17: 163-72.
18) 笠島浩行，遠山　茂，横山拓史ほか．大腸癌穿孔の治療方針．日腹部救急医会誌 2010; 30: 787-91.

19) Vincent JL, Moreno R, Takala J, et al. The SOFA (Sepsis-related Organ Failure Assessment) score to describe organ dysfunction/failure. On behalf of the Working Guoup on Sepsis-Related Problems of the European Society of Intensive Care Medicine. Intensive Care Med 1996 ; 22 : 707-10.
20) Wyers MC. Acute mesenteric ischemia : diagnostic approach and surgical treatment. Semin Vasc Surg 2010 ; 23 : 9-20.
21) Eissa D, Carton EG, Buggy DJ. Anaesthetic management of patients with severe sepsis. Br J Anaesth 2010 ; 105 : 734-43.
22) Levy B, Bollaert PE, Charpentier C, et al. Comparison of norepinephrine and dobutamine to epinephrine for hemodynamics, lactate metabolism, and gastric tonometric variables in septic shock : a prospective, randomized study. Intensive Care Med 1997 ; 23 : 282-7.
23) Annane D, Vignon P, Renault A, et al. Norepinephrine plus dobutamine versus epinephrine alone for management of septic shock : a randomized trial. Lancet 2007 ; 370 : 676-84.

〔山口美知子〕

VII

神経・筋疾患

1. 重症筋無力症
2. 筋ジストロフィー
3. てんかん
4. 神経疾患

1 重症筋無力症

はじめに

重症筋無力症（myasthenia gravis：MG）は，神経筋接合部の標的抗原に対する自己抗体により，刺激伝導が障害される自己免疫疾患である。

MGは自己抗体の種類によって，アセチルコリン受容体（acetylcholine receptor：AChR）抗体陽性MG，筋特異的チロシンキナーゼ（muscle-specific tyrosine kinase：MuSK）抗体陽性MG，上記の抗体が検出されないseronegative MGに分類される。全患者の約80％に抗AChR抗体，残りの約15％に抗MuSK抗体が検出される。また，症状により眼筋型と全身型に分けられる。MG患者の70％に胸腺過形成を，10〜15％に胸腺腫を認める。

1 疫　学

日本での患者数は1万5,100人（男性5,600人，女性9,500人），有病率は人口10万人あたり11.8人と推測されている[1]。有病率はこの50年で増加しており，原因として診断率の上昇や患者の生命予後が長くなったことなどが考えられる。

2 診断基準

厚生労働省特定疾患「重症筋無力症」調査研究班の診断基準[2]を表1に示す。抗AChR抗体陰性でMGを疑う場合は，抗MuSK抗体を検査し，陽性であればMGと診断できる。Seronegative MGの場合には，神経筋接合部生検などを検討する。

1）症状・理学所見

骨格筋疲労の症状を呈する。症状は日内変動を認め，初期には朝方は症状を認めないことが多い。初期症状として，50％以上の患者で，眼瞼下垂や複視などの眼症状がみられる。15％で構音障害や嚥下障害がみられ，5％以下で四肢末梢の筋力低下がみられる。

抗MuSK抗体陽性MGの特徴としては，コリンエステラーゼ（Cholinesterase：ChE）阻害薬の効果が乏しい，舌や四肢の筋萎縮を来す，球症状や呼吸筋障害が目立ち，クリーゼに陥りやすい，胸腺異常がないなどが挙げられる[3]。MuSKは，筋膜上でAChRと隣接して存在する。

2）検査所見

● エドロホニウム（アンチレクス®，テンシロン®）試験

速効性のChE阻害薬であるエドロホニウムを静注し，数分後に眼瞼下垂や複視，筋脱力が改善すれば陽性と判断する。眼瞼下垂，眼球運動障害が著明なときでないと判定が難しい。

● 反復誘発筋電図検査（Harvey-Masland試験）

末梢運動神経に反復神経刺激を行い，活動電位の振幅の減衰（waning）を確認する。通常は3Hzで10回刺激し，10％以上のwaningを認めた場合には異常と診断する。エドロホニウムを静注するとwaningは軽快する。

表1　重症筋無力症の診断基準

自覚症状	①眼瞼下垂　②複視　③四肢筋力低下　④嚥下困難　⑤言語障害　⑥呼吸困難　⑦易疲労性　⑧症状の日内変動
理学所見	①眼瞼下垂　②眼球運動障害　③顔面筋筋力低下　④頸部筋力低下　⑤四肢・体幹筋力低下　⑥嚥下障害　⑦構音障害　⑧呼吸困難　⑨反復運動による症状増悪（易疲労性）：休息で一時的に回復　⑩症状の日内変動（朝が夕方より軽い）
検査所見	①エドロホニウム（アンチレクス）試験陽性（症状軽快）　②Harvey-Masland試験陽性（waning現象）　③血中抗アセチルコリンレセプター抗体陽性

≪診断の判定≫
確実例：自覚症状の1つ以上／理学所見①〜⑧の1つ以上と⑨，⑩／検査所見①〜③の1つ以上が陽性の場合
疑い例：自覚症状の1つ以上／理学所見①〜⑧の1つ以上と⑨，⑩／検査所見①〜③が陰性の場合
（疾病対策研究会．重症筋無力症．難病の診断と治療指針，第3版．東京：東京六法出版；2005．p.31-9より改変引用）

表2 MGFA clinical classification

Class	
Class I	眼筋型。眼輪筋の筋力低下も含む。ほかの筋力はすべて正常
Class II	眼以外の筋の軽度の筋力低下。眼の症状の程度は問わない IIa：四肢，体幹の筋力低下＞口腔，咽頭，呼吸筋の筋力低下 IIb：四肢，体幹の筋力低下≦口腔，咽頭，呼吸筋の筋力低下
Class III	眼以外の筋の中等度の筋力低下。眼の症状の程度は問わない IIIa：四肢，体幹の筋力低下＞口腔，咽頭，呼吸筋の筋力低下 IIIb：四肢，体幹の筋力低下≦口腔，咽頭，呼吸筋の筋力低下
Class IV	眼以外の筋の高度の筋力低下。眼の症状の程度は問わない IVa：四肢，体幹の筋力低下＞口腔，咽頭，呼吸筋の筋力低下 IVb：四肢，体幹の筋力低下≦口腔，咽頭，呼吸筋の筋力低下
Class V	挿管。人工呼吸器の有無は問わない（通常の術後管理は除く。挿管されていない経腸栄養のみの場合はIVbに含む）

(Jaretzki A 3rd, Barohn RJ, Ernstoff RM, et al. Myasthenia gravis : recommendations for clinical research standards. Task Force of the Medical Scientific Advisory Board of the Myasthenia Gravis Foundation of America. Neurology 2000 ; 55 : 16-23より引用)

● 免疫学的検査

血中抗AChR抗体測定，抗MuSK抗体測定を行う。

3 病型・重症度分類

2000年，米国重症筋無力症財団（Myasthenia Gravis Foundation of America：MGFA）によりMGFA clinical classificationが提唱された（表2）[4]。Class I からVへ進むにつれて重症となり，四肢体幹の筋力低下が強ければaとなり，球症状が強ければbとなる。

4 治療法

1）対症療法

抗ChE薬は第一選択薬であるが，多くの場合はそれ以外の免疫学的治療が必要となる。

2）慢性期の免疫抑制療法

ステロイド，アザチオプリン，ミコフェノール酸モフェチル，シクロスポリンなどを用いる。

3）急性期の免疫抑制療法

血漿交換，免疫グロブリン投与などが第一選択となる。効果は速いが，作用時間は短いので，クリーゼの付加的な治療，もしくは胸腺摘除術前の不安定な患者や増悪例に行う。

4）胸腺摘出術

胸腺腫合併は，全例根治的な摘出術を施行する。胸腺腫非合併例については，全身型の抗AChR抗体陽性のうち40歳以下に対しては絶対的適応があり，41歳以上では相対的適応となる。眼筋型は，抗AChR抗体陽性の場合には相対的適応がある。一方，抗AChR抗体陰性例については，抗MuSK抗体が陰性の場合には相対的適応があるが，抗MuSK抗体が陽性の場合には適応はない。

5 麻酔前のリスク評価と予後予測

1）リスク評価

術前検査では，一般的な検査に加え，病歴，重症度，治療法，胸腺腫合併の有無，血清電解質異常，甲状腺機能，握力などをチェックする。

2）予後予測因子

術前から球麻痺症状があると術後喀痰困難などにより，呼吸器合併症を起こす可能性がある。術後呼吸管理予測スコアを表3に示す[5]。

6 麻酔前準備と麻酔管理のポイント

1）術前

● 手術時期の決定

重症筋無力症の症状，特に球症状が安定した時期での手術が望ましい。

● 前投薬

アトロピンは問題ない。球麻痺症状がある場合には術前の鎮静薬は使用せず，それ以外の場

表3　府中病院の術後呼吸管理予測スコア

%VC	>80%	0
	60〜70%	2
	<59%	5
球麻痺	なし	0
	あり	3
胸腺腫	なし	0
	あり	2
	胸膜や肺へ浸潤	5
合併症	なし	0
	呼吸器疾患	3
	その他	2
クリーゼの既往	あり	0
	なし	2
ピリドスチグミンの投与量	<300mg/day	0
	≧300mg/day	1
合計		19点

合計6点以上は術後に人工呼吸が必要となる可能性が高い（阿部修治，天羽敬祐，松沢吉保ほか．重症筋無力症患者の術後呼吸管理に関する府中病院スコアの有用性．臨麻 1998；22：1401-4より引用）

合も少なめにする．術直前の抗ChE薬の投与については，原則的には用いず，球麻痺症状の強い場合だけ使用する．また，術前にステロイドが投与されている場合には，ステロイドカバーを行う．

2）術中

●モニター

一般的なモニターに加え，筋弛緩モニターの使用が望ましい．

●筋弛緩薬

MG患者は脱分極性筋弛緩薬に抵抗性を示し，健常人と比較し2.6倍の投与量を要し[6]，効果が延長する可能性がある．

非脱分極性筋弛緩薬に対する感受性は亢進しており，効果が遷延するため厳重な注意を要する．気管挿管に必要な投与量は健常人の1/10程度といわれているが，筋弛緩モニターを装着し必要最少量を投与する．開腹術など筋弛緩が必要な手術では，吸入麻酔薬による筋弛緩効果と脊髄くも膜下麻酔や硬膜外麻酔とを併用すれば，十分な筋弛緩効果が得られるが，必要な場合には初回投与量の1/10〜1/20を追加投与する．

スガマデクスに関するデータは少ないが，ロクロニウム臭化物使用時の筋弛緩リバースとして有用であるとの報告もある[7,8]．

●鎮静

①吸入麻酔薬：吸入麻酔薬には筋弛緩作用があるが，投与中止により速やかに作用は消失するため，安全に使用できる．

②静脈麻酔薬：プロポフォールは麻酔導入時に咽頭・気道反射を抑制し，短時間作用なので有用である．ベンゾジアゼピンはGABA受容体を介して筋弛緩作用をもつが，臨床的には問題とならない．

●鎮痛

①麻薬は臨床使用量では筋弛緩作用はない．ただし，呼吸抑制には注意しなければならない．超短時間作用型オピオイド（レミフェンタニル）は使用しやすい．

②局所麻酔薬は神経筋伝達を抑制するため，非脱分極性筋弛緩薬の効果を増強する可能性はあるが，臨床使用量では問題とならない．術後疼痛による呼吸器合併症を減少させるためには，硬膜外麻酔をはじめとする術後痛対策は重要である．局所麻酔薬はエステル型ではなくアミド型を使用するべきである[9]．脊髄くも膜下麻酔の施行も問題はない．

3）術後

手術終了後，筋力の回復を待って気管チューブを抜去する．術後はバイタルサインを監視し，必要時はただちに人工呼吸管理ができる体制下で管理することが望ましい．

術後に，MGが不安定なときには，ステロイドパルスが有効である．挿管している間は調節呼吸として呼吸筋を休ませ，抗ChE薬を中止しておくほうが再開時の効果が期待できる．

術後のクリーゼは筋弛緩薬の残存による筋無力症性クリーゼと，過量の抗ChE薬によるコリン作動性クリーゼに分類される．クリーゼの治療法は人工呼吸管理が中心であり，そのほかステロイド投与や血漿交換などを施行する．また，精神的ストレスの除去も重要である．

4）麻酔薬以外について

神経筋接合部に作用する薬物としてアミノグリコシドとテトラサイクリンはよく知られてい

表4 重症筋無力症(MG)症状を悪化させる可能性のある薬剤

麻酔薬	●ジアゼパム ●エーテル ●ハロセン ●ケタミン ●リドカイン
神経筋遮断薬	●プロカイン
抗生剤	アミノグリコシド系 　●アミカシン 　●ゲンタマイシン 　●カナマイシン 　●スペクチノマイシン 　●ストレプトマイシン 　●トブラマイシン フルオロキノロン系 　●シプロフロキサシン 　●レボフロキサシン 　●モキシフロキサシン 　●ノルフロキサシン 　●オフロキサシン その他 　●アンピシリン 　●クラリスロマイシン 　●クリンダマイシン 　●コリスチン 　●エリスロマイシン 　●リンコマイシン 　●キニーネ 　●テリスロマイシン 　●テトラサイクリン
抗痙攣薬	●ガバペンチン ●フェニトイン ●トリメタジオン
向精神薬	●クロルプロマジン ●リチウム ●フェノチアジン
抗リウマチ薬	●ペニシラミン
循環作動薬	●β遮断薬 ●プロカインアミド ●プロパフェノン ●キニジン ●カルシウム拮抗薬
グルココルチコイド	●メチルプレドニゾロン
神経筋遮断薬	●ボツリヌス毒素 ●硫酸マグネシウム ●メトカルバモール
眼科用薬	●ベンタキソール ●チモロール ●トロピカミド
その他	●抗コリン薬 ●カルニチン ●コリンエステラーゼ阻害薬 ●利尿剤 ●エメチン ●ヨード系造影剤 ●麻薬 ●経口避妊薬 ●オキシトシン ●スタチン ●チロキシン

(Up To Date® http://www.uptodate.com [2012年9月閲覧]より改変引用)

る。β遮断薬，プロカインアミド，フェニトインもMG症状を増悪させたとの報告がある。表4にMG症状を悪化させる可能性のある薬剤を示す。

おわりに

MG患者に対し，合併した胸腺腫摘出術の際に全身麻酔を行う機会は少なくない。術後の呼吸機能低下やクリーゼを視野に入れた，慎重な周術期管理が求められる。

―― 引用文献 ――

1) 村井弘之，山下夏美．重症筋無力症の疫学：厚生労働省免疫性神経疾患に関する調査研究班臨床疫学調査結果から．脳21 2008；11：227-31.
2) 疾病対策研究会．重症筋無力症．難病の診断と治療指針，第3版．東京：東京六法出版；2005. p.31-9.
3) 本村政勝．抗MuSK抗体陽性重症筋無力症．Clin Neurosci 2008；26：983.
4) Jaretzki A 3rd, Barohn RJ, Ernstoff RM, et al. Myasthenia gravis : recommendations for clinical research standards. Task Force of the Medical Scientific Advisory Board of the Myasthenia Gravis Foundation of America. Neurology 2000；55：16-23.
5) 阿部修治，天羽敬祐，松沢吉保ほか．重症筋無力症患者の術後呼吸管理に関する府中病院スコアの有用性．臨麻 1998；22：1401-4.
6) Miller J, Lee C. Muscle Disease. In : Katz J, editor. Anesthesia and uncommon diseases. 3rd ed. Philadelphia : WB Saunders ; 1981. p.530-61.
7) De Boer HD, Van Egmond J, Driessen JJ, et al. Sugammadex in patients with myasthenia gravis. Anaesthesia 2010；65：653.
8) Unterbuchner C, Fink H, Blobner M. The use of sugammadex in a patient with myasthenia gravis. Anaesthesia 2010；65：302-5.
9) Abel M, Eisenkraft JB. Anesthetic implications of myasthenia gravis. Mt Sinai J Med 2002；69：31-7.

〔森　友紀子，祖父江和哉〕

2 筋ジストロフィー

はじめに

筋ジストロフィー（muscular dystrophy：MD）とは筋力低下を主体とし，家族性に発症する疾患である．それぞれの型により，筋萎縮の症状は異なる．骨格筋だけでなく，心筋や脳にも異常を伴うことがあり，歩行障害，心不全，呼吸不全，精神発達遅延などの多彩な症状を呈する症例も多い．

1 疫　学

頻度が明らかではない型が多い．また，地域によっても頻度が異なる．以下に報告のある型のみ示す．
①Duchenne型筋ジストロフィー（Duchenne muscular dystrophy：DMD）/Becker型筋ジストロフィー（Becker muscular dystrophy：BMD）：出生男児3,600人に1人[1]
②Emery-Dreifuss型筋ジストロフィー（Emery-Dreifuss muscular dystrophy：EDMD）：出生3万3,000人に1人[2]
③肢帯型筋ジストロフィー（limb-girdle muscular dystrophy：LGMD）：出生2万人に1人[2]
④先天性筋ジストロフィー（congenital muscular dystrophy：CMD）：福山型は出生1万人に1人[2]
⑤顔面肩甲上腕型筋ジストロフィー（facioscapulohumeral muscular dystrophy：FSHD）：2万5,000人に1人[2]
⑥筋強直性ジストロフィー（myotonic dystrophy：DM）：3万人に1人[1]

2 診断基準

1 X連鎖劣性遺伝

1）Duchenne型筋ジストロフィー（DMD）/Becker型筋ジストロフィー（BMD）

X染色体上のジストロフィン遺伝子の欠乏や変異による．ジストロフィン欠乏により筋鞘は不安定化し，筋線維壊死が生じる．男児で，筋力低下や筋障害の徴候があり，クレアチンキナーゼ（creatine kinase：CK）上昇，家族歴があれば，遺伝子検査を行う．診断は変異遺伝子の同定で行い，遺伝子診断が陰性の場合には筋生検を行う．

- **DMD**：CKは常に正常値の20〜100倍に上昇するが，疾病末期では低下する．筋電図はミオパチー所見を呈し，筋生検では壊死線維や再生線維とともに大小不同の筋線維がみられる．確定診断は，筋生検でのジストロフィン欠乏か，末梢血を用いた遺伝子解析により行う．
- **BMD**：DMDの軽症型である．CK，筋電図，筋生検所見はDMDと類似している．BMDの診断には生検筋のウェスタンブロット分析を行い，ジストロフィン異常を確認する．

2）Emery-Dreifuss型筋ジストロフィー（EDMD）

X染色体上のエメリン遺伝子変異がみられる．X連鎖遺伝が95％を占め，ほかに常染色体優性遺伝と常染色体劣性遺伝が報告されている．CKは軽度上昇する．筋電図，筋生検ではミオパチー所見を呈する．診断は症状，家族歴，筋生検でのエメリン蛋白の証明，末梢血を用いた遺伝子解析により行う．

2 常染色体劣性遺伝

1）肢帯型筋ジストロフィー（LGMD）

多くは常染色体劣性遺伝だが，常染色体優性

遺伝もある。CKは一般的に上昇するが上昇の程度はさまざまである。CK上昇と，臨床症状でLGMDを疑う場合，遺伝子検査を行う。遺伝子検査が陰性の場合には筋生検を行い，免疫組織学的検査を行う。

2）先天性筋ジストロフィー（CMD）

さまざまな遺伝子異常が知られており，福山型先天性筋ジストロフィーはここに含まれる。MRIでは白質の異常，眼球の異常所見を認める。CKは上昇していることが多く，筋生検では筋線維の過剰，変性，再生や，脂肪組織と結合組織が増殖している像がみられる。

3 常染色体優性遺伝

1）顔面肩甲上腕型筋ジストロフィー（FSHD）

95〜98％の患者で，異常遺伝子が特定される。遺伝子検査が陰性であれば，筋生検を行う。筋生検では肥大した筋線維や大小不同の筋線維がみられる。CKは軽度上昇し，筋電図はミオパチー所見を呈する。

2）筋強直性ジストロフィー（DM）

DMの診断は特徴的な臨床症状（病型・重症度分類参照）と家族歴で診断する。遺伝子検査も行われる。

3）眼咽頭型筋ジストロフィー（OPMD）

眼咽頭型筋ジストロフィー（oculopharyngeal muscular dystrophy：OPMD）は，筋生検で大小不同の筋線維を認める。CKは上昇していることが多い。

3 病型・重症度分類

1 X連鎖劣性遺伝

1）Duchenne型筋ジストロフィー（DMD）

5歳以前で発症して下肢近位筋から障害され，12歳までにほとんどの患児が歩行不能になる。通常，18歳ごろには呼吸不全，心不全のため死亡する。Gowers徴候，動揺歩行，腰部脊椎前彎，腓腹筋肥大，アキレス腱短縮，呼吸機能低下，進行性の側彎がみられる。転倒による骨折などの整形外科的合併症が多くみられる。大多数に拡張型心筋症を認めるが，感染症や手術など強いストレスがない限り，心不全や不整脈はまれである。軽度の精神発達遅滞も合併する。

2）Becker型筋ジストロフィー（BMD）

DMDの軽症型である。小児期早期から成人にかけて発症するが，15歳以降でも歩行可能である。ほとんどは30〜40歳代までは生存する。ときに精神発達遅滞がみられ，心筋症により心不全になることがある。

3）Emery-Dreifuss型筋ジストロフィー（EDMD）

臨床症状は小児期中期に出現するが経過が遅いため，多くは成人期後期まで生存する。筋萎縮は上肢から発症し，肘の拘縮が初期に起こる。ついで下肢遠位の筋力低下が起こる。後頸部，脊柱，アキレス腱の拘縮が起き，アキレス腱拘縮でしばしばつま先歩きになる。拡張型心筋症を伴うことが多く，房室間の伝導障害による突然死はまれではないが，早期のペースメーカ導入により救命し得る。知的機能は障害されない。

2 常染色体劣性遺伝

1）肢帯型筋ジストロフィー（LGMD）

小児期から成人早期にかけて発症する。一般に30歳ごろには車いす生活を余儀なくされる。初期には中枢の筋力低下が優位であり，徐々に顔面や外眼筋が障害される。遠位の筋力は比較的保たれることが多い。常染色体劣性遺伝の多くは筋力低下が小児期から発症し，常染色体優性遺伝は筋力低下が成人になってから発症することが多い。知的機能は障害されない。

2）先天性筋ジストロフィー（CMD）

発症は生下時または生後2〜3カ月以内である。生下時より筋萎縮がみられ，新生児期からは関節拘縮がみられる。代表的な福山型は強い運動障害，精神発達遅滞，痙攣発作を合併し多くは10歳代で死亡する。福山型以外は，神経学的状態はさまざまであるが，ミオパチーの徴候を示すことは共通している。

3 常染色体優性遺伝

1）顔面肩甲上腕型筋ジストロフィー（FSDH）

- **Infant form**：乳児期に発症後，急激に進行し，9〜10歳で車いす生活となる。顔面の筋力低下，肩や腰帯筋の筋力低下が進行し，脊椎前彎，骨盤動揺，膝関節過伸展などがみられる。また，てんかん，精神発達遅延，難聴を伴うことが多い。
- **Classic form**：20〜30歳代に発症し，進行は非常に緩徐である。顔面の筋力低下により閉眼や表情表出が障害される。肩や上腕の筋力低下はあるが，上肢の遠位筋は障害されないことが多い。下肢に症状が現れることもある。症状は中年以降に進行が早くなる。

2）筋強直性ジストロフィー（DM）

出生時はほぼ正常にみえる。通常10歳代に発症し，徐々に進行するが，母親が有病者のときには重症新生児型を呈することがある。その場合，約75％は1年以内に平滑筋の筋力低下による消化管蠕動低下とそれに起因する腹部膨満，呼吸筋の筋力低下，無呼吸により呼吸不全が進行して死亡する。小児期および青年期を通じ，遠位筋優位の筋萎縮と筋力低下は進行し，成人してからも続く。大きくDM1とDM2に分類され，双方に骨格筋の筋力低下と筋緊張，心伝導異常，白内障，性腺異常，低γグロブリン血症，インスリン抵抗性がみられる。DM1には過眠がみられ，先天性であり幼少時もしくは成人で発症する。また，呼吸器合併症や嚥下障害，場合によっては精神発達遅滞，構音障害，難聴を来す。DM2は中枢の筋力低下を認め，成人になってから発症する。DM2はDM1より軽症である。

3）眼咽頭型筋ジストロフィー（OPMD）

40〜50歳代で発症し，緩徐進行性筋力低下を来すが，予後は良好である。眼瞼下垂（眼瞼挙筋の左右非対称な障害），構音障害，嚥下障害を来す。末梢と中枢両方の筋力低下が生じる。緩徐に進行するミオパチーだが，眼瞼下垂により視野が障害されたり，嚥下障害によって体重減少や死亡に至ることもある。

4 治療法

1 X連鎖劣性遺伝

1）Duchenne型筋ジストロフィー（DMD）／Becker型筋ジストロフィー（BMD）

DMDはグルココルチコイド投与により症状の進行を遅らせることができる。BMDは，5歳以上で運動機能が衰えてきた場合にはグルココルチコイド投与を行うが，まだ十分に研究されていない治療法である。

そのほか，さまざまな支持療法［①さまざまな呼吸サポート〔非侵襲的陽圧換気法（non-invasive positive pressure ventilation：NPPV），気管切開など〕，②整形外科的な介入による拘縮予防，③廃用性筋萎縮を防ぐための運動，④体重コントロール，⑤骨粗鬆症予防のためカルシウムとビタミンDの摂取］が行われる。また，拡張型心筋症に対するアンジオテンシン変換酵素阻害薬（ACE inhibitor）やβブロッカーの使用も有用と思われる。

2）Emery-Dreifuss型筋ジストロフィー（EDMD）

前述の支持療法が行われる。そのほか，不整脈治療，心不全治療，ペースメーカ挿入なども有用と思われる。

2 常染色体劣性遺伝

1）肢帯型筋ジストロフィー（LGMD）
前述の支持療法が行われる。

2）先天性筋ジストロフィー（CMD）
前述の支持療法が行われる。

3 常染色体優性遺伝

1）顔面肩甲上腕型筋ジストロフィー（FSDH）

前述の支持療法が行われる。筋生検で炎症所見があるが，グルココルチコイドの投与は提唱されていない。

2）筋強直性ジストロフィー（DM）
前述の支持療法が行われる。

3）眼咽頭型筋ジストロフィー（OPMD）
前述の支持療法が行われる。

5 麻酔前のリスク評価と予後予測

1）術前の呼吸評価
努力肺活量（FVC）が30％以下の場合は，術後の呼吸器合併症が予想され，術後の呼吸器補助（NPPVなど）が必要となる可能性が高い。

十分な咳嗽力のない場合〔最大呼気流速（peak cough flow：PCF）＜270l/分もしくは最大呼気圧（maximum expiratory pressure：MEP）＜60cmH$_2$O〕は，術後無気肺の危険性が高くなるため，咳嗽を補助する機械（cough assist）などによる術前訓練の必要がある。

2）拡張型心筋症などの循環器合併症
予後を悪化させるため，術前の心機能評価を十分に行う必要がある。

3）低栄養
術後の死亡率が増加し，創傷治癒も遷延するため，術前の血清アルブミンやプレアルブミンなどで栄養の評価を行う必要がある[3]。また，必要に応じて術前から栄養療法の導入を検討する。

6 麻酔前準備と麻酔管理のポイント

1）鎮静薬
ハロゲン化吸入麻酔薬の使用は避けるべきである。ハロセン，エンフルラン，イソフルラン，セボフルランとも心室細動，心停止，横紋筋融解の報告がある[4]。亜酸化窒素の使用は否定的ではない。静脈麻酔薬として，プロポフォールは作用時間が短く比較的使いやすいが，バルビタール，ケタミン，フェンタニル，ベンゾジアゼピンなどと同様に感受性亢進と作用遷延を認めるので，必要最少量を使用する。

2）筋弛緩薬
- **脱分極性筋弛緩薬**：悪性高熱様反応，横紋筋融解症の原因となり得るので禁忌である。
- **非脱分極性筋弛緩薬**：作用発現までに時間がかかること，作用時間の遷延を来しやすいことを念頭において使用する。
- **抗コリンエステラーゼ阻害薬**：ミオトニアを増悪させる可能性があり，拮抗せずに筋弛緩薬の効果消失を待つ麻酔管理が安全と考えられる。
- **スガマデクス**：DMDとMDへの使用例が報告されている。いずれも経過は良好である[5,6]。

3）鎮痛薬
- **オピオイド**：感受性亢進と作用遷延を認めるので，必要最少量を使用する。
- **区域麻酔**：比較的安全に施行できる。

4）その他
重症心筋症では，心機能を抑制する麻酔薬の投与を避ける。

頸部伸展の制限，顎関節を含む関節拘縮，舌肥大などが存在する場合には，挿管困難を予想した準備が必要である。

側彎の影響により脊髄くも膜下麻酔や硬膜外麻酔は，施行困難の可能性がある。

ペースメーカが挿入されている場合は，設定を確認する。

術後にICUに入室できるよう準備しておく。また，抜管後のNPPV使用を考慮する。

おわりに

筋ジストロフィーの周術期管理においては，術前の呼吸機能や心機能の評価と対策が重要である。また，術後も一定期間の呼吸サポートができるよう準備し，手術に臨む必要がある。

―― 引用文献 ――

1) Behrman RE, Kliegman RM, Jenson HB, et al. 神経・筋疾患. 衛藤義勝監. ネルソン小児科学, 第17版. 東京：エルゼビア・ジャパン；2005. p.2079-95.
2) 山内浩揮, 祖父江和哉. 筋ジストロフィ. 麻酔 2010；59：1093-5.

3) Birnkraft DJ, Panitch HB, Benditt JO, et al. American College of Chest Physicians consensus statement on the respiratory and related management of patients with Duchenne muscular dystrophy undergoing anesthesia or sedation. Chest 2007 ; 132 : 1977-86.
4) Obata R, Yasumi Y, Suzuki A, et al. Rhabdomyolysis in association with Duchenne's muscular dystrophy. Can J Anaesth 1999 ; 46 : 564-6.
5) Petrovski J. The use of sugammadex to reverse rocuronium in a patient with myotonic dystrophy. Anaesth Intensive Care 2011 ; 39 : 505-6.
6) De Boer HD, van Esmond J, Booij LH, et al. Reversal of rocuronium-induced profound neuromuscular block by sugammadex in Duchenne muscular dystrophy. Paediatr Anaesth 2009 ; 19 : 1226-8.

〔森　友紀子，祖父江和哉〕

3 てんかん

はじめに

てんかん患者はまれではなく，その症状はさまざまである。周術期の痙攣発作を予防し，呼吸，循環，神経系への悪影響を減ずるためのリスク評価と準備が重要である。

1 疫　学

てんかんの有病率は人口1,000人に対し4～9人とされている。

発症率を年代別にみると1歳未満の発症が圧倒的に多く，ほとんどのてんかんが10歳までに発症するとされる。しかし，各年齢にわたり発症がみられ，老年期になると脳血管障害，脳変性疾患，脳腫瘍などを原因としたてんかんが増加することから発症率の増加がみられる。

適切な治療により患者の70～80％は発作を完全にコントロールできるといわれている。20％は難治性てんかんと呼ばれる。早期乳児てんかん性脳症（大田原症候群），ウエスト症候群，レノックス・ガストー症候群，乳児重症ミオクロニーてんかんは難治性であることが多い。

2 診断基準

1）てんかんの定義

「種々の成因によってもたらされる慢性の脳疾患であって，大脳ニューロンの過剰な発射に由来する反復性の発作（てんかん発作）を特徴とし，それにさまざまな臨床症状および検査所見がともなう」[1]とされる。反復性は診断に重要な要素であり，一度の痙攣発作のみではてんかんとは診断されない。痙攣発作を引き起こすさまざまな病態の鑑別が重要である。

2）症状と分類

症状はてんかん病巣の部位や範囲により異なる。発作は突然起こり，短時間で突然消失することがほとんどである。通常の持続時間は数十秒から数分である。発作がある程度の長さ以上続くか，または短い発作でも反復しその間の意識の回復がないものをてんかん発作（痙攣）重積状態と定義されている。一般的には30分以上持続し回復しない状態である。強直間代痙攣の重積を痙攣重積と呼び，欠神発作や複雑部分発作の重積を非痙攣性重積と呼ぶ。

診断にあたり，発作時の状況や内容を詳細に聴取することは治療に役立つが，患者本人が想起できなかったり，意識を消失していたりする可能性があるため，家族や発作時の発見者に聴取する必要がある。

3）検査所見

●脳波

棘波，徐波，棘徐波などの異常波の出現とその分布により診断の助けとなる。ビデオ撮影により発作の状況を捉え，同時に脳波記録する検査法もある。

●画像診断

強直間代性痙攣がみられた後にはただちに行われるべき検査で，CT，MRIなどで腫瘍，脳血管障害，外傷，感染症などを鑑別する。そのほか，脳（脳回，脳質）の形成異常や合併した奇形がみられることがある。脳磁図や単一光子放射断層撮影（SPECT），ポジトロン断層法（PET）がより詳細なてんかん病巣の評価に役立つこともある。

●血液検査

電解質異常や中毒の鑑別に用いられる。てんかん患者で抗てんかん薬の血中濃度を測定し発作のコントロールに利用されることもある。

表 てんかん発作型分類

部分発作	A	単純部分発作（意識減損はない） 　1　運動徴候を呈するもの 　2　体性感覚または特殊感覚症状を呈するもの 　3　自律神経症状あるいは徴候を呈するもの 　4　精神症状を呈するもの（多くは複雑部分発作として経験される）
	B	複雑部分発作 　1　単純部分発作で始まり意識減損に移行するもの 　　a　単純部分発作で始まるもの 　　b　自動症で始まるもの 　2　意識減損で始まるもの
	C	二次的に全般化する部分発作 　1　単純部分発作（A）から全般発作に進展するもの 　2　複雑部分発作（B）から全般発作に進展するもの 　3　単純部分発作から複雑部分発作を経て全般発作に進展するもの
全般発作	A	1　欠神発作 2　非定型欠神発作 　a　筋緊張の変化はA．1よりも明瞭 　b　発作の起始／終末は急激でない
	B	ミオクロニー発作
	C	間代発作
	D	強直発作
	E	強直間代発作
	F	脱力発作
未分類 てんかん発作		新生児発作 律動性眼球運動 咀嚼 水泳運動

(Proposal for revised clinical and electroencephalographic classification of epileptic seizures. From the Commission on Classification and Terminology of the International League Against Epilepsy. Epilepsia. 1981；22：489-501より引用)

3 病型・重症度分類

　国際抗てんかん連盟（International League Against Epilepsy：ILAE）からてんかんの発作型の分類やてんかん症候群の分類が発表されている．2010年に改訂版が発表されたが，現在でも古い分類が用いられていることが多い（表）[2]．

4 治療法

1）薬物治療

　てんかん患者では発作型（表）に応じて内服薬が選択されることが多い．部分発作ではカルバマゼピン，全般発作ではバルプロ酸が第一選択となる．発症年齢によっても選択は異なる．多くは単剤でコントロールされる．効果不十分な場合や1剤での副作用が強い場合などは多剤併用が考慮される．難治性のてんかんに対しては副腎皮質刺激ホルモン（ACTH），副腎皮質ホルモン，食事療法などが併用されることがある．

2）外科的治療

　抗てんかん薬の適切な使用によっても発作がコントロールされず，副作用が重大な場合は外科的治療が考慮される．MRIなどで明らかな腫瘍や血管腫，瘢痕や皮質形成異常がある場合は病変部位の病巣切除が行われる．画像診断で器質的病変が認められないが，頭皮脳波や頭蓋内電極記録により，特定領域にてんかん焦点が同定された場合に皮質焦点切除が適応となる．てんかん焦点が，運動野や言語野などに存在し，

皮質切除により重大な神経脱落症状の出現が予想される場合や広範囲の焦点をもつ場合には，軟膜下皮質多切の適応となる。広汎な病巣をもつものに対して脳梁離断，半球切除，半球離断などの術式は行われることがある。

5 麻酔前のリスク評価と予後予測

1）周術期てんかん発作の発生率

周術期に限られたものではないが，てんかん発作は呼吸，循環，神経系への悪影響をもたらす可能性がある。てんかん発作発生のリスク評価と予防のための準備が重要である。

てんかん患者における周術期のてんかん発作の頻度は把握が難しい現状ではあるが，6年間の調査で641人のてんかん患者が麻酔を受け，24時間以内のてんかん発作は22人（3.4％）でみられたとの報告がある[3]。ほかにも10年間，297例中6例（2％）で発作がみられたとの報告がされている[4]。

2）周術期てんかん発作の予測

普段の発作の頻度や直近の発作から麻酔，手術までの期間が周術期の発作の発生と関連していると報告されている[3,5]。術前診察においては，この点に注意し，発作が十分に制御されているか否かを確認する。抗てんかん薬などの内服薬は術当日まで継続させる。ただし，発作がほとんどみられない場合でも周術期の痙攣発作を発見，対処できるよう，発作様式を聴取，確認しておくことは重要であろう。

3）抗てんかん薬副作用の把握

てんかん患者の麻酔管理で発作以外に問題となるのは抗てんかん薬の副作用である。抗てんかん薬は肝機能障害，腎機能障害，貧血，白血球減少など来す場合があり，術前の検査で各項目を確認しておく。また，副作用により歯肉増殖を起こし，気道確保に難渋した報告[6]もあり，口腔内の確認もしておくとよい。

4）合併症の把握

心奇形や頭蓋骨，気道の奇形などほかの身体的，精神的合併症を検索しておく。

5）抗てんかん薬と併用薬との薬物相互作用の把握

カルバマゼピン，フェニトイン，フェノバルビタール，バルプロ酸などの抗てんかん薬は，チトクロームP450などの代謝酵素の誘導や抑制，競合により，ほかの薬剤の代謝に影響を与えることが知られている。高齢患者では抗てんかん薬に加え，降圧薬などを併用している例も少なくない。こうした患者ではほかの薬剤への影響についても考察しておく。例えばベラパミル，ジルチアゼムやワルファリンはカルバマゼピンと相互作用をもつ。この相互作用は一方の薬剤を中止後もある程度の期間持続する。ガバペンチンなどの新規抗てんかん薬はこういった相互作用が比較的軽度であるとの報告がある[7]。また，さまざまな機序から麻酔関連薬との相互作用も報告があり，内服薬を確認しておく。

6 麻酔前準備と麻酔管理のポイント

1）麻酔法の選択

麻酔薬は亜酸化窒素を含めた揮発性麻酔薬，静脈麻酔ともに抗痙攣作用と痙攣誘発作用をともにもつ。このため，いずれの麻酔法によっても痙攣発作に対する注意は必要となる。

● 吸入麻酔

イソフルレンは濃度依存性に脳波活動を抑制するのに対し，セボフルランは誘発的に作用するとの報告がある[8]。亜酸化窒素や麻薬，ベンゾジアゼピン系などを併用してセボフルランが高濃度にならないような麻酔法を考慮する。しかし，両者とも臨床的使用量では強直間代発作で問題になることはまれである[9]。

● 静脈麻酔

静脈麻酔を主体とする場合はベンゾジアゼピン系，チオペンタール，プロポフォールを使用する。プロポフォールはベンゾジアゼピン系よりも痙攣誘発の報告が多いようである。ケタミンは痙攣発作誘発の可能性が存在し，てんかん患者では使用を避けるべきとされるが，相対する報告もある。いずれにしても使用には注意を

要する[9]。

　麻薬も抗痙攣作用，痙攣誘発作用いずれも報告がある。しかし麻薬が原因とされる発作の同定は難しい。フェンタニル，レミフェンタニルなどによる胸郭の鉛管現象やミオクローヌスを痙攣発作と見誤る可能性がある。

● 局所麻酔

　局所麻酔薬は，血管内注入後のしびれやめまい，強直間代性痙攣発作など中枢神経系への副作用をもつことが広く知られている。てんかん患者においても投与量の比較的多い硬膜外麻酔や仙骨硬膜外麻酔はリスクとなり得る。てんかん患者における局所麻酔と発作の関係を調査した報告では，術前から頻繁に発作のみられていた症例で発作の発生が多く，局所麻酔薬の影響と患者本来の発作とを区別するのは難しいようである。局所麻酔は禁忌ではないが，術前の状態評価がリスク評価に重要であると思われる。動物実験での報告では抗てんかん薬のベンゾジアゼピンやフェノバルビタール，カルバマゼピンは局所麻酔薬の中枢神経系の毒性に対して保護的に作用するようである。同報告ではフェニトインとプリミドンは局所麻酔薬による痙攣に対して促進的に働くと報告されている[10]。

2）麻酔関連薬と抗てんかん薬の相互作用への対策

　抗てんかん薬と筋弛緩薬に相互作用の報告がある。短期的には抗てんかん薬は筋弛緩作用を有するが，カルバマゼピン，フェニトインの長期内服患者では，ベクロニウム，ロクロニウムともに作用時間が短縮するという報告がある[11〜13]。アセチルコリンの放出量やクリアランスの変化が関係しているようである。厳密に筋弛緩状態を管理する必要がある場合は筋弛緩モニターを使用する。

　また，抗てんかん薬内服患者は術中のフェンタニル必要量が多くなるとの報告もある[14]。多剤併用患者ではその傾向が強くなるようである。代謝や中枢神経系への影響が考えられているが機序は不明である。

3）非ステロイド性抗炎症薬（NSAIDs）投与時の注意

　プロピオン酸系のロキソプロフェン，フルルビプロフェン，フェニル酢酸系であるジクロフェナクなどのNSAIDsは術後鎮痛に頻用されている。添付文書にはてんかん患者への投与禁忌の記載はない。しかし新キノロン系の抗生剤との併用で痙攣発作の可能性が増加するため，併用禁忌となっている。新キノロンは単剤でもてんかん患者には慎重投与となっている。

4）手術の種類と麻酔管理

● 非てんかん外科手術の麻酔管理

　前述のように全身麻酔薬では揮発性麻酔薬，静脈麻酔薬いずれも用いることができるが，高濃度での揮発性麻酔薬の使用および過換気は発作を誘発するので避ける。抗てんかん薬により代謝酵素が誘導され，揮発性麻酔薬の生体内分解増加が起こる結果，合併症が増加するという報告もある[15]。局所麻酔薬単独，併用も禁忌ではないと思われる。

　抗てんかん薬の半減期は10時間以上のものが多く，長期服用患者ではあまり問題にならないが，長時間手術では血中濃度低下による術後の痙攣発作に一定の注意が必要である。術中の抗てんかん薬の予防的投与も検討する。また，手術内容によっては内服できない状態や，腸管からの吸収が変化した状況も予想される。抗てんかん薬の血中濃度を測定することも考慮する。術後，可能な時点で抗てんかん薬投与を再開する。

● てんかん外科手術の麻酔管理

　てんかん外科手術は難治性のてんかん患者に対して行われるため，術前の発作や抗てんかん薬の影響が重篤なことが多い。また，術中皮質脳波を用いて正常な脳組織とてんかん病巣部位とを識別して外科切除を行う場合，脳波記録に適した麻酔管理が求められる。

　高濃度セボフルランや，麻薬（フェンタニル，レミフェンタニル）による棘波の賦活を行っている報告もある。適切な麻酔深度を保ちつつ，正常部位と病巣部位の識別が容易な麻酔薬を選択する必要がある。てんかん患者での麻酔薬と

術中脳波所見に関した報告は必ずしも十分でなく，確立した方法は定まっていない。このため麻酔科医，外科医，検査技師などのスタッフ間で麻酔法によるメリット，デメリットを理解し，協議しておく必要がある。気道確保に問題がある症例や，患者協力が得られない症例では難しいが，施設によっては局所麻酔による覚醒下開頭術(awake craniotomy)も選択され得る。

おわりに

重大な痙攣発作の予防には術前の症状の評価とコントロールが重要である。また，てんかん外科における麻酔管理にはさまざまな見解がありスタッフ間での協議を要する。

―― 引用文献 ――

1) Gastaut H編, WHO国際てんかん用語委員会編共編, 和田豊治訳. てんかん事典. 東京：金原出版, 1983.
2) Proposal for revised clinical and electroencephalographic classification of epileptic seizures. From the Commission on Classification and Terminology of the International League Against Epilepsy. Epilepsia. 1981; 22: 489-501.
3) Niesen AD, Jacob AK, Aho LE, et al. Perioperative seizures in patients with a history of a seizure disorder. Anesth Analg 2010; 111: 729-35.
4) Benish SM, Cascino GD, Warner ME, et al. Effect of general anesthesia in patients with epilepsy: a population-based study. Epilepsy Behav 2010; 17: 87-9.
5) Kopp SL, Wynd KP, Horlocker TT, et al. Regional blockade in patients with a history of a seizure disorder. Anesth Analg 2009; 109: 272-8.
6) 松浦里奈, 桜庭茂樹, 田川剛志ほか. 導入時の気道管理に難渋することが予想された歯肉増殖症の1例. 臨麻 2009; 33: 1809.
7) Jääskeläinen SK, Kaisti K, Suni L, et al. Sevoflurane is epileptogenic in healthy subjects at surgical levels of anesthesia. Neurology 2003; 61: 1073-8.
8) Voss LJ, Sleigh JW, Barnard JP, et al. The howling cortex: seizures and general anesthetic drugs. Anesth Analg 2008; 107: 1689-703.
9) Kharasch ED, Schroeder JL, Liggitt HD, et al. New insights into the mechanism of methoxyflurane nephrotoxicity and implications for anesthetic development (part 1): identification of the nephrotoxic metabolic pathway. Anesthesiology 2006; 105: 726-36.
10) Sawaki K, Ohno K, Miyamoto K, et al. Effects of anticonvulsants on local anaesthetic-induced neurotoxicity in rats. Pharmacol Toxicol 2000; 86: 59-62.
11) Spacek A, Neiger FX, Krenn CG, et al. Rocuronium-induced neuromuscular block is affected by chronic carbamazepine therapy. Anesthesiology 1999; 90: 109-12.
12) Alloul K, Whalley DG, Shutway F, et al. Pharmacokinetic origin of carbamazepine-induced resistance to vecuronium neuromuscular blockade in anesthetized patients. Anesthesiology 1996; 84: 330-9.
13) Soriano SG, Sullivan L J, Venkatakrishnan K, et al. Pharmacokinetics and pharmacodynamics of vecuronium in children receiving phenytoin or carbamazepine for chronic anticonvulsant therapy. Br J Anaesth 2001; 86: 223-9.
14) Tempelhoff R, Modica PA, Spitznagel EL Jr, et al. Anticonvulsant therapy increases fentanyl requirements during anaesthesia for craniotomy. Can J Anaesth 1990; 37: 327-32.
15) Perucca E. Clinically relevant drug interactions with antiepileptic drugs. Br J Clin Pharmacol 2006; 61: 246-55.

〔須藤　貴史, 齋藤　繁〕

4 神経疾患

はじめに

神経疾患では，呼吸機能障害や自律神経障害を呈することが多く，それらが麻酔管理上のさまざまな問題を引き起こしている。また，治療薬が麻酔時に使用する薬剤と相互作用をもつこともある。本項では脱髄疾患として多発性硬化症，ギラン・バレー症候群，変性疾患としてパーキンソン症候群，筋萎縮性側索硬化症を取り上げ，それぞれの疾患について概説していく。

1 多発性硬化症（MS）

1 疫学

多発性硬化症（multiple sclerosis：MS）は，中枢神経における脱髄疾患の中でもっとも頻度の高い疾患で，現在，世界中で100万人以上が罹患しているといわれている。特に欧米の白人の有病率が高く，北欧では人口10万人あたり50〜100人といわれているが，アジアやアフリカでは少なく，日本全体では約1万2,000人，人口10万人あたり8〜9人程度と推定されている。平均発病年齢は30歳前後で，5歳以前，また70歳以降に発病することはまれである。男女比は1：2〜3と女性に多い。

2 診断基準

中枢神経白質と視神経において，脱髄が時間的，空間的に多発する疾患である。急激な視力低下で発症することが多く，歩行障害や四肢の感覚異常，脱力などの症状を呈し，寛解と増悪を繰り返しながら進行していくが，末梢神経は通常障害されない。診断には，頸椎症性ミエロパチー，脳血管障害，膠原病，神経ベーチェット病など同様の症状を呈する多数の疾患を除外する必要がある。もっとも有用な検査はMRIで，撮影法としてはT2強調画像とフレア画像で高信号となる脱髄病巣を検出することが可能である。また，ガドリニウムを投与したT1強調画像では，血液脳関門の破綻部位から造影剤が漏れ出て高信号に表示されることから，急性期の活動性病変の検出に有用である。診断基準として2005年に改訂されたMcDonald基準が国際的に用いられている[1,2]。また，厚生労働省免疫性神経疾患調査研究班によるMS診断基準も作成されている[2]。

3 病型・重症度分類

脱髄巣に由来する神経症状が，経過中に寛解あるいは増悪する「再発寛解型」と，症状に寛解や再発がなく発症時から慢性進行性である「一次性慢性進行型」がある。寛解再発期に続いて慢性進行性の経過をとるものを「二次性慢性進行型」と呼ぶ。MSの多くは再発・寛解を繰り返しながら慢性に経過し，日常生活動作（activities of daily living：ADL）が低下していくことが多い。生命予後は健常人とさほど変わらないが，機能予後は不良で，運動機能低下により車いす生活になることが多い。

4 治療法

急性期にはステロイドパルス療法を行い，症状の改善がみられないときは，さらにもう1クール追加する。急性期が過ぎるとリハビリテーションを行いながら，対症療法として有痛性強直性痙攣に対しカルバマゼピン，手足の突っ張り（痙縮）に対してバクロフェンなどの抗痙縮剤が用いられている。再発予防にはインターフェロンβ，コポリマー1，γ-グロブリン，慢性進行型にはシクロフォスファミドなどがよいといわれており，わが国ではインターフェロンβ-1bとインターフェロンβ-1aが認可されている。

5 麻酔前のリスク評価と予後予測

疲労，感染症，発熱，外傷，外科手術，感情

的ストレスによって症状が増悪する可能性がある[3,4]。そのため，患者にはあらかじめ手術や麻酔が症状を増悪させる可能性があることを伝え，インフォームドコンセントを得ておく必要がある。

6 麻酔前準備と麻酔管理のポイント

かつては，脊椎麻酔や硬膜外麻酔がMSの症状を増悪させるという報告が多かった[5,6]。脱髄した神経が局所麻酔薬の神経毒性を受けやすくなると考えられていたためである。近年の報告では，麻酔方法の選択とMSの増悪との因果関係はないとするものもある[7]が，脊椎麻酔や硬膜外麻酔の安全性を確立するには至っていない。したがって，全身麻酔よりも脊椎麻酔や硬膜外麻酔のほうが有利であると考えられるとき以外は避けるべきである[8]。吸入麻酔薬や静脈麻酔薬に関しては禁忌となるものは報告されていない。筋の廃用性萎縮がある場合には，高カリウム血症を引き起こす可能性のあるスキサメトニウムの使用は控える。また筋肉量の減少と脱髄による神経筋伝達の低下から，筋弛緩薬に対する感受性が上昇しているため，筋弛緩モニターを用いながら，短時間作用型でスガマデクスによる完全な拮抗が可能であるロクロニウムを用いるべきである。体温上昇により症状が増悪するため，体温を上昇させる可能性があるアトロピンは使用しない。また，体温が低下した場合には，覚醒後のシバリングによるストレスが増加し，反跳性の体温上昇を起こす危険もあり，体温を適切に保つ必要がある。疲労やストレスによっても症状が増悪する可能性があることから，術後は経静脈的患者調節鎮痛法（intravenous patient controlled analgesia：IV-PCA）などを用いて，十分量の麻薬を投与し，適切な鎮痛を行う必要がある。治療のためにステロイド投与中であれば，ステロイドカバーも行う。

2 ギラン・バレー症候群（GBS）

1 疫 学

ギラン・バレー症候群（Guillain-Barré syndrome：GBS）は世界中のあらゆる地域で発症し，人口10万人あたりの年間発症率は0.6～1.9人前後とされている。日本の年間発症率は人口10万人あたり1.15人，平均発症年齢は39歳，男女比は3：2とやや男性に多く認められる。

2 診断基準

本症候群は多発ニューロパチーであり，運動神経，感覚神経，自律神経すべてが障害され，四肢の筋力低下，顔面筋麻痺，外眼筋麻痺，球麻痺，起立性低血圧，感覚障害などの症状を呈する。症例の半数では，ウイルスや細菌による呼吸器感染症や消化器感染症が先行する。発症後，数日から2週間以内に症状がピークとなり，その後徐々に改善し，数週から数ヵ月以内に治癒することが多いが，呼吸筋障害により人工呼吸管理が必要となることもある。1990年にAsburyらにより改訂されたGBS診断基準が一部改編され，診断基準として用いられている[9,10]。

3 病型・重症度分類

本症候群は病理学的には炎症所見を伴う脱髄が主体であり，急性炎症性脱髄性多発ニューロパチー（acute inframmatory demyelinating polyneuropathy：AIDP）とほぼ同義語であると考えられていた。しかし，電気生理学的，組織学的検討により，従来のAIDPとは異なり，一次的に末梢神経の軸索が障害される軸索障害型GBSの存在が知られるようになった。現在，GBSには脱髄型と軸索型の両者が含まれており，前者はAIDPとして，後者は運動神経の軸索が傷害される急性運動軸索型ニューロパチー（acute motor axonal neuropathy：AMAN）と感覚神経の軸索も障害される急性運動感覚軸索ニューロパチー（acute motor sensory axonal

表1　ギラン・バレー症候群(GBS)の重症度分類(運動機能尺度)

Grade 0	正常
Grade 1	軽微な神経症候を認める
Grade 2	歩行器，またはそれに相当する支持なしで5mの歩行が可能
Grade 3	歩行器，または支持があれば5mの歩行が可能
Grade 4	ベッド上あるいは車いすに限定(支持があっても5mの歩行が不可能)
Grade 5	補助換気を要する
Grade 6	死亡

(Hughes RA, Newsom-Davis JM, Perkin GD, et al. Controlled trial prednisolone in acute polyneuropathy. Lancet 1978；2：750-3より改変引用)

neuropathy：AMSAN)に分けられている[11]。脱髄型と比べ，軸索型GBSのほうが重症であり，回復にも時間を要し，後遺症が残る可能性も高い。重症度分類にはHughes of functional grade(運動機能尺度)が使用されることが多い(表1)[12]。

4 治療法

パルス療法も含めてステロイド薬単独投与の有効性は否定されているが，免疫グロブリン大量静注療法(intravenous immunoglobulin：IVIg)単独よりもメチルプレドニゾロン(methyl-prednisolone：mPSL)との併用で，自力歩行が可能となるまでの期間が短縮する傾向がみられるため，IVIgとmPSLとの併用療法が第一選択となっている。また，膝立ができない症例に対しては，深部静脈血栓症，肺塞栓症の予防に努める必要があり，ヘパリンやワルファリンによる抗凝固療法が行われている。静脈血栓症，肺塞栓症の予防目的以外に，廃用性筋萎縮，関節拘縮予防のため早期からのリハビリテーションが推奨されている。

5 麻酔前のリスク評価と予後予測

球麻痺による嚥下障害のある症例では，誤嚥性肺炎を合併していることも多く，胸部X線写真などで肺炎像の有無を確認する。また，ADLの低下した症例では，深部静脈血栓症の発症率も高くなるため，超音波診断装置やCTなどで血栓の有無を確認し，必要に応じて抗凝固療法を行う。

6 麻酔前準備と麻酔管理のポイント

自律神経障害がある場合には，循環血液量の減少や陽圧換気，体位変換などによって容易に低血圧となることがある。また，眼球圧迫や頸動脈洞マッサージ，気管吸引の刺激により心停止を起こした報告もある[13]。その一方で，喉頭鏡操作や気管挿管によって，著明な頻脈や血圧上昇を引き起こすこともある。このため，麻酔導入前に観血的動脈圧測定用カテーテルを留置するのが好ましい。麻酔中は前負荷を適切に維持し，体位変換時の循環変動や体温管理，最高気道内圧に注意を払う必要がある。本症では下位運動ニューロンが障害されており，スキサメトニウムなどの脱分極性筋弛緩薬は，高カリウム血症の危険性があり使用してはならない[14]。この危険性は，神経症状が改善した後にも残存している[15]。非脱分極性筋弛緩薬に対する感受性も病期により異なり，作用が遷延することもあるため[16]，筋弛緩モニターを使用しながら短時間作用性でスガマデクスによる完全な拮抗が可能であるロクロニウムの使用が推奨される。ナトリウムチャネル遮断因子の関与が考えられており[17]，局所麻酔薬に対する感受性は高いと考えられるが，区域麻酔が禁忌とはされていない。

表2 パーキンソン病の重症度分類

Ⅰ度	症状は一側性で，機能障害はないか，あっても軽度。
Ⅱ度	両側性の障害があるが，姿勢保持の障害はない。日常生活，就業は多少の障害はあるが行い得る。
Ⅲ度	立ち直り反射に障害がみられる。活動はある程度は制限されるが職種によっては仕事が可能であり，機能障害は，軽ないし中程度だがまだ誰にも頼らず一人で生活できる。
Ⅳ度	重篤な機能障害を有し，自力のみによる生活は困難となるが，まだ支えなしに立つこと，歩くことはどうにか可能である。
Ⅴ度	立つことも不可能で，介助なしにはベッドまたは車いすにつききりの生活を強いられる。

(Hoehn MM, Yahr MD. Parkinsonism : onset, progression and mortality. Neurology 1967；17：427-42より改変引用)

3 パーキンソン症候群

1 疫 学

　パーキンソン症候群(parkinsonian syndrome)にはパーキンソン病のほかに，フェノチアジンやブチルフェノン中毒，慢性マンガン中毒，一酸化炭素中毒性脳症，ウィルソン病，脳腫瘍，慢性硬膜下血腫，ボクサー脳症などの二次的にパーキンソン症状を呈する疾患が含まれる。パーキンソン病のわが国における有病率は，人口10万人あたり100～150人と推定されている。発症年齢は50～65歳に多く，高齢になるほど発病率が増加する。

2 診断基準

　パーキンソン病の病態は中脳黒質緻密層のドパミン含有神経細胞の変性により，線状体(被殻と尾状核)においてドパミンが減少し，相対的にアセチルコリンの作用が高まった状態である。

　特徴的な症状として，静止時振戦，筋固縮，寡動，姿勢反射障害が挙げられ，診断には厚生省が作成したパーキンソン病診断基準が用いられている[18]。

3 病型・重症度分類

　パーキンソン病と，パーキンソン症状を呈するそのほかの疾患を鑑別する必要がある。病歴から薬物性，中毒性，外傷性パーキンソニズムを除外し，脳MRIや単一光子放射断層撮影(SPECT)を用いて血管性，腫瘍性パーキンソニズムや正常圧水頭症，多系統萎縮症(線条体黒質変性症)，進行性核上性麻痺，皮質基底核変性症，パーキンソニズムを伴う前頭側頭型認知症などを鑑別する。最近，パーキンソン病などのLewy小体病ではMIBG心筋シンチグラムで早期から高度の取り込み低下を示すことが判明し，他疾患との鑑別上有用である。パーキンソン病の重症度分類としてはHoehn-Yahrの重症度分類(表2)が用いられている[19]。

4 治療法

　パーキンソン病には内科的治療法と外科的治療法が用いられる。内科的治療薬としてはL-ドーパ，ドパミンアゴニスト，抗コリン薬，アマンタジン，モノアミン酸化酵素阻害薬，ノルアドレナリン前駆物質などが併用される。パーキンソン病以外のパーキンソン症候群では抗パーキンソン薬の効き目は劣るが，一定の効果は期待できるので，パーキンソン病に準じて投与する。外科的治療法は定位脳手術法により，視床腹外側核，淡蒼球内節，視床下核を電気刺激するもので，対象となるのは，①進行期のパーキンソン病でwearing off，またはL-ドーパ誘発性不随意運動(ジスキネジア，ジストニアなど)が薬物治療でコントロールできない場合，②薬剤抵抗性の振戦，③副作用(嘔吐や幻覚・妄想などの精神症状)のために十分な抗パーキンソ

ン病薬が服薬できない場合である。外科的治療法が適応にならない患者は，パーキンソン病以外のパーキンソニズム，認知症，重篤な精神症状，脳内の占拠性病変，著しい脳萎縮などの患者である。

5 麻酔前のリスク評価と予後予測

本症候群の治療薬には麻酔時に使用する薬剤と相互作用をもつものもあり，事前に確認しておく必要がある。ドパミンそのものは血液脳関門を通過できないため，前駆物質であるL-ドーパが多くの患者に治療薬として使用されている。L-ドーパを突然中止すると，骨格筋が固縮し換気が困難となることがあるため，麻酔開始直前まで継続投与し，経口摂取が可能となった段階で早期に再開する[20,21]。

6 麻酔前準備と麻酔管理のポイント

L-ドーパ投与により末梢でもドパミンが増加し，起立性低血圧，心筋の収縮力の増強，心拍数の増加，不整脈や高血圧などの循環器系への作用や，嘔気，腹部不快感などの消化器症状を呈する[22]。また腎血流量は増加し，糸球体濾過率とナトリウムの排泄が増加する。その結果，血管内容量は減少し，麻酔導入後に難治性の低血圧が起こることがある。必要に応じて晶質液や膠質液を大量に補液し，フェニレフリンやノルエピネフリンの投与で対応する。ドパミンの末梢組織での作用を最小限にするため，内服薬によるドパミン補充療法を行う場合には，通常，末梢でのドーパ脱炭酸を阻害するような薬剤（カルビドパなど）との合剤が用いられている。フェノチアジン系（クロルプロマジン，プロメタジン，フルフェナジン，プロクロルペラジンなど），ブチロフェノン系（ドロペリドール，ハロペリドールなど）はドパミン遊離阻害作用や受容体との競争阻害作用を有する[23]。また，メトクロプラミドは脳内のドパミン受容体を遮断するため，これらの薬剤の投与は避けるべきである。振戦に対して抗コリン薬が投与されていることがあり，その場合はアトロピン，スコポラミンの使用は原則として避ける。オピオイド（フェンタニル，モルヒネ，ペチジン）やケタミンで筋硬直が誘発されることがあり，これらの薬剤の投与も避けたほうがよい。麻酔から完全に覚醒しているにもかかわらず，迷妄，興奮などの症状を伴うときには，ベンゾジアゼピン薬，振戦には抗コリン薬，筋硬直にはL-ドーパの投与を検討する。

4 筋萎縮性側索硬化症（ALS）

1 疫学

筋萎縮性側索硬化症（amyotrophic lateral sclerosis：ALS）は，年間発症率は人口10万人あたり0.4〜1.9人で，年齢とともに増大して50〜60歳代でピークに達し，以降再び低下する。有病率は人口10万人あたり2〜7人で，男女比は約2：1と男性に多い。

2 診断基準

ALSは上位運動ニューロンと下位運動ニューロンがともに障害される神経変性疾患であり[24]，進行性の筋力低下や筋萎縮，球麻痺，線

表3　筋萎縮性側索硬化症の重症度分類

1. 筋萎縮をみるのみで日常生活に支障がない。
2. 細かい作業ができない。
3. 介助を要せずに自分で何とか日常生活ができる。
4. 介助をすれば日常生活はかなりできる。
5. 介助をしても日常生活に支障がある。
6. 臥床の状態で，自分では何もできない。
7. 経管栄養，あるいは呼吸管理を要する。

（田代邦雄，阿部康二，山本悌司ほか．ALS治療ガイドライン2002．日本神経学会 http://www.neurology-jp.org/guidelinem/als_index.html［2012年9月閲覧］より改変引用）

維束性収縮などの症状を呈する。認知や感覚神経は通常障害されない。診断には1992年に厚生省がまとめ，その後，改変されたALSの診断基準が用いられている[25]。

3 病型・重症度分類

ALSは発症年齢，家族性，遺伝性の有無，他系統の神経疾患の合併などによって，いくつかの亜型に分類される[25]。また7段階の重症度分類（表3）に基づいて治療が行われている[25]。

4 治療法

ALSの原因は明らかではないが，過剰になったグルタミン酸が神経細胞死を引き起こすことが一因という説があり，グルタミン酸拮抗剤であるリルゾール（リルテック®）を投与することで，わずかではあるが生存期間を有意に延長させることが可能となった。しかしながら，根本的な治療法はいまだなく，症状の進行は比較的急速で，発症から死亡までの平均期間は約3.5年である。その間，筋力低下や痙縮に伴って出現する二次的症状には対症療法を行う必要がある。筋力低下によって出現した痛みに対して，鎮痛剤や湿布薬を使用し，関節拘縮の予防には適度なリハビリテーションが必要である。呼吸障害に対しては，非侵襲的な呼吸補助と気管切開による侵襲的な呼吸補助が行われている。嚥下障害には，食物の形態や嚥下方法を工夫し，症状が進行した場合には胃瘻形成術，経鼻経管栄養，経静脈栄養などを考慮する必要がある。不安や抑うつには安定剤や抗うつ薬を用い，痙縮が著しい場合は，抗痙縮剤を用いる。

5 麻酔前のリスク評価と予後予測

球麻痺による嚥下障害により誤嚥性肺炎を起こしやすいため，術前の胸部Ｘ線写真などで肺炎像の有無を確認する。また呼吸機能検査を行い，残存している呼吸筋機能を評価しておく必要がある。

6 麻酔前準備と麻酔管理のポイント

呼吸筋機能低下および球麻痺による誤嚥の危険性が高く[26]，気管挿管による全身麻酔が基本となる。術後に人工呼吸管理が必要となることもある。硬膜外麻酔による有害事象は報告されてはいない[27]。運動ニューロン障害により，アセチルコリン受容体のアップレギュレーションが起きているため，サクシニルコリンなどの脱分極性筋弛緩薬は，高カリウム血症を引き起こす可能性が高く用いるべきでない[28]。また神経筋伝達がシナプス前で障害されており，非脱分極性筋弛緩薬に対する感受性が亢進しているため[29]，スガマデクスでの完全拮抗が可能なロクロニウムの投与が推奨される。

おわりに

神経疾患（中枢神経・脱髄性神経障害など）の周術期管理においては，それぞれの疾患の病態を十分に理解し，筋力や呼吸機能の低下，自律神経機能の異常などに留意する必要がある。また，疾患の治療薬と麻酔時に使用する薬剤が相互作用をもつこともあるため，術前に投与されている薬剤を把握しておくことも重要である。

引用文献

1) Polman CH, Reingold SC, Edan G, et al. Diagnostic criteria for multiple sclerosis : 2005 revisions to the "McDonald Criteria". Ann Neurol 2005 ; 58 : 840-6.

2) 吉良潤一，遠藤一博，太田宏平ほか. 多発性硬化症治療ガイドライン2010. 日本神経学会 http://www.neurology-jp.org/guidelinem/koukasyo.html［2012年9月閲覧］

3) Mohr DC. Stress and multiple sclerosis. J Neurol 2007 ; 254 : 1165-8.

4) Korn-Lubetzki I, Kahana E, Cooper G, et al. Activity of multiple sclerosis during pregnancy and puerperium. Ann Neurol 1984 ; 16 : 229-31.

5) Bamford C, Sibley W, Laguna J. Anesthesia in multiple sclerosis. Can J Neurol Sci 1978 ; 5 : 41-4.

6) Bader AM, Hunt CO, Datta S, et al. Anesthesia for the obstetric patient with multiple sclerosis. J Clin Anesth 1988 ; 1 : 21-4.

7) Ferrero S, Pretta S, Ragni N. Multiple sclerosis : management issues during pregnancy. Eur J Obstet Gynecol Reprod Biol 2004 ; 115 : 3-9.

8) Wang A, Sinatra RS. Epidural anesthesia for cesarean section in a patient with von Hippel-Lindau disease and multiple sclerosis. Anesth Analg 1999 ; 88 : 1083-4.
9) Asbury AK, Cornblath DR. Assessment of current diagnostic criteria for Guillain-Barré syndrome. Ann Neurol 1990 ; 27 : S21-4.
10) 高守正治, 西谷　裕, 納　光弘ほか. ギラン・バレー症候群(GBS)/慢性炎症性脱髄性多発ニューロパチー(CIDP)治療ガイドライン. 日本神経治療学会/日本神経免疫学会合同治療ガイドライン(案). 日本神経治療学会　http://www.jsnt.gr.jp/guideline/meneki.html [2012年9月閲覧]
11) Griffin JW, Li CY, Ho TW, et al. Pathology of the motor-sensory axonal Guillain-Barré syndrome. Ann Neurol 1996 ; 39 : 17-28.
12) Hughes RA, Newsom-Davis JM, Perkin GD, et al. Controlled trial prednisolone in acute polyneuropathy. Lancet 1978 ; 2 : 750-3.
13) Minahan RE Jr, Bhardwaj A, Traill TA, et al. Stimulus-evoked sinus arrest in severe Guillain-Barré syndrome : a case report. Neurology 1996 ; 47 : 1239-42.
14) Dalman JE, Verhagen WI. Cardiac arrest in Guillain-Barré syndrome and the use of suxamethonium. Acta Neurol Belg 1994 ; 94 : 259-61.
15) Feldman JM. Cardiac arrest after succinylcholine administration in a pregnant patient recovered from Guillain-Barré syndrome. Anesthesiology 1990 ; 72 : 942-4.
16) Fiacchino F, Gemma M, Bricchi M, et al. Hypo- and hypersensitivity to vecuronium in a patient with Guillain-Barré syndrome. Anesth Analg 1994 ; 78 : 187-9.
17) Brinkmeier H, Aulkemeyer P, Wollinsky KH, et al. An endogenous pentapeptide acting as a sodium channel blocker in inflammatory autoimmune disorders of the central nervous system. Nat Med 2000 ; 6 : 808-11.
18) 厚生省特定疾患・神経変性疾患調査研究班(班長 : 柳澤信夫). 厚生省特定疾患神経変性疾患調査研究班パーキンソン病診断基準. 1995年度研究報告書 ; 1996. p.22.
19) Hoehn MM, Yahr MD. Parkinsonism : onset, progression and mortality. Neurology 1967 ; 17 : 427-42.
20) Ngai SH. Parkinsonism, levodopa, and anesthesia. Anesthesiology 1972 ; 37 : 344-51.
21) Mets B. Acute dystonia after alfentanil in untreated Parkinson's disease. Anesth Analg 1991 ; 72 : 557-8.
22) Furuya R, Hirai A, Andoh T, et al. Successful perioperative management of a patient with Parkinson's disease by enteral levodopa administration under propofol anesthesia. Anesthesiology 1998 ; 89 : 261-3
23) Yahr MD, Duvoisin RC. Drug therapy of parkinsonism. N Engl J Med 1972 ; 287 : 20-4.
24) Martin LJ, Price AC, Kaiser A, et al. Mechanisms for neuronal degeneration in amyotrophic lateral sclerosis and in models of motor neuron death. Int J Mol Med 2000 ; 5 : 3-13.
25) 田代邦雄, 阿部康二, 山本悌司ほか. ALS治療ガイドライン2002. 日本神経学会　http://www.neurology-jp.org/guidelinem/als_index.html [2012年9月閲覧]
26) Serisier DE, Mastaglia FL, Gibson GJ. Respiratory muscle function and ventilatory control. I in patients with motor neurone disease. II in patients with myotonic dystrophy. Q J Med 1982 ; 51 : 205-26.
27) Kochi T, Oka T, Mizuguchi T. Epidural anesthesia for patients with amyotrophic lateral sclerosis. Anesth Analg 1989 ; 68 : 410-2.
28) Beach TP, Stone WA, Hamelberg W. Circulatory collapse following succinylcholine : report of a patient with diffuse lower motor neuron disease. Anesth Analg 1971 ; 50 : 431-7.
29) Rosenbaum KJ, Neigh JL, Strobel GE. Sensitivity to nondepolarizing muscle relaxants in amyotrophic lateral sclerosis : report of two cases. Anesthesiology 1971 ; 35 : 638-41.

〔木村　雅文, 齋藤　繁〕

VIII 血液疾患・血清電解質異常

1. 赤血球数の異常
2. 止血凝固異常
3. 血清電解質異常

1 赤血球数の異常

はじめに

赤血球数の減少（貧血）もしくは増加（赤血球増加症）はどちらも周術期合併症や予後に影響を与えるため，適切な周術期管理が必要とされる。

酸素運搬にかかわる血液中のヘモグロビン（hemoglobin：Hb）濃度が低下している状態である貧血でもっとも問題になるのは酸素運搬能の低下である。酸素運搬能は酸素含有量と心拍出量の積なので，貧血による酸素含有量の低下は心拍出量の増加によって補われなければならない。しかし，呼吸機能や心機能が低下している患者，高齢者では十分に代償できない可能性があることを念頭に管理する必要がある。

赤血球増加症とは循環赤血球量が絶対的または相対的に増加した状態のことである。その中でも真性多血症は特に周術期のリスクが高い疾患である。真性多血症は赤血球が増加するとともに好中球や血小板も増加する骨髄増殖性腫瘍で，血液粘稠度の亢進による血栓症や血小板の形態や機能異常による出血傾向が問題となる。

1 貧 血

1 疫 学

術前貧血は非心臓手術または心臓手術を受ける患者の約40〜75％に認められる[1,2]といわれ，性差はないと報告されている。貧血の原因としては非心臓手術を受ける患者では鉄欠乏性貧血と慢性疾患が大半を占める[1]。心臓手術を受ける患者では，それら以外に腎障害に伴う貧血が10％程度を占める[3]。

2 診断基準

貧血はHb濃度，ヘマトクリット（hematocrit：Ht）値で診断される。年齢，性別により基準値

表1　WHO貧血の基準

	Hb（g/dl）	Ht（％）
乳児（6カ月〜6歳）	<11	<33
小児（6〜14歳）	<12	<36
成人男性	<13	<39
成人女性	<12	<36
妊婦	<11	<33

が異なる。成人男性ではHb濃度13g/dl（Ht値39％），成人女性ではHb濃度12g/dl（Ht値36％）で貧血と診断され，小児や妊婦はこれらより少し低い値で貧血と診断される。表1に診断基準を示す。

3 治療法

1）輸血療法

Hbを補充し末梢循環系へ十分な酸素を供給することと循環血液量を維持する目的で行う。輸血により術後のアウトカムが改善するという報告はない。むしろ非心臓手術後[4]や心臓手術患者や集中治療領域の重症患者を対象とした研究[5]では輸血により死亡率や合併症発症率が上昇するという結果が報告されている。輸血の適応に関しては後述する。

2）鉄剤，ビタミンB_{12}，葉酸

鉄欠乏，ビタミンB_{12}欠乏，葉酸欠乏などが貧血の原因である場合はそれらを補充することで貧血を改善できる。消化管や泌尿生殖器からの長期的な出血などの慢性の貧血も鉄欠乏性貧血であり，鉄剤投与で改善が見込める。鉄剤を投与してから早ければ2週間から1カ月でHb濃度の改善がみられる。ビタミンB_{12}が重度に欠乏している場合はビタミンB_{12}の補充により6週間以内に血液検査値は正常化する。

3）赤血球生成促進剤（ESA）

赤血球生成促進剤（erythropoiesis stimulating agents：ESA）は遺伝子組換えヒトエリスロポエチン製剤であり，わが国では2007年に従来のエリスロポエチン（erythropoietin：EPO）製剤より作用時間の長い第2世代のEPO製剤が

発売され，名称も"EPO製剤"から"ESA製剤"と包括的に呼ばれるようになった。従来のEPO製剤であるエポエチンアルファ（エスポー®），エポエチンベータ（エポジン®）が1週間に2～3回の投与が必要なのに対し，第2世代のEPO製剤すなわち持続型ESA製剤のダルベポエチンアルファ（ネスプ®）は週に1回投与で，エポエチンベータペゴル（ミルセラ注®）は4週間に1回の投与で効果が得られる。いずれも透析および透析前の腎性貧血が適応となる。また，従来のEPO製剤（エスポー®，エポジン®）は貯血量が800ml以上で1週間以上の貯血期間を予定する手術施行患者の自己血貯血も適応となる。EPOは心臓や腎臓などの臓器保護効果や血管保護効果が報告されている。さらに心不全患者では心不全症状の改善，心機能の改善，入院期間の短縮，死亡率の減少などの利点がある[6]。注意点としては，漫然とした使用は血栓症のリスクを高める危険性があるため，Hb濃度をチェックしながら量を調整する必要がある。また癌患者では生命予後の悪化や腫瘍増殖の促進といった重要な副作用リスクの懸念が報告されており，保険適応とはなっていない。

4 麻酔前のリスク評価と予後予測

1）術前貧血のリスク

術前貧血は非心臓手術において，術後死亡率や術後合併症の発生率を悪化させ，輸血の頻度を増加させる独立した危険因子であると報告されている[1,7]。術前貧血は輸血の使用頻度の増加につながり，輸血に伴い術後死亡率や術後合併症のリスクも上昇する[4]。開腹または腹腔鏡下の結腸，直腸の手術を受けた患者を対象とした大規模多施設共同研究では，術前貧血は術後合併症や入院期間延長の独立した危険因子であることが示された[8]。なお，この研究では心血管系疾患の既往は危険因子とならなかった。心臓手術においても術前貧血は術後の病院内死亡，脳卒中，急性腎障害などの有害なアウトカムの独立した危険因子であった[9]。今後は，術前貧血の治療が患者の転帰を改善するかどうかを調査する研究が待たれる。

2）貧血の許容範囲

貧血のときの組織低酸素は臓器により異なる。脳や心臓などの生存に必要な重要臓器は優先的に酸素運搬が行われ，低いHb濃度（3.5～4.0g/dl）でも酸素正常状態（normoxia）が保たれる。一方，腎臓，肝臓，腸などの臓器はより高いHb濃度（6.0～7.0g/dl）でも低酸素状態になる。さらに術中の血液希釈は，脳，腎臓の障害の危険性と死亡率を増加させる。健康成人において血液希釈によりHb濃度5～6g/dl（Ht値15～18％）以下にすると末梢組織の低酸素化やST変化が出現することが報告されている[10]。健康成人であってもHb濃度6g/dl程度が許容の限界と考えられる。心肺バイパスを行う患者では健康成人の許容値では死亡率および神経障害が増加する。神経外傷や急性冠症候群の患者にとって最適なHb濃度は10g/dlともいわれる。Carsonら[11]は非心臓手術の後ろ向き研究において，心血管疾患患者では術前貧血により死亡率が上昇するため，輸血を決断するHb濃度は心血管疾患患者より高めがよいと報告した。カナダのHébertら[12]が行ったTransfusion Requirements in Critical Care（TRICC）研究の追跡調査ではHb濃度7～9g/dlに輸血制限しても急性心筋梗塞や不安定狭心症患者以外の心血管疾患患者や重症患者には安全と報告している。ただし，これはICU領域での調査であり，麻酔下に手術侵襲が加わる周術期にもあてはまるかは不明である。心血管疾患患者の周術期における貧血の許容範囲に関してはさらなる多くの研究が必要であろう。

3）β遮断薬と貧血

非心臓手術において心筋保護目的で急にβ遮断薬が開始された患者は術中に貧血が進行した場合，脳卒中や心筋梗塞のリスクが高くなる可能性がある。β遮断薬が投与されていて術中出血を伴った患者では脳卒中のリスクが2倍に増加した。また，術中出血によりHb濃度が10g/dl未満となった患者では周術期心筋梗塞が増加することが報告されている[13]。β遮断薬使用中の患者では酸素需要供給バランスの不均衡をもたらし，貧血時により深刻な組織低酸素状態に

なる危険性があることを認識しておく必要がある。

5 麻酔前準備と麻酔管理のポイント

1）麻酔前準備
輸血の決定にかかわる情報の入手がすべてである。手術の術式や出血量，患者の術前状態や合併症の有無，特に呼吸器疾患，心疾患，腎疾患に関しては十分に確認する必要がある。また，貧血の進行度（慢性または急性）も把握しておく必要がある。

2）輸血の適応
輸血実施に関しては厚生労働省の輸血実施ガイドライン[14]やASA Task Forceガイドライン[15]がある。それらによると，Hb濃度6g/dl以下では赤血球輸血は必須であること，Hb濃度10g/dl以上では赤血球輸血は必要ないとしている。ただし，Hb濃度だけで輸血の開始を判断することは適切ではないと明記されている。また，ASA Task ForceガイドラインにはHb濃度6〜10g/dlの場合は赤血球輸血の判断は，臓器の虚血，潜在的または継続的な出血の状況（速度と量），血管内容量，酸素供給に影響を与える合併症（低心肺予備能や酸素消費量の増加）を考慮して行うよう記載されている。

3）麻酔中のモニター
麻酔中のモニターとしては通常の血圧，心拍数，酸素飽和度，尿量，心電図を使用して血流と酸素化を評価する。場合によっては心エコー，心拍出量や1回拍出量の測定，混合静脈血酸素飽和度，血液ガスも使用し総合的に評価する。

●**特異的モニター**
経皮的ヘモグロビン測定装置MASIMO Radical-7™は動脈血酸素飽和度（Sp_{O_2}），脈拍数，灌流指標（perfusion index：PI）に加えて脈波変動指標（pleth variability index：PVI），カルボキシヘモグロビン濃度（Sp_{CO}），メトヘモグロビン濃度（SpMet），総ヘモグロビン濃度（SpHb），動脈血酸素含量（SpOC）を非侵襲的連続的に測定できる新しいモニターである。実際のHb値との相関性に関しては，SpHb値と侵襲的測定装置ABL-820 CO-Oximeterで測定されたtHb値との差は，tHb値12g/dl以上の場合では67％，tHb値10g/dl以下の場合では80％で測定値の差が1g/dl以下と，SpHb値はtHb値と高い相関性を示していた。特に貧血においては誤差が小さいということは臨床上有益と考える[16]。その臨床上での有用性の評価にはまだ時間を有するが，SpHbを非侵襲的に連続で測定できることは適切かつ迅速な輸血・輸液管理に役立つであろう。

2 赤血球増加症：真性多血症

1 疫　学
真性多血症は60歳以降に多く，男性にやや多い。欧米に比較すると，わが国での発症率はやや少なく年間約10万人に2人と報告されている。

2 診断基準
男性でHb濃度18g/dl，女性でHb濃度16g/dl以上に増加した状態は赤血球増加症を考える。低酸素血症，EPO産生腫瘍などのほかの原因により起こる二次性赤血球増加症とは異なり，骨髄増殖性腫瘍により赤血球が増加する疾患が真性多血症である。表2に真性多血症の診断基準を示す[17]。真性多血症の症状は多くは無症状だが，脱力，頭痛，頭のふらつき，視覚障害，疲労，呼吸困難を呈することがある。血栓症に伴う，脳卒中，一過性脳虚血性発作，深部静脈血栓症，心筋梗塞，網膜動静脈閉塞，脾梗塞またはBudd-Chiari症候群を合併する可能性がある。出血，特に消化管出血は患者の10〜20％に生じるともいわれている。

3 赤血球増加症の分類
赤血球増加症は，赤血球量が増加する絶対的赤血球増加症と赤血球量は正常だが循環血漿量が減少するために起こる相対的赤血球増加症とに分類される。

●**絶対的赤血球増加症**：一次性の真性多血症と

表2　2008年WHO真性多血症診断基準

大基準
①男性Hb＞18.5g/dl，女性Hb＞16.5g/dl，もしくは循環赤血球量の増加の証拠
②JAK2V617Fもしくは同様の遺伝子変異の存在

小基準
①骨髄生検で3系統（赤芽球系，骨髄球系，巨核球系）の過形成
②血清エリスロポエチン（EPO）低値
③内因性赤芽球コロニーの形成

大基準2項目＋小基準1項目，または大基準の1＋小基準2項目を満たすと真性多血症と診断する。
(Tefferi A, Thiele J, Orazi A, et al. Proposals and rationale for revision of the World Health Organization diagnostic criteria for polycythemia vera, essential thrombocythemia, and primary myelofibrosis : recommendations from an ad hoc international expert panel. Blood 2007；110：1092-7より改変引用)

低酸素やEPO産生腫瘍によって起こる二次性の赤血球増加症がある。
- **相対的赤血球増加症**：下痢，嘔吐，発熱，熱傷など脱水による循環血漿量の減少による血液の濃縮によるものや，脱水の原因はないもののストレスによって起こるストレス赤血球増加症がある。

4 治療法

1）瀉血
治療法の第一選択であり，1回200～400mlを1週間に2～3回行う[18]。年齢などを考慮して，量，回数は調節する。

2）抗腫瘍薬
瀉血でコントロール困難，血小板数が100万/μlの場合にはヒドロキシウレアが推奨される[18]。

3）血小板凝集抑制剤
血栓症予防として低用量アスピリン治療は血栓症発症率を減少させる[19]。

5 麻酔前のリスク評価と予後予測

真性多血症患者は周術期の合併症罹患率と死亡率のリスクが高い。60歳以上で血栓症の既往がある場合は，血栓症のハイリスク群である[20]。心血管系の危険因子（高血圧，高コレステロール血症，糖尿病，喫煙）がある場合もリスクが上がる。また，血小板数150万/μlでは出血のハイリスクとなる。外科手術を受けた多血症患者311人を対象とした最近の調査では血栓症関連の死亡が24例（7.7％），出血関連の死亡23例（7.3％），および手術関連の死亡5例（1.6％）が術後3カ月以内に観察されたと報告している[20]。

6 麻酔前準備と麻酔管理のポイント

1）ヘモグロビン（Hb）濃度，ヘマトクリット（Ht）値のコントロール
Hb濃度は15～16g/dl以下，Ht値は45～52％以下，血小板数を40～50万/μl以下にコントロールした状態で4カ月以上管理することが推奨されている[21]。

2）血栓症予防
術後に静脈血栓症を発症しやすいため周術期の抗凝固療法は重要である。血栓予防としてヘパリンや低分子ヘパリンは有用である[22]。コントロール不良な症例にはメシル酸ナファモスタットやメシル酸ガベキサートを持続投与したという報告もある[23]。術前管理が良好であれば麻酔法に制限はないとされるが，周術期の抗凝固療法のスケジュールを考慮して麻酔法を選択する必要がある。

おわりに

術前貧血が術後のアウトカムを悪化させることや術中輸血が術後の合併症発生率や死亡率を増加させることは多くの研究で報告されている。術前に可能な限り貧血を改善して手術に臨むことは輸血の必要性を減らし，術後のアウトカムの改善につながる可能性がある。

赤血球増加症のなかでも真性多血症はいまだ周術期の合併症罹患率と死亡率のリスクが高い疾患である。瀉血によるHt値のコントロールと抗凝固療法による厳重な周術期管理が求められる。

— 引用文献 —

1) Beattie WS, Karkouti K, Wijeysundera DN, et al. Risk associated with preoperative anemia in

noncardiac surgery: a single-center cohort study. Anesthesiology 2009 ; 110 : 574-81.
2) Hare GM, Baker JE, Pavenski K. Assessment and treatment of preoperative anemia : Continuing Professional Development. Can J Anaesth 2011 ; 58 : 569-81.
3) Karski JM, Mathieu M, Cheng D, et al. Etiology of preoperative anemia in patients undergoing scheduled cardiac surgery. Can J Anaesth 1999 ; 46 : 979-82.
4) Glance LG, Dick AW, Mukamel DB, et al. Association between intraoperative blood transfusion and mortality and morbidity in patients undergoing noncardiac surgery. Anesthesiology 2011 ; 114 : 283-92.
5) Marik PE, Corwin HL. Efficacy of red blood cell transfusion in the critically ill : a systematic review of the literature. Crit Care Med 2008 ; 36 : 2667-74.
6) Kotecha D, Ngo K, Walters JA, et al. Erythropoietin as a treatment of anemia in heart failure : systematic review of randomized trials. Am Heart J 2011 ; 161 : 822-31.
7) Leichtle SW, Mouawad NJ, Lampman R, et al. Does preoperative anemia adversely affect colon and rectal surgery outcomes? J Am Coll Surg 2011 ; 212 : 187-94.
8) Wu WC, Schifftner TL, Henderson WG, et al. Preoperative hematocrit levels and postoperative outcomes in older patients undergoing noncardiac surgery. JAMA 2007 ; 297 : 2481-8.
9) Karkouti K, Wijeysundera DN, Beattie WS ; Reducing Bleeding in Cardiac Surgery(RBC) Investigators. Risk associated with preoperative anemia in cardiac surgery : a multicenter cohort study. Circulation 2008 ; 117 : 478-84.
10) Leung JM, Weiskopf RB, Feiner J, et al. Electrocardiographic ST-segment changes during acute, severe isovolemic hemodilution in humans. Anesthesiology 2000 ; 93 : 1004-10.
11) Carson JL, Duff A, Poses RM, et al. Effect of anaemia and cardiovascular disease on surgical mortality and morbidity. Lancet 1996 ; 348 : 1055-60.
12) Hébert PC, Yetisir E, Martin C, et al. Is a low transfusion threshold safe in critically ill patients with cardiovascular diseases? Crit Care Med 2001 ; 29 : 227-34.
13) van Klei WA, Bryson GL, Yang H, et al. Effect of beta-blocker prescription on the incidence of postoperative myocardial infarction after hip and knee arthroplasty. Anesthesiology 2009 ; 111 : 717-24.
14) 厚生労働省医薬食品局血液対策課.「輸血療法の実施に関する指針」(改定版)及び「血液製剤の使用指針」(改定版)平成17年9月6日(平成21年2月一部改正,薬食発第0220002号)
15) American Society of Anesthesiologists Task Force on Perioperative Blood Transfusion and Acjuvant Therapies. Practice guidelines for perioperative blood transfusion and adjuvant therapies : an updated report by the American Society of Anesthesiologists Task Force on Perioperative Blood Transfusion and Adjuvant Therapies. Anesthesiology 2006 ; 105 : 198-208.
16) 三好 宏, 澄川耕二. パルスオキシメータによる循環評価:1. 経皮的ヘモグロビン測定装置(Radical-7™). 麻酔 2009 ; 58 : 854-9.
17) Tefferi A, Thiele J, Orazi A, et al. Proposals and rationale for revision of the World Health Organization diagnostic criteria for polycythemia vera, essential thrombocythemia, and primary myelofibrosis : recommendations from an ad hoc international expert panel. Blood 2007 ; 110 : 1092-7.
18) 雫石正明, 風間富栄. 赤血球増多症, 真性多血症:術前管理良好なら全身麻酔単独で, 不良なら出血と血栓(塞栓)症に対する対策を. LiSA 2008 ; 15 : 724-7.
19) Landolfi R, Marchioli R, Kutti J, et al. Efficacy and safety of low-dose aspirin in polycythemia vera. N Engl J Med 2004 ; 350 : 114-24.
20) Finazzi G, Barbui T. How I treat patients with polycythemia vera. Blood 2007 ; 109 : 5104-11.
21) 片山壮太郎, 北 貴志, 萬本忠徳ほか. 真性多血症患者に胸部食道全摘術を行った1症例. 麻酔 2001 ; 50 : 1345-7.
22) Ruggeri M, Rodeghiero F, Tosetto A, et al. Postsurgery outcomes in patients with polycythemia vera and essential thrombocythemia: a retrospective survey. Blood 2008 ; 111 : 666-71.
23) 小島三貴子, 篠田威人, 水沼 大ほか. 真性多血症の麻酔経験. 臨麻 2009 ; 33 : 1299-303.

〔柴田伊津子, 澄川 耕二〕

2 止血凝固異常

はじめに

止血凝固異常を有する患者に対しては，病態の理解と適切な周術期の止血凝固異常のモニタリングにより，麻酔法の選択に加えて周術期における異常な出血と血栓症による重篤な合併症のリスクを考慮した麻酔管理が可能となる．出血傾向がある患者の診断では，出血部位とその性状，家族歴や投薬状況などの問診，身体所見，検査所見を総合的に評価することが重要である．一般的に，血小板が原因で生じる出血傾向は，皮膚・粘膜出血で紫斑，点状出血が多発する傾向があり，凝固系の異常では，皮下血腫は大きく単発性の斑状出血を呈し，筋肉や関節内出血などの深部出血を伴う．出血傾向のスクリーニング検査として，血小板数，出血時間，プロトロンビン時間（PT），活性化部分トロンボプラスチン時間（APTT），フィブリノゲン，フィブリン分解産物が挙げられる．本項では，止血凝固異常を来す疾患や病態について述べる．

A 血小板の異常

血小板数が15万/μl以下を血小板減少症と定義する．血小板数の低下の原因として，①骨髄障害による産生障害，②自己抗体による血小板破壊，③出血や血栓による喪失，④脾腫による貯留，⑤輸液・輸血や体外循環による血液希釈がある．血小板数が正常にもかかわらず出血時間が延長を示す場合には，血小板機能の異常を疑う．

1 疫 学

1 特発性（免疫性）血小板減少性紫斑病（ITP）

特発性（免疫性）血小板減少性紫斑病（idiopathic or immune mediated thrombocytopenic purpura：ITP）は，血小板に対する自己抗体ができ，感作された血小板が，脾臓や肝臓で破壊されて血小板減少症を来す疾患である[1]．急性型は小児（男女比 1.7：1）で，慢性型は成人（男女比 1：2.5）に多く発症し，患者数は人口10万人あたり14人である．

2 血栓性血小板減少性紫斑病（TTP）

血栓性血小板減少性紫斑病（thrombotic thrombocytopenic purpura：TTP）は，von Willebrand因子（von Willebrand factor：VWF）の切断酵素であるa disintegrin-like and metalloproteinase with thrombospondin type 1 motifs 13（ADAMTS13）の酵素活性低下で生じる．VWFにより活性化された血小板が血栓を形成し，毛細血管レベルでは血管内腔へ向かってとげ状に血小板が張り付くため赤血球が破砕される[2]．人口100万人あたり4人とされてきたが，診断技術の進歩により，最近はこれよりはるかに多いと考えられている．

3 ヘパリン起因性血小板減少（HIT）

ヘパリン起因性血小板減少（heparin-induced thrombocytopenia：HIT）は，ヘパリン自体の物理生物的特性により生じる一過性の血小板減少であるⅠ型の発生頻度は約10％で，抗ヘパリン・血小板第4因子（platelet factor 4：PF4）複合体抗体の一部に強い血小板活性化能を持つもの（HIT抗体）があり，血小板と血管内皮細胞を活性化させることで，トロンビンが過剰産生し動静脈に血栓症が発生するⅡ型の発生頻度は3〜4％である．

4 血小板機能低下

血小板膜糖蛋白質の先天性欠損や機能異常で生じる疾患として，glycoprotein Ⅱb/Ⅲa（GPⅡb/Ⅲa）の質的・量的異常であるGlantzmann病やVWF受容体であるGP Ⅰb/Ⅸの先天的欠

損または機能異常であるBernard-Soulier症候群があり，ともに常染色体劣性遺伝病である。臨床的に多いのは，抗血小板薬などの薬剤による後天性の血小板機能異常である。

2 診断基準

血小板数が15万/μl以下を血小板減少症と定義する。出血時間検査は正常では5分以下であるが，血小板数が10万/μl以下では出血時間が直線的に延長する。エチレンジアミン四酢酸(ethylendiaminetetraacetic acid：EDTA)採血管を用いた検体ではEDTA偽性血小板減少が0.2〜1％で生じるため注意が必要である。EDTA存在下に，免疫グロブリンによって血小板同士または血小板と白血球が結合することで見かけ上の血小板数が減少する現象で，血液塗抹標本による血小板の凝集やヘパリン採血により鑑別可能である。

1 特発性(免疫性)血小板減少性紫斑病(ITP)

症状は出血傾向で，皮膚や粘膜の点状・斑状出血，鼻出血を生じる。血小板減少症と抗GPⅡb/Ⅲa抗体もしくは抗体産生B細胞の増加で診断される[3]。

2 血栓性血小板減少性紫斑病(TTP)

血小板減少症と溶血性貧血，ADAMTS13の酵素活性と同酵素に対するインヒビターの測定で確定診断される。

3 ヘパリン起因性血小板減少(HIT)

ヘパリン投与後の回路凝血塊や血小板数の減少でHITを疑う。確定診断として，ヘパリン惹起血小板凝集法とHIT抗体の検出である[4]。

4 血小板機能低下

血小板機能異常を疑う場合には，血小板凝集能検査を行う。

3 病型・重症度分類

1 特発性(免疫性)血小板減少性紫斑病(ITP)

6カ月以内に自然寛解する急性型は，麻疹，風疹，水痘ウイルス感染が多くの原因で発症する。6カ月以上遷延すると慢性型とされる。

2 血栓性血小板減少性紫斑病(TTP)

先天的にADAMTS13の産生が欠落しているUpshaw-Schulman症候群と，妊娠，薬剤，膠原病，悪性腫瘍，後天性免疫不全症候群(acquired immune deficiency syndrome：AIDS)が原因となりインヒビターが産生される後天性に分類される。

3 ヘパリン起因性血小板減少(HIT)

Ⅰ型は投与2〜3日後に血小板が10〜30％減少するが，自然に回復し血栓症を合併することはない。Ⅱ型は投与開始5〜10日後に発症し，HIT抗体が血小板と血管内皮細胞を活性化させることで，トロンビンが過剰産生し動静脈に血栓症が発生する。HIT抗体が陽性である状態でヘパリンが投与された場合，投与後数分〜数時間以内に急激な血小板減少と血栓塞栓症が生じる(早期発症型)。

4 血小板機能低下

血小板の機能異常を来す原因として，血小板膜糖蛋白質の質的・量的異常，コラーゲン不応症，血小板の放出異常や顆粒異常がある。

4 治療法

血小板数が10万/μl以下では，一次止血の異常が生じるが，圧迫などにより管理できる。5万/μl以下になると外科的処置による止血が困難となり，2万〜3万/μl以下になると紫斑や鼻出血などの出血症状が生じ，5,000/μl以

下で脳出血などの重篤な臓器出血が生じる。活動性の出血が存在する場合には，5万/μlを目標に血小板輸血を行うが，血小板輸血が病態をさらに悪化させる場合があるため注意が必要である。

1 特発性(免疫性)血小板減少性紫斑病(ITP)

治療法はステロイド治療が第一選択で，ヘリコバクター・ピロリ菌の除菌により，血小板増多効果が50%程度に認められる。ステロイド抵抗性の場合は，脾摘，γグロブリン療法を行う。

2 血栓性血小板減少性紫斑病(TTP)

先天性に対しては，ADAMTS13の補充を目的とした新鮮凍結血漿(fresh frozen plasma：FFP)の予防投与が行われる。後天性に対しては，血漿交換療法，ステロイド療法，免疫抑制剤や抗CD20モノクローナル抗体投与が行われる。血小板数の低下を是正するための血小板輸血は禁忌である。

3 ヘパリン起因性血小板減少(HIT)

ヘパリン投与を中止し，抗トロンビン剤であるアルガトロバンの投与を血小板数の回復やHIT抗体の陰性化を目途に継続する。急性期にワルファリンを服用させると，プロテインC系が抑制されるために皮膚壊疽などの合併症が出現することがあるため，禁忌である。

4 血小板機能低下

活動性出血がある場合には，抗血小板薬による血小板機能低下に対しては休薬が第一選択で，先天性の場合には局所止血と血小板輸血を行う。

5 麻酔前のリスク評価と予後予測

血小板数が10万/μl以下では出血時間が直線的に延長するとされており，手術を行う場合には5万/μl以上が望ましく，硬膜外麻酔や脊椎麻酔は10万/μl以下で血腫発生のリスクがある。

特に血小板数を補正するための血小板輸血が血栓リスクを増大させる後天性TTPやアルガトロバン投与中のHIT患者では，大量出血が予測される手術や出血リスクが高い頭蓋内手術，脊椎外科，内視鏡手術の周術期合併症リスクは非常に高い。

1 特発性(免疫性)血小板減少性紫斑病(ITP)

リスク因子として，①血小板数と出血傾向の有無，②ステロイドや免疫抑制剤投与の有無が挙げられる。妊婦では，分娩時の出血と抗血小板抗体の胎児移行による頭蓋内出血が問題となるため，注意が必要である。

2 血栓性血小板減少性紫斑病(TTP)

リスク因子として，①血小板数と出血傾向の有無，②腎機能障害の程度，③ステロイドや免疫抑制剤投与の有無が挙げられる。

3 ヘパリン起因性血小板減少(HIT)

HIT抗体が陽性の時期はヘパリンの投与は禁忌であり，アルガトロバンによる抗凝固療法を使用されている時期でもあるため手術を延期することが望ましい。HIT抗体が陰性化した後は，ヘパリンを投与しても再発リスクは少ないとされる。

4 血小板機能低下

血小板数で止血機能の評価ができないため，注意が必要である。

6 麻酔前準備と麻酔管理のポイント

手術を行う場合には5万/μl以上が望ましく，特に大量出血が予測される手術や出血リスクが高い手術では，適切な止血管理を行うためにも手術時期と濃厚血小板を含めた十分な輸血準備が必要である。

硬膜外麻酔，脊椎麻酔，深部神経ブロックは

血小板減少症では10万/μl以下で血腫発生のリスクがあるため注意が必要で，血小板機能低下症患者では血小板数で止血機能の評価ができないため，原則的に禁忌である。

❶ 特発性（免疫性）血小板減少性紫斑病（ITP）

麻酔管理上のポイントとしては，①濃厚血小板製剤の準備，②γグロブリン療法の適応である。γグロブリン療法は，効果は一過性でかつ高価であるが，ステロイド無効例に対しても有効で，血小板数増加効果は速やかである。分娩時，大量出血が予測される手術，緊急手術の場合に考慮されるべき治療法である。

❷ 血栓性血小板減少性紫斑病（TTP）

先天性TTPに対しては，ADAMTS13の補充を目的としたFFPの予防投与を行う。後天性TTPには，血小板数を補正するための血小板輸血は微小血栓により臓器障害を悪化させるため原則的に禁忌である。

❸ ヘパリン起因性血小板減少（HIT）

麻酔管理上のポイントとしては，HIT抗体の陰性化まで手術を延期することである。緊急手術の場合は，アルガトロバンによる抗凝固療法を継続しながらの手術となるため，大量出血に対する準備を行う。アルガトロバンには拮抗薬がないため過量投与を避ける。APTTで基準値の1.5倍以上で100秒を超えないように，活性凝固時間（activated clotting time：ACT）は300秒以上で450秒を超えないように管理する。圧ラインのヘパリン生食やヘパリンコーティングカテーテルや回路の使用も避ける。

❹ 血小板機能低下

Glantzmann病，Bernard-Soulier症候群などの先天性疾患の場合には，正常な血小板を輸血することで止血異常は改善するが，反復投与により抗血小板抗体の産生が生じるため術前に抗血小板抗体の有無を検査する。

B 凝固因子の異常

先天性凝固異常では，血友病とvon Willebrand病の発生頻度が高く，ほかの先天性凝固因子欠損症（血友病類縁疾患）の発生頻度は100万～500万に1人程度と非常にまれである[5]。第V因子と第XI因子に対する凝固因子製剤はないため，これらの欠乏症またはこれらを含む複数の凝固因子欠乏症に対してはFFPによる凝固因子の補充を行い，ほかの凝固因子欠乏に対しては，それぞれに応じた凝固因子製剤を用いる。投与量や投与間隔は患者の重症度と出血の程度，それぞれの凝固因子の半減期や回収率を考慮して計画を立てる必要がある。

後天性凝固異常には，①肝障害やビタミンK欠乏による産生障害，②大量出血や播種性血管内凝固症候群（disseminated intravascular coagulation：DIC）による凝固因子喪失，③輸液・輸血や体外循環による血液希釈，④後天性血友病が挙げられ，日常臨床で遭遇する凝固異常はほとんどが後天性である。

1 疫　　学

❶ 血友病

伴性劣性遺伝をとり，原則として男性に発生する。発生頻度は，第VIII因子が欠乏する血友病Aで5,000～1万人に1人，第IX因子が欠乏する血友病Bで2万5,000～3万人に1人である。

❷ von Willebrand病

VWFは分子量約25万の蛋白質が基本単位で，血液中では分子量2,000万以上の高分子多量体（multimer）として存在する。VWFの量的，質的異常により，血小板血栓形成不全による一次止血障害と第VIII因子機能不全による凝固障害を生じる[6]。1万人に1人で，ほとんどの場合において家族歴は陽性である。常染色体優性で遺

伝するが一部常染色体劣性遺伝する。

3 後天性血友病

自己免疫性疾患や悪性腫瘍などの基礎疾患に伴い，第Ⅷ因子に対する自己抗体を生じる疾患で，100万人に1.48人の頻度で発生する。

2 診断基準

1 血友病

関節内や皮下・筋肉内の自然出血や歯科治療後の異常出血を呈する。APTTの延長と凝固因子活性の測定で確定する。

2 von Willebrand病

症状は出血傾向で，皮膚や粘膜の点状・斑状出血，鼻出血を生じる。第Ⅷ因子レベルが低下している場合には，関節内や皮下・筋肉内の自然出血が生じる。

ほとんどが出血時間のみ延長するが，一部の型では血小板数の低下，APTTの延長を認める。診断には，血漿中VWF抗原量検査，リストセチン補因子活性，第Ⅷ因子活性，multimer分析，リストセチン誘導血小板凝集検査，VWFによる第Ⅷ因子結合検査が必要である。

3 後天性血友病

APTTの延長に比例して出血傾向を生じる。APTT交差混合試験のインヒビターパターンで疑い，第Ⅷ因子活性検査と第Ⅷ因子インヒビターの検出で確定診断される。

3 病型・重症度分類

1 血友病

凝固因子活性により，重症型（1％以下），中等型（1～5％），軽症型（5％以上）に分類される。補充療法に伴い生じる同種抗体（インヒビター）の発症頻度は，わが国における調査では血友病Aで約4～7％，血友病Bで約3～5％とされている。インヒビターが発生すると補充療法に対する反応が低下する。

2 von Willebrand病

1型はVWFの量的減少（頻度は70％），2型はVWFの重合障害（頻度は25％），3型は完全欠損型（頻度は5％），血小板型は血小板異常によるVWF multimerの低下である。2型は4つの亜型があり，2A型はmultimerの欠損，2B型は血小板への結合亢進，2M型はmultimerの機能低下，2N型は第Ⅷ因子への結合能低下を示す。

4 治療法

1 血友病

出血傾向に応じた凝固因子製剤の補充療法を行う。

2 von Willebrand病

出血傾向に応じて，VWFを含有する第Ⅷ因子製剤の補充療法を行う。デスモプレシンは，血管内皮細胞と血小板に貯蔵されているVWFと第Ⅷ因子を血中に放出させる。1型，2A型には有効であるが，3型に対しては無効であり，2B型と血小板型は禁忌とされている。

3 後天性血友病

先天性血友病の第Ⅷ因子インヒビターは，抗体の用量依存性に比例直線的に抑制するtype Ⅰインヒビターが多く，後天性の多くは比例的に抑制しないtype Ⅱインヒビターである。このため後天性は，第Ⅷ因子活性が5％以上でも出血症状のリスクが高い。このためインヒビターが低値であっても，抗体除去療法としてステロイドと免疫抑制剤が用いられる。出血傾向に対しては，活性型プロトロンビン複合体製剤（activated prothrombin complex concentrates：aPCC）もしくは遺伝子組換え活性型凝固第Ⅶ

因子（recombinant activated factor Ⅶ：rFⅦa）を用いたバイパス止血療法を行う．

5 麻酔前のリスク評価と予後予測

1 血友病

周術期においては，凝固因子製剤補充により適切な凝固機能を維持することが可能であるが，インヒビターを有する患者では直近のインヒビター値測定と既往免疫反応の情報によって中和療法またはバイパス止血療法を選択する必要がある[9]．中和療法を選択する場合には，アレルギー反応を有する血友病Bインヒビター保有患者では抗ヒスタミン薬やステロイド薬の前投与が必要であり，第Ⅷ，Ⅸ因子製剤投与4～7日後にインヒビターの上昇が予想されるため，術後の出血に注意が必要である．異常な出血傾向を出現した場合には，タイミングを逸することなくバイパス止血療法へ変更する必要がある．

2 von Willebrand病

病型によって治療方法が異なるので，注意が必要である[6]．周術期においてはVWFを含有する第Ⅷ因子製剤の補充療法を行うが，3型はVWFに対する抗体が発生する可能性がある．血小板型では補充療法によって，血小板凝集を惹起することがあるため少量のVWFを含有する第Ⅷ因子製剤または血小板投与を用いる必要がある．

3 後天性血友病

インヒビターが検出されている場合や第Ⅷ因子活性が十分に上昇していない場合には，出血症状のリスクが高い．

6 麻酔前準備と麻酔管理のポイント

産生低下や消費亢進による凝固因子活性低下に対してはFFP投与による凝固因子活性補充が有効である．止血に必要な凝固因子活性は正常値の30％であり（表）[7]，循環血液量を超える出血によって生じるとされる．循環血漿量を40ml/kg（70ml/kg（1－ヘマトクリット／100））とし，補充された凝固因子の血中回収率は目的とする凝固因子により異なるが，100％とすれば，凝固因子の血中レベルを約20～30％上昇させるのに必要なFFPの量は，理論的には8～12ml/kg（40ml/kgの20～30％）である[7]．フィブリノゲンが少ないと十分な効果が得られないため適切なフィブリノゲンの補充が大切である．

硬膜外麻酔，脊椎麻酔，深部神経ブロックは，出血時間（＜8分），プロトロンビン時間国際標準化（prothrombin time-international normalized ratio：PT-INR）（＜1.5），APTTは施設ごとの正常上限以内であれば実施可能である．

後天性血友病においては，凝固機能の評価方

表 凝固因子の生体内における動態と止血レベル

因子	止血に必要な濃度[*1]	生体内半減期	生体内回収率	安定性（4℃保存）	産生
第Ⅰ因子フィブリノゲン	75～100mg/dl	3～6日	50％	安定	肝
第Ⅱ因子プロトロンビン	40％	2～5日	40～80％	安定	肝
第Ⅴ因子	15～25％	15～36時間	80％	不安定[*2]	肝
第Ⅶ因子	5～10％	2～7時間	70～80％	安定	肝
第Ⅷ因子	10～40％	8～12時間	60～80％	不安定[*3]	内皮細胞，巨核球
第Ⅸ因子	10～40％	18～24時間	40～50％	安定	肝
第Ⅹ因子	10～20％	1.5～2日	50％	安定	肝
第Ⅺ因子	15～30％	3～4日	90～100％	安定	肝
第Ⅻ因子	—	—	—	安定	肝
第ⅩⅢ因子	1～5％	6～10日	5～100％	安定	肝，血小板
von Willebrand因子	25～50％	3～5時間	—	不安定	内皮細胞，巨核球

[*1] 観血的処置時の下限値，[*2] 14日保存で活性値は50％，[*3] 24時間保存で活性値は25％
（日本赤十字社血液事業本部．「輸血療法の実施に関する指針」（改定版）及び「血液製剤の使用指針」（改定版）2009より改変引用）

法が十分に確立していないため，原則的に禁忌である。

1 血友病

周術期には，安定したトラフレベルを保つ目的で持続輸注が推奨される[8]。補充方法は，
① 第Ⅷ因子：必要投与量(単位)＝体重(kg)×目標ピークレベル(%)×0.5
をボーラス投与後に12〜24時間ごとに反復投与もしくは
　輸注速度(U/kg/時)＝2.4〜3.4(ml/kg/時)×目標ピークレベル(U/ml)
で持続輸注する。
② 第Ⅸ因子：必要投与量(単位)＝体重(kg)×目標ピークレベル(%)×[0.75〜1]
をボーラス投与後に24〜48時間ごとに反復投与もしくは
　輸注速度(U/kg/時)＝3.8〜4.3(ml/kg/時)×目標ピークレベル(U/ml)
で持続輸注する。

インヒビター保有患者では，aPCCもしくはrFⅦaを用いたバイパス止血療法もしくはインヒビター中和療法が用いられる[9]。

周術期には，80〜100%を目標とした持続投与を5〜10日間継続し，経過に応じて漸減・中止する。

実際の投与にあたっては，80〜100%の凝固因子活性が得られたときのAPTTを基準にAPTTでモニタリングする方法もあるが，術中の出血量が多い症例やインヒビター保有患者では凝固因子活性を測定して補正することが望ましい。また，トロンボエラストグラフィー(thromboelastography：TEG)もベッドサイドモニタリングとして有効である。

2 von Willebrand病

周術期には，リストセチン補因子活性，第Ⅷ因子活性が50%以上になるようにVWFを含有する第Ⅷ因子製剤の補充療法を行う。

3 後天性血友病

インヒビターが陰性化している場合は，通常の凝固管理を行うが，異常な出血傾向の出現した場合やインヒビター陽性の場合は，thrombelastography(TEG)をモニターしてaPCCもしくはrFⅦaを用いたバイパス止血療法を用いる。

C 血栓傾向

生体内には凝固を制御する抗凝固因子があり(図)[10]，先天的に抗凝固因子が欠乏することで血栓傾向を生じる疾患として，アンチトロンビン(antithrombin：AT)欠損症，プロテインC(protein C：PC)欠損症，プロテインS(protein S：PS)欠損症がある。いずれも静脈系の血栓を生じやすく，抗凝固療法が用いられる。後天性の病態としては，抗リン脂質抗体症候群(antiphospholipid syndrome：APS)や播種性血管内凝固症候群(DIC)が挙げられる。

1 疫　学

1 アンチトロンビン(AT)欠損症

ATは血液凝固反応にかかわるトロンビンや活性型第Ⅹ因子などのセリンプロテアーゼと複合体を形成して不活化し，凝固反応を制御する主要な血漿セリンプロテアーゼインヒビターである。AT欠損症の発症頻度は1：2,000〜5,000で常染色体性優性遺伝形式を示し，血栓症を発症する危険率は健常人の10〜20倍である[11]。

2 プロテインC(PC)欠損症，プロテインS(PS)欠損症

PCおよびPSはともにビタミンK依存性の蛋白質で，生理的に重要な抗凝固因子のひとつである。欠損症の発症頻度はそれぞれ1：500，1：90で常染色体性優性遺伝形式を示し，血栓症を発症する危険率は健常人の10倍と高い[11]。

図　凝固系と凝固制御系

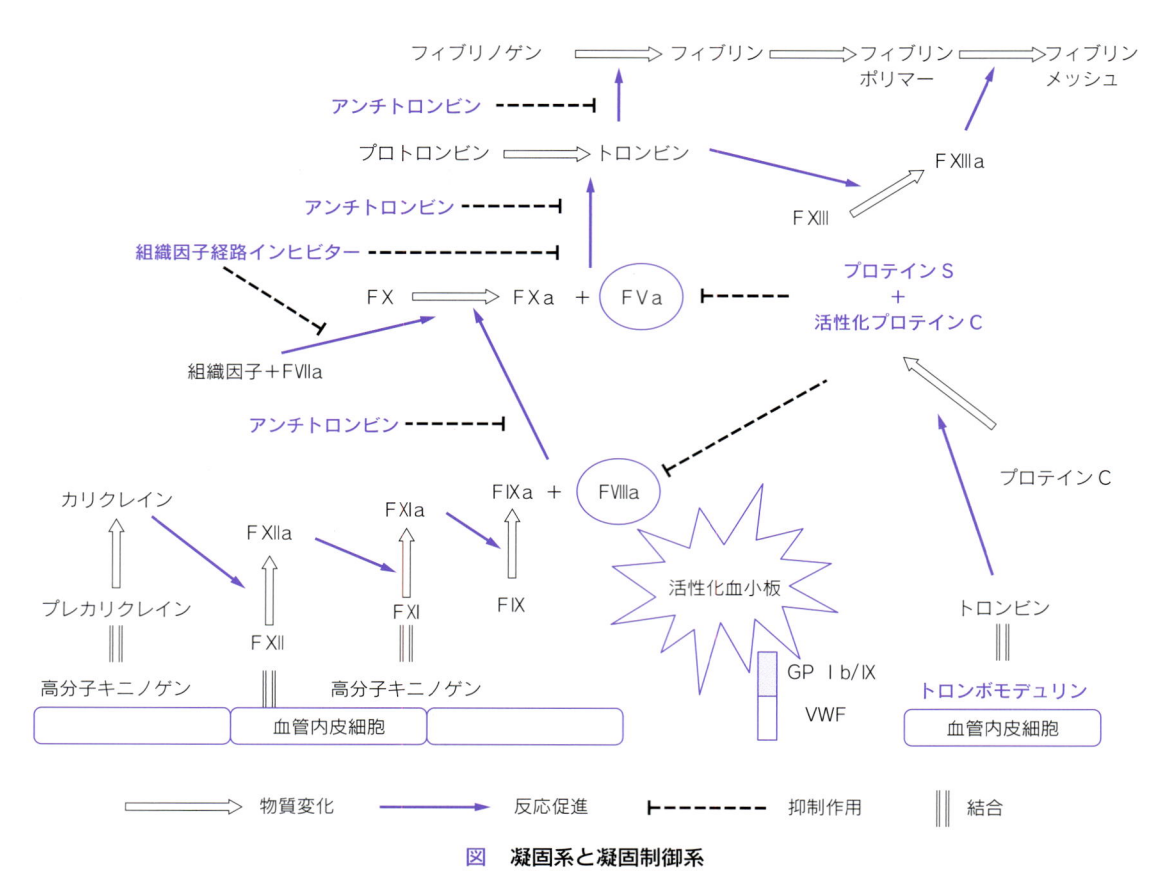

凝固第（数字）因子をF（数字）として表し，aは活性型を示す。凝固抑制因子のアンチトロンビンは主にFXaを不活化し，血中のトロンビンはトロンボモデュリンと結合すると凝固活性を失い，プロテインCを活性化して凝固を抑制する。
（香取信之．抗凝固療法．武田純三，田中健一編．麻酔科医・集中治療医に必要な血液凝固，抗凝固，線溶系がわかる本．東京：新興交易医書出版部；2011．p.214-30より改変引用）

3 抗リン脂質抗体症候群（APS）

　リン脂質あるいはリン脂質結合蛋白に対する自己抗体を有し，臨床的に動・静脈の血栓症をみる場合に抗リン脂質抗体症候群と称せられる。全身性エリテマトーデスをはじめとする膠原病や自己免疫疾患に伴う続発性と，原発性がそれぞれ5,000人はいると推定される[12]。

2 診断基準

1 アンチトロンビン（AT）欠損症，プロテインC（PC）欠損症，プロテインS（PS）欠損症

　主として静脈系に生じる家族性の血栓症とそれぞれAT, PC, PSの活性値低下で診断される。

2 抗リン脂質抗体症候群（APS）

　臨床的に動・静脈の血栓症あるいは習慣流産・死産・子宮内胎児死亡などの妊娠合併症が存在し，抗リン脂質抗体の検出によって診断される。抗リン脂質抗体は血液凝固系においてリン脂質を必要とする反応（外因性凝固系）を阻害し，APTTを延長させる。また，梅毒反応の偽陽性を生じる場合がある。

3 病型・重症度分類

1 アンチトロンビン(AT)欠損症，プロテインC(PC)欠損症，プロテインS(PS)欠損症

抗原量と活性値がともに50％程度まで低下するtype Ⅰと，抗原量は正常だが活性に異常を認めるtype Ⅱ欠損症に分けられる。

2 抗リン脂質抗体症候群(APS)

全身の血栓による急激な血小板減少と多臓器不全を生じ，致死率の高い劇症型APSも報告されている。

4 治療法

1 アンチトロンビン(AT)欠損症，プロテインC(PC)欠損症，プロテインS(PS)欠損症

血栓症を発症した場合には，その後長期間にわたる抗凝固療法が必要である。

2 抗リン脂質抗体症候群(APS)

静脈血栓症に対しては抗凝固薬，動脈血栓症に対しては抗血小板薬が使用される。

5 麻酔前のリスク評価と予後予測

それぞれの欠損症やAPSの生命予後は，健常者と比較して有意な差はないとされるが，血栓症を反復に伴う各種臓器障害の有無と現在の血栓塞栓症の状態，周術期の抗凝固療法に注意が必要である。周術期は静脈血栓症発症の危険性が高い状態であり，あらかじめ予防的な抗凝固薬投与を検討する必要がある。

6 麻酔前準備と麻酔管理のポイント

周術期には予防的な抗凝固薬投与を行う。PC欠損症には活性化PC製剤が，AT欠損症にはAT濃縮製剤による補充療法がある。ヘパリンの抗凝固作用は血中のATレベルに依存するため，AT欠損症に対してヘパリンを投与する際には同時にAT製剤を投与する必要がある。

硬膜外麻酔，脊椎麻酔，深部神経ブロックは，周術期の抗凝固療法を考慮して適応を決定する。

おわりに

止血凝固異常を有する患者に対しては，疾患を十分理解することで周術期における出血と血栓症による合併症のリスクを考慮した麻酔管理が可能となる。また新たな作用機序の抗凝固薬や周術期の適切な抗凝固療法に対する理解は麻酔科医として必須となってきている。

引用文献

1) Provan D, Stasi R, Newland AC, et al. International consensus report on the investigation and management of primary immune thrombocytopenia. Blood 2010 ; 115 : 168-86.
2) 藤村吉博, 児山紀子. 病態解析と治療の進歩：TTP. 綜合臨 2005 ; 54 : 1876-82.
3) Kuwana M, Kurata Y, Fujimura K, et al. Preliminary laboratory based diagnostic criteria for immune thrombocytopenic purpura : evaluation by multicenter prospective study. J Thromb Haemost 2006 ; 4 : 1936-43.
4) 宮田茂樹, 角谷勇実, 山本晴子. Q24. Heparin-Induced Thrombocytopenia(HIT). 丸藤哲編. やさしく学べる血小板・血栓止血の管理. 東京：総合医学社 ; 2008. p.675-82.
5) 長江千愛, 瀧 正志. その他の先天性凝固因子欠損症の診断と治療(出血性疾患). 血栓止血誌 2010 ; 21 : 297-300.
6) 高橋芳右. von Willebrand病の診断と治療. 血栓止血誌 2007 ; 18 : 572-4.
7) 日本赤十字社血液事業本部.「輸血療法の実施に関する指針」(改定版)及び「血液製剤の使用指針」(改定版) 2009.

8) 日本血栓止血学会学術標準化委員会血友病部会. インヒビターのない血友病患者の急性出血, 処置・手術における凝固因子補充療法のガイドライン. 血栓止血誌 2008；19：510-9.
9) 日本血栓止血学会学術標準化委員会血友病部会. インヒビター保有先天性血友病患者に対する止血治療ガイドライン. 血栓止血誌 2008；19：520-39.
10) 香取信之. 抗凝固療法. 武田純三, 田中健一編. 麻酔科医・集中治療医に必要な血液凝固, 抗凝固, 線溶系がわかる本. 東京：新興交易医書出版部；2011. p. 214-30.
11) 小嶋哲人. 先天性凝固阻止因子欠乏症（antithrombin, protein C, protein S欠損症）（血栓性疾患）. 血栓止血誌 2009；20：484-6.
12) 渥美達也. 抗リン脂質抗体症候群の診断. 血栓止血誌 2008；19：329-32.

〔趙　　成三, 澄川　耕二〕

3 血清電解質異常

はじめに

成人では体重の約60％を体液が占め，毛細血管壁と細胞膜の性質に従い物質の移動が行われる。体液は内分泌機構〔抗利尿ホルモン（antidiuretic hormone：ADH），レニンアンジオテンシンアルドステロン（renin-angiotensin-aldosterone：RAA）系，ナトリウム利尿ペプチド（心房性，atrial natriuretic peptide：ANP）／（脳性，brain natriuretic peptide：BNP）系〕と腎により濃度の調節（浸透圧維持）および量の調節（細胞外液量維持）を，腎，呼吸，細胞内外液の緩衝作用によりH^+濃度（pH）の調節を行うことで恒常性を維持している。

1 高ナトリウム血症

1 疫学

高ナトリウム（Na）血症は，Na過剰投与（不適切な高張液投与，重層の過剰投与）または水分欠乏（下痢，発汗，利尿薬，尿崩症，浸透圧利尿）によって生じる。外来での高Na血症例には高齢者や感染例が多く，入院中に高Na血症を呈したものは年齢や基礎疾患に関係なく利尿薬の使用者が多いとの報告[1]がある。つまり高齢者は発熱や水分摂取不足で生じやすく，入院患者では不適切な輸液や薬剤投与による医原性が多い。

2 診断基準

口渇，急性かつ高度な場合には中枢神経症状として易刺激性，傾眠，痙攣，昏睡がみられる。理学的には皮膚ツルゴール低下，口腔粘膜・舌乾燥，起立性低血圧，血圧低下，頻脈，頸静脈緊満低下，体重減少，尿量減少（尿崩症では多尿）などを認める。検査所見では血清Na濃度＞148mEq/lを呈し，脱水が進行すれば血清総蛋白濃度・ヘモグロビン濃度・ヘマトクリット値は上昇，高比重尿を伴った尿量減少（尿崩症では尿量過多）を認める。

3 病型・重症度分類

病型としては脱水性と非脱水性がある。重症度は高度（血清Na濃度＞160mEq/l：意識障害），中等度（血清Na濃度＞155mEq/l：中枢神経症状），軽度（血清Na濃度＞150mEq/l：易刺激性）に分類される。

4 治療法

脱水の補充は5％ブドウ糖液などの低張液の単独投与またはサイアザイド利尿薬併用が基本である。不足水分は，

不足水（l）＝現在体重（kg）×0.6
　　　　　×（血清Na濃度／140－1）

で算出する。

尿崩症において中枢性ではADH製剤，腎性ではサイアザイド系利尿薬を投与する。

5 麻酔前のリスク評価と予後予測

Naの過剰摂取がなければ不足分の水分量を補充するが，慢性経過をたどっている症例での急速な補正は脳細胞が高張環境に対応して産生した浸透圧調節物質（osmolytes）による細胞内高浸透圧のため，細胞外から脳細胞内への水分移行が急激に生じ，特に小児で脳浮腫を来しやすい[2]。

6 麻酔前準備と麻酔管理のポイント

Na・水分の出納バランスをチェックし，定時的に血清・尿Na濃度を測定する。輸液製剤は低張食塩水をベースに行う。術中は麻酔法にかかわらず脱水と低血圧の処置が重要である。尿量の確保と腎機能維持に努める。

2 低ナトリウム血症

1 疫　学

　低Na血症の発生には口渇異常か尿自由水排泄能(尿希釈能)異常が存在する。原因は塩分減少を示す病態として多量の発汗，嘔吐，下痢，消化管液喪失などがあり，水分過剰を来す病態として水の過剰飲用，心因性多飲，ブドウ糖液の過剰投与，減塩食と利尿剤の併用，不適切ADH分泌症候群(syndrome of inappropriate secretion of antidiuretic hormone：SIADH)，浮腫による有効循環血漿量減少＋尿自由水排泄障害(心不全・肝硬変・ネフローゼ・脱水・腎障害)，心拍出量低下を伴う内分泌異常(副腎・甲状腺・下垂体機能低下症)などが挙げられる。中枢神経疾患(脳外傷，くも膜下出血)患者ではADH分泌亢進によりSIADHやcerebral salt wasting(BNP分泌亢進も関与)を呈し低Na血症を来すことが多く[3]，ICU入室患者の約10%に認められる。

2 診断基準

　理学的には細胞外液量増加所見として皮膚圧痕，浮腫，胸腹水を認める。検査所見においては血清Na濃度＜134mEq/l，血漿浸透圧＜280mOsm/l，尿中Na濃度・尿Na排泄分画増大を認める。急性(発症2日以内)・高度(＜120mEq/l)・進行速度の速い(＞0.5mEq/l/時)ものでは，脳浮腫による頭痛，傾眠，痙攣，昏睡などの水中毒症状が出現する。

3 病型・重症度分類

　病型として高張性，等張性，低張性がある。重症度は高度(血清Na濃度＜120mEq/l：意識障害，痙攣)，中等度(血清Na濃度＜125mEq/l：傾眠，錯乱)，軽度(血清Na濃度＜130mEq/l：頭痛，嘔気)に分類される。

4 治療法

　中枢神経症状の有無と進行速度により緊急度が異なる。中枢神経症状は脳細胞障害を示し早急な治療対象となる。原因除去として水制限，塩分・蛋白負荷，おのおのの原因疾患治療を優先する。補充療法としては高張(3%)食塩水単独または高張食塩水＋等張(0.9%)食塩水＋利尿薬(フロセミド)を主体に行い，Naの補充は次式を参考にする。塩化Na投与量(mEq)＝体重(kg)×0.2×(140－血清Na濃度)/12hで投与，投与速度＜1mEq/l/時かつ＜8mEq/l/日で血清Na濃度＞120mEq/lを維持目標にする。急激な補正は浸透圧性脱髄症候群(osmotic demyelination syndrome：ODS)や橋中心神経髄鞘溶解(central pontine myelinolysis：CPM)を生じる危険がある。低張性低Na血症の脳細胞は細胞内myoinositolなどの浸透圧物質の細胞外遊出による細胞内低張維持により実質細胞容積を保持しているので，急激な補正により水が細胞内から外へ移行し脳実質細胞容積の虚脱を来すためである[4]。

5 麻酔前のリスク評価と予後予測

　高齢者，心不全患者において低Na血症は独立した生命予後規程因子(死亡リスク発生率の確証はない)であり[5,6]，腎機能障害を悪化促進することが報告されている[7]。NYHA分類-Ⅳの高度心不全患者における低Na血症の治療において高張食塩水使用群のほうが未使用群より有意に生存率を改善したとの報告がある[8]。したがって，慢性で中等度の無症候性低Na血症(血清Na濃度120mEq/l前後)においても，術後転倒リスクやスムーズなリハビリ導入の観点からも補正は必要である。

6 麻酔前準備と麻酔管理のポイント

　Na・水分の出納バランスをモニターするため，血清・尿Na濃度を定時的に測定する。高張(3～5%)または等張食塩水をベースに輸液を行うが，急速な改善はODS・CPMの発生に注意する。術後遷延性意識障害例では画像で脳浮腫の有無を調べる。

3 高カリウム血症

1 疫　学

　高カリウム（K）血症は細胞外液のK⁺濃度または全K総量が過剰に増加した病的状態で，その原因は摂取量の増加，細胞内から外液への移行，排泄量低下のいずれかである。摂取量の増加には高カロリー輸液や保存血の急速大量輸血があり，細胞外液への移行には高血糖，無機酸アシドーシス，相対的インスリン欠乏，横紋筋融解，筋挫滅などがある[9]。排泄量低下には腎不全，抗アルドステロン薬などがある。入院患者の約10%に高K血症が存在し半数は薬剤性でその死亡率は0.1%とされる[10,11]。

2 診断基準

　血清K濃度>7～8mEq/lで骨格筋脱力が出現する。理学的には心筋興奮伝導障害として不整脈，徐脈，低血圧を認める。検査所見としては血清K濃度>5.0mEq/lで，心電図変化としてT波増高・尖鋭化，PR時間延長・P波平低消失，QRS開大，サインカーブ（QRS開大とT波癒合）を認める。

3 病型・重症度分類

　病型として急性と慢性がある。重症度は心電図所見から判定する。高度（血清K濃度>7.0mEq/l）でサインカーブ，心室頻拍・心室細動，心停止がみられ，中等度（血清K濃度>6.5mEq/l）でQRS開大，P波平低消失，PR時間延長がみられ，軽度（血清K濃度>5.5mEq/l）でT波増高・尖鋭T波がみられる。

4 治療法

　心電図所見により治療緊急度を判断する。超緊急的処置として心筋興奮抑制目的でグルコン酸Ca 10mlを静注する。緊急的処置としてK⁺細胞内移行促進目的でインスリンまたは重炭酸Naを静注する。準緊急的処置として体外排泄目的に利尿薬，イオン交換樹脂・下剤などを投与するか血液透析を行う。

5 麻酔前のリスク評価と予後予測

　高齢者では高血圧，心不全，腎障害などの治療薬によるものかをチェックする。透析症例ではアンジオテンシン変換酵素阻害薬（ACE inhibitor）やアンジオテンシン受容体拮抗薬による薬剤性高K血症の危険が高くなり[12,13]，心不全で多用される抗アルドステロン剤はこれら薬剤の併用により重篤な高K血症を生じる[14]。軽度高K血症でも急激な血清K濃度上昇は致命的不整脈を生じやすい。中等度以上の症例や急激な濃度上昇例では緊急的処置を優先し予定手術は延期する。

6 麻酔前準備と麻酔管理のポイント

　血清K濃度上昇速度，心電図所見，代謝性アシドーシス，心合併症の有無で重症度を評価する。原則として血清K濃度>6.5mEq/lの中等度症例（慢性腎不全例は除く）では血清K濃度<6.0mEq/lに下げて麻酔導入を行う。照射後日数の経過した保存血の急速・大量輸血は避ける。定時的に尿量測定・血液ガス分析・血清K濃度を測定する。

4 低カリウム血症

1 疫　学

　低K血症は細胞外液のK⁺濃度または全K総量の減少した病的状態で，原因はKの摂取不足，嘔吐・下痢などによる消化液喪失，鉱質コルチコイドや利尿薬による腎からの排泄促進，細胞内への移行促進のいずれかである。細胞内移行の促進は周期性四肢麻痺，原発性アルドステロン症，インスリン投与，代謝性アルカローシスでみられる。K摂取不足と低K血症は高血圧・脳梗塞との関連が指摘され，機序としてK欠乏が血管弛緩因子の異常や尿中へのNa排泄異常に関連することが指摘されている[9]。術前患者全体の低K血症の割合は不明だが，二次性高血

圧は低K血症を伴うことが多いとされる。

2 診断基準

低K血症では細胞膜電位は過分極となり横紋筋・平滑筋とも脱力を来すので，鼓腸，四肢脱力（血清K濃度＜2.5mEq/lで出現，下肢近位筋から始まり上行性に拡大），弛緩性筋麻痺（血清K濃度＜1.5mEq/lで出現，呼吸筋麻痺も起こり得る），筋痙攣，テタニーを来す。理学的には筋力低下，麻痺性イレウス，腱反射減弱，振戦，頻脈，多尿（ADH阻害）を認める。検査所見としては血清K濃度＜3.5mEq/l，血清Cl濃度減少（低クロール性代謝性アルカローシスが同時に存在することが多い），Kの排泄低下（＜10mEq/日）を認める。心電図変化としてST低下，T波平低化・逆転異常陽性U波（特徴的所見），QT延長，不整脈（心室性期外収縮，上室性頻拍）を認める。

3 病型・重症度分類

病型として急性と慢性がある。急性は24時間以内の急激な血清K濃度低下を生じ原因の大部分は細胞内への移行であり，慢性の大部分は薬剤によるK排泄促進に基づき数日かけて低下する。重症度は高・中・軽度に分類され，高度では血清K濃度＜2.0mEq/l：巨大U波・T波平坦化，中等度では血清K濃度＜2.5mEq/l：QT延長・U波，軽度では血清K濃度＜3.0mEq/l：ST低下を認める。

4 治療法

血清K濃度を1mEq/l上げるには全体K^+量として100〜150mEq必要とする。K投与法として末梢静脈の場合は静脈炎発生のため＜20mEq/lの濃度で使用し，中心静脈の場合は濃度＜40mEq/l，投与速度＜40mEq/時で行う。アスパラKやリン酸2Kは細胞内に取り込まれやすく，塩化Kは細胞外に残存しやすい。K^+の1日投与量は＜3mEq/kgに留める。

5 麻酔前のリスク評価と予後予測

高度低K血症では心室性頻拍や心室細動など

の死的不整脈の頻度が増加し，ジギタリス製剤服用者では中毒が顕在化しやすい。急性心筋梗塞後や心不全患者では血清K濃度＞4.5mEq/lに維持する[15]。低K血症では近位尿細管でのアンモニア産生亢進を生じるため肝全患者では血清K濃度＞3mEq/lに維持する[9]。慢性低K血症では近位尿細管上皮細胞の空胞変性を生じK補充にて回復するが，腎髄質の非可逆的変化も来し得る（低K血症性腎症）[9]。高度低Mg血症（＜1.5mg/dl）は治療抵抗性の高度低K血症の原因となり得る。

6 麻酔前準備と麻酔管理のポイント

手術可能な最低血清K濃度は2.8mEq/l[16]とされているが，低K血症は術中不整脈の発生頻度を増加させないとの報告[17]もある。低K血症では心筋のK^+に対する感受性が著明に亢進しているので周術期の安易なK補正はかえって重篤な不整脈を発生させる危険性が大きい。したがって，原因除去に努め高度低K血症以外の補正は慎重に判断する。

5 高カルシウム血症

1 疫学

細胞外液中のカルシウム（Ca）の40％はアルブミンなどの蛋白と結合し，20％はキレート化，残りの40％がイオン化Caとして生理的活性を発揮する。細胞外液中のCa濃度は副甲状腺ホルモン（parathyroid hormone：PTH）と活性型ビタミンD（Vit D）により一定濃度に維持され，どちらかの不全によりCa濃度は低下する。高Ca血症の原因としては，PTH作用過剰〔原発性副甲状腺機能亢進症（primary hyperparathyreidism：HPT），悪性腫瘍性〕，Vit D作用過剰（Vit D摂取過剰，慢性肉芽腫疾患によるVit D産生），骨からのCa融解（長期臥床，骨転移癌など），腎尿細管でのCa再吸収亢進（サイアザイド系利尿薬）などがある。HPTは40〜60歳代が発症のピークで男女比1：2である。

外来における高Ca血症の原因としてもっとも頻度が高い。一方，入院では担癌患者における高Ca血症が80％を占める[18]。

2 診断基準

特異的症状は乏しいが，倦怠・疲労感，食欲不振，腎症状（多飲・多尿），精神症状（思考力・記銘力低下）を認め，高Ca血症クリーゼ時には意識障害，脱水，急性腎不全を来す。理学的には高血圧，血管石灰化，尿路結石（血尿），心電図変化（QT短縮）を認める。検査所見としては総血清Ca濃度＞12.0mg/dl，補正Ca濃度＞10mg/dl，イオン化Ca^{2+}濃度＞1.3mmol/lを認める。血清Ca濃度＝イオン化Ca^{2+}濃度＋結合型Ca濃度を示すので通常の血液生化学検査では総Ca濃度を測定する。アルブミン濃度やpHが一定であれば総血清Ca濃度変化はイオン化Ca^{2+}濃度変化に並行して変動するが，低アルブミン血症やアルカローシス（Caとアルブミンの結合性増大のためイオン化Ca^{2+}濃度は低下）では，総Ca濃度異常はイオン化Ca^{2+}濃度異常を反映しないため補正が必要である。すなわち，補正Ca値(mg/dl)＝実測Ca値(mg/dl)＋4－血清アルブミン値(g/dl)，正常値は総血清Ca濃度（実測値）8.0～12.0mg/dl，補正Ca濃度8.5～10mg/dl，イオン化Ca^{2+}濃度1.15～1.30mmol/lである。

3 病型・重症度分類

病型としては症候性（HPT・骨転移癌・サルコイドーシス），腎機能障害性（Vit D・Ca過剰摂取＋脱水・腎機能低下）および薬剤性（サイアザイド系利尿薬）がある。重症度は高度（血清Ca濃度＞17mg/dl，高Ca血症クリーゼ：意識障害，急性腎不全），中等度（血清Ca濃度＞15mg/dl），軽度（血清Ca濃度＞12mg/dl）に分類される。

4 治療法

Ca・Vit D製剤の摂取制限を行い，尿Ca排泄促進として輸液・利尿薬（フロセミド：ヘンレでのCa再吸収抑制），骨Ca融解抑制として ビスホスフォネート製剤（破骨細胞抑制し骨Ca吸収を抑制）・カルシトニン製剤（破骨細胞抑制し骨Ca溶解を抑制），強制的Ca除去として血液透析（クリーゼや腎・心不全で急速輸液負荷が不可能なとき）を行う。

5 麻酔前のリスク評価と予後予測

測定値が血清イオン化Ca濃度でなければ補正値を求めて判断する。高齢者や悪性腫瘍における高Ca血症時には脱水とそれに伴う腎機能低下が存在する場合が多い。高齢者で骨粗鬆症の治療目的でCa製剤やVit D製剤さらには非ステロイド性抗炎症薬（non-steroidal anti-inflammatory drugs：NSAIDs）を服用している症例では腎機能障害，高Ca血症，代謝性アルカローシスを合併する場合がある。脱水や腎機能障害により腎尿細管でのCa排泄が低下すると高Ca血症が進行しこれによるADH作用不全で多尿を来しさらに脱水を増悪させる。また高Ca血症による腎血管収縮や高Ca尿のため尿細管障害による腎機能障害（高Ca血症性尿症）を促進させる[18]。

6 麻酔前準備と麻酔管理のポイント

高Ca血症クリーゼにおいては緊急に上記治療における対処を行う。麻酔法にかかわらず脱水の補正を適正な輸液剤により行うとともに尿量確保に努め，腎機能障害を悪化させないように努める。定時的に血液ガス分析・血清Ca濃度を測定する。

6 低カルシウム血症

1 疫 学

低Ca血症の原因として，分布異常（高リン（P）血症，悪性腫瘍による骨の形成，アルカローシスによるイオン化Ca濃度低下，輸血時のクエン酸によるキレート，PTH分泌低下（副甲状腺機能低下症，低Mg血症），Vit D作用低下（低栄養，Vit D依存性くる病，慢性腎不全）などが

あるが，手術患者では副甲状腺機能低下症と慢性腎不全に伴うことが多い[18]。

2 診断基準

神経症状としてテタニー（Trousseau's sign, Chvostek's sign）・痙攣，精神神経症状としてうつ・不安・知能低下，錐体外路症状としてパーキンソン，ジストニアを認める。理学的には心所見として徐脈，血圧低下，心電図変化（QT延長，不整脈）を，骨所見として骨軟化，中手骨短縮を認める。検査所見としてイオン化Ca^{2+}濃度<1.15mmol/l（補正Ca濃度<8.5mg/dl）を認める。

3 病型・重症度分類

病型としては急性（テタニー，痙攣）および慢性（精神神経症状）がある。重症度は高度；補正Ca濃度<7mg/dl（イオン化Ca^{2+}濃度<1.10 mmol/l）または症候性，中等度；補正Ca濃度<8mg/dlで無症候性，および軽度；補正Ca濃度<8.5mg/dlに分類される。

4 治療法

低P血症ではCa製剤＋活性化Vit Dを投与する。低Mg血症を合併する場合はPTH作用・分泌障害により低Ca血症が治療抵抗性であるためMgの補充が必要である。高度の場合Ca^{2+} 4〜8mEq（グルコン酸Ca 10〜20ml）を緩徐に静注後，1〜2mEq/時で持続投与（急速投与で心収縮力低下出現，塩化Caは漏れで組織壊死を生じやすい，静脈炎を起こしやすく中心静脈投与が望ましい）する。

5 麻酔前のリスク評価と予後予測

低Ca血症の程度と低Mg血症のチェックが重要である。慢性腎不全に対する副甲状腺全摘（一部自家移植）後は長期に程度に応じたCa製剤とVit D製剤の投与が必要となる。慢性低Ca血症の治療において維持血清Ca濃度は8〜8.5 mg/dlの範囲が望ましくこれ以上では腎尿路疾患発症に注意が必要である。

6 麻酔前準備と麻酔管理のポイント

術中大量出血に伴う保存血輸血時にクエン酸などのキレート物質が急激に増加するとイオン化Caの一部が結合型になるので，血清Ca濃度が正常でも低Ca血症を示すことがあるが，クエン酸代謝は迅速で輸血による低Ca血症は一過性で速やかに回復する。大量輸血時の低Ca血症の診断はイオン化Ca^{2+}濃度と低血圧の状態（十分な輸血量投与にもかかわらず血圧上昇が困難かCa製剤投与により循環動態が改善する場合）による[19]。定時的に血液ガス分析・血清Ca濃度（イオン化Ca^{2+}濃度または補正Ca濃度）を測定する。

7 高マグネシウム血症

1 疫学

全マグネシウム（Mg）量の50％は骨に存在する。49％は細胞内に存在し蛋白合成・核酸合成・エネルギー代謝の補酵素として機能する。細胞外液には1％が存在してその60％は生理的活性をもつイオン化Mg^{2+}で残りの40％は陰イオンや蛋白に結合する。Mgはホルモンによる調節機構がなく細胞内外の移動も調節を受けない。Mgの排泄調節は腎で行われるため原因には腎機能障害が存在する。産科・脳外科領域でMg製剤の過剰投与時にみられることが多い[20]。

2 診断基準

Mgは心血管・神経系への抑制作用を発揮し，嘔気・脱力や精神神経筋症状として錯乱，意識障害を来す。理学的には神経筋所見として筋力低下・四肢麻痺，深部腱反射消失，心血管系所見として低血圧，徐脈，心電図変化（PQ・QRS延長，心伝導障害，心停止）を認める。検査所見としては血清Mg濃度>1.6mg/dlのほか，低Ca血症を認める。

3 病型・重症度分類

病型として腎機能正常型と腎機能低下型がある。重症度は高度；血清Mg濃度＞12.0mg/dl（四肢麻痺，完全房室ブロック，心停止），中等度；血清Mg濃度＞7.2mg/dl（意識障害，低血圧，徐脈），軽度；血清Mg濃度＞4.8mg/dl（傾眠，深部腱反射消失）に分類される。

4 治療法

中等度例ではループ利尿薬投与による排泄促進を，腎不全例で重度の場合には血液透析を考慮し，心伝導障害例ではCa製剤（Ca 100～200mg緩徐静注）の緊急投与を行う。

5 麻酔前のリスク評価と予後予測

Mg剤は産科（子癇前症・小児脳性麻痺発症低下[21]）・脳外科（びまん性軸索損傷・くも膜下出血・脳卒中の転帰改善[22,23]）領域において治療薬としてのエビデンスが確立し術前投与されているケースがある。意識障害・腎機能低下の存在・程度を評価し，周術期の循環不全（低血圧，徐脈）・不整脈の出現に注意する。

6 麻酔前準備と麻酔管理のポイント

MgはCa拮抗作用と神経筋接合部抑制作用を有するため麻酔薬の心血管系抑制作用や筋弛緩薬の作用を増強する可能性がある。待機手術では濃度が中等度以下になるまで手術延期が望ましく，緊急例では排泄促進および心伝導障害に対するCa製剤の反応をみて決定する。

8 低マグネシウム血症

1 疫 学

低Mg血症の原因としては，Mg摂取低下（低栄養・アルコール中毒，慢性下痢，吸収不良症候群），腎からの喪失（利尿薬，アミノグリコシド・シスプラチン・シクロスポリン・アムフォテリシンB：Mg排泄亢進）などがある。低Mg血症は低K血症とともに心疾患患者に多く，長期の利尿薬服用によるとされる。入院患者の約10％に，特にICUでは入室患者の約50％にみられる[18]。

2 診断基準

低Mg血症ではレニン分泌刺激を介してK利尿による低K血症を来しこれによる症状が出現する。高度では原因詳細は不明（PTHの分泌低下・抵抗性と低Vit D状態によることも関与）だが低Ca血症を生じこれによる症状も出現する。神経筋症状（テタニー・痙攣）や精神神経症状（うつ・不安・痴呆）が出現する。理学的には神経筋所見として筋力低下，Trousseau's sign，Chvostek's sign，心血管系所見として不整脈（心室性期外収縮，致死的不整脈（torsade de pointes）），心電図変化（QRS開大，PR間隔延長，T波増高・消失）を認める。検査所見としては血清Mg濃度＜0.9mg/dlで，治療抵抗性低K血症を約50％に合併し，治療抵抗性低Ca血症も認める。

3 病型・重症度分類

病型として無症候性および症候性（神経筋症状・心血管系症状）がある。重症は症候性かつ高度（血清Mg濃度＜0.7mg/dl，不整脈・テタニー）の場合である。

4 治療法

原因除去および原疾患治療（Mgの摂取，アルコール飲用中止，下痢治療，利尿薬中止）に努める。慢性の場合には経口Mg剤の服用による補正が適切である。重症（高度・症候性）の場合には硫酸Mg 1～2g静注後，同量を持続投与（1～2g/8～24h）する。静注用Mg製剤はその50％が尿中へ排泄される。

5 麻酔前のリスク評価と予後予測

血清Mg濃度の程度と症状を評価する。治療抵抗性の低Mg血症は低Ca血症または低K血症の存在を疑う。低Mg血症の存在は虚血性心疾患や心不全患者における致死的不整脈や突然

死のリスクを増加させる。低Mg血症と心血管系合併症（虚血性心疾患，心不全，致死的不整脈）の発症との相関が報告されているが，この低Mg血症の改善がこれらの心合併症を予防するとの確証はない[18]。

6 麻酔前準備と麻酔管理のポイント

慢性的な低栄養，利尿薬使用，心室性不整脈症例では血清Mg濃度をチェックする。高度・症候性の低Mg血症では緊急的Mgの補充を行う。利尿薬やアミノグルコシドなど原因薬剤を中止する。術中のtorsade de pointesなどの発現に注意する。

9 高リン血症

1 疫　学

全リン（P）量の85％は骨に，14％はATPなど代謝産物の構成要素として細胞内に，1％が細胞外液に存在する。血清P調節にはCa調節と同様PTHとVit Dの作用が重要である。高P血症の原因はP摂取・腸管での吸収増加（高P食・Vit D過剰），細胞外への移行（溶血，横紋筋融解，腫瘍崩壊，ケトアシドーシス），腎尿細管再吸収増加（脱水，巨人症，副甲状腺機能低下症），腎排泄障害（腎不全）などである[18]。腎不全に併発することが多く，腫瘍崩壊や横紋筋融解時にもみられる。

2 診断基準

症状は急性では高度低Ca血症を来しテタニーを生じる。理学的には関節内石灰沈着，動脈壁内膜石灰化・硬化を呈し，慢性では腎不全における二次性副甲状腺機能亢進症の悪化や異所性石灰化を惹起する。検査所見として血清P濃度＞5.0mg/dlを認める。

3 病型・重症度分類

病型としては急性と慢性があり，急性では高度の低Ca血症を来す。慢性は腎不全患者でみられる。重症は高度（血清P濃度＞9mg/dl）かつ急性の場合である。

4 治療法

低P食（蛋白・乳製品制限），経口P吸着剤（アルミニウム製剤：腎不全には禁忌，Ca製剤），腸管P吸収阻害剤および血液濾過透析を選択する。

5 麻酔前のリスク評価と予後予測

腎不全の有無・程度を評価し，慢性腎不全の場合には血清P濃度＜5.5mg/dlに保持する。低Ca血症の有無を確認する。心血管系では動脈硬化による血圧上昇を来し，心血管系死亡のリスクファクターとなる[18]。

6 麻酔前準備と麻酔管理のポイント

原因の把握と慢性腎不全時の異常の改善に努める。心血管系合併症に対する管理（動脈硬化による臓器虚血性障害：心筋梗塞・脳梗塞・腎血管障害・動脈硬化性閉塞症）に努める。

10 低リン血症

1 疫　学

原因は腸管での吸収低下（低栄養，アルコール多飲，慢性下痢，Vit D欠乏），腎での再吸収低下（HPT，Vit D欠乏症，骨軟化症，薬剤性：ビスフォスフォネート・シスプラチン・シクロスポリン・フェジン・アルミニウム製剤），細胞内・骨への移行（インスリン・カテコラミン過剰・呼吸性アルカローシス・カルシトニン）などがある。アルコール中毒患者において低栄養やVit D欠乏・下痢など複数の原因で発生することが多い。

2 診断基準

急性の場合，筋症状（脱力・倦怠・筋萎縮），消化器症状（嚥下障害・イレウス），精神神経症状（意識障害），出血傾向（血小板機能低下）を来す。

理学的には高度では赤血球グリセリン2,3-リン酸(2,3-diphosphoglycerate：2,3-DPG)の低下を来し，組織での酸素放出低下および細胞内ATP低下により組織低酸素症を招く[18]。検査所見として血清P濃度＜2.4mg/dlを呈する。

3 病型・重症度分類

病型として急性と慢性がある。急性では組織低酸素症を発生し，慢性では骨軟化症やくる病を生じる。重症は高度(血清P濃度＜1.5mg/dl)かつ急性の場合である。

4 治療法

原因の除去およびP製剤投与(経口，静脈：リン酸2K 100～150mg)を行う。

5 麻酔前のリスク評価と予後予測

重症度の評価を行うが，その場合，複数の原因が重なっていることが多い。

6 麻酔前準備と麻酔管理のポイント

急性・高度低P血症の場合には組織低酸素症による臓器障害発生の予防に努める。すなわち適切な酸素投与を行い，酸素解離曲線の左方移動を来さないように努める。

おわりに

血清電解質異常の原因は薬剤による医原性のものが多い。特に高齢者では利尿薬・循環器病薬，Vit D製剤，NSAIDsなどが長期に投与されている例が多く，これらの異常を来しやすい。周術期において急性変化に対しては迅速な処置が必要であるが，慢性経過例においてはまず原因究明に徹することが重要である。

―― 引用文献 ――

1) Palevsky PM, Bhagraph R, Greenberg A. Hypernatremia in hospitalized patients. Ann Intern Med 1996；124：197-203.
2) Finberg L. Hypernatremic (hypertonic) dehydration in infants. N Engl J Med 1973；289：196-8.
3) Berendes E, Walter M, Cullen P, et al. Secretion of brain natriuretic peptide in patients with aneurysmal subarachnoid haemorrhage. Lancet 1997；349：245-9.
4) 柴垣有吾，深川雅史監．第2章 水代謝・ナトリウム代謝異常の診断と治療．より理解を深める！体液電解質異常と輸液．改訂3版．東京：中外医学社；2010. p.7-81.
5) Terzian C, Frye EB, Piotrowski ZH. Admission hyponatremia in the elderly：factors influencing prognosis. J Gen Intern Med 1994；9：89-91.
6) Klein L, O'Connor CM, Leimberger JD, et al. Lower serum sodium is associated with increased short-term mortality in hospitalized patients with worsening heart failure：results from the Outcomes of a Prospective Trial of Intravenous Milrinone for Exacerbations of Chronic Heart Failure(OPTIME-CHF) study. Circulation 2005；111：2454-60.
7) Packer M, Lee WH, Kessler PD, et al. Identification of hyponatremia as a risk factor for the development of functional renal insufficiency during converting enzyme inhibition in severe chronic heart failure. J Am Coll Cardiol 1987；10：837-44.
8) Licata G, Di Pasquale P, Parrinello G, et al. Effects of high-dose furosemide and small-volume hypertonic saline solution infusion in comparison with a high dose furosemide as bolus in refractory congestive heart failure：long-term effects. Am Heart J 2003；145：459-66.
9) 柴垣有吾，深川雅史監．第3章 カリウム代謝異常の診断と治療．より理解を深める！体液電解質異常と輸液．改訂3版．東京：中外医学社；2010. p.88-118.
10) Perazella MA. Drug-induced hyperkalemia：old culprits and new offenders. Am J Med 2000；109：307-14.
11) Sood MM, Sood AR, Richardson R. Emergency management and commonly encountered outpatient scenarios in patients with hyperkalemia. Mayo Clin Proc 2007；82：1553-61.
12) Ruggenenti P, Perna A, Remuzzi G；Gruppo Italiano di Studi Epidemiologici in Nefrologia. ACE inhibitors to prevent end-stage renal disease：when to start and why possibly never to stop：a post hoc analysis of the REIN trial results. Ramipril Efficacy in Nephropathy. J Am Soc Nephrol 2001；12：2832-7.
13) Knoll GA, Sahgal A, Nair RC, et al. Renin-angiotensin system blockade and the risk of

hyperkalemia in chronic hemodialysis patients. Am J Med 2002 ; 112 : 110-4.
14) Juurlink DN, Mamdani MH, Lee DS, et al. Rates of Hyperkalemia after publication of the Randomised Aldactone Evaluation Study. N Engl J Med 2004 ; 351 : 543-51.
15) Macdonald JE, Struthers AD. What is the optimal serum potassium level in cardiovascular patients? J Am Coll Cardiol 2004 ; 43 : 155-61.
16) Roizen MF, Fleisher LA. Anesthetic implication of concurrent deseases. In : Miller RD editor. Miller's Anesthesia. 7th ed. Philadelphia : Churchill Livingstone ; 2010. p.1067-149.
17) Vitez TS, Soper LE, Wong KC, et al. Choronic hypokalemia and intraoperative dysrhythmias. Anesthesiology 1985 ; 63 : 130-3.
18) 柴垣有吾, 深川雅史監. 第5章 カルシウム・リン・マグネシウム代謝異常の診断と治療. より理解を深める！体液電解質異常と輸液. 改訂3版. 東京：中外医学社 ; 2010. p.174-208.
19) 加藤洋海. 急速輸血による低カルシウム血症：メカニズムを理解すれば, 針の穴から天上は覗ける. LiSA 2010 ; 17 : 362-5.
20) 狩谷伸亨, 太城力良. 妊娠誘発性高血圧治療における高マグネシウム血症：正確な状態把握による繊細な治療計画を. LiSA 2010 ; 17 : 366-9.
21) Rouse DJ, Hirtz DG, Thom E, et al. A randomized, controlled trial of magnesium sulfate for the prevention of cerebral palsy. N Engl J Med 2008 ; 359 : 895-905.
22) Smith DH, Cecil KM, Meaney DF, et al. Magnetic resonance spectroscopy of diffuse brain trauma in the pig. J Neurotrauma 1998 ; 15 : 665-74.
23) van den Bergh WM, Algra A, van Kooren F, et al ; MASH Study Group. Magnesium sulfate in aneurysmal subarachnoid hemorrhage : a randomized controlled trial. Stroke 2005 ; 36 : 1011-5.

〔福崎　誠〕

IX 特殊素因

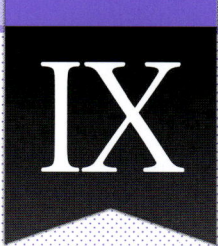

1. 小児
2. 高齢者
3. 悪性高熱症素因
4. 挿管困難症
5. 感染症
6. エホバの証人
7. 手術時期を考慮すべき状態
8. 術前常用薬

1 小児

■はじめに

　麻酔の術前検索として必要な事項は成人と共通の部分も多く，予定手術を受けるうえで問題がないか，手術までに治療を必要とする疾患がないかどうか，患児の状態により予定されている手術・麻酔を変更する必要があるかを評価する。また，この診察の時間は患児とのコミュニケーションを図り信頼関係を得る重要な時間である。この項では，小児に特異的あるいは小児では頻度が高くみられる問題点に焦点を絞って取り上げる。

1 麻酔前のリスク評価と予後予測

1）小児の術前検査

　通常業務の進行上，麻酔前の検査として，血算，生化学検査，感染症検査，胸部X線写真，心電図，場合によっては呼吸機能検査といったものが外科医側の指示で行われ，その結果を揃えて手術が申し込まれることが多い。しかし，検査の結果が麻酔を行うかどうか，あるいは麻酔法の選択に影響を与えないのであれば，不要な検査により患児にストレスを与えるだけの結果になりかねない[1]。

　近年，術前検査を減らす方向に動いており，問診や診察所見で問題を認めなければ血算，胸部X線写真も不要とする意見がある[2]。心電図についても，理学所見，酸素飽和度などから心疾患が疑われる場合以外では新たな異常を検出できるわけではないという報告がある[3]。患者の問診で，貧血や尿路感染の可能性があれば血液・尿検査が必要とされる。また6カ月未満の乳児では生理的貧血の可能性がありヘモグロビン値の前値を知っておくことは有用である。既往歴で腎，心臓，肺疾患の既往のある患者，術中輸血が必要となるような手術では術後管理の基準値として術前検査を行っておくことが勧められる。

2）小児の脳に対する麻酔の影響と予後

　近年，動物実験では出生前後に麻酔薬を投与することにより脳発育に悪影響をもたらす可能性が示されている[4,5]。しかし，ヒトでの脳発育への影響の程度は不明である。現時点では，麻酔薬投与による学習能力への悪影響の可能性が否定できず，手術・麻酔の時期は遅いほうが悪影響の可能性が低いと考えられる。年長児になるまで延期することができる手術であれば乳幼児期に受けないという選択肢を患者に示すこともできるが，いつまで延期すればよいか時期を示すための根拠となる報告が十分に揃っていない。

3）小児特有の合併症・状態

● 発熱

　小児はさまざまな要因で発熱する頻度が高い。38℃以上の発熱がみられた場合には延期を考慮する。

　発熱の原因としては，上気道炎などの呼吸器感染症，尿路感染や中耳炎などの呼吸器以外の感染症，悪性疾患などによる発熱，脱水（術前絶飲食などによる），不安や興奮による啼泣，が挙げられる。小児は代謝が活発なため外気温上昇や脱水などにより，感染症などがなくても体温上昇を起こすことがあるので，環境の設定，絶飲食の状態に注意が必要である。

　感染症が疑われるが，手術を行う必要性が高く延期が難しい場合には，十分な輸液と冷却によりできるだけ体温を下げ，感染症に対する抗菌剤などの投与を行い手術に臨む。

● 上気道炎

　小児は風邪を引きやすく，手術を行うことができるかは判断に迷うことが多い。手術を中止するかどうかは発熱と気道炎症の程度によるが，重篤化すれば肺炎や髄膜炎などの合併もあり得ることを念頭におかなければならない。酸素化の予備能が障害されるため低酸素症になりやすく，気道に炎症がある場合，喉頭痙攣の頻

度は5倍，気管支痙攣は10倍と合併症の確率が高くなる。これらの合併症が起こったときのために筋弛緩薬やβ刺激薬の投与の準備が必要である。

膿性鼻汁がある場合や湿性咳嗽を伴う場合には手術延期をするほうが望ましい。上気道炎の患児を入院させることによりほかの入院患者へ感染が及ぶ危険性があることも重要な点である。いったん感冒のため手術を延期した場合，気道の過敏性が回復するのを待つ。完全な回復には1〜2カ月の延期が必要であるが，ほかに合併症のない患児であれば2週間程度をめどに手術を予定する[6]（詳細はII章-6. 呼吸器感染症，p.39参照）。

● 喘息

小児喘息の既往のある患児では問診により最終発作，治療歴，起こりやすい時期を確認する。吸入薬を使用している患者には麻酔導入前に吸入を行う。発作があった場合は小発作でも2週間，大発作では4週間は麻酔までの間隔をあける。発作の好発時期があればその時期を避けて手術を予定する[7]（詳細はII章-1. 喘息，p.10参照）。

● 未熟児出生の患児

受胎後60週未満の患児，特にヘモグロビン値が10g/dl以下では術後呼吸停止のリスクが高い。このような患児では手術を延期することと呼吸停止のリスク判断が必要となる。全身麻酔を避けて局所麻酔を行うこともひとつの選択である。術後は無呼吸モニター，呼吸・循環モニターが必要となる。未熟児で呼吸管理をされた患児では気道系の問題を抱えることが多い。気管挿管の影響で声門下気道狭窄があれば，身長体重から判断する気管内チューブでは太すぎる可能性があり，細いチューブの準備が必要である。肺高血圧，中枢神経障害などの合併症を抱えていることもあり疑われる場合は術前検査が必要である[7]。

● 先天性疾患

頭頸部奇形を伴う先天性疾患においては，挿管困難を伴う疾患が多い。代謝疾患などではそれぞれに特異な注意点，使用薬剤の制限や絶飲

表1 予防接種後の麻酔延長推奨期間

	古典的基準	副反応がみられる期間
生ワクチン（ポリオ，麻疹，風疹，BCG，流行性耳下腺炎，水痘）	4週間	3週間
不活化ワクチン〔3種混合ワクチン（ジフテリア，百日咳，破傷風），インフルエンザ，日本脳炎，B型肝炎，肺炎球菌，インフルエンザ菌b型〕	2週間	2日

食，輸液管理などに注意が必要な疾患がある。まれな疾患については小児麻酔学会のホームページに文献集があるので参考にするとよい[8]。

● 予防接種

ワクチン接種により生体では抗体産生を行うが，そのときに副反応として発熱や発疹などの症状がみられる。生ワクチンでは弱毒化したウイルスを投与するので感染を引き起こす可能性がある。手術・麻酔により免疫抑制が生じるので，接種したワクチンに対して十分な抗体産生が進まない可能性もある。このため，ワクチン接種後の全身麻酔は一定期間延長することが推奨されている。麻酔の抗体産生抑制に与える影響についてはっきりしたデータがないため，副作用と合併症と区別するために，副反応がみられる期間だけ延期することが提唱されている（表1）。

一方，全身麻酔後，次の予防接種までの期間については，麻酔の免疫に与える影響は数日で回復すると考えられているため，低侵襲手術では1週間の間隔をおくことが勧められている[9]（IX章-7-3. ワクチン接種，p.252参照）。

2 麻酔前準備と麻酔管理のポイント

1）術前絶飲食

成人でも，患者の満足度の改善のために絶飲食時間を短くする傾向にある。小児では，脱水の可能性，低血糖になりやすいこと，口渇や空腹によるストレスを考慮し，絶飲食時間を短く

表2　小児術前経口摂取ガイドライン

clear fluid (3ml/kg)	2時間
母乳	4時間
ミルク，牛乳	6時間
固形物	8時間

する工夫を考える。一般に勧められている時間を表2に示す。

臨床の場では，小児の手術は前の手術が延長することにより絶飲食時間が延びることを嫌い，朝一番など開始時間が確定している枠に設定することが勧められている。

消化管の通過障害，胃食道逆流症のある患児では，経口摂取を中止し，術前から輸液を行い，急速導入を行うことは成人と同様である[1]。

2）不安軽減の工夫と前投薬

小児，特に幼児では手術の必要性の理解力の不足や保護者から離れることに対する不安感から，術後に精神的な影響を与えることがある。年長児では十分な説明と恐怖感を与えないよう注意することで影響は最小限に留められる[7]。精神的影響を減らすために，保護者が同伴して手術室に入室し麻酔導入に立ち会う方法をとることも有用である。この場合には，保護者が不安を抱いているとかえって患児が不安に感じるために，同伴する保護者に対して手術室で行われる手順についての説明を行い理解してもらうことが重要である。麻酔導入中に患児に起こる興奮期などの変化は事前の知識がなければ合併症が起こったと誤解される可能性がある。また，保護者が気分不良を訴える可能性もあり，麻酔導入後手術室外へ案内するなど，そのための人員が必要となる。

麻酔経験があればそのときの様子や，保護者が離れたときにどの程度我慢することができるのかを確認し，不安感の強い患児には抗不安薬の投与を考慮する[10]。さまざまな薬剤が使用されているが，作用発現が早く，麻酔覚醒に影響を与えない短時間作用性であるものが使用しやすく，剤形上の問題はあるがミダゾラムの経口投与がよく行われている。ベンゾジアゼピン，バルビツレートなどは呼吸抑制，気道閉塞の危険性があるので，気道狭窄や扁桃肥大などのある患児には投与を控え，投与した場合は患児観察を行うことが大切である。α_2アゴニストは呼吸抑制が少なく，デクスメデトミジンも有用である[11]。

3）麻酔導入法と気道管理

静脈路が確保できていれば，成人と同様に静脈麻酔薬による急速導入が可能である。薬剤についても成人と同様に使用することができる。プロポフォールの高用量長時間投与は死亡例も報告されているが，導入のみであれば問題ない。

術前の静脈路の必要ない患者ではルート管理の安全性からも，麻酔導入後に静脈路確保が行われるため，小児ではセボフルランによる緩徐導入を行うことが多い。マスクを密着することによる恐怖と，吸入麻酔薬の刺激臭による不快を軽減するため，鎮静剤の併用や，亜酸化窒素の吸入を吸入麻酔薬より先に始めるなどの工夫が好ましい。吸入麻酔では，静脈麻酔薬より興奮期が長くみられるが，この時期は喉頭痙攣を起こしやすいので，いったん患者の反応が鈍くなったら，速やかに吸入麻酔ガス濃度を上げて麻酔深度を急速に深くする。

気道確保の方法もほぼ成人と同じ手法が利用できる。乳歯の動揺がないか口腔内操作に入る前に確認しておく。気管内挿管には1歳未満では直の喉頭鏡ブレードが使用しやすいとされるが，直の喉頭鏡ブレードに慣れていなければ6カ月以上であれば曲のブレードでも容易に喉頭展開可能である。小児では喉頭鏡操作により徐脈になることがあるのでアトロピンを投与できるように準備しておく。最近では異論もあるが，小児では輪状軟骨部分が最小径であるとされており，声門を通過してもチューブが進められないことがある。カフの厚みにより挿入できるチューブ径が細くなること，カフによる気管の圧迫による粘膜傷害の危険性から小児にはカフなしチューブが推奨されていたが，カフ付きチューブを使用しても術後気道狭窄などの合併症発症率の上昇がなく，チューブサイズ選択に迷ったときには細めのチューブを挿管しリークが多い場合にはカフを使用することにより

チューブ入れ替えの頻度が減ることが報告されている[12]。20～30mmH$_2$Oの気道内圧でリークがあるように、チューブを選択し、カフの量を調整することが勧められている。

成人で、エアトラック、エアウェイスコープ、グライドスコープなどが挿管困難患者に有用であることが示されている。小児、新生児用の製品も開発され、挿管困難患者での気管内挿管に有効であったことが報告されている[13]。ラリンジアルマスク、i-gel、Air Qなどの声門上気道確保デバイスも小児、新生児用までサイズが揃っている。挿管困難な症例の気道確保に有効であることに加え、ファイバー挿管の補助に有用なことからも[14]、使い慣れておくことが望ましい。

4）体温管理

体温は熱の喪失と産生のバランスにより維持され、低体温は代謝性アシドーシス、血液凝固異常、感染の原因となる。非ふるえに比べてふるえによる熱産生のほうが効率がよいが、新生児、乳児では、この能力が劣っており、さらに麻酔中は熱産生中枢のセットポイントの低下や筋弛緩薬の使用により、さらに熱産生は低下する。一方、熱喪失の面で新生児、乳児は表皮の角質層が薄く、皮下脂肪の蓄積が乏しいこと、体重に対し体表面積が広いことにより、体温喪失を起こしやすい。特に新生児と未熟児は容易に低体温に陥るため注意が必要である。

保温の方法として、体表を包むことが大切である。覆布との間にできる空気の層による熱喪失抑制効果が大きな因子であるため覆う素材による効果の差は小さい[15]。頭部も大きいので頭にビニールを掛けたり、電灯で暖めるなどの方法、ラジアントウォーマーで患者のみを暖める方法などが体温保持に有効である。温風ブランケットも有効であるが、身体が小さいために術野と干渉しないように使用することは困難なことが多い。室温を高めに維持することは有効であるが、室温を高く保つことは医療従事者への負担となる。吸入気の加湿器による加温加湿は体温維持にはあまり効果が大きくないので、麻酔中は人工鼻の使用で十分であることが多い。

一方で、成人と比較して、乳幼児は受動的高体温になりやすい。特に全身が覆われる手術ではうつ熱により高体温になる。体温をモニターし、高体温になる場合には覆布を外す、送風による冷却、腋窩・鼠径に氷枕を置くなどのクーリングを早目に開始する。輸液の加温によって、体温を上昇させることは難しいが、体温上昇時の冷却には冷たい輸液の投与は有効である[16]。

5）水・電解質・血糖管理

周術期はストレスにより抗利尿ホルモンが増加し、尿量が減少し体内の自由水が増え、カテコラミンや副腎皮質ホルモンなどの抗インスリン作用を示す因子が分泌されるために血糖上昇が起こる。

小児では、成人に比べて代謝が盛んであり、グリコーゲンの蓄積量が少ないため、脱水、低血糖になりやすい。しかし、絶飲食の時間が短縮され、麻酔開始時に輸液負荷を必要とする症例は多くない。

新生児では尿濃縮能は未熟で、2歳ごろに成人レベルに達する。水排泄能も低く、生後2週間から2カ月に完成する。そのため、新生児では、腎臓による体液量、電解質のコントロールが不完全で、輸液により電解質組成の変動を受けやすい。

通常は成人と同様に、細胞外液補充液をベースとして、異化を予防するために1～2％の糖分の入った輸液を行うとよい。長らくHollidayらの計算式に従った輸液の投与が勧められてきたが、このカロリー、水分量ともに必要量より多いことが指摘されている[17]。

未熟児、新生児は、5～10％ブドウ糖液の維持輸液を投与されており、術中も投与を継続することで低血糖を予防できるが、高血糖になる場合があるので投与量の調整をすることが好ましい。体表や術野から失われる水分量の補液をリンゲル液で行うが、開腹術では10～15ml/kg/hr、未熟児ではそれ以上の補液が必要となることもある。このように多量の輸液を必要とする場合には膠質浸透圧の低下も伴うので、アルブミン、新鮮凍結血漿を投与する。

6）術後鎮痛

●痛みの評価

周術期の患者満足度を考えると，術後の疼痛管理は重要であるが，小児では痛みを言葉でうまく訴えることができない．痛みの評価，鎮痛の効果の判定にはよく観察することが必要である．痛みの定量的な評価方法としては，患児の行動やバイタルサインからスコアリングする方法（cry, requires O₂, increased vital signs, expression, sleeplessness：CRIES[18]），children's hospital of eastern ontario pain scale：CHEOPS）や，フェイススケールなどが使用される．

●鎮痛薬

小児の小手術の術後痛にはアセトアミノフェンが有効である．初回投与量は20〜30mg/kgが必要であり，解熱に必要な投与量より多い．麻薬で鎮痛を得ている場合も併用により，麻薬の使用量を減らすことができる．非ステロイド性抗炎症薬のジクロフェナクは，鎮痛作用は強いが，インフルエンザ患者では脳症発症の危険性のため禁忌であり，ライ症候群との関連性も示唆されている．また，副作用として，血小板機能抑制，低体温などの副作用もみられるため，年少児にはアセトアミノフェンのほうが好ましい．

麻薬性鎮痛薬ではモルヒネ，フェンタニルが使用される．モルヒネは長時間作用性であり，呼吸抑制作用があるので，早産児や気道系の障害，中枢神経疾患があり人工呼吸を行っていない患者では使用を控えるほうが安全である．フェンタニルも同様に全身投与で使用され，モルヒネより投与から効果発現までの時間が短く調整が簡便である．麻酔覚醒時から疼痛のない状態が得られることが理想であるが，実際には術式や個人差があり，十分な鎮痛が得られていない場合でも，フェンタニルであれば少量ずつ追加投与し，疼痛の程度を確認しながら速やかに除痛を図ることができる．副作用として，悪心・嘔吐がみられることが多く，メトクロプラミドの静注などを行う．呼吸抑制に対してはモルヒネと同様の注意が必要である．

●区域麻酔

成人と同様に小児でも硬膜外麻酔や仙骨ブロックがよく使用される．協力の得られる年長児を除いて全身麻酔下に施行することになる．仙骨ブロックでは，尿閉が起こる．排尿，排便により汚染が起こるのでカテーテル留置は行わない．

●末梢神経ブロック

鼠径ヘルニアや停留精巣手術に対して腸骨鼠径・腸骨下腹神経ブロックなどが行われている．全身麻酔下に，ランドマーク法やエコーガイド下に行われている．

おわりに

近年，患者，家族にはさまざまな情報源から医療に関して誤解をまねくような情報が入り，信頼関係を築くのが難しいケースも多くなってきている．また，医療の安全性，快適性についてますます要求度が高くなってきている．患児との信頼関係を築くには，十分な時間をかけて問診，診察から始めていくことが望ましいが，入院期間が短くなり，過密なスケジュールの手術麻酔の中で時間をとることは困難になってきている．マニュアルに従い画一的な対処をとることによる効率化の利点を取り入れつつ，症例はそれぞれ唯一であることを念頭におき各症例に対応することが重要である．

引用文献

1) 鈴木康之, 宮坂勝之. 小児の術前評価. 麻酔 2007；56：509-15.
2) Chung F, Yuan H, Yin L, et al. Elimination of preoperative testing in ambulatory surgery. Anesth Analg 2009；108：467-75.
3) von Walter J, Kroiss K, Höpnet P, et al. Preoperative ECG in routine preoperative assessment of children. Anaesthesist 1998；47：373-8.
4) Loepke AW, Soriano SG. An assessment of the effects of general anesthetics on developing brain structure and neurocognitive function. Anesth Analg. 2008；106：1681-707.
5) Mellon RD, Simone AF, Rappaport BA. Use of anesthetic agents in neonates and young children.

Anesth Analg 2007 ; 104 : 509-20.
6) 吉村依里子．III よくある問題と合併症　2．呼吸器合併症．香川哲郎，鈴木　毅編．臨床小児麻酔ハンドブック．改訂第2版．東京：診断と治療社；2008．p.109-12.
7) Cote CJ. Pediatric anesthesia. In : Millr RD, editor. Miller's anesthesia. 7th ed. Philadelphia : Churchill Livingstone ; 2009. .p.2559-98.
8) 小児特殊症候群，疾患文献目録集．日本小児麻酔学会　http://www.ped-anesth.com/04.htm［2012年9月閲覧］
9) 香川哲郎．III よくある問題と合併症　9．予防接種．香川哲郎，鈴木　毅編．臨床小児麻酔ハンドブック．改訂第2版．東京：診断と治療社；2008．p.133-4.
10) Coté CJ. Preoperative preparation and premedication. Br J Anaesth 1999 ; 83 : 16-28.
11) Sakurai Y, Obata T, Odaka A, et al. Buccal administration of dexmedetomidine as a preanesthetic in children. J Anesth 2010 ; 24 : 49-53.
12) Weber T, Salvi N, Orliaguet G, et al. Cuffed vs non-cuffed endotracheal tubes for pediatric anesthesia. Paediatr Anaesth 2009 ; 19 Suppl 1 : 46-54.
13) Holm-Knudsen R. The difficult pediatric airway : a review of new devices for indirect laryngoscopy in children younger than two years of age. Paediatr Anaesth 2011 ; 21 : 98-103.
14) Jagannathan N, Kozlowski RJ, Sohn LE, et al. A clinical evaluation of the intubating laryngeal airway as a conduit for tracheal intubation in children. Anesth Analg 2011 ; 112 : 176-82.
15) Sessler DI, McGuire J, Sessler AM. Perioperative thermal insulation. Anesthesiology 1991 ; 74 : 875-9.
16) Sessler AM, Sessler DI. Consequences and treatment of perioperative hypothermia. Anesthesiol Clin North America 1994 ; 12 : 425-56.
17) Bailey AG, McNaull PP, Jooste E, et al. Perioperative crystalloid and colloid fluid management in children : where are we and how did we get here? Anesth Analg 2010 ; 110 : 375-90.
18) Krechel SW, Bildner J. CRIES : a new neonatal postoperative pain measurement score. Initial testing of validity and reliability. Paediatr Anaesth 1995 ; 5 : 53-61.

〔仁科かほる，前川　信博〕

2 高齢者

1 麻酔前のリスク評価と予後予測

1）高齢者特有の合併症・生理的変化

高齢者は臓器機能の進行的低下と加齢に関連する疾患から，周術期の合併症のリスクは増大する。高齢者の麻酔では加齢により臓器機能の予備力が進行的に失われていくことと，これらの変化の程度や変化の始まる時期については個人差が大きいことを理解しておく必要がある。術前診察時には既往症および合併症の有無と重症度を確認し，さらに手術後のリスクの増大をまねく因子を把握することが重要である。

●中枢神経系

加齢により，脳萎縮が起こり，白質，灰白質ともに体積が減少する[1]。脳血流は脳重量に比例して減少する。脳血流自動能調節能は比較的維持されるが，上方に移動していることがあり，高齢者は低血圧に弱い。脳の予備能の低下は，麻酔薬に対する感受性増大，術後せん妄，認知障害のリスク増大と関係してくる。高齢者では術前に，認知障害，痴呆，抑うつ症，パーキンソン病などを評価することは重要である。高齢者特有の合併症は術後せん妄と認知障害である。また痴呆症は術後せん妄の予測因子であり，術後せん妄は重大な合併症を高率に発症し[2]，長期予後を悪化させるだけでなく，死亡を予測するもっとも重要な因子となる。抑うつ症も高齢者に多く，せん妄の発症や入院期間に影響を及ぼす（VII章-4. 神経疾患，p.184参照）。

●呼吸器系

加齢により，胸郭の硬化，分時換気量の減少，肺組織の弾性低下，末梢気道の虚脱による換気血流不均等，咳反射や繊毛運動低下による分泌物の排泄不良が起こり，肺炎のリスクが増大する。また高齢者では二次的に肺毛細血管床の断面積が減少するため，低酸素性肺血管攣縮反応が減弱し，一側肺換気の維持が困難となることがある。高齢者では，年齢，肥満，喫煙歴，予定されている手術の種類と麻酔時間，合併症（肺または肺以外）などがリスクに影響を与える[3]。その中で肺合併症は肺疾患の重症度と安定度の評価が重要である。高齢者の14％は呼吸器合併症（肺炎，肺水腫，肺塞栓症）を伴う。呼吸器合併症のリスク因子として，以下のFEV$_{1.0}$＜2l（特に＜1l），Paco$_2$＞45mmHgが挙げられている[4]。予測された術後のFEV$_{1.0}$が少なくとも0.8l以上あれば，手術に耐えられる量の肺組織をもっているということができる。0.8l未満では肺切除が禁忌かどうかは議論のあるところである。Paco$_2$は有効換気の指標であり，45mmHg以上であると術後呼吸器合併症のリスクは増加する。肺の要素だけでは，術後呼吸器合併症が起こる可能性を正確に予測することはできない。患者のリスクを予測するためには広範な医学的評価を行わなければならない。Shapiroの分類修正版やASA-PSスコアなどの複合的スコアリングシステムもよりよい予測となる（II章 呼吸器疾患，p.9参照）。

●循環器系

加齢による変化は，動脈硬化や体血管抵抗増大による血圧上昇，心筋リモデリングによる拡張障害，心筋の線維化による伝導異常，β受容体の感受性の低下などである[5]。加齢によるもっとも重要な自律神経系の変化は，β受容体刺激に対する反応低下と交感神経系の活動亢進である。そのために，ストレス時には心拍数の低下や駆出率の低下や体血管抵抗増大を引き起こし，心不全に陥りやすい。このような自律神経系の変化のために術中の血行動態が不安定になりやすい。冠動脈疾患や心不全などの心疾患の既往を確認する（III章 心血管疾患，p.53参照）。

●代謝系（肝，腎）

肝重量は加齢とともに減少し，肝血流も低下し，薬物を代謝する機能も低下する。腎重量も80歳までに30％減少する[6]。腎血流と糸球体濾過率は減少する。腎の尿濃縮および希釈能も加齢により低下する。血清クレアチニンは骨格

筋量の減少に伴い，相対的に正常範囲に維持される（Ⅵ章-1.肝機能障害，p.150, 2.腎機能障害，p.157参照）．

2）麻酔薬および麻酔関連薬に対する反応

加齢による生理学的変化は，血漿蛋白結合，体組成，薬物代謝・薬力学である．血中のアルブミン濃度は加齢により低下するため，バルビツレート系，ベンゾジアゼピン系，フェンタニルなどの薬剤で，非結合型の薬剤が増加し，作用が増強することがある．体組成では，体内総水分量の減少により中心コンパートメントが小さくなり，薬物投与後の濃度が上昇し，遷延する可能性がある[7]．高齢者の麻酔薬に対する臨床的反応は，臓器の感受性変化，つまり投与薬物の物理的特性や受容体数や感受性変化に起因している．一般に高齢者は麻酔薬に対して感受性が高い．必要な投与量は少なく，薬物効果はしばしば遷延する．吸入麻酔薬の最小肺胞内濃度は40歳を基点とすると加齢10年ごとに6％低下する[8]．チオペンタールに対する脳の感受性は変化しないが，麻酔に必要な投与量は減少する．プロポフォールに対する脳の感受性は亢進する．ミダゾラムも同様である．高齢者ではフェンタニル，レミフェンタニルは脳のオピオイド感受性亢進のため約2倍強力である．一方，筋弛緩薬の薬力学は一般的に加齢により変化しないが，肝または腎代謝に依存して作用時間は延長することがある．

3）手術・麻酔と予後

●加齢による手術死亡・重大合併症の増加

65歳以上の高齢者の手術リスクと予後は主に①年齢，②患者の生理学的状態および合併症，③待機手術か緊急手術か，④手術の内容の4つの因子に依存している[9]．合併症は年齢に関係すると考えられ[10]，手術死亡率も年齢により増加するとされている[11]．また緊急手術後合併症発症の独立予測因子であり[12]，術前の準備・管理が不十分であると予後に大きな影響を及ぼす．さらに高齢者の手術死亡率は術式によっても大きく変化する[13]．

●全身麻酔と区域麻酔の予後比較

研究結果はさまざまで，どのような予後を調べるかでも変わってくるが，高齢者では全身麻酔と区域麻酔とで予後に差はほとんどない[14]か，あったとしてもわずかである．たとえば，区域麻酔のほうが深部静脈血栓症の頻度を減少させたり，出血量を減少させる可能性がある．また区域麻酔では気管内挿管を伴う全身麻酔に比べて，肺機能が維持できるので，低酸素症のリスクが低い可能性がある．

●特有の合併症

①術後せん妄：術後せん妄を発症した患者では重大な合併症発症率の増大と機能回復が遅れ，その結果，長期療養施設へ転院になることが多い[15]．長期予後を悪化させるだけでなく，死亡を予測するもっとも重要な因子でもある．術後せん妄の発症率は全体で5〜15％であるが，開心術や整形外科手術では50％を超える．術前の発症危険因子は，認知障害，寝たきり，アルコール乱用，脱水，電解質異常などで，術中の発症因子としては，術中の大量出血，術後の大量輸血，30％以下のヘマトクリットなどが挙げられている．

②術後認知障害：術前の認知障害はリハビリテーションの転帰不良[16]と手術死亡率の増加[17]を伴う．65歳以上の患者の非心臓手術は短期的な認知障害を引き起こし[18]，その発症率は1週間で26％である[19]．発症の因子としては，年齢，低教育レベル，術前の認知障害，抑うつ，心臓手術などの特定の術式である．術後認知障害の多くは可逆的であるが，少数例で持続する．

2 麻酔前準備と麻酔管理のポイント

1）麻酔方法と麻酔薬の選択

高齢者の術後合併症は麻酔管理より，術前の合併症に依存している．そのために麻酔方法は合併疾患および手術を考慮して，決定されるべきである．

麻酔薬は原則として，短時間作用性が有用である．麻薬ではレミフェンタニルは薬物動態の変動も少なく，初回投与量や維持量を減量して

使用する．筋弛緩薬は，初回投与量は変える必要はないが，追加投与は肝・腎代謝の低下や排泄機能の低下により，影響を受けるので，筋弛緩薬モニター下に最少必要量を追加投与する．吸入麻酔薬による術後認知機能に差はみられない．

2）麻酔関連薬の使用方法

麻酔関連薬も麻酔薬同様に，加齢による血中アルブミン濃度の低下，臓器の感受性変化などから，必要な投与量は少なく，薬物効果はしばしば遷延する．

3）呼吸・循環管理

高齢者では脳血流を保つことが重要である．術中過換気による二酸化炭素の低下は脳血流の減少を引き起こすので，術前の患者の呼気終末二酸化炭素分圧レベル以下にならないように管理する．高齢者では換気血流不均等などにより呼気終末二酸化炭素分圧が動脈血二酸化炭素分圧を反映しないことが多いので，術前の血液ガス分析を参考することもよい．

高齢者では高血圧や虚血性心疾患を合併することが多いので，血圧低下と頻脈を避けなければならない．予後を改善するための最適な循環管理は明らかでないが，少なくとも術前の血圧の日内変動の±10～20％以内に収まるように厳重に管理すべきである．

4）体温管理

高齢者では体温調節機能は影響を受けているので，高齢者の全身麻酔は低体温症を引き起こしやすい．予期しない低体温が心筋虚血，低酸素症に関連するので，体温維持は重要で，温風加温器などを使用すべきである．脊髄くも膜下麻酔では，遮断領域が高いほど，深部体温の低下の度合いが大きくなる．

5）術後鎮痛

高齢者の術後管理では，鎮痛が特に重要である．不十分な鎮痛は術後の回復を遅延し，合併症を引き起こす．加齢により臓器予備能や薬物動態が変化しているので，疼痛の評価と薬物投与量の調整が重要となってくる．高齢者の術後疼痛管理の原則は，複数の鎮痛方法を組み合わせるバランス鎮痛法である．麻薬による静脈内自己調節鎮痛法（patient controlled analgesia：PCA）は，加齢により麻薬の感受性が変化しているので，必要量が減少することに注意が必要で，酸素飽和度モニターの併用が必須である．たとえば，麻薬による静脈内PCAにエコーガイド下神経ブロックを併用することで麻薬の使用量および副作用を減弱できる．非ステロイド系抗炎症剤も麻薬の使用量を節約し，鎮痛効果を高めるので用いられることが多い．高齢者では特に，麻薬による静脈内PCA，硬膜外鎮痛法，エコーガイド下神経ブロックや浸潤麻酔などを患者ごとに組み合わせるバランス鎮痛法が有用である．

―――― 引用文献 ――――

1) Ge Y, Grossman RI, Babb JS, et al. Age-related total gray matter and white matter changes in normal adult brain. Part Ⅱ：quantitative magnetization transfer ratio histogram analysis. AJNR Am J Neuroradiol 2002；23：1334-41.
2) Dyer CB, Ashton CM, Teasdale TA. Postoperative delirium：a review of 80 primary data-collection studies. Arch Intern Med 1995；155：461-5.
3) Okeson GC. Pulmonary dysfunction and surgical risk：how to assess and minimize the hazards. Postgrad Med 1983；74：75-83.
4) Setiati S. Perioperative assessment and management of the elderly. Acta Med Indones 2007；39：194-201.
5) Priebe HJ. The aged cardiovascular risk patient. Br J Anaesth 2000；85：763-78.
6) Epstein M. Aging and the kidney. J Am Soc Nephrol 1996；7：1106-22.
7) Shafer SL. The pharmacology of anesthetic drugs in elderly patients. Anesthesiol Clin North America 2000；18：1-29.
8) Eger EI 2nd. Age, minimum alveolar anesthetic concentration, and minimum alveolar anesthetic concentration-awake. Anesth Analg 2001；93：947-53.
9) Miller RD編．武田純三監．高齢者麻酔．ミラー麻酔科学．第6版．東京：メディカルサイエンス・インターナショナル；2007. p.1889-99.
10) Tiret L, Desmonts JM, Hatton F, et al. Complications associated with anaesthesia：a prospective survey in France. Can Anaesth Soc J

1986 ; 33 : 336-44.
11) Jin F, Chung F. Minimizing perioperative adverse events in the elderly. Br J Anaesth 2001 ; 87 : 608-24.
12) Leung JM, Dzankic S. Relative importance of preoperative health status versus intraoperative factors in predicting postoperative adverse outcomes in geriatric surgical patients. J Am Geriatr Soc 2001 ; 49 : 1080-5.
13) Pedersen T, Eliasen K, Henriksen E. A prospective study of mortality associated with anaesthesia and surgery : risk indicators of mortality in hospital. Acta Anaesthesiol Scand 1990 ; 34 : 176-82.
14) Roy RC. Choosing general versus regional anesthesia for the elderly. Anesthesiol Clin North America 2000 ; 18 : 91-104.
15) Marcantonio ER, Goldman L, Mangione CM, et al. A clinical prediction rule for delirium after elective noncardiac surgery. JAMA 1994 ; 271 : 134-9.
16) Heruti RJ, Lusky A, Barell V, et al. Cognitive status at admission : does it affect the rehabilitation outcome of elderly patients with hip fracture? Arch Phys Med Rehabil 1999 ; 80 : 432-6.
17) Bernstein GM, Offenbartl SK. Adverse surgical outcomes among patients with cognitive impairments. Am Surg 1991 ; 57 : 682-90.
18) Dijkstra JB, Houx PJ, Jolles J. Cognition after major surgery in the elderly : test performance and complaints. Br J Anaesth 1999 ; 82 : 867-74.
19) Moller JT, Cluitmans P, Rasmussen LS, et al. Long-term postoperative cognitive dysfunction in the elderly ISPOCD1 study : ISPOCD investigators : International Study of Post-Operative Cognitive Dysfunction. Lancet 1998 ; 351 : 857-61.

〔植木　正明，前川　信博〕

3 悪性高熱症素因

はじめに

悪性高熱症(malignant hyperthermia：MH)は揮発性吸入麻酔薬や脱分極性筋弛緩薬により誘発される致死的な疾患である[1,2]。MH発症時の病態は，骨格筋細胞内のカルシウムイオン(Ca)濃度が上昇して骨格筋細胞内の代謝が亢進した状態で，呼吸性・代謝性アシドーシス，高体温，頻脈，筋強直，横紋筋融解などの症状を呈する[1,2]。誘発薬剤投与からMH発症までの時間は数分から数時間[3]であるが，MHを発症すると症状は急激に進行する。救命の要点は早期診断・早期治療により体温上昇を抑制することである。

MH素因とは骨格筋細胞内のCa調節に関与する機能の異常で，Ca調節には骨格筋小胞体にあるCa放出チャネルである1型リアノジン受容体(ryanodine receptor 1：RyR1)と細胞膜にあるL型Caチャネル(ジヒドロピリジン受容体)を中心にして，筋小胞体(sarcoplasmic reticulum：SR)内のCa結合蛋白であるCalsequestrin-1などが関与している[2](図)。MH素因患者では，RyR1刺激薬によるSRからのCa放出促進[4,5]だけでなく，細胞外からのCa流入も増大する[6,7]。RyR1遺伝子[4,8]の関与も50～70％ある。日常生活では症状がなく，MH素因を術前に予測することは難しい。誘発薬剤を使用してもMHを発症しないこともある。MH発症の可能性は予測しがたいので，迅速な診断と治療対策と準備が重要である。

図 骨格筋細胞内のCa調節

DHPR：dihydropyridine receptor
TRPC：transient receptor potential canonical
STIM1：stromal interaction molecule 1
SERCA：sarcoplasmic reticulum calcium ATPase
PMCA：plasma membrane calcium ATPase
NCX：Na^+/Ca^{2+} exchanger

1 疫学

RyR1の変異の頻度は2,000～3,000人に1人と推定される[4,9]。わが国の悪性高熱症劇症型(fulminant-malignant hyperthermia：f-MH)の発生頻度は全身麻酔約60,000例に1例[10,11]で，最近の推計では73,000例に1例[12]である。

遺伝形式は常染色体優性遺伝であるが，f-MHでは3.5：1と男性に多い。発症は小児に多く[1]，19歳以下が45％であった[3]。f-MHでは66％が30歳未満で，死亡率は男性で30.6％，女性で24.1％である。

2 診断基準

臨床症状と検査所見を点数化するclinical grading scale(CGS)[13]が使用される。わが国では劇症型と亜型(abortive-malignant hyperthermia：a-MH)に分類する(表1)。素因診断は生検筋からCa調節機能の異常を検出する方法と，遺伝子変異を確認する方法がある。

1) 筋生検による診断
- **CICR速度測定**：化学的スキンドファイバーを使用して，等尺性張力を測定することでSRからのCaによるCa放出(カルシウム誘発性カルシウム放出，calcium-induced calcium

表1 MH臨床診断基準

体温基準
　A．麻酔中，体温が40℃以上
　B．麻酔中15分間に0.5℃以上の体温上昇で最高体温が38℃以上

その他の症状
　①原因不明の頻脈，不整脈，血圧変動
　②呼吸性および代謝性アシドーシス（過呼吸）
　③筋強直（咬筋強直）
　④ポートワイン尿（ミオグロビン尿）
　⑤血液の暗赤色化，Pa_{O_2}低下
　⑥血清K^+，CK，AST，ALT，LDHの上昇
　⑦異常な発汗
　⑧異常な出血傾向

劇症型（f-MH）：体温基準のAかBを満たし，その他の症状を認める
亜型（a-MH）：体温基準を満たさないが，その他の症状を認める

表2 CICR速度検査の結果

CICRテスト施行理由	亢進	非亢進	計	陽性率(%)
劇症型MH	47	13	61	78.3
亜型MH	18	55	72	24.7
術後MH	4	42	46	8.7
MHの家族	43	55	98	43.9
高CK血症	7	51	58	12.1
熱中症，その家族	4	5	9	44.4
筋疾患，その家族	6	16	22	27.3
悪性症候群	0	10	10	0
その他・不明	1	25	26	4.0
総計	130	272	402	32.3

（1987～2011年8月　広島大学麻酔蘇生学教室の結果）

release：CICR）速度を半定量的に計算する。著者らの研究でのCICR速度検査の陽性率は，f-MH患者で78.3％，a-MH患者で24.7％であった（表2）。この測定法は広島大学病院と埼玉医科大学病院で高度先進医療に認定されている。

- *in vitro* contracture test（IVCT）：電気刺激下でハロタンあるいはカフェインを加えると骨格筋束が拘縮することを利用した診断法である[1]。MH素因診断法として認められているが，北米と欧州ではハロタンの投与方法と診断基準が異なる。感度と特異度は高い[1]。
- **検査対象**：MH患者か，MHが疑われる，ないし家族歴か関連疾患がある者を対象とする。小児では筋生検の負担が大きいことから勧められない。必要な場合は両親の筋生検を行う。

2）遺伝子診断

RyR1遺伝子変異の頻度が高い部位数カ所の検索でMH素因診断を行うために，2001年に欧州MHグループが，2002年には北米MHグループが遺伝子診断のガイドライン[14]を作成した。欧米のIVCTでMH susceptibleと診断された患者で，変異が発見されたのは30％以下[14]であった。RyR1遺伝子すべてのシークエンスでは，筋生検テスト陽性症例で変異が発見される頻度は50～86％であった[4,8]。MHに関連したRyR1遺伝子の点変異・欠損は200以上[2]が報告されているが，Ca調節機能異常が確認されMHを発症する原因と認定された変異はまだ30カ所である。

3 病型・重症度分類

病型はわが国ではf-MHとa-MHに分類し，さらに術後発症したものを術後MHとする。術後MHは，病因や発症機序に不明な点が多いが，MH素因を有するものが含まれている。

MHには重症度分類はないが，CGSの点数が高いほど重症なことが多い。予後には体温が関係し[3]，体温上昇率の中央値は15分間に1℃で，最高体温が41℃以上になると死亡率が53％を超える。最高体温が高いと播種性血管内凝固症候群（DIC）の併発率が上昇する[3]。死亡原因には，MH発症早期には心室細動が，遅れて肺水

腫，DIC，中枢神経障害，脳浮腫，腎不全がある。

MH素因にも重症度分類はまだないが，RyR1遺伝子の変異が重症度に関与している可能性がある。

4 治療法

MH発症時の治療は，誘発薬剤の投与中止，過換気，ダントロレン（dantrolene：DNT）投与，冷却，高カリウム（K）血症への対処である。Ca拮抗薬は，DNTとの併用で高K血症を生じかねないので使用しない。

1）ただちに行う治療
①MH誘発薬剤の投与を中止する。
②過換気にする（純酸素を高流量で，分時換気量は通常の2〜3倍，流量を下げると麻酔回路内の吸入麻酔薬の濃度が再上昇する）。
③緊急事態を宣言して応援人員を確保する。
④麻酔維持が必要なときは，安全な麻酔薬に変更する。
⑤外科医に手術の中止を要請する。
⑥気化器をはずす（麻酔器の交換は時間がかかるが効果は少ない）[15]。

2）DNT投与
①1瓶20mgのDNTを蒸留水60mlで溶解し，2.0mg/kg（欧州で推奨[15]）〜2.5mg/kg（北米で推奨[1]）を点滴投与する。
②さらに必要なDNT（30〜50瓶[15]）を手配する。
③循環動態と呼吸状態が落ち着くまで，投与を反復する（最大10mg/kg）。投与は単独の静脈ルートを用いる。難溶性のため，準備から投与終了までに時間を要する。加温すると溶解時間は短縮できる[16]が有用ではないという報告もある[17]。

3）対処療法
冷却も有効である。4℃の生理食塩水を2,000〜3,000ml輸液する。体外冷却は38.5℃で中止する。動脈血ガス分析，電解質，クレアチンキナーゼ（creatine kinase：CK），ミオグロビン（血液，尿）の検査を行う。高K血症があればブドウ糖・インスリン療法を行う。塩化カルシウム（$CaCl_2$）の投与をしてもよい。透析も考慮する。アシドーシスには過換気で対処し，pHが7.2未満なら炭酸水素ナトリウムを投与する。致死的か持続する心室性不整脈にはアミオダロンを投与し[15]，持続する頻脈にはβ遮断薬を投与する[15]。頻脈，不整脈に対してCa拮抗薬を使用しない[1,15]。尿量は2ml/kg/時を確保する。

4）MH発症後
MH症状が術後に再燃[18]，あるいは腎不全・DICなどを来す可能性があるので48時間はICU管理が望まれる。北米ではDNTは発症後から24〜48時間以内は4〜8時間ごとに1mg/kg[1]，欧州では発症後24時間以内は10mg/kg/日の静脈内持続投与が推奨されている。

5 麻酔前のリスク評価と予後予測

MHは潜在的な薬剤誘発性の筋疾患であり，現時点では術前予測は困難である。麻酔歴と家族歴，MHに関連する疾患について術前に問診を行う。

- 麻酔歴：MH素因患者にMH誘発薬剤による麻酔歴があっても，必ずしもMHを発症するわけではない。
- 家族歴：親，子，兄弟にMH素因があれば，50％の確率で遺伝している。
- 身体所見：斜視，眼瞼下垂，側彎はMH素因との関連性が指摘されている。小児MH例の報告で斜視と側彎の合併率は高いが[19]，これはcentral core病などの筋疾患による症状の可能性がある。
- MH関連の筋疾患：Central core病は先天性の非進行性ミオパチーで，病理組織像で診断される。多くは常染色体優性遺伝で，MHと同じRyR1の異常による[4,5]。ほかにmulti-mini-core病やKing-Denborough症候群があり，両疾患でRyR1変異の報告がある。Duchenne型筋ジストロフィーやBecker型筋ジストロフィーはMH素因の可能性が低い[20]。
- 熱中症：熱中症患者の一部にはMH素因があ

- **高CK血症**：高CK血症とMHの関連は不明ながら，f-MH患者の術前CK値は高い。

6 麻酔前準備と麻酔管理のポイント

MHが疑われる患者に対しては，MHについて説明して同意を得る。前投薬ではベンゾジアゼピンは抗不安作用があり有用である[1]。DNT予防投与は勧められていない[1]。DNT（初回投与量）と溶解用の蒸留水を準備する。麻酔器は気化器を麻酔回路からはずし，ソーダライムと麻酔回路は新しいものにする。麻酔回路中の揮発性吸入麻酔薬の濃度は5ppm以下を目標に，10l/分の純酸素を少なくとも20分間流す[1]。しかし最新の麻酔器はさらに長時間の洗い流しが必要である[21]。

術中のモニターは，E_TCO_2，持続的な体温測定が必須である。観血的動脈圧，中心静脈圧や肺動脈圧モニターも考慮する。混合静脈血酸素飽和度は早期発見に有用である。麻酔薬では，亜酸化窒素，非脱分極性筋弛緩薬，麻薬性鎮痛薬，非麻薬性鎮痛薬，プロポフォール[22]などの静脈麻酔薬は安全である[1]。アミド型局所麻酔薬も，臨床使用濃度内では安全である[1]。脊髄くも膜下麻酔や硬膜外麻酔はMH患者に適応できる。MHを発症すればDNTを投与する。症状がなくても術後4時間は観察する。麻酔管理のポイントは，初発症状であるE_TCO_2の上昇や原因不明の頻脈を見逃さないこと，早期にDNTを投与することである。なお，MH素因者でプロポフォールにより発熱を来した例[23]や，安全とされる麻酔薬の使用後にMHを発症した報告はある[19,24]。

■おわりに

MH素因を術前から診断して準備できることはまれであり，予期しない症例で麻酔管理中に遭遇する疾患である。早期発見・早期診断・早期治療が重要で，MHを疑ったら早期にDNTを投与できるよう，施設内に成人1人分の初回投与量は確保しておきたい。

---引用文献---

1) Rosenberg H, Davis M, James D, et al. Malignant hyperthermia. Orphanet J Rare Dis 2007 ; 2 : 21.
2) Stowell KM. Malignant hyperthermia : a pharmacogenetic disorder. Pharmacogenomics 2008 ; 9 : 1657-72.
3) Larach MG, Gronert GA, Allen GC, et al. Clinical presentation, treatment, and complications of malignant hyperthermia in north America from 1987 to 2006. Anesth Analg 2010 ; 110 : 498-507.
4) Ibarra MCA, Wu S, Murayama K, et al. Malignant hyperthermia in Japan : mutation screening of the entire ryanodine receptor type 1 gene coding region by direct sequencing. Anesthesiology 2006 ; 104 : 1146-54.
5) Kobayashi M, Mukaida K, Migita T, et al. Analysis of human cultured myotubes responses mediated by ryanodine receptor 1. Anaesth Intensive Care 2011 ; 39 : 252-61.
6) Yang T, Allen PD, Pessah IN, et al. Enhanced excitatrion-coupled calcium entry in myotubes is associated with expression of RyR1 malignant hyperthermia mutations. J Biol Chem 2007 ; 282 : 37471-8.
7) Duke AM, Hopkins PM, Calaghan SC, et al. Store-operated Ca^{2+} entry in malignant hyperthermia-susceptible human skeletal muscle. J Biol Chem 2010 ; 285 : 25645-53.
8) Sambuughin N, Holley H, Muldoon S, et al. Screening of entire ryanodine receptor type 1 coding region for sequence variants associated with malignant hyperthermia susceptibility in the North American population. Anesthesiology 2005 ; 102 : 515-21.
9) Monnier N, Krivosic-Horber R, Payen JF, et al. Presence of two different genetic traits in malignant hyperthermia families : implication for genetic analysis, diagnosis, and incidence of malignant hyperthermia susceptibility. Anesthesiology 2002 ; 97 : 1067-74.
10) Migita T, Mukaida K, Kawamoto M, et al. Fulminant-type malignant hyperthermia in Japan : cumulative analysis of 383 cases. J Anesth 2007 ; 21 : 285-8.
11) 中尾正和. 悪性高熱症の発生頻度は？ 医のあゆみ

1989 ; 148 : 404.
12) Sumitani M, Uchida K, Yasunaga H, et al. Prevalence on malignant hyperthermia and relationship with anesthetics in Japan : data from the diagnosis procedure combination database. Anesthesiology 2011 ; 114 : 84-90.
13) Larach MG, Localio AR, Allen GC, et al. A clinical grading scale to predict malignant hyperthermia susceptibility. Anesthesiology 1994 ; 80 : 771-9.
14) Sei Y, Sambuughin NN, Davis EJ, et al. Malignant hyperthermia in North America : genetic screening of the three hot spots in the type 1 ryanodine receptor gene. Anesthesiology 2004 ; 101 : 824-30.
15) Glahn KP, Ellis FR, Halsall PJ, et al. Recognizing and managing a malignant hyperthermia crisis : guidelines from the European Malignant Hyperthermia Group. Br J Anaesth 2010 ; 105 : 417-20.
16) Mitchell LW, Leighton BL. Warmed diluent speeds dantrolene reconstitution. Can J Anesth 2003 ; 50 : 127-30.
17) Kugler Y, Russell W. Speeding dantrolene preparation for treating malignant hyperthermia. Anaesth Intensive Care 2011 ; 39 : 84-8.
18) Burkman JM, Posner KL, Domino KB. Analysis of the clinical variables associated with recrudescence after malignant hyperthermia reactions. Anesthesiology 2007 ; 106 : 901-6.
19) Li G, Brady JE, Rosenberg H, et al. Excess comorbidities associated with malignant hyperthermia diagnosis in pediatric hospital discharge records. Pediatr Anaesth 2011 ; 21 : 958-63.
20) Gurnaney H, Brown A, Litman RS. Malignant hyperthermia and muscular dystrophies. Anesth Analg 2009 ; 109 : 1043-8.
21) Kim TW, Nemergut ME. Preparation of modern anesthesia workstations for malignant hyperthermia-susceptible patients : a review of past and present practice. Anesthesiology 2011 ; 114 : 205-12.
22) Migita T, Mukaida K, Kawamoto M, et al. Propofol-induced changes in myoplasmic calcium concentrations in cultured human skeletal muscles from RYR1 mutation carriers. Anaesth Intensive Care 2007 ; 35 : 894-8.
23) 村尾浩平, 梅垣岳志, 増澤宗洋ほか. 悪性高熱症素因を有する患者でプロポフォール投与中に体温上昇を来した1症例. 麻酔 2010 ; 59 : 92-6.
24) Pollock N, Hodgest M, Sendall J. Prolonged malignant hyperthermia in the absence of triggering agents. Anaesth Intensive Care 1992 ; 20 : 520-3.

〔向田　圭子, 河本　昌志〕

4 挿管困難症

はじめに

現在，気管挿管以外にも気道確保にさまざまな器具が使用可能となった。しかし，気管挿管はもっとも確実な気道確保であり，気管挿管を必要とする症例もある。現在でも麻酔科医には挿管困難症は関心の高い事項である。

1 疫　学

近年，手術室での発生率は5～6%[1,2]と報告されている。しかし，診断基準の違いにより同一母集団でも1.9～10.1%と発生率は変化するため[3]，発生率を解釈する際はその診断基準を確認する必要がある。

2 診断基準

挿管困難に関する国際的なコンセンサスはいまだ十分ではない。診断項目は2003年度版の米国麻酔科学会（ASA）ガイドラインでは1項目[4]，イタリア麻酔科学会のSocietà Italiana di Anestesia Analgesia Rianimazione e Terapia Intensiva(SIAARTI)では4項目になっている[5]。

現在までに使用された挿管困難症の診断基準は，①複数回の挿管試技，もしくは挿管に要した時間[3,6]，②Cormack分類grade 3以上[1,3,7～14]，③①と②を合わせたもの[15,16]，④その他[2,12,17～19]の4つに分類できる。

しかし，②の基準は正確には喉頭展開困難であり挿管困難とは異なる。ASA[4]やSIAARTI[5]でも喉頭展開困難と挿管困難は別の定義を与えられている。このように"挿管困難"の診断基準には常に問題点があることが指摘されている[5]。われわれが挿管困難に遭遇したときは，できる限り具体的かつ詳細にその情報を記載し，伝達する義務がある。

なお，本項では断りのない限り，前述の①～④のいずれをも挿管困難症とする。

3 麻酔前のリスク評価と予後予測

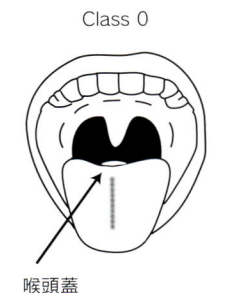

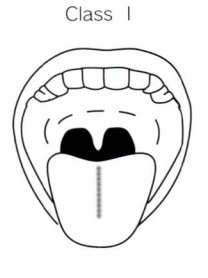

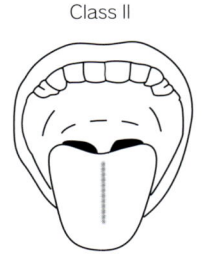

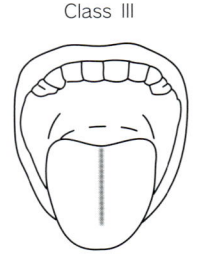

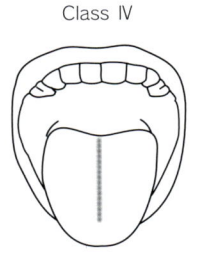

挿管困難の予測法としてのMallampati分類は，原法では3クラス[20]であったが，その後4クラスに[21]（modified Mallampati test），さらにclass 0が加わった[22]（図1）。方法は座位で正面を向き発声せずに舌を完全に突出させて評価する。頸部が伸展した状態ではスコアは低下する（extended Mallampati test）[13]。Class Ⅲ以上では挿管困難の可能性が高いと予測するが，この診断にはmodified Mallampati testを用いる[12]。しかし，観測者間のばらつきが大きいこともあり[23]このtest単独での予測は困難である[1,7～10,12]。

ほかの挿管困難の予測法として，甲状頤間距

| Class 0 | Class Ⅰ | Class Ⅱ | Class Ⅲ | Class Ⅳ |

喉頭蓋

図1　Mallampati分類

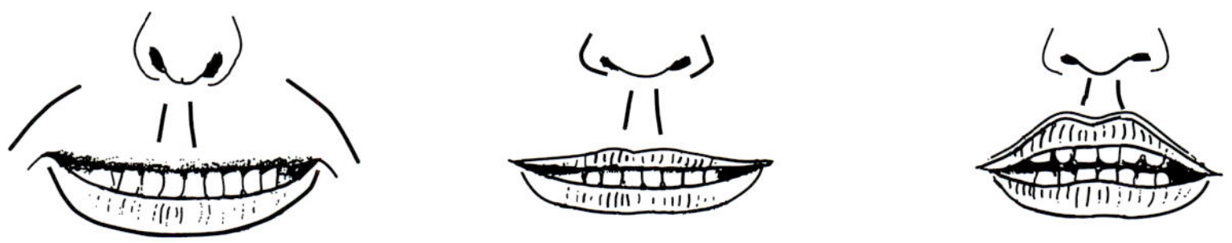

図2 Upper lip bite test

(Khan ZH, Kashfi A, Ebrahimkhani E. A comparison of the upper lip bite test (a simple new technique) with modified Mallampati classification in predicting difficulty in endotracheal intubation: a prospective blinded study. Anesth Analg 2003; 96: 595-9より改変引用)

表 挿管困難予測試験の精度

文献	指標	感度(%)	特異度(%)	陽性的中率(%)	陰性的中率(%)
7	Mallampati class≧3	44.7	89	21	96.1
8	Mallampati class≧3	82.4	66.8	13	98.4
9	Mallampati class≧3	70.2	61	19.5	93.8
10	Mallampati class≧3	70	60	20	93
7	Thyromental distance＜6cm	7	99.2	38.5	94.3
10	Thyromental distance≦6.5cm	52	71	21	91
14	Thyromental distance≦6.5cm	73.6	82.2	17.9	98.3
14	Sternomental distance≦13.5cm	84.2	70.6	13.1	98.8
7	Neck extension≦80°	10.4	98.4	29.5	94.4
10	Neck extension≦80°	13	93	22	88
10	Mouth opening＜3.5cm	39	69	15	89
7	Mouth opening＜4cm	26.3	94.8	25	95.2
14	Mouth opening≦4.5cm	68.4	77	13.5	97.8
7	Weight＞110kg	11.1	94.3	11.8	94.2
18	Weight＞110kg	6	95	7	95
18	BMI＞35	7	94	6	95
8	Upper lip bite test＝3	76.5	88.7	28.9	98.4
9	Upper lip bite test＝3	28.2	92.5	33.6	90.6
14	Upper lip bite test＝3	78.9	91.9	33.3	98.8
2	History of difficult intubation	3	99	24	95
7	History of difficult intubation	4.5	99.8	69	94.1

離，胸骨頤間距離，開口の距離，頸部後屈の角度，upper lip bite test[8]（図2）などが知られているが，どれも単独での適切な予測は困難である[1,7〜10,14]（表）。Upper lip bite testは観測者間での一致度は比較的よい[9]が，胸骨頤間距離や頸部後屈の角度は一致度が低い[23]。

全身麻酔の既往歴のある患者では挿管困難の既往も予測に有用である。感度は3〜4％だが，特異度はほぼ100％に近い[2,7]。

肥満は挿管困難のみならず気道確保困難の因子として知られているが，挿管困難に関しては単独ではそれほど強い因子ではない[7,18]。しかし，肥満はマスク換気困難の危険因子[6,11,15]であり，多くの問題がある。

マスク換気困難も挿管困難の予測因子である。マスク換気困難となった場合，挿管困難となる確率は3〜4倍増加する[6,11]。

挿管困難の発生率は施行場所によっても変化し，病院外[17]や手術室以外での緊急対応[16,19]も挿管困難の発生率を増加させる。

日本麻酔科学会の調査によると，気道や換気不全が原因となった心停止事例は10万例あたり8.8例ある[24]。ASA closed claims project databaseでは1986〜2000年の麻酔による死亡や恒久的脳障害の発生事例のうち呼吸器系合併症に起因する症例は約36％を占め，その約45％

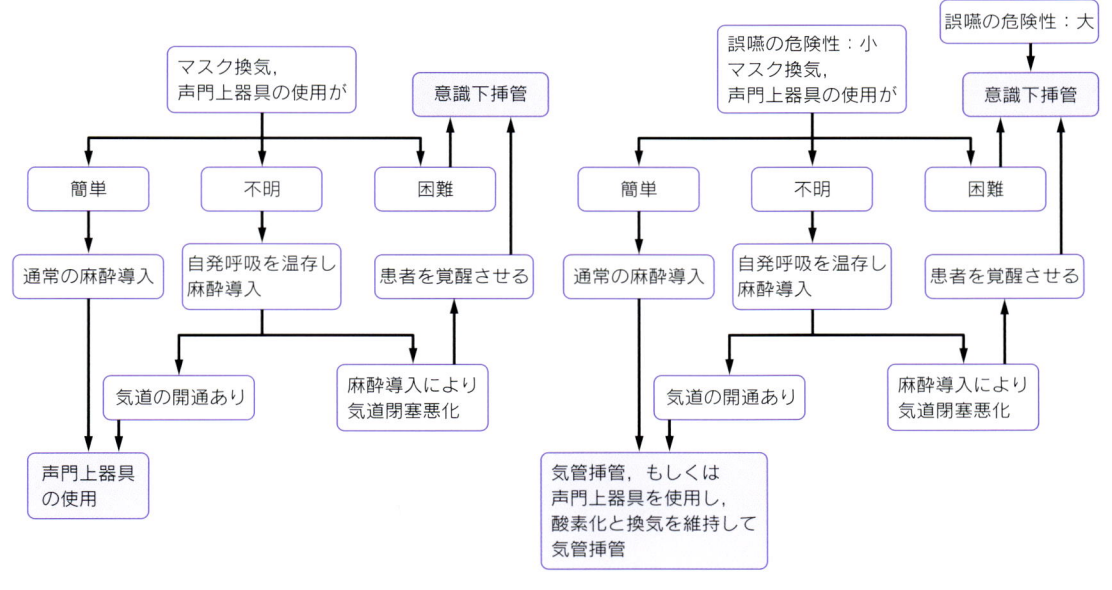

図3 気道確保困難に対するフローチャート

(Drolet P. Management of the anticipated difficult airway: a systematic approach: continuing Professional Development. Can J Anesth 2009; 56: 683-701より改変引用)

は挿管困難と換気不十分である。マスク換気が困難な場合や（オッズ比：4.25），挿管，換気ともに不能ないわゆる"cannot intubate and cannot ventilate（CICV）"の状況に陥る（オッズ比：15.46）と死亡や恒久的脳障害などの発生率は高まる[25]。

救急現場における挿管試技は合併症を起こしやすいが，挿管困難の度合いが増すほどその確率も増加する[19]。さらに繰り返しの挿管試技も低酸素，誤嚥，心停止などの重篤な合併症の可能性を高める[26]。

4 麻酔前準備と麻酔管理のポイント

1993年のASAガイドライン発表後，気道確保困難による有害事象の発生率は減少した[27]。現在ある気道確保困難に対するガイドライン[4,5,28,29]でおおよそ共通しているのは，①助けを呼ぶこと，②酸素化の維持，そのためのマスク換気の可否は重要であること，③手術が気管挿管を必要とするか否かを考えること，④無理な挿管試技を繰り返さないこと，⑤場合によっては患者を覚醒させること，である。これらのガイドラインでもっとも新しいカナダ麻酔科学会のフローチャートを図に示す（図3）。

近年，挿管困難に対して気管支ファイバーのみならず，Airway Scope™, AirTraq™, Glidescope™などのさまざまな器具が臨床現場で使用可能となり，その有用性が報告されている[30,31]。しかし欠点もある[32,33]ので，使用する器具に対して十分な知識と，操作に習熟しなければその能力を発揮することはできない[34]。

Berkowらは気道確保カートの整備や電子化による挿管困難遭遇時の記録の整理，スタッフの教育などを行い，緊急外科的気道確保の施行率が1/3に減少したと報告している[35]。だが，わが国のアンケート調査では教育機関でさえ気道確保困難に対しての教育・訓練プログラムを実施している施設は21.6％にすぎない[36]。

挿管困難に遭遇してもマスク換気が可能であれば危機的状況に陥ることはない。マスク換気の可否は施行者にも依存する[37]。マスク換気困難時の対処法は車の総説[38]に詳しい。

おわりに

挿管困難は麻酔科医にとって関心の高い事項であり，今までにもさまざまな総説[39]がある。しかし，われわれ麻酔科医にとって挿管困難よりも困難気道の対策のほうが切実である。気管挿管は気道確保の一手段にすぎない。

引用文献

1) Shiga T, Wajima Z, Inoue T, et al. Predicting difficult intubation in apparently normal patients : a meta-analysis of bedside screening test performance. Anesthesiology 2005 ; 103 : 429-37.
2) Lundstrøm LH, Møller AM, Rosenstock C, et al. A documented previous difficult tracheal intubation as a prognostic test for a subsequent difficult tracheal intubation in adults. Anaesthesia 2009 ; 64 : 1081-8.
3) Rose DK, Cohen MM. The incidence of airway problems depends on the definition used. Can J Anaesth 1996 ; 43 : 30-4.
4) American Society of Anesthesiologists Task Force on Management of the Difficult Airway. Practice guidelines for management of the difficult airway : an updated report by the American Society of Anesthesiologists Task Force on Management of the Difficult Airway. Anesthesiology 2003 ; 98 : 1269-77.
5) Petrini F, Accorsi A, Adrario E, et al. Recommendations for airway control and difficult airway management. Minerva Anestesiol 2005 ; 71 : 617-57.
6) Langeron O, Masso E, Huraux C, et al. Prediction of difficult mask ventilation. Anesthesiology 2000 ; 92 : 1229-36.
7) El-Ganzouri AR, McCarthy RJ, Tuman KJ, et al. Preoperative airway assessment : predictive value of a multivariate risk index. Anesth Analg 1996 ; 82 : 1197-204.
8) Khan ZH, Kashfi A, Ebrahimkhani E. A comparison of the upper lip bite test (a simple new technique) with modified Mallampati classification in predicting difficulty in endotracheal intubation : a prospective blinded study. Anesth Analg 2003 ; 96 : 595-9.
9) Eberhart LH, Arndt C, Cierpka T, et al. The reliability and validity of the upper lip bite test compared with the Mallampati classification to predict difficult laryngoscopy : an external prospective evaluation. Anesth Analg 2005 ; 101 : 284-9.
10) Krobbuaban B, Diregpoke S, Kumkeaw S, et al. The predictive value of the height ratio and thyromental distance : four predictive tests for difficult laryngoscopy. Anesth Analg 2005 ; 101 : 1542-5.
11) Yildiz TS, Solak M, Toker K. The incidence and risk factors of difficult mask ventilation. J Anesth 2005 ; 19 : 7-11.
12) Lee A, Fan LT, Gin T, et al. A systematic review (meta-analysis) of the accuracy of the Mallampati tests to predict the difficult airway. Anesth Analg 2006 ; 102 : 1867-78.
13) Mashour GA, Sandberg WS. Craniocervical extension improves the specificity and predictive value of the Mallampati airway evaluation. Anesth Analg 2006 ; 103 : 1256-9.
14) Khan ZH, Mohammadi M, Rasouli MR, et al. The diagnostic value of the upper lip bite test combined with sternomental distance, thyromental distance, and interincisor distance for prediction of easy laryngoscopy and intubation : a prospective study. Anesth Analg 2009 ; 109 : 822-4.
15) Kheterpal S, Han R, Tremper KK, et al. Incidence and predictors of difficult and impossible mask ventilation. Anesthesiology 2006 ; 105 : 885-91.
16) Martin LD, Mhyre JM, Shanks AM, et al. 3,423 emergency tracheal intubations at a university hospital : airway outcomes and complications. Anesthesiology 2011 ; 114 : 42-8.
17) Adnet F, Borron SW, Racine SX, et al. The intubation difficulty scale (IDS) : proposal and evaluation of a new score characterizing the complexity of endotracheal intubation. Anesthesiology 1997 ; 87 : 1290-7.
18) Lundstrøm LH, Møller AM, Rosenstock C, et al. High body mass index is a weak predictor for difficult and failed tracheal intubation : a cohort study of 91,332 consecutive patients scheduled for direct laryngoscopy registered in the Danish Anesthesia Database. Anesthesiology 2009 ; 110 : 266-74.
19) Jabre P, Avenel A, Combes X, et al. Morbidity related to emergency endotracheal intubation : a substudy of the KETAmine SEDation trial.

20) Mallampati SR, Gatt SP, Gugino LD, et al. A clinical sign to predict difficult tracheal intubation : a prospective study. Can Anaesth Soc J 1985 ; 32 : 429-34.
21) Samsoon GL, Young JR. Difficult tracheal intubation : a retrospective study. Anaesthesia 1987 ; 42 : 487-90.
22) Ezri T, Warters RD, Szmuk P, et al. The incidence of class "zero" airway and the impact of Mallampati score, age, sex, and body mass index on prediction of laryngoscopy grade. Anesth Analg 2001 ; 93 : 1073-5.
23) Rosenstock C, Gillesberg I, Gätke MR, et al. Inter-observer agreement of tests used for prediction of difficult laryngoscopy/tracheal intubation. Acta Anaesthesiol Scand 2005 ; 49 : 1057-62.
24) 日本麻酔科学会. 麻酔関連偶発症例 第3次調査. https://member.anesth.or.jp/App/datura/investigation-3.html#05 [2012年9月閲覧]
25) Cheney FW, Posner KL, Lee LA, et al. Trends in anesthesia-related death and brain damage : a closed claims analysis. Anesthesiology 2006 ; 105 : 1081-6.
26) Mort TC. Emergency Tracheal Intubation : Complications Associated with Repeated Laryngoscopic Attempts. Anesth Analg 2004 ; 99 : 607-13.
27) Peterson GN, Domino KB, Caplan RA, et al. Management of the difficult airway : a closed claims analysis. Anesthesiology 2005 ; 103 : 33-9.
28) Henderson JJ, Popat MT, Latto IP. Difficult Airway Society guidelines for management of the unanticipated difficult intubation. Anaesthesia 2004 ; 59 : 675-94.
29) Drolet P. Management of the anticipated difficult airway : a systematic approach : continuing Professional Development. Can J Anesth 2009 ; 56 : 683-701.
30) Malik MA, Subramaniam R, Maharaj CH, et al. Randomized controlled trial of the Pentax AWS®, Glidescope®, and Macintosh laryngoscopes in predicted difficult intubation. Br J Anaesth 2009 ; 103 : 761-8.
31) Lange M, Frommer M, Redel A, et al. Comparison of the Glidescope and Airtraq optical laryngoscopes in patients undergoing direct microlaryngoscopy. Anaesthesia 2009 ; 64 : 323-8.
32) Tremblay MH, Williams S, Robitaille A, et al. Poor visualization during direct laryngoscopy and high upper lip bite test score are predictors of difficult intubation with the GlideScope® videolaryngoscope. Anesth Analg 2008 ; 106 : 1495-500.
33) Malin E, Montblanc J, Ynineb Y, et al. Performance of the Airtraq laryngoscope after failed conventional tracheal intubation : a case series. Acta Anaesthesiol Scand 2009 ; 53 : 858-63.
34) Trimmel H, Kreutziger J, Fertsak G, et al. Use of the Airtraq laryngoscope for emergency intubation in the prehospital setting : a randomized control trial. Crit Care Med 2011 ; 39 : 489-93.
35) Berkow LC, Greenberg RS, Kan KH, et al. Need for emergency surgical airway reduced by a comprehensive difficult airway program. Anesth Analg 2009 ; 109 : 1860-9.
36) 安氏正和, 楠 真二, 田口志麻ほか. 本邦の手術室における気道管理困難症例に対する備え：全国医育気管に対するアンケート調査：日本蘇生学会第26回シンポジウム. 蘇生 2007 ; 26 : 167.
37) Koga T, Kawamoto M. Gender difference in mask ventilation training of anesthesia residents. J Clin Anesth 2009 ; 21 : 178-82.
38) 車 武丸. 用手的気道確保とフェイスマスク換気の基本手技. 臨麻 2011 ; 35 : 505-16.
39) 河本昌志. 挿管困難症. 麻酔 2010 ; 59 : 1142-5.

〔古賀 知道，河本 昌志〕

5 感染症

はじめに

感染症は，患者の全身状態に影響するだけでなく，院内感染や医療従事者への感染伝播のリスクを有する。本項では，手術患者にみられる重要な感染症の基本的知識と感染予防策，および近年注目されている手術部位感染防止に関する知見をまとめた。

A 手術患者にみられる感染症

手術患者にみられる感染症には急性と慢性の2種類がある。急性感染症に罹患している場合は，緊急手術や感染病巣の手術以外の手術は施行すべきではない（II章-6．呼吸器感染症，p.39およびIX章-7．手術時期を考慮すべき状態，p.249参照）。慢性感染症に罹患した患者の手術に関して，全身麻酔や手術侵襲が感染症やその全身症状を悪化させるかどうかは明白ではない[1]。以下に記した病原体に関する各論は，米国疾病予防管理センター（Centers for Disease Control and Prevention：CDC）[2]および厚生労働省ホームページ[3]の感染症情報に基づいた。

1 ヒト免疫不全ウイルス（HIV）感染症

1 疫　学

現在のヒト免疫不全ウイルス（human immunodeficiency virus：HIV）感染率はアフリカ南部の国々で15％以上と圧倒的に高く，世界平均で0.8％，米国で0.5％である。わが国の平成24年第一四半期での感染者数は2万284人で，感染者の90％以上が男性である。わが国における感染経路は，同性間の性的接触が69％，異性間の性的接触が18％，不明が9％を占める。

2 診断基準と重症度分類

スクリーニング検査でHIV抗体を検出する。偽陽性があるため，確定診断としてウエスタンブロット法による抗体検出やポリメラーゼ連鎖反応（polymerase chain reaction：PCR）法によるウイルス量測定を追加する[4]。なお，スクリーニングには1～3カ月のウインドウピリオドがある。

重症度はCD4陽性細胞数（正常800～1,200個/μl）で判定する。抗HIV薬のなかった時代には，CD4細胞数が低下し日和見感染症を発症するようになった状態を後天性免疫不全症候群（acquired immune deficiency syndrome：AIDS）と呼び，HIV感染症の末期を象徴していた。強力な抗HIV療法が生まれた現在，HIV感染症の重症度はAIDS・非AIDSではなく，上下するCD4細胞数の値に基づいて病態が表現される[5]。

3 治療法

HIVに対する抗ウイルス薬としてさまざまなものが開発され，これを組み合わせた多剤併用（highly active anti-retroviral therapy：HAART）療法が行われ，予後は著しく改善している。治癒に至ることは困難で，治療は一生継続する。

感染防止には性的接触時の予防と血液感染の予防の2点が重要で，感染力が弱いため握手や一緒の入浴では感染しない。

4 医療従事者への感染防止策

医療現場での感染防止は標準予防策（後述）で対応する。針刺し後の感染率は0.3％，経粘膜曝露では0.09％である。HIV曝露を受けた場合は，曝露形式や感染源患者の病勢を判断し，必要なら早期に抗HIV薬の予防的内服を行う[6]。

2 B型肝炎ウイルス(HBV)感染症

1 疫学

わが国のHBs抗原陽性率は40歳代以上で高く1.5％程度である。B型肝炎ウイルス(hepatitis B virus：HBV)の持続感染は出生時または乳幼児期の感染によって生じ、その90％は無症候性キャリアへ移行し、10％が慢性肝疾患へ移行する。一過性感染の場合、70％は不顕性で終わるが、30％は急性肝炎を発症する。このうち約2％が劇症肝炎を発症し、致死率は約70％である。

HBV感染は患者の血液や体液を介して、輸血、針刺し事故や傷口からの経皮的感染、性交渉や分娩時の経粘膜感染により生じる[7]。

2 診断基準と重症度分類

HBV感染の状態は2種類の抗原と抗体の測定値から判定する。HBs抗原はHBV表面にある蛋白で患者が感染していることを示す。HBs抗体は感染から回復し免疫ができてきたことを表すが、ワクチン接種が成功した場合にも上昇する。HBe抗原はHBVの芯を構成する蛋白で、血中にウイルスが多量に存在することを示す。抗HBe抗体はウイルス量の減少を表す。

B型肝炎の病状把握には、肝予備能を反映するプロトロンビン時間(PT)やヘパプラスチンテストなどの凝固系検査と、腹部超音波やCT検査による肝萎縮の程度を判定することが有用である[7]。

3 治療法

急性B型肝炎は本来、自然治癒する傾向が強い疾患である。生命予後は、劇症化しなければきわめて良好である。劇症化した場合には血漿交換、人工肝補助療法、生体肝移植などの治療が必要となる。

HBV感染の予防は感染経路を遮断することであり、血液製剤のウイルス検査、母子感染の予防や医療従事者などのハイリスクグループに対するワクチン接種が有効である[7]。

4 医療従事者への感染防止策

HBVは感染力が強く、HBe抗原陽性血液の場合、針刺し事故の約30％に感染を認める。C型肝炎ウイルス(hepatitis C virus：HCV)やHIVよりもはるかに感染性が高いため、汚染した医療器具、病棟や検査室の物品や環境なども感染源となる。

医療従事者はあらかじめHBワクチンの接種を受けて、HBVに対する免疫を獲得したことを確かめておくこと、また1年に1回HBs抗体が陽性であることを確かめ、HBs抗体が陰性化していることが分かった場合には、HBワクチンの追加接種を受けることが推奨されている。

針刺しなど血液曝露後の予防処置として、被曝露者がHBs抗体陰性である場合には、B型肝炎免疫グロブリンを遅くとも48時間以内に筋注して感染を予防する。汚染源がHBe抗原陽性であった場合には、B型肝炎免疫グロブリンとHBワクチンの接種を併用する[7]。

3 C型肝炎ウイルス(HCV)感染症

1 疫学

わが国のHCV感染者数は150万人(1.3％)以上と推定されている。HCV抗体陽性者の70％がHCV持続感染者(キャリア)である。

HCVの感染経路としては、感染血液製剤の輸血、経静脈的薬物乱用、入れ墨、針治療、針刺し事故などが考えられる。ただし現行の血液製剤はスクリーニングの発達で感染リスクはゼロに近い。

HCV感染に伴って急性肝炎を発症すると、30％は完治するが、70％はHCVキャリアとなり慢性肝炎に移行する。長い年月を経てキャリアの20％が肝細胞癌に進展する[8]。

2 診断基準と重症度分類

HCVに感染しているかどうかを調べるため

には，まずHCV抗体を検査する。HCV抗体陽性者の中で，HCVキャリアと，過去にHCVに感染し治癒した人（感染既往者）を区別するため，HCVコア抗原検査，核酸増幅検査を組み合わせ，血中ウイルスの有無を確認する[8]。

3 治療法

有効性の確立している抗HCV薬はインターフェロンである。単独でのHCV排除効果は30％で，リバビリンを併用すると40％である。ウイルスを排除できない場合も肝炎の進行を遅らせ肝癌の発生を抑制する。

感染予防策としては，感染者の血液に触れないことが基本である。HCVワクチンは実用化されていない[8]。

4 医療従事者への感染防止策

HCV血付着の針刺し事故で感染の起こる確率は1.8％である。血液曝露時の感染予防策はなく，ガンマグロブリンの投与は無効で，インターフェロンの投与も推奨されない。1週間後と2週間後にHCV-RNA検査を行い，感染が判明した場合はインターフェロンを投与することにより慢性化（キャリア化）を防止する[8]。

4 結核

1 疫学

結核の年間新登録患者数は2万3,000人（2010年度）で人口10万人あたりの年間感染者数は18人である。感染経路は空気感染と飛沫感染で，結核患者からの咳，くしゃみ，唾から感染する[9,10]。

2 診断基準と重症度分類

診断は喀痰塗抹検査により行う。新結核菌検査指針では検出菌数を±，1＋，2＋，3＋で表す。±はガフキー1号，1＋は2号，2＋は5号，3＋は9号に相当する。喀痰塗抹検査では非結核性抗酸菌でも陽性になるため，PCR法を併用する。

結核感染症の診断に使用されるツベルクリン反応はBCG接種によっても陽性となる。最近保険適応となったクオンティフェロン検査は，結核診断のための新しい血液検査で，BCGの影響を受けず，接触者検診や医療従事者の入職時検診に有用性が高い[11]。

3 治療法

標準的な化学療法ではイソニアジド（isoniazid：INH），リファンピシン（rifampicin：RFP），ピラジナミド（pyrazinamide：PZA），ストレプトマイシン（streptomycin：SM）またはエタンブトール（ethambutol：EB）の4剤が併用される。

感染予防はBCGワクチンによる。ただしBCG接種は小児にはきわめて有効であるが，成人での予防効果は50％程度とされる。

4 医療従事者への感染防止策

結核罹患患者に対する手術が必要と判断された場合，空気感染を起こすため，空気予防策に準じた管理が必要となる。すなわち，手術室でも病室と同様，陰圧管理が基本となる。通常陽圧換気である手術室で結核患者からの伝播を防ぐには，術野の清潔を保ちつつ陰圧排気可能な特別な部屋を準備する必要がある[12]。手術中の入退室は最小限とし，扉を開けると廊下へ空気が流入する可能性があるため，特に気管挿管時，抜管時には扉を開けないよう注意する。HEPAフィルター（high efficiency particulate air filter）の使用も考慮する。排菌の可能性がある場合，ほかの予定手術患者への伝播を防ぐために，可能であればその日の最後の手術とし，手術室ホール・廊下での他患者や医療従事者との交差を極力減らすよう配慮する。気管チューブあるいは麻酔回路の呼気側にバクテリアフィルターを装着する。排菌の可能性がある場合や，結核病巣の切開，粟粒結核患者の手術では医療従事者はN95マスクを着用する。

B 院内感染対策の基本

1 標準予防策

1 基本概念

　1996年，CDCは「標準予防策（standard precautions）を基本にした新しい感染対策」を提唱した。これは標準予防策と，標準予防策のみを実施しても感染経路を完全には遮断できない場合に用いる感染経路別予防策の2つからなる。理解しやすいシンプルな感染対策としてわが国でも急速に取り入れられた[13]。

2 予防策

　標準予防策は，医療従事者が手や器具を介して感染性微生物を患者に伝播しないために策定されたもので，診療においては常にこれに準拠するよう心がけていなければならない。汗を除くすべての血液，体液，分泌液，排泄物，傷のある皮膚，粘膜は伝播し得る感染性微生物を含んでいる可能性があるという原則に基づいている。標準予防策は，手指衛生，手袋，ガウン，マスク，眼防御，安全な注射手技などの感染予防策からなる。血管穿刺では，手袋のみが必要とされ，気管挿管では，手袋，ガウン，フェースシールドまたはマスクとゴーグルが必要となる。2007年の改訂では，呼吸器衛生/咳エチケット，安全/清潔な注射手技，腰椎穿刺および硬膜外カテーテル挿入時のマスク装着が加えられた。

2 感染経路別予防策

1 基本概念および予防策

　感染経路別予防策は，3つのカテゴリーに分けられる（表）。

3 手術部位感染への対策

　1999年，CDCは，以前は手術創感染と呼ばれていた手術部位感染（surgical site infection：SSI）に対する勧告を公開した[14]。本項ではこのガイドラインより，SSIを防ぐために術前に施行すべき項目を引用する。

1 手術部位感染の種類

　手術部位感染症は深度により，①表層切開部感染，②深部切開部感染，③臓器/体腔感染に分類されている。②③は診断が難しく，積極的に疑い超音波，CT，MRIなど画像検査を行う必要がある[14]。

表　感染経路別予防策

予防策	代表的な病原体	病原体の特徴	装備	管理
接触予防策	Clostridium difficile，ノロウイルス，その他の腸管病原体など	患者または患者環境に，直接もしくは間接的に接触することによって拡散する感染性微生物	患者および患者環境汚染の可能性がある区域に接触する際には，常にガウンと手袋を装着する。	個室
飛沫予防策	髄膜炎菌，A群連鎖球菌（抗菌治療の最初の24時間）	呼吸器分泌物が，呼吸器または粘膜に密接に接触することを介し拡散する病原体	患者に接触する際，マスクを装着する。患者を病室外に搬送する場合，マスクを着用し，呼吸器衛生/咳エチケットに従う。	個室
空気予防策	麻疹，水痘ウイルス，結核菌など	空気中に浮遊して，長距離でも感染性を維持している感染性微生物	患者に接触する際，レスピレーターマスクを装着する。免疫をもっていない医療従事者はワクチンで予防できる疾患（麻疹，水痘，天然痘など）患者をケアしないことが望ましい。	隔離室

2 患者のリスク因子と管理

糖尿病患者では適切な血清血糖値の管理を行い，周術期の高血糖を避ける．禁煙を勧め，予定手術の30日前からタバコを中止するよう教育する．

3 予防策

術前に，術野より遠隔部の感染を可能な限り明らかにし治療する．遠隔部に感染のある患者の予定手術は，感染が治るまで，延期する．

1）除毛を避ける

手術前の剃毛は，切開部あるいは周辺の毛が手術の邪魔にならない限り施行しない．除毛する場合には，バリカンを使用して手術直前に行う．

2）皮膚消毒法

術前処置が許す限り，術前入院期間は短縮する．手術前夜に，消毒薬によるシャワーあるいは入浴を指示する．皮膚消毒前に，切開部位および周辺を十分に洗浄清浄して大きな汚れを除く．皮膚消毒には基準に合った消毒薬を用いる．

術前の皮膚消毒は中心から同心円を描くように次第に外に広げていく．切開創を広げたり，ドレーンを入れても十分なように消毒範囲を広くとる．

3）術後感染予防のための予防的抗菌薬投与

世界保健機構（WHO）は2008年5月に，"Safe surgery saves life"のスローガンの下，患者の安全のための世界的取り組みの一環として，世界標準の手術安全の手引きとなるよう，手術安全実施マニュアルおよびWHO手術安全チェックリストを発表した[15]．この実施マニュアルは，外科医，麻酔科医，看護師，臨床工学技士および他の職員から構成される手術チームが，安全な手術を行うための10の必須目標を掲げている．

WHO手術安全チェックリスト2009年版では，手術開始前1時間以内に予防的抗菌薬投与が行われたかを皮膚切開前に確認することが義務づけられている[16]．SSI予防に重要な術中の抗生剤投与に関して，追加投与の確実な実施も含め麻酔科医が果たす役割は重要である．

おわりに

感染症について重要な3点は次の事柄である．

① HBVはほかのウイルスと比較して格段に感染力が強いため，医療従事者はあらかじめHBワクチンの接種を受けて，HBVに対する免疫を獲得したことを確かめておくことが重要である．
② 結核は，医療関係者が発病した場合には，院内感染のみならず社会的影響も大きいため，排菌している可能性のある患者との接触には十分な注意が必要である．
③ 手術部位感染防止策として，手術開始前1時間以内に予防的抗菌薬投与が行われたかを皮膚切開前に確認する．

―― 引用文献 ――

1) Roizen MF, Fleisher LA. 合併疾患に対する麻酔の影響. Miller RD編, 武田純三訳監. ミラー麻酔科学. 東京：メディカル・サイエンス・インターナショナル；2007. p.859.
2) Centers for Disease Control and Preventation. http://www.cdc.gov/ [2012年9月閲覧]
3) 厚生労働省. 感染症情報. http://www.mhlw.go.jp/seisakunitsuite/bunya/kenkou_iryou/kenkou/kekkaku-kansenshou/index.html [2012年9月閲覧]
4) 青木 眞. HIV感染症・後天性免疫不全症候群. レジデントのための感染症診療マニュアル. 第2版. 東京：医学書院；2008. p.1226.
5) 青木 眞. HIV感染症・後天性免疫不全症候群. レジデントのための感染症診療マニュアル. 第2版. 東京：医学書院；2008. p.1221.
6) CDC Morbidity and Mortality Weekly Report. Updated U. S. Public Health Service Guidelines for the Management of Occupational Exposures to HIV and Recommendations for Postexposure Prophylaxis. http://www.cdc.gov/mmwr/preview/mmwrhtml/rr5409a1.htm [2012年9月閲覧]
7) 財団法人ウイルス肝炎研究財団. B型肝炎について（一般的なQ&A）. http://www.vhfj.or.jp/06.qanda/pdfdir/btypeQ_A.pdf [2012年9月閲覧]
8) 財団法人ウイルス肝炎研究財団. C型肝炎について（一般的なQ&A）. http://www.vhfj.or.jp/06.qanda/pdfdir/ctypeQ_A.pdf [2012年9月閲覧]

9) World Health Organization. Implementing the WHO Stop TB Strategy : a handbook for national tuberculosis control programmes. http://whqlibdoc.who.int/publications/2008/9789241546676_eng.pdf（邦訳：結核予防会結核研究所．WHOストップ結核戦略の実施　国家結核対策プログラムハンドブック和訳. http://www.jata.or.jp/rit/rj/whontpguide.pdf）［2012年9月閲覧］

10) 結核予防会結核研究所．「結核院内（施設内）感染予防の手引き」について．http://www1.mhlw.go.jp/houdou/1110/h1008-1_11.html.［2012年9月閲覧］

11) 長谷川直樹．QFT検査の基本原理と臨床的意義．日臨内科医会誌 2010；25：81-6.

12) CDC Morbidity and Mortality Weekly Report. Guidelines for Preventing the Transmission of Mycobacterium tuberculosis in Health-Care Settings, 2005. http://www.cdc.gov/mmwr/PDF/rr/rr5417.pdf［2012年9月閲覧］

13) The Healthcare Infection Control Practices Advisory Committee. 2007 Guideline for Isolation Precautions : Preventing Transmission of Infectious Agents in Healthcare Settings.（邦訳：医療環境における多剤耐性菌の管理，隔離予防策のためのCDCガイドライン．http://www.maruishi-pharm.co.jp/med/cdc/index.php）［2012年9月閲覧］

14) Mangram AJ, Horan TC, Pearson ML, et al. Guideline for Prevention of Surgical Site Infection, 1999. Centers for Disease Control and Prevention (CDC) Hospital Infection Control Practices Advisory Committee. Am J Infect Control. 1999；27：97-132.

15) World Health Organization. Safe Surgery Saves Lives. http://www.who.int/patientsafety/safesurgery/en/index.html（邦訳：新潟県六日町病院．CDCガイドライン，WHO命を救うキャンペーン．http://www.muikamachi-hp.muika.niigata.jp/acad_cdc.html）［2012年9月閲覧］

16) Bratzler DW, Houck PM, Richards C, et al. Use of antimicrobial prophylaxis for major surgery : baseline results from the National Surgical Infection Prevention Project. Arch Surg 2005；140：174-82.

〔森山　潔，萬　知子〕

6 エホバの証人

▍はじめに

　エホバの証人は，聖書の教えに反するという理由で輸血を拒否するが，それ以外の医療は受け入れる。そのため，術前患者として麻酔科医が遭遇することはまれではない。通常，医師は患者の診療を拒否することはできない。また，輸血を拒否している患者に輸血をすることはできない。エホバの証人の患者の手術では，いかなる場合にも輸血を拒否するという患者の意思を尊重するという考え方と，救命のためには輸血を行うという医の倫理の衝突により，訴訟を含む社会問題が生じている。

　宗教的理由による絶対的無輸血治療について，医療倫理的にも法的にもいまだ解決をみない。2008年に麻酔科学会を含む学会，研究所，有識者により構成された宗教的輸血拒否に関する合同委員会が「宗教的輸血拒否に関するガイドライン」を提唱した。ガイドラインには法的効力や遵守義務もないが，これを参考にして麻酔科医は対応を考慮することになろう。また，各施設で対応マニュアルを作成し，現場での混乱を招かないようにすることが望まれる。

1 信者の実態

　エホバの証人の疫学に関しては「2011年エホバの証人の年鑑」に記載されているようである[1]。エホバの証人の全世界での平均伝道者数は2010年時点で約722万4,000人，わが国においては約21万7,000人の伝道者が活動しているとされている。また，最高伝道者数は，米国(117万8,000人)，ブラジル(73万3,000人)，メキシコ(71万4,000人)，ナイジェリア(32万人)，イタリア(24万4,000人)に次いで，6番目に多いようである。日本国内での分布，年齢構成などは公にされていない。

2 宗教的輸血拒否に関する法的見解

　合同委員会が提唱したガイドラインでは，待機手術において，18歳以上で医療に関する判断能力があり，本人が輸血拒否している場合と，15歳以上18歳未満で医療に関する判断能力があり，かつ本人と親権者全員が輸血拒否している場合は，医師側の判断で無輸血治療を貫くこと，つまり絶対的無輸血治療を認めている。それ以外は，無輸血の努力を行うが輸血が必要になれば行うという，相対的無輸血の方針を推奨している[2]。絶対的無輸血治療を行う場合は，当事者は医療側に免責証明書を提出する。しかし医師側が無輸血治療が困難と判断した場合は転医を勧める[2]。

　ここで注意しなければいけないのは，「医療に関する判断能力」の評価方法である。ガイドラインでは，複数の医師により評価するとのみ記載されている。判断能力とは，専門的なレベルまでの医療内容の理解を求めているのではなく，説明された医療内容が，常識的に考えて患者自身の治療に必要であることが理解でき，その治療によってもたらされる利益と不利益や合併症について理解できるということである[3]。錯誤であってはならない[4]。輸血拒否の場合は，一見判断能力ありと考えられても，その治療で輸血が必要となる可能性と輸血による合併症，輸血を行わなかった場合の合併症を含めて詳細に説明したうえで，判断能力を評価する必要がある。

　それでは，18歳以上で判断能力がありと評価された場合に，医師側が絶対的無輸血を受け入れる必要があるのか，というと，ガイドラインにはそのような記載はされていない。無輸血治療はあくまで医師側の判断による。医師の倫理的，職業上の義務，という観点からは，「無輸血手術のような特殊な治療法を希望する場合は医師はそれを拒む権利がある」との意見もあ

り[5]，無輸血治療に踏み切るには慎重な検討を要する。

3 麻酔前のリスク評価と予後予測

エホバの証人が手術適応となった場合，主治医の判断のみで手術を予定せず，まず病院へ報告する。民事訴訟の被告は施設や病院長であることが多いので，病院の方針を患者に説明することが先決である。

1 病院の方針

1）相対的無輸血

病院の方針が相対的無輸血なら，早い段階で患者に伝える。輸血の可能性が少なければ，患者が妥協し，相対的無輸血の方針を許容する可能性はある。しかし，患者があくまで絶対的無輸血を希望する場合は転医を勧めることになる。

もし，主治医が病院の相対的無輸血の方針に反して，絶対的無輸血手術を施行したいと考えた場合はどうするか。個人的に無輸血を請け負ってはいけない。院内の倫理委員会やそのほかのしかるべき諮問機関での検討が必要となろう。その場合，患者の治療時期を無駄に引き延ばさない配慮は必要である。

2）絶対的無輸血

病院の方針で，無輸血治療が可能な場合，病院の指針やマニュアルを確認する。ただし，医師個人が無輸血治療を不合理と考えていれば，無輸血治療を強要されるべきではない。輸血拒否に絡み，刑事責任が発生した場合に被告となるのは現場の医師である。医師個人としての相対的無輸血治療の方針は曲げる必要はない。

3）方針，指針，マニュアルなどがない場合

病院の方針を定めていない場合や，無輸血治療が可能であるが詳細な指針やマニュアルがない場合，あるいは担当医師の判断に任されている場合は，慎重な検討が必要である。いずれにしても，特に担当医師の判断で無輸血治療を予定したときには，事前に病院へ報告すべきである。

2 絶対的無輸血手術で起こり得る法的問題

1）出血量が少量と予想した手術の場合

予想外の出血が起き，救命のために輸血した場合，インフォームドコンセントに反した行為や説明義務違反などにより民事裁判で損害賠償を科せられる可能性がある[6]。救命したので刑事責任は免れるかというと，同意なしの輸血に対して傷害罪が適応されるかもしれない[4]。一方，無輸血を貫いて患者が死亡した場合，免責されるかというと，無輸血により死亡した患者の家族からの訴えで，免責証明書があっても代替治療の説明不足のため民事で損害賠償を科された例もある[7]。無輸血で十分行える手術という認識が医師にも患者にもあれば，医療過誤の追及がないとも限らない。その点も踏まえて，まれな合併症やほかの病態による出血の可能性も，術前に十分説明する必要がある。

2）輸血の可能性がある，または高い手術

手術以外の代替治療法，出血の少ない術式の検討を行う。また，無輸血で手術を施行した場合に起こり得る事態[8]（表1）について患者に十分説明したうえで，手術を選択することが重要である。もし術中に，約束に反して，救命のための輸血を行えば民事訴追[6]，刑事的にも傷害罪[4]の可能性がある。無輸血により死亡または重大合併症を生じた場合も，前述のように，民事，刑事ともに訴追の可能性はある。ただし，過去に刑事訴追事例はない。帝王切開術の大量出血時に患者の意思を尊重し無輸血を貫き，患者が死亡した事例において，民事，刑事とも訴追はされなかった。しかし，これは一例であり，患者を取り巻く状況は個人ごとに違い，また社会事情も変化するので，今後，同様な事例において，民事や刑事訴追が起きないという保証はない。

3）15歳未満の患者について

輸血が必要，または輸血承諾を得て手術を行うことが現状の医療として最適であると考えられる場合は，親権者が輸血拒否しても，子どもの養護義務違反として法的措置により親権を一

時的に剥奪しても輸血を行える状況にするとの考えが強い[2]。しかし，そのような方策で輸血を施行した場合，その後の保護者の扶養放棄や虐待の危険性がないのか，保護者のしつけに背いたと感じる子どもの精神的負担への対処はどうするのか，などの問題がある[2]。一方，親権者の意思を尊重して無輸血手術を施行した場合，子どもに健康被害が及ぶ可能性がある。

また，15歳未満の子どもが，一律に判断能力がないとはいえない。親権者の意思に反して輸血承諾の意思を示す場合は本人の意思を尊重すべきであろう。しかし，本人も輸血拒否を示す場合は，検討を要する。幼児などで明らかに判断能力がない場合は，患者にとって無輸血が不利益であると医師が判断すれば，法的措置に訴えるまでもなく，親権者の代行判断を無視しても違法ではないとの意見もある[4]。現時点では，判断能力がない15歳未満の患者には相対的無輸血の方針が無難である。

4）緊急時について

患者が無意識でも，輸血拒否の意思を明確に示す書類があるときはその意思を尊重するという考え方もある[8]。しかし，生命危機に直面し，輸血により救命の可能性があるという状況での患者の本当の意思の判定は不可能であり，その場合には救命が患者の利益であるという医師の判断が優先されるという法的解釈もある[6]。よって，緊急手術時の救命のための輸血は，刑事訴追される可能性は低い。民事については，患者の家族または意識回復した患者により訴えられたとしても，絶対的無輸血の約束がない限り，医療契約違反などの罪には問われないであろう。

また，事故などで加害者がいる場合，無輸血のために患者が死亡すると，加害者は過失致死罪となるが，輸血により救命された場合は過失傷害罪となる。過去に生じたこのような事例[9]を鑑み，加害者がいる場合は絶対的無輸血に応じないとする施設もある[5]。緊急時は相対的無輸血の方針としたほうがよい[5,7]。

4 麻酔前準備と麻酔管理のポイント

絶対的無輸血手術を予定した場合の重要な点について述べる。併せて，治療にかかわるすべ

表1　事前の確認事項

1. 同種血輸血の拒否
2. 患者の許容する血液分画製剤の種類
   アルブミン，グロブリン製剤，凝固因子などの血漿分画製剤，凍結血漿，血小板など
3. 患者の許容する自己血輸血の種類と投与方法
   希釈式自己血輸血，回収式自己血輸血
4. 無輸血完遂による合併症発現の可能性と方策処置
   1）合併症
     ①術中術後の失血や蛋白漏出による低酸素血症を伴う急性循環不全や縫合不全
     ②多臓器不全や重症感染症への増悪の可能性
   2）方策処置
     ①輸液製剤，血漿分画製剤，薬剤投与
     ②術式の変更，中止
5. 自己血輸血を適用することによって生じ得る新たな合併症発現の可能性
   1）希釈による出血傾向
   2）組織片，脂肪，微小凝集塊の混入による肺塞栓
   3）回路内への細菌混入による敗血症
   4）癌細胞混入による遠隔転移
6. 放射線照射化学療法における治療継続の阻害因子
7. インフォームドコンセントに必要な書類
   1）輸血説明書，承諾書
   2）自己血輸血に関する説明書，承諾書
   3）無輸血に伴う合併症などの免責に対する同意書

（須藤憲一，柳田　修，大西宏明ほか．宗教的輸血拒否患者への対応について：その新たなる展開．杏林医会誌 2008；39：3-10より改変引用）

表2　無輸血手術の周術期管理上の原則

術前評価と対策	・貧血への対処（鉄剤，エリスロポエチン投与など） ・抗凝固療法および先天性・薬剤起因性凝固異常への対処 ・予防的IVR（interventional radiology）および塞栓術適応の検討 ・回収式自己血輸血装置の準備 ・検査用採血の制限
術中出血量軽減措置	・術中の慎重な止血操作 ・自己血回収 ・自己血希釈 ・止血剤投与 ・正常体温保持 ・出血および高血圧を最小限にする手術体位
術後失血減少の措置	・自己血回収 ・貧血の許容 ・最適な輸液と体液管理 ・検査用採血の制限 ・適切な鎮痛，正常体温保持 ・適切な輸液負荷（循環動態が安定している患者は循環血液量が正常であれば，貧血によく耐える） ・出血時の対処（止血操作後，出血が止まるまで正常より低血圧を維持する） ・凝固異常の予防と迅速な治療 ・経口鉄剤の投与．外因性エリスロポエチン投与は有意に赤血球を増加させる。
血液学と腫瘍学の観点から	・積極的な外因性エリスロポエチンおよび鉄剤治療（有意に赤血球を増加させる） ・血液毒性を最小限に留めるための個別の化学療法計画 ・出血に対する予防的および治療目的の薬剤投与 ・貧血の許容 ・検査用採血の制限
無輸血治療に伴う合併症に対する方策	・輸液 ・鉄剤，エリスロポエチン投与 ・自己血回収装置の回路内への抗生剤投与 ・自己血回収装置への白血球除去フィルターの装着 ・洗浄赤血球採取パック内への抗癌剤投与

(Miller RD, Eriksson LI, Fleisher LA, et al. Miller's Anesthesia. 7th ed. New York: Churchill Livingstone; 2009. p.211-2, p.1790-1より改変引用)

ての医師は，前述の法的問題について認識しておく必要がある。

1) 無輸血治療チーム

絶対的無輸血手術の実施には病院のしかるべき諮問機関や委員会に申請し，十分な検討により許可を得る必要があると考えられる。しかし，許可が出た場合にも法的問題が解決されない中，関係する医師へ無輸血治療を強要することはできない。特に許可後に麻酔依頼があっても無輸血麻酔管理を承諾する医師がいなければ手術実施は難しいであろう。その後に転医を勧告するというのでは患者にとっては治療時期を遅らせるという不利益を生じかねない。その混乱を避けるためにも申請前に，麻酔科医を含む無輸血治療を了承する医師のチームを結成しておくことが必要であろう[7]。

2) 事前の確認事項

絶対的無輸血手術には，開示された完全に理解され得る形式に基づいた説明と同意の徹底が不可欠である[10]。事前に，表1の項目についてチェックリストなどを用いて，確認のもれがないようにする。

3) 絶対的無輸血手術の方策

単に術中の輸血を行わないというだけではなく，術前，術後を通して，輸血を避けるための方策を講じなければならない。これは実は，輸血拒否患者の治療にのみ必要なことではない。不必要な輸血を避け，輸血に伴う合併症を防ぐという意味ではすべての患者にとってよりよい医療を提供する方策にもなる[11]。

無輸血手術を行うための周術期対策を表2に示す[12]。麻酔科医として，術中のみでなく，術前，術後管理にもかかわっていくことが重要である。

おわりに

　絶対的無輸血治療の是非は依然論議がある。無輸血を望むのはエホバの証人の患者だけではない．人工血液，回収血装置，止血器具などの医療機器，出血量軽減の術式など，医療技術の発展により，無輸血手術の可能性は広がる．一方，宗教的輸血拒否の考え方が変更していく可能性もある．偏見をもたず，個々の患者の意思を詳細に確認し，個人の尊厳および医の倫理に基づいて，医師として凛とした態度で対処すべきであろう．

--- 引用文献 ---

1) Jehovah's Witnesses Press Club. 2011年『エホバの証人の年鑑』の要約．http://jwpc.milkcafe.to/yearbook2011.html [2012年9月閲覧]
2) 合同委員会：「宗教的輸血拒否に関するガイドライン」日本麻酔科学会．http://www.anesth.or.jp/guide/pdf/guideline.pdf [2012年9月閲覧]
3) 粟屋 剛．代行判断者を立てるべきか否かを決定するための患者の判断能力の有無の判定基準たる判断能力の概念について．日臨麻会誌 2006；26：309-14．
4) 粟屋 剛．輸血の可否：「宗教的輸血拒否に関するガイドライン」を契機として．日臨麻会誌 2008；28：513-9．
5) 瀬尾憲正．「絶対的無輸血」から「相対的無輸血」へ．日臨麻会誌 2008；28：498-512．
6) 阿部文明，野中明彦．エホバの証人に対する輸血に関する判決文精読による一考察．日臨麻会誌 2006；26：722-6．
7) 須藤憲一，柳田 修，大西宏明ほか．宗教的輸血拒否患者への対応について：その新たなる展開．杏林医会誌 2008；39：3-10．
8) 川元俊二，稲田一雄，金丸隆幸ほか．エホバの証人への無輸血治療：インフォームドコンセントと院内医療連携の重要性．日輸血細胞治療会誌 2008；54：31-7．
9) 佐藤輝幸．宗教上の理由から輸血拒否を表明した手術患者38名の検証：現行対応の見直しに向けて．久留米医会誌 2008；71：349-59．
10) 水野 樹，小澤芳樹，有田英子ほか．エホバの証人における膵頭十二指腸切除術の麻酔管理．麻酔 2011；60：383-6．
11) Miller RD, Eriksson LI, Fleisher LA, et al. Miller's Anesthesia. 7th ed. New York：Churchill Livingstone；2009. p.211-2, p.1790-1.
12) Goodnough LT, Shander A, Spence RK, et al. Bloodless medicine：clinical care without allogeneic blood transfusion. Transfusion 2003；43：668-76.

〔萬　知子〕

7 手術時期を考慮すべき状態

はじめに

手術時期の決定に関する麻酔科医の役割としては，予定された手術に対する麻酔法の検討を行い，その時期に手術を行った場合に予想される合併症のリスクを，的確に主治医・術者・患者とその家族に提供することが求められる。しかし，本項に挙げる病態に関しては十分なエビデンスがなく，経験則，慣習，あるいは施設における取り決めなどを基に，情報提供が行われているのが現状である。成人患者に対する手術では，手術時期が主に手術対象疾患（悪性腫瘍や心血管疾患など）によって規定されることが多く，予想される合併症のリスクがそれほど高くない場合，手術時期決定への影響は小さい。一方，小児患者では，全身麻酔の対象疾患として，良性疾患や低侵襲の処置も多く，合併症のリスクがそれほど高くない場合でも十分な配慮が求められる。その反面，小児の予定手術の場合，付き添う保護者の社会的事情なども配慮しなければならず，手術時期の決定に関しては，多面的に評価・判断を行い，柔軟な対応が必要とされる。

1 発 熱

1 診断基準

術前の体温測定は主に腋窩で行われる。腋窩温は，舌下温に比べ0.5℃，直腸温に比べ1℃ほど低く，微熱（37〜37.9℃），中等度熱（38〜38.9℃），高熱（39℃以上）に分類される。体温は，運動，食事，入浴などにより生理的変動を示す

表1 主な発熱疾患の臨床的特徴

疾患	臨床的特徴
細菌感染症	●核の左方移動を伴う白血球数増加（重症例で減少） ●CRP高値 ●適切な抗菌薬に反応して解熱
ウイルス感染症	●発疹を伴うことが多い ●二峰性発熱（麻疹など） ●白血球数減少または不変 ●相対的リンパ球増加と異型リンパ球 ●CRP増加は軽度
真菌感染症	●免疫不全患者に発症 ●白血球数は不変〜中等度増加
結核	●肺結核は微熱 ●粟粒結核や結核性髄膜炎で高熱 ●白血球数は不変〜中等度増加
膠原病	●関節痛・筋肉痛・皮疹 ●高ガンマグロブリン血症 ●CRP軽度上昇 ●白血球増加：結節性多発動脈炎（好酸球）・成人Still病（好中球）・若年性関節リウマチ ●白血球減少：Felty症候群（好中球）・全身性エリテマトーデス（リンパ球・溶血性貧血や血小板減少を伴う）
悪性腫瘍	●体重減少・貧血・表在リンパ節腫脹・肝脾腫 ●白血球数不変〜増加（骨髄転移で類白血病反応）
薬剤熱	●ショック・肝障害・薬疹 ●好酸球増加

（斧 康雄．症候学 発熱．杉本恒明，小俣政男，水野美邦編．内科学．第8版．東京：朝倉書店；2003．p.128-31より改変引用）

表2 特有の熱型を示す疾患

弛張熱	日差＞1℃　最低体温＞37℃	敗血症，細菌性肺炎，膿瘍などの化膿性疾患，急性ウイルス感染症，マイコプラズマ肺炎，腫瘍熱
稽留熱	日差＜1℃　高熱持続	腸チフス，大葉性肺炎，髄膜炎の極期，粟粒結核
間欠熱	日差＞1℃　最低体温＜37℃	ウイルス感染症，胆道感染症，尿路感染症，マラリア，回帰熱
波状熱	有熱期と無熱期が交互に不規則に現れる	Hodgkin病，ブルセラ症
周期熱	規則的な周期で発熱がみられる	マラリア
二峰性発熱	発熱後いったん解熱し再び高熱を呈する	インフルエンザ，麻疹，デング熱

（斧　康雄．症候学　発熱．杉本恒明，小俣政男，水野美邦編．内科学．第8版．東京：朝倉書店；2003．p.128-31より改変引用）

が，通常の日内変動は1℃以内で，午前2時ごろにもっとも低く，午後5時ごろに最高となる[1]。

2 病型分類

発熱を呈する疾患では感染症がもっとも頻度が高いが，それ以外にも膠原病，アレルギー性疾患，悪性腫瘍，血液疾患，内分泌・代謝疾患，薬剤熱，心因反応など多岐にわたる。主な発熱疾患の臨床的特徴を表1に示す。発熱性疾患の中には特有の熱型を示すもの（表2）があるが，抗菌薬やステロイド，解熱鎮痛薬などで修飾されるため注意が必要である。

3 治療法

治療としては原因に応じて，感染巣の除去，抗菌薬やステロイドによる治療が行われる。発熱そのものが，もともとある心不全や呼吸不全，脳血管障害を悪化させると考えられる場合は，解熱鎮痛薬などを用いて，積極的に治療する。

4 麻酔前のリスク評価と予後予測

原因が明らかな場合は，その疾患の治療経過を主治医と検討したうえで手術時期を決定する。原因が不明の場合でも，発熱そのものによって，組織異化の亢進や酸素消費量の増大，脱水，心不全・呼吸不全の増悪，譫妄や痙攣などを生じるため，手術侵襲により病態悪化の可能性がある。発熱している状態では，発熱の原因（感染巣・腫瘍など）の除去を目的とする手術以外は，基本的に手術延期が原則である。

5 麻酔前準備と麻酔管理のポイント

脱水，電解質異常の補正に留意し，心不全や呼吸不全などを合併する場合は，それぞれの急性増悪に備えた準備が必要となる。術前からの抗菌薬の使用状況を把握し，患者の病態に応じて，適切に追加投与を行う。体温管理の目標は病態によってさまざまであり，画一的な目標設定は難しいため，術前に十分に病態を把握しておく。高体温により頻脈，血管拡張などがみられるため，循環管理にも注意を払う必要がある。また，一般に高体温状態では筋弛緩薬の必要量も増えているので適宜調節する。

2 上気道炎症状

1 診断基準

鼻汁，鼻閉，空咳，頭痛，咽頭痛などに注意を払い，症状があれば検温し，発熱の有無を確認する。家族の感冒，夜間のいびきや喘鳴，喘息の既往などの問診も参考になる。

2 病型分類

上気道炎症状は，感染性のものとアレルギー性のものとに大別される。術前外来では両者は問診によって区別できる。ほとんどの上気道感染はウイルスによって引き起こされる（80〜90％）が，細菌やマイコプラズマ感染によることもあり，症状からの両者の識別は困難である。

ウイルス分離，核酸検出，血清抗体価測定などは行わず，症状や経過から診断されることが多い。

3 治療法

通常は1週間以内の経過で軽快するが，小児では気管支炎，肺炎などの下気道感染症を続発することがある。副鼻腔炎や中耳炎，慢性呼吸器疾患の急性増悪，喘息発作の誘因となるため注意が必要である。治療は対症療法が中心となる。明らかな細菌感染があれば抗菌薬を投与する。

4 麻酔前のリスク評価と予後予測

ウイルスなどによる上気道感染は，気道の過敏性を亢進させる。この過敏性の亢進は，冷気吸入やヒスタミンなどの刺激での検討で6週間程度持続していることが知られている。感染に伴う気道分泌物や各種ケミカルメディエーターの増加，気道の迷走神経終末のアセチルコリン分泌亢進など，機序はさまざまであるが周術期の喉頭痙攣，気管支痙攣，気道閉塞や息ごらえに伴う酸素飽和度の低下などのリスクを増大させる[2]。このため，明らかな上気道症状を呈する患者では，手術の緊急度が高くないかぎり手術を延期するべきである。

上気道感染後の延期期間は，気道過敏性亢進の観点から前述のように6週間が理想である。しかし，特に小児などでは1シーズンに数回風邪を引くこともあるうえ，近年の手術件数の増加などの医療環境や，患者・家族の負担軽減にも配慮すると，一律に一定期間の延期とすることは困難である。文献的には多くの報告で，4週間程度の延期が望ましいとされている[2]が，侵襲の小さい処置や手術などは，場合によっては2週間程度の延期で行われることも多い。最近の小児専門施設での検討では，上気道感染後2週間以内の症例の周術期気道合併症の頻度は，手術時点で症状のある症例と同程度であったが，上気道感染後2～4週間の症例については，健康な小児と同程度であった[3]。これは，小児の麻酔管理に習熟した麻酔科医が適切に管理した場合は，2週間程度の延期でも大きなリスクとならないことを示唆するが，同時に，上気道感染後2週間以内では，気道合併症に十分配慮した管理を行っても周術期気道合併症の頻度は低下しないとみるべきであろう。上気道炎症状のある患者の麻酔管理のアルゴリズムとしては，Taitら[2]の示すフローチャートが簡便かつ実際的である（Ⅱ章-6．呼吸器感染症，p.39参照）。水性鼻汁などのごく軽微な症状のみの症例や，反対に38℃以上の発熱，膿性鼻汁や湿性咳などの比較的重い症状がある症例を延期するかどうかの判断は容易であるが，中等度の症状を呈する患者の判断は難しい。血液検査や胸部X線撮影などは感度も低く判断基準とならない[2]。最終的には，患者ごとに，手術侵襲や予定する麻酔法，喘息などの既往の有無（表3），延期に伴う患者・家族の負担などのリスク・ベネフィットを検討する必要がある。

5 麻酔前準備と麻酔管理のポイント

術前の準備としては，脱水の補整などの全身管理に加え，去痰剤やネブライザーによる気道

表3 上気道炎罹患児の周術期呼吸器合併症の主なリスクファクター

アレルギー素因	● 花粉症 ● アトピー性皮膚炎
喘息	● 労作時の喘鳴 ● 夜間咳嗽 ● 1年以内の3回以上の喘鳴エピソード
家族歴	● 複数の家族に喘息 ● 両親の喫煙

(von Ungern-Sternberg BS, Boda K, Chambers NA, et al. Risk assessment for respiratory complications in paediatric anaesthesia : a prospective cohort study. Lancet 2010 ; 376 : 773-83より改変引用)

浄化が推奨される[2]。薬物療法としては，抗コリン薬の使用やβ刺激薬の吸入[4]，ステロイド[5]などが有用であるとする報告もあるが，一定の見解が得られていない。術中麻酔管理としては，気道合併症予防の観点からはできるだけ局所麻酔で管理し，全身麻酔の場合でも，可能ならば気管挿管を避けたフェイスマスクによる管理が推奨される[2〜4]。ラリンジアルマスクに関しては議論も多いが，最新の報告では，気管支痙攣のリスクはフェイスマスクと同等に低く，喉頭痙攣のリスクはフェイスマスクよりは高いものの気管挿管よりは低い[3]とされており，近年のさまざまな声門上器具の発達も考慮すると検討の価値がある。使用する全身麻酔薬に関してはさまざまな報告があり，一定の見解はないが，多くの報告で気道合併症のリスク因子として麻酔担当医の習熟度が挙げられている[2,3]ことからも，使い慣れた麻酔薬でのスムーズな導入・覚醒が肝要である。

3 ワクチン接種

1 種類

ワクチンは弱毒生ワクチン，不活化ワクチンに大別され，わが国では予防接種法に基づき，定期接種あるいは任意接種が行われている。近年インフルエンザ菌b型（Haemophilus influenzae：Hib）ワクチン・肺炎球菌ワクチンなどの接種も始まり，特に1歳未満での接種スケジュールはさらに過密になっている（表4）。

2 麻酔前のリスク評価と予後予測

麻酔や手術侵襲は，さまざまな形で免疫機能に変調を来すことが知られている。このため，予防接種と麻酔・手術の相互作用が問題となる可能性があり，従来，両者の間に一定期間（生ワクチンで4週間，不活化ワクチンで2週間）をおくことが推奨されてきた[6]。しかし，両者の間の相互作用を直接的に示す明確なエビデン

表4 予防接種の接種時期と副反応の発現期間

種別	ワクチン	標準的な接種時期	副反応の発現期間	待機手術の延期
弱毒生ワクチン	ポリオ[1],[3]	生後3カ月〜1歳半に2回	1〜3日 弛緩性麻痺は4〜35日（平均15日）	4週間
	BCG[1]	生後3〜6カ月以内	10〜30日	
	MR[1]（麻疹・風疹）	1歳・5〜7歳 13歳[2]・18歳[2]	5〜21日	
	流行性耳下腺炎	1歳	7〜21日	
	水痘	1歳	5〜26日	
	黄熱	—	7〜14日	
不活化ワクチン	三種混合[1] （百日咳・ジフテリア・破傷風）	生後3カ月〜1歳に3回	1〜2日	2週間
	日本脳炎[1]	3歳・4歳 9〜10歳	1〜2日 （急性散在性脳脊髄炎は2週間程度まで）	
	Hib（インフルエンザ菌b型）	生後2〜7カ月に3回	24時間以内	
	肺炎球菌	生後2〜7カ月に3回	1〜2日	
	インフルエンザ	—	24時間以内	
	B型肝炎	—	24時間以内	
	A型肝炎	—	24時間以内	
	狂犬病	—	24時間以内	

[1]法律で定められた定期接種　[2]平成20年から5年間のみ　[3]平成24年9月不活化ワクチン導入：生後3〜12カ月に3回（20日以上あけて）。初日接種から12〜18カ月後に追加接種1回（計4回接種）
（法律に基づく予防接種．予防接種ガイドライン等検討委員会編．予防接種ガイドライン：2008年3月改訂版．東京：財団法人予防接種リサーチセンター；2008. p.4-11., 岡部信彦監．感染症のまとめ．米国小児科学会編．R-Book 2003日本版：小児感染症の手引き．東京：日本小児医事出版社；2004. p.189-692より改変引用）

スや絶対的な禁忌はなく，前述のように，接種スケジュールは過密になっている．実際に，わが国の予防接種ガイドライン[7]に示された標準的な接種時期に予防接種を行った場合，生ワクチン接種後4週間，不活化ワクチン2週間の期間を予定手術不可とすると，複数ワクチンの同時接種なしでは3カ月〜1歳代では手術が可能な期間はごく短期間になってしまう．これに加え，手術後も免疫機能が正常化するまでの一定期間（1〜2週間）予防接種を避けた場合は，予防接種の時期が手術のために少なからず遅れることになる．海外のデータであるが，月齢9カ月時点では入院歴のある児のほうが予防接種による免疫獲得率は低いという調査結果[8]もある．予防接種が一般化している多くの先進国でこの問題は共通であり，より短い期間，すなわち副反応の発現時期（生ワクチンで3週間程度，不活化ワクチンで2日程度，表4）だけを避けるという考え方[6]も示されている．また，英国系の麻酔科医対象のアンケート調査では60％程度の麻酔科医が，生ワクチン接種後1週間以内でも延期しないと答えている現状[9]がある．周術期リスクの回避も重要であるが，疫学的に推奨されている適切な時期に免疫獲得させる，すなわち，免疫獲得の時期を可能な限り遅らせない配慮も必要となる．

3 麻酔前準備と麻酔管理のポイント

術前外来では，症例ごとに，必要な麻酔法（局所麻酔または全身麻酔），手術侵襲の程度，必要となる治療（輸血，ステロイドやガンマグロブリン投与の有無など）や，ワクチンの種類やワクチン接種後の患者の状態などを考慮して手術時期を提案したうえで，①手術・麻酔が免疫機能に影響を与えるので，ワクチンによる免疫獲得がうまくいかない可能性や生ワクチンでは感染の可能性があること，②生ワクチンで2〜4週間，不活化ワクチンで数日〜2週間程度の間をおくのが一般的であるが，実際にはもっと短期間でも手術が行われる場合があること，③手術のために重症疾患に対する免疫獲得が遅れることのリスクを説明し，患者・家族に同意してもらうことが必要である．

4 感染性疾患

1 麻酔前のリスク評価と対応

手術に際しては入院が必要となるため，感染性疾患では患者の症状の悪化のみならず，その感染力が問題となる．入院中は医療従事者との濃厚接触や院内の移動は避けられず，感染性疾患の罹患後早期に手術を予定すると，院内感染のリスクが発生するため注意が必要となる．同様に手術予定患者が，感染者との濃厚な接触をもった場合も潜伏期間を回避して，明らかな感染がない時期に手術を予定することが必要である．表5に代表的な小児感染症を示す．また，成人にみられる帯状疱疹は，患者の免疫抑制状

表5 主な小児感染症の潜伏期間と隔離を考慮すべき期間

感染症	潜伏期間	隔離を考慮すべき期間
水痘	10〜21日間	水疱が痂皮化するまで
流行性耳下腺炎	12〜25日間	耳下腺腫脹後9日目まで
麻疹	8〜12日間	発疹発現後4日目まで
風疹	16〜18日間	発疹発現後7日目まで
ジフテリア	2〜7日間	培養陰性を2回確認するまで
百日咳	6〜21日間	咳が始まって3週間目まで 抗生物質投与を始めて5日目まで
ポリオ	7〜21日間	病状発現後2カ月目 便培養で陰性結果が出るまで
インフルエンザ	1〜3日間	発症後7日目まで

（岡部信彦監．感染症のまとめ．米国小児科学会編．R-Book 2003日本版：小児感染症の手引き．東京：日本小児医事出版社；2004．p.189-692より改変引用）

態を示唆すると同時に，発疹のみられる間は感染力をもつ[10]ため，水痘と同様の期間延期することが望ましい．

■おわりに

　待機手術・麻酔が延期される要因としては，本項に取り上げたもの以外にも妊娠の初期，抗凝固薬・抗血小板薬などの中止忘れ，脳梗塞の亜急性期，冠動脈治療直後，血液透析患者の術前透析の不備などが挙げられる．これらは，主治医の適切な手術時期の決定や術前管理によって手術直前での延期を回避することが可能であるが，術前外来でも注意深く確認していく必要がある．手術件数の増加やマンパワー不足などの医療環境，病院経営上の手術室の効率的運営，患者・家族の負担などの社会的要因から，手術の延期は近年ますます難しくなってきている．本項に挙げた項目は理論的にはリスクを伴うが，そのリスクを示す明確なエビデンスに乏しい．しかし当然ながら，リスクのエビデンスがないことは安全であるというエビデンスがあることと同義ではない．画一的な取り決めを設けることは難しいため，術前外来では患者ごとにリスク・ベネフィットを十分に検討することが重要である．

引用文献

1) 斧　康雄. 症候学　発熱. 杉本恒明, 小俣政男, 水野美邦編. 内科学. 第8版. 東京：朝倉書店；2003. p.128-31.
2) Tait AR, Malviya S. Anesthesia for the child with an upper respiratory tract infection：still a dilemma? Anesth Analg 2005；100：59-65.
3) von Ungern-Sternberg BS, Boda K, Chambers NA, et al. Risk assessment for respiratory complications in paediatric anaesthesia：a prospective cohort study. Lancet 2010；376：773-83.
4) von Ungern-Sternberg BS, Habre W, Erb TO, et al. Salbutamol premedication in children with a recent respiratory tract infection. Paediatr Anaesth 2009；19：1064-9.
5) Silvanus MT, Groeben H, Peters J. Corticosteroids and inhaled salbutamol in patients with reversible airway obstruction markedly decrease the incidence of bronchospasm after tracheal intubation. Anesthesiology 2004；100：1052-7.
6) Siebert JN, Posfay-Barbe KM, Habre W, et al. Influence of anesthesia on immune responses and its effect on vaccination in children：review of evidence. Paediatr Anaesth 2007；17：410-20.
7) 予防接種ガイドライン等検討委員会編. 法律に基づく予防接種. 予防接種ガイドライン：2008年3月改訂版. 東京：財団法人予防接種リサーチセンター；2008. p.4-11.
8) Samad L, Tate AR, Dezateux C, et al. Differences in risk factors for partial and no immunisation in the first year of life：prospective cohort study. BMJ 2006；332：1312-3.
9) Short JA, van der Walt JH, Zoanetti DC. Immunization and anesthesia：an international survey. Paediatr Anaesth 2006；16：514-22.
10) 岡部信彦監. 感染症のまとめ. 米国小児科学会編. R-Book 2003日本版：小児感染症の手引き. 東京：日本小児医事出版社；2004. p.189-692.

〔西岡　健治，澄川　耕二〕

8 術前常用薬

はじめに

　外科的治療を受ける患者，特に高齢者は治療対象となる疾患以外にさまざまな基礎疾患を有する。これらに対し投与されている治療薬の薬理作用を熟知し，術前の投与計画を立てることが安全な麻酔管理につながる。薬物療法の多くは手術当日まで継続するのが一般的である。しかし，手術・麻酔への悪影響を防ぐため術前に厳密な休薬期間を設けるべきものや，中止に伴う脱落症状を防ぐため特殊な処置を必要とするものもある[1]。表1に術前内服薬の種類とそれらへの対応についてまとめた[1,2]。以下に使用頻度が高く，特別な配慮を必要とする薬物について述べる。

1 降圧薬

　高血圧はもっとも頻度の高い術前合併症のひとつである。わが国における高血圧症有病者は約3,970万人にものぼると推定されており[3]，手術予定患者の20％弱に合併しているとする報告もある[4]。高血圧患者は周術期に血圧変動を来しやすいため，原則として術前に内服している降圧薬は手術当日まで継続する。特にβ遮断薬は中断によって反跳性高血圧を来す恐れがあるため，一般的に当日朝まで少量の水とともに内服する。一方，アンジオテンシン変換酵素（ACE）阻害薬やアンジオテンシンⅡ受容体拮抗薬（ARB）は例外的に手術当日朝の服用は中止することが一般的である。

表1　術前内服薬への対応

薬剤	対応	薬剤	対応
降圧薬	手術当日まで継続	NSAIDs	通常は継続するが，形成外科や眼科網膜手術などでは7日前に中止する場合もある
利尿薬	手術当日まで継続	ビタミン剤，鉄剤，プレマリン	手術当日は中止
強心薬	手術当日まで継続	外用薬	手術当日は中止
抗不整脈薬	手術当日まで継続	経口血糖降下薬	手術当日は中止
抗うつ薬，抗不安薬	手術当日まで継続	インスリン	基本的には手術当日のインスリン投与は中止　1型では長時間作用型のインスリンを減量して継続
甲状腺薬	手術当日まで継続		
避妊薬	手術当日まで継続		
点眼薬	手術当日まで継続		
逆流性食道炎治療薬	手術当日まで継続	バイアグラほか，PDE5阻害薬	手術前36時間は中断
麻薬性鎮痛薬	手術当日まで継続	ワルファリン	通常手術前4日間は中断
抗痙攣薬	手術当日まで継続	クロピドグレル	通常手術前7日間は中断　血管外科手術や白内障手術は例外
喘息治療薬	手術当日まで継続		
ステロイド	手術当日まで継続（必要に応じてステロイドカバー）	ハーブ，非ビタミン系サプリメント	手術前7日間は中断
スタチン製剤	手術当日まで継続	MAO-I	手術3週間前には麻酔科にコンサルト（わが国ではセレギリン（エフピー®）がパーキンソン病に適応）。交感神経刺激薬投与で高血圧，体温上昇，痙攣の可能性あり。可能であれば手術14日前に中止
アスピリン	通常は継続するが，形成外科や眼科網膜手術では7日前に中止する場合もある		
COX-2阻害薬	手術当日まで継続		

COX-2：cyclooxygenase 2，シクロオキシゲナーゼ2，NSAIDs：非ステロイド性抗炎症薬，PDE5：phosphodiesterase type 5，ホスホジエステラーゼ5，MAO：monoamine oxidase，モノアミンオキシダーゼ
（Roizen MF, Fleisher LA. Anesthetic implication of concurrent diseases. In : Miller RD, Eriksson LI, Fleisher LA, et al. editors. Miller's Anesthesia. 7th ed. Philadelphia : Churchill Livingstone ; 2009. p.1140., 武田純三，森田茂穂．麻酔実践テキスト．東京：南江堂；2008．p.83-4より改変引用）

1) アンジオテンシン変換酵素(ACE)阻害薬，アンジオテンシンⅡ受容体拮抗薬(ARB)

　麻酔薬により交感神経が抑制された状況では，通常レニン-アンジオテンシン(renin-angiotensin：RA)系の賦活作用による代償機構が血圧の維持に関与している。しかし，手術前にACE阻害薬やARBを使用した場合，RA系の賦活を抑制するため代償機転が作動せず過度の血圧低下を生じる可能性がある。実際，ACE阻害薬により手術当日まで血圧コントロールを行っていた患者群では，手術当日に投与しなかった患者群と比較して麻酔導入時の血圧低下を来しやすいこと[5]，人工心肺離脱時の血管収縮薬に対する反応性が鈍ること[6]が報告されている。以上より，ACE阻害薬およびARBは手術前24時間の服用を中止する。ACE阻害薬やARBを含む製剤の一覧を示す(表2)。近年，高血圧治療では作用機序の異なる薬剤を組み合わせた併用療法が推奨されている。このような状況を踏まえて，ARB＋利尿薬(プレミネント®)およびARB＋カルシウム(Ca)拮抗薬(レザルタス®，エックスフォージ®)の配合製剤が国内で使用可能となった。

2) 利尿薬

　利尿薬のうち降圧薬として用いられるものはループ利尿薬，サイアザイド系利尿薬およびカリウム保持性利尿薬などがある(表3)。ループ利尿薬およびサイアザイド系利尿薬は尿中へのカリウム排泄に伴い血清カリウム濃度を低下させる。心疾患者にはフロセミド(ラシックス®)に代表されるループ利尿薬が広く用いられる。副作用の少ない薬剤であるが，上記のように利尿に伴い低カリウム血症や代謝性アルカローシスを生じることがある。低カリウム血症が存在するとジギタリス中毒の発生頻度が高まるため，ジギタリス製剤使用中には血清カリウム値のチェックが重要となる。一般に利尿薬は手術当日まで内服するが，必要に応じて一時休薬などの措置を講じる必要がある。細胞内カリウム濃度が低下すると筋細胞の静止膜電位が増大し，アセチルコリンによる脱分極を生じにくくなる。その結果，昇圧アミンに対する血管壁の反応性が低下する。このため，ループ利尿薬の添付文書には手術前の患者への使用は注意を要するとの記載がある。

表2　アンジオテンシン変換酵素(ACE)阻害薬，アンジオテンシンⅡ受容体拮抗薬(ARB)を含む薬剤

分類	一般名	商品名
ACE阻害薬	デラプリル塩酸塩 テモカプリル塩酸塩 トランドラプリル カプトプリル キナプリル塩酸塩 ペリンドプリルエルブミン アラセプリル リシノプリル イミダプリル塩酸塩 エナラプリルマレイン酸塩	アデカット® エースコール® オドリック® カプトリル® コナン® コバシル® セタプリル® ゼストリル® タナトリル® レニベース®
ARB	オルメサルタン　メドキソミル バルサルタン ロサルタンカリウム カンデサルタン　シレキセチル テルミサルタン	オルメテック® ディオバン® ニューロタン® ブロプレス® ミカルディス®
ARB＋利尿薬	ロサルタンカリウム＋ヒドロクロロチアジド	プレミネント®
ARB＋Ca拮抗薬	オルメサルタンメドキソミル＋アゼルニジピン バルサルタン＋アムロジピンベシル酸塩	レザルタス® エックスフォージ®

表3 主な利尿薬一覧

分類	一般名	商品名
ループ利尿薬	アゾセミド フロセミド トラセミド	ダイアート® ラシックス® ルプラック®
サイアザイド系利尿薬	ヒドロクロロチアジド トリクロルメチアジド ベンチルヒドロクロロチアジド	ダイクロトライド® フルイトラン® ベハイド®
サイアザイド系類似利尿薬	トリパミド メフルシド インダパミド	ノルモナール® バイカロン® ナトリックス®
カリウム保持性利尿薬	スピロノラクトン トリアムテレン カンレノ酸カリウム エプレレノン	アルダクトンA® ジウテレン® ソルダクトン® セララ®

2 抗凝固薬・抗血小板薬

1）一般的な術前休薬期間

　抗凝固薬や抗血小板薬を服用中の患者が手術などの観血的処置を受ける場合には，出血のリスクなどを考慮して術前の休薬期間が必要となる。休薬期間は各薬剤の作用機序や作用持続時間などで決定される。抗血小板薬の作用は不可逆的作用と可逆的作用に大別される。不可逆的に作用する抗血小板薬は血小板の寿命と同じだけ作用が持続すると考えられる。血小板の寿命は約7～10日であるため，不可逆的作用を有する抗血小板薬の休薬の目安は一般に7～14日といわれる。表4に各種抗血小板薬および抗凝固薬の作用機序や推奨される術前休薬期間についてまとめた。

　なお，アスピリンに関しては米国では術前休薬は必要なく区域麻酔に際しても継続してよいとする傾向にある[1,7]。一方，わが国では術前5～7日間休薬するのが一般的である。これまでのさまざまな報告を総合すると，術前にアスピリンを継続した場合，出血量は増加し得るが出血関連の死亡率増加はないようである。

2）手術術式と心・脳血管病態に基づく抗凝固・抗血小板療法

　一般的には，①抜歯や体表の小手術などでは抗血小板療法を継続することが望ましい，②大手術の場合など術前の抗凝固・抗血小板療法中止に伴う血栓症や塞栓症のリスクが高い症例では脱水の回避，輸液，ヘパリンの投与などを考慮する，といった考え方を基本とし，わが国の「循環器疾患における抗凝固・抗血小板療法に関するガイドライン」[8]に沿った対処を行うことが推奨される。ワルファリンは大手術の術前3～5日前に中止しヘパリン（10,000～25,000単位/日程度）の静脈内あるいは皮下注射へ変更する。リスクの高い症例では活性化部分トロンボプラスチン時間（APTT）が正常対照値の1.5～2.5倍に延長するようにヘパリンの投与量を調整する。術前4～6時間からヘパリンを中止するか，手術直前に硫酸プロタミンでヘパリンの効果を中和する。手術直前にAPTTを確認する必要がある。心・脳血管疾患を有する患者に対する周術期の抗凝固・抗血小板療法の管理は，手術術式に応じておおむね表5のようにまとめられる[9～11]。なお，冠動脈インターベンションに関する詳細はⅢ章-2．虚血性心疾患（p.60）を参照のこと。

3）心房細動患者における抗凝固・抗血小板療法

　心房細動患者で抗凝固療法を行っている場合，CHADS$_2$スコア[12]3点以上ではヘパリンによるブリッジ療法を行うことが推奨されている[13]。CHADS$_2$スコアとは，①うっ血性心不全既往（100日以内），②高血圧，③75歳以上，④

表4 抗血小板薬・抗凝固薬の分類と術前休薬期間

	一般名	商品名	主な作用機序	作用の可逆性	半減期（時）	休薬期間
抗血小板薬	アスピリン	アスピリン®, ゼンアスピリン®, ニチアスピリン®, バイアスピリン®	シクロオキシゲナーゼ阻害	不可逆的	0.44	7～10日
	アスピリン・ダイアルミネート配合剤	アスファネート®, ニトギス®, バッサミン®, バファリン81mg, ファモスター®				
	チクロピジン塩酸塩	ジルベンダー®, ソーパー®, ソロゾリン®, チクピロン®, ニチステート®, パチュナ®, パナピジン®, パナルジン®, パラクロジン®, ピーチロン®, ピエテネール®, ピクロジン®, ピクロナジン®, ヒシミドン®, ファルロジン®, マイトジン®	アデニル酸シクラーゼ活性化	不可逆的	1.61	7～10日
	クロピドグレル硫酸塩	プラビックス®	アデニル酸シクラーゼ活性化	不可逆的	6.9	14日
	シロスタゾール	アイタント®, エクバール®, エジェンヌ®, グロント®, コートリズム®, シロシナミン®, シロスタゾール®, シロステート®, シロスメルク®, シロスレット®, ファンテゾール®, プラテミール®, プレスタゾール®, プレタール®, プレトモール®, フレニード®, プレラジン®, ホルダゾール®, ラノミン®, ロタゾナ®	ホスホジエステラーゼ活性阻害	可逆的	18	2～4日
	イコサペント酸エチル	アテバロン®, アンサチュール®, イコペント®, エパキャップソフト®, エパデール®, エパデールS®, エパフィール®, エパラ®, エパロース®, エパンド®, エメラドール®, クレスエパ®, シスレコン®, ソルラミン®, ナサチーム®, ノンソル®, メタパス®, メルブラール®, ヤトリップ®	トロンボキサンA₂合成抑制	不可逆的	—	7～10日
	ベラプロストナトリウム	ケアロードLA®, ベラサスLA®, セナプロスト®, ドルナー®, ドルナリン®, プロサイリン®, プロスタリン®, プロスナー®, プロドナー®, プロルナー®, ベストルナー®, ベプラリード®, ベラストリン®, ベラドルリン®, ベルナール®, ベルラー®	プロスタグランジンI₂誘導体 アデニル酸シクラーゼの活性化	可逆的	1.11	1～3日
	サルポグレラート塩酸塩	アンプラーグ®	セロトニンの5-HT₂受容体結合阻害	可逆的	0.69	1～2日
抗凝固薬	ダビガトランエテキシラート	プラザキサ®	直接トロンビン阻害	可逆的	11.8	1～2日
	ワルファリンカリウム	アレファリン®, ワーファリン®, ワーリン®, ワルファリンK®, ワルファリンカリウム®	ビタミンK依存性凝固因子（II, VII, IX, X）の合成阻害	—	35	3～7日
	ヘパリンナトリウム	ノボヘパリン注®, フラグミン注®	AT-IIIの作用増強	—	—	—
血管拡張薬	リマプロストアルファデクス	オパプロスモン®, オパルモン®, オプチラン®, ゼフロプト®, プロレナール®, リマプロストアルファデクス®, リマルモン®	アデニル酸シクラーゼの活性化	可逆的	7.0	1～3日
冠血管拡張薬	ジピリダモール	アンギナール®, カルコラ®, グリオスチン®, コロナモール®, サンペル®, ジピラモール®, ジピリダモール®, シフノス®, トーモル®, ニチリダモール®, バムゼン®, ピロアン®, ペルサンチン®, ヘルスサイド®, ペルチスタン®, ペルミルチン®, メトロポリン®, ヨウリダモール®, ルーカス®	ホスホジエステラーゼ阻害 トロンボキサンA₂合成抑制	可逆的	1.7	1～2日
	ジラゼプ塩酸塩	コメリアン®, コロンメン®, スプラン®, スミドルミン®, タンタリック®, トルクシール®	ホスホリパーゼ活性阻害 細胞膜安定化	可逆的	4	3～4日
	トラピジル	アンギクロメン®, エステリノール®, カルナコール®, セオアニン®, ペルカラート®, ロコルナール®	トロンボキサンA₂合成阻害	可逆的	6	2～4日
脳循環改善薬・代謝	イブジラスト	ケタス®, ピナトス®	ホスホジエステラーゼ阻害	可逆的	12	3日
	イフェンプロジル酒石酸塩	アボノール®, イブロノール®, エンセロン®, セリミック®, セロクラール®, テクニス®, フレザニール®, ヨウアジール®, リンブレーン®	トロンボキサンA₂阻害 血小板細胞膜安定化	可逆的	1.4	2日

IX 特殊素因

糖尿病，⑤脳卒中または一過性脳虚血発作の既往に対して①～④は1点，⑤は2点として合計したもので，1年間に脳卒中を起こすリスクは3点で5.9%，6点で18.2%とされる。

4) 区域麻酔実施時における抗凝固・抗血小板療法の管理

米国局所麻酔学会のガイドライン[7]で，硬膜外麻酔や脊髄くも膜下麻酔実施時の抗凝固薬・抗血小板薬の取り扱いについて言及している（表6）。これらの手技を行うときだけでなく，カテーテル抜去時にも硬膜外血腫や脊髄血腫のリスクを伴うことを考慮されている。ワルファリン投与中の患者では，これらの麻酔法は手術前3～5日間の休薬期間をおきプロトロンビン時間国際標準比（PT-INR）<1.5であることを確認したうえで実施可能，カテーテル抜去時も同様にPT-INR<1.5であることを条件としている。ヘパリンは種類や投与経路に応じた事前の休薬期間および投与再開までの期間を設定している。硬膜外麻酔や脊髄くも膜下麻酔を用いた周術期に抗凝固・抗血小板療法を行う場合は，高濃度の局所麻酔薬の使用を避け，頻回に神経学的所見を確認することで硬膜外血腫や脊髄血腫の早期発見に努める必要がある。深部の末梢神経ブロックについても以上の基準に準じる。体表面に近い部位での末梢神経ブロックに関しては明確な基準はないが，やや緩い基準でよいと考えられている。

3 血糖降下薬

わが国において糖尿病の疑いの強い人は820万人と推計されている[3]。周術期の血糖管理は，中等度以上の侵襲の手術を行う場合にはインスリンによる治療の適応となる。経口糖尿病薬では短期間での血糖コントロールが困難であるためである。いずれにしても，経口糖尿病薬の内服は手術前日までとする（表7）。ただし，メトホルミン塩酸塩（グリコラン®，メデット®，メ

表5　冠動脈疾患治療・病態と手術侵襲を考慮した周術期抗凝固・抗血小板療法の管理

出血のリスクと術式の例	心血管疾患および脳血管疾患の危険度		
	低リスク MI, PCI, BMS, CABG, 脳卒中後6カ月以上（合併症がある場合12カ月以上）	中等度リスク MI, PCI+BMS, CABG, 脳卒中後6～24週/DES後12カ月以上/ハイリスクステント（long, proximal, multiple, overlapping, small vessels, bifurcation）/低心拍出量/糖尿病	高リスク MI, PCI, BMS, CABG, 後6週間以内（合併症がある場合6カ月以内）/ハイリスクDES後12カ月以内/脳梗塞後2週間以内
低リスク 輸血の可能性の低い手術/体表の外科・形成外科手術/整形外科・耳鼻科・外科の低侵襲手術，内視鏡治療/眼科前房手術/歯科手術	●予定手術実施可能 ●アスピリンは継続	●予定手術実施可能 ●アスピリンは継続 ●（処方ありなら）クロピドグレルは継続	●予定手術は延期 ●生命にかかわる手術，緊急手術はアスピリンやクロピドグレル継続のまま実施
中等度リスク 輸血の可能性のある手術/消化器手術/心臓血管外科手術/高侵襲の整形外科・耳鼻科・再建手術/泌尿器科内視鏡手術	●予定手術実施可能 ●アスピリンは継続	●予定手術は延期 ●延期できない手術は（処方ありなら）アスピリンやクロピドグレル継続のまま実施	●予定手術は延期 ●生命にかかわる手術，緊急手術はアスピリンやクロピドグレル継続のまま実施
高リスク 閉鎖腔内への出血の可能性の高い手術/頭蓋内手術/脊椎手術/眼科後房手術	●予定手術実施可能 ●スタチンは継続 ●アスピリンは中止（手術7日以上前には休止しない）	●予定手術は延期 ●延期できない手術はアスピリンを継続するかイブプロフェン継続に変更して実施 ●クロピドグレルは中止	●予定手術は延期 ●生命にかかわる手術，緊急手術はアスピリンを継続し，ヘパリンを併用して実施

MI：心筋梗塞，PCI：冠動脈インターベンション，BMS：金属ステント，CABG：冠動脈バイパス術，DES：薬剤溶出性ステント
(Chassot PG, Delabays A, Spahn DR. Perioperative antiplatelet therapy : the case for continuing therapy in patients at risk of myocardial infarction. Br J Anaesth 2007 ; 99 : 316-28より改変引用)

表6 神経ブロック実施時の抗凝固薬・抗血小板薬の管理

	神経ブロック		カテーテル	
	施行前休薬期間	施行後休薬期間	抜去前休薬期間	抜去後休薬期間
NSAIDs	休薬不要	—	休薬不要	—
アスピリン	休薬不要	—	休薬不要	—
チクロピジン	14日間	—	薬剤再開前	—
クロピドグレル	7日間	—	薬剤再開前	—
ワルファリン	3〜5日間 PT-INR<1.5を確認	カテーテル留置中はPT-INR<3とする	PT-INR<1.5	—
未分画ヘパリン静注	4時間	1時間	2〜4時間前またはAPTTが正常範囲内	1時間
未分画ヘパリン皮下注	8〜12時間	2時間	8〜12時間	2時間
低分子ヘパリン	10〜12時間 高用量では24時間	4時間	10〜12時間	2時間
フォンダパリヌクス	36〜42時間	術後使用予定の患者にはブロックを避ける	カテーテル使用は避ける	6〜12時間
アルガトロバン	8〜10時間	2〜4時間	カテーテル使用は避ける	—
血栓溶解薬	神経ブロックは基本的に禁忌	最低10日間	カテーテル使用は基本的に禁忌	—
ハーブ	休薬不要	—	休薬不要	—

NSAIDs:非ステロイド系抗炎症薬,PT-INR:プロトロンビン時間国際標準比,APTT:活性化部分トロンボプラスチン時間
(Horlocker TT, Wedel DJ, Rowlingson JC, et al. Regional anesthesia in the patient receiving antithrombotic or thrombolytic therapy : American Society of Regional Anesthesia and Pain Medicine Evidence-Based Guidelines (Third Edition). Reg Anesth Pain Med 2010 ; 35 : 64-101より改変引用)

ルビン®など)は乳酸アシドーシスを生じやすいとされる。手術1週間前には中止するべきとする報告もあり,注意が必要である。

日本糖尿病学会の示す手術前血糖コントロール基準によると,空腹時血糖値140mg/dl以下,食後血糖値200mg/dl以下,尿ケトン体陰性,1日尿糖10g以下が目標とされ,空腹時血糖値200mg/dl以上または食後血糖値300mg/dl以上,尿ケトン体陽性では手術延期を考慮するべきとされている。術前のインスリン治療は,原則として手術当日はすべて中止する。2型糖尿病ではいかなるタイプのインスリンもすべて中止する。一方,1型糖尿病では常用している長時間作用型インスリンを手術当日午前中に少量(通常の1/3程度)使用する場合があるが,短時間作用型のインスリンは使用しない[1]。術中,術後の血糖コントロールの方針は糖尿病の重症度と手術侵襲の程度を考慮して決定するが[14],インスリンの投与方法や目標血糖値と予後との関連は明らかではない[15]。管理法の一例として,血糖値は100〜200mg/dl程度に維持し,尿ケトン体陰性を目標に2mg/kg/分程度のグルコースを投与しつつ短時間作用型インスリンを1〜2単位/時あるいは前日までに良好な血糖コントロールが行われている場合にはその量に合わせて投与する方法が挙げられる。術後ICUなどにおける重症患者に対する強化インスリン療法に関しては,近年いくつかの多施設研究が行われている[16〜18]。現時点での重症症例に対する一般的な血糖管理の方針としては,①重症症例では血糖値が180mg/dlを超えるまではインスリンを投与しない,②高血糖によりインスリン投与を開始した場合,144〜180mg/dlを目標としてコントロールし高血糖と同等あるいはそれ以上に低血糖の発生に注意することが推奨されている[19]。

表7　経口糖尿病薬の分類と特徴

	分類	一般名	商品名	特徴
インスリン分泌促進あり	スルホニル尿素薬（SU剤）（血糖非依存性インスリン分泌促進）	グリクラジド	グリミクロン®	食後および空腹時血糖を改善（長時間作用）
		グリベンクラミド	オイグルコン®　ダオニール®	
		グリメピリド	アマリール®	
	速効型インスリン分泌促進薬（血糖非依存性インスリン分泌促進）	ナテグリニド	ファスティック®　スターシス®	食後血糖を改善（短時間作用）
		ミチグリニドカルシウム水和物	グルファスト®	
		レパグリニド	シュアポスト®	
	Dipeptidyl peptidase 4（DPP-4）阻害薬（血糖依存性インスリン分泌促進）	シタグリプチンリン酸塩水和物	ジャヌビア®　グラクティブ®	高血糖時のみ作用発現　胃排泄時間の延長　体重増加来さない（食欲抑制）
		ビルダグリプチン	エクア®	
		アログリプチン安息香酸塩	ネシーナ®	
インスリン分泌促進なし	ビグアナイド薬（BG薬）	メトホルミン塩酸塩	メトグルコ®　グリコラン®　メデット®　メルビン®	肝糖放出の抑制　インスリン抵抗性改善
		ブホルミン塩酸塩	ジベトス®　ジベトンS®	
	α-グルコシダーゼ阻害薬（α-GI薬）	ボグリボース	ベイスン®	糖質吸収遅延
		アカルボース	グルコバイ®	
		ミグリトール	セイブル®	
	チアゾリジン薬（TZD薬）	ピオグリタゾン塩酸塩	アクトス®	インスリン抵抗性改善

4　ステロイド

　ステロイド薬を内服や吸入している場合は，原則として手術当日も使用する[1]。ステロイドホルモンの長期連用により，内因性のステロイドホルモン分泌が抑制される。このような状況下で手術侵襲が加わると，本来ならストレス時に分泌量が増加するべき内因性ステロイドホルモンが分泌されず，生体の恒常性維持に必要なコルチゾールが相対的に不足した状態に陥る可能性がある。その結果，低血糖や意識障害，循環虚脱などの重篤な状態を招き得る。これが急性副腎不全と呼ばれる状態である。このような事態を避けるために，周術期にステロイド薬を通常使用量に追加して投与することを一般にステロイドカバーと呼ぶ。投与量は手術侵襲や術前の内服量により決定されるが，確定的なエビデンスはない。ステロイドカバーを必要とする患者[20,21]を表8にまとめた。一方，近年の報告ではAddison病などの視床下部-下垂体-副腎皮質系の疾患以外に対してステロイド治療を受けている患者では，周術期に維持量を投与するのみでステロイドカバーは必須ではないとする報告もある[22]。

5　サプリメント

　健康志向の高まりを反映して，サプリメント利用者は急増している。手術を控えた患者にもサプリメントを継続している例が見受けられる。サプリメントとして広く服用されている，いわゆるハーブの中には血液凝固に影響を与え

表8 ステロイドカバーの必要な患者

1. 術前にグルココルチコイドを投与されている
   - 現在，1週間以上グルココルチコイドを投与されている
   - 過去3カ月以内にグルココルチコイドの投与を受けた
2. 視床下部−下垂体−副腎皮質系に異常がある
   - 原発性副腎皮質機能不全（Addison病）
   - 二次性副腎皮質機能低下症
   - 両側副腎摘出術，下垂体摘出術の既往またはこれらの手術予定
3. ACTH刺激試験などで副腎皮質機能低下が明らか

（吉田 仁．どのような患者でステロイドカバーが必要か．LiSA 2011；18：218-9より改変引用）

表9 術前使用が特に問題となるハーブ類と推奨される術前休薬期間

名称	機能	問題点	術前最低休薬期間
ガーリック（garlic）	血小板凝集抑制 線溶亢進	特にほかの抗血小板薬との併用で出血の危険性増加	7日
イチョウ葉エキス（ginkgo）	血液凝固阻害作用（血小板活性化因子阻害作用）	特にほかの抗血小板薬との併用で出血の危険性増加	36時間
朝鮮人参（ginseng）	血糖降下作用 血小板凝集抑制 PT／APTT比の増大	低血糖 出血の危険増加 ワファリンの効果減弱	7日
ノコギリヤシ（saw palmetto）	5α reductase阻害作用 シクロオキシゲナーゼ阻害作用	出血の危険性を増大し得る	データなし
麻黄（ephedra）	直接的／間接的交感神経刺激作用による心拍数および血圧上昇	頻脈および血圧上昇による心筋虚血および脳卒中の危険	24時間
エキナケア（echinacea）	免疫力増強	アレルギー反応 免疫抑制剤の効果減弱 長期使用による免疫力低下の危険	データなし
セントジョーンズワート（St. John's Wort）	抗うつ作用（神経伝達物質の再取込み抑制）	薬物代謝酵素（CYP3A4）を誘導しリドカイン，カルシウム拮抗薬，ベンゾジアゼピンなどの効果を減弱	5日
カバ（kava）	鎮静作用 抗不安作用	麻酔薬の効果を増強し得る	24時間
バレリアン（valerian）	鎮静作用 抗不安作用	麻酔薬の効果増強	データなし

るものがあり注意が必要である．特に易出血状態を引き起こし得るハーブ類としてイチョウ葉エキス，ガーリックなどが知られている（表9）．ガーリック，イチョウ葉エキス，朝鮮人参などで術中の出血量が増加したという報告がある[23]．このうち，イチョウ葉エキスは血小板活性化因子の活性を阻害する結果，血小板凝集を抑制することが知られている．また，これまであまり問題視されていなかったノコギリヤシも術中大量出血の報告がなされている[24]．このほか，エイコサペンタエン酸（eicosapentaenoic acid：EPA）やドコサヘキサエン酸（docosahexaenoic acid：DHA）のような魚油サプリメントにおいても血小板凝集抑制効果のために出血増大の危険性を指摘されている．カバやバレリアンはそれ自体が鎮静効果を有するため，バルビツール系麻酔薬やベンゾジアゼピン系麻酔薬による過度の鎮静を引き起こす危険性を指摘されている．セントジョーンズワートは薬物代謝酵素（CYP3A4）を誘導するため，リドカイン，カルシウム拮抗薬，ベンゾジアゼピン，免疫抑制薬などの代謝を促進し，それらの効果を減弱す

る恐れがある。エキナケアは免疫増強作用を有するため，臓器移植患者が服用すると拒絶反応を示すことがある。朝鮮人参は術前の絶飲食時に低血糖を引き起こす可能性がある。

　これらサプリメントに関してはその生理活性体の作用機序やその体内動態について十分に解明されておらず，摂取中止期間を細かく設定することは現実的には困難である。一般的には1～2週間程度の術前休薬期間を設けるのがよいとされている[1]。

■おわりに

　高齢化社会の到来で内服薬を常用している手術予定患者に遭遇する機会が増加している。また，ジェネリック医薬品の普及に伴い，ひとつの薬剤に対して非常に多くの商品名が存在する場合もある。特に高齢者では患者自身が常用薬の内容を正確に把握していない場合もあり，これらを術前にもれなく把握することに非常な労力を要する場合もある。しかし，術前内服薬を正確に把握し，適切な術前の投薬計画を立てることが安全な麻酔管理への第一歩である。

――― 引用文献 ―――

1) Roizen MF, Fleisher LA. Anesthetic implication of concurrent diseases. In: Miller RD, Eriksson LI, Fleisher LA, et al. editors. Miller's Anesthesia. 7th ed. Philadelphia: Churchill Livingstone; 2009. p. 1067-150.
2) 武田純三, 森田茂穂. 麻酔実践テキスト. 東京：南江堂; 2008, p.83-4.
3) 平成18年 国民健康・栄養調査結果の概要について. http://www.mhlw.go.jp/houdou/2008/04/h0430-2.html [2012年9月閲覧]
4) 内藤嘉之. 高血圧患者の術前管理はどうあるべきか 高血圧患者の術前降圧薬治療と周術期管理. 臨麻 2002; 26: 901-7.
5) Coriat P, Richer C, Douraki T, et al. Influence of chronic angiotensin-converting enzyme inhibition on anesthetic induction. Anesthesiology 1994; 81: 299-307.
6) Licker M, Neidhart P, Lustenberger S, et al. Long-term angiotensin-converting enzyme inhibitor treatment attenuates adrenergic responsiveness without altering hemodynamic control in patients undergoing cardiac surgery. Anesthesiology 1996; 84: 789-800.
7) Horlocker TT, Wedel DJ, Rowlingson JC, et al. Regional anesthesia in the patient receiving antithrombotic or thrombolytic therapy: American Society of Regional Anesthesia and Pain Medicine Evidence-Based Guidelines (Third Edition). Reg Anesth Pain Med 2010; 35: 64-101.
8) 循環器疾患における抗凝固・抗血小板療法に関するガイドライン(2009年改訂版) http://www.j-circ.or.jp/guideline/pdf/JCS2009_hori_h.pdf [2012年9月閲覧]
9) Chassot PG, Delabays A, Spahn DR. Perioperative antiplatelet therapy: the case for continuing therapy in patients at risk of myocardial infarction. Br J Anaesth 2007; 99: 316-28.
10) Di Minno MN, Prisco D, Ruocco AL, et al. Perioperative handling of patients on antiplatelet therapy with need for surgery. Intern Emerg Med 2009; 4: 279-88.
11) 香取信之.【周術期管理に必要な抗血小板療法の理解】抗血小板薬と周術期管理　続ける危険と止める危険. LiSA 2010; 17: 526-31.
12) Snow V, Weiss KB, LeFevre M, et al. Management of newly detected atrial fibrillation: a clinical practice guideline from the American Academy of Family Physicians and the American College of Physicians. Ann Intern Med 2003; 139: 1009-17.
13) Jaffer AK. Perioperative management of warfarin and antiplatelet therapy. Cleve Clin J Med 2009; 76 Suppl 4: S37-44.
14) Kaye AD, Riopelle JM. Intravascular Fluid and Electrolyte Physiology. In: Miller RD, Eriksson LI, Fleisher LA, et al. editors. Miller's Anesthesia. 7th ed. Philadelphia: Churchill Livingstone; 2009. p. 1705-38.
15) Hirsch IB, McGill JB, Cryer PE, et al. Perioperative management of surgical patients with diabetes mellitus. Anesthesiology 1991; 74: 346-59.
16) Brunkhorst FM, Engel C, Bloos F, et al. Intensive insulin therapy and pentastarch resuscitation in severe sepsis. N Engl J Med 2008; 358: 125-39.
17) Preiser JC, Devos P, Ruiz-Santana S, et al. A prospective randomised multi-centre controlled trial on tight glucose control by intensive insulin

therapy in adult intensive care units : the Glucontrol study. Intensive Care Med 2009 ; 35 : 1738-48.
18) Finfer S, Chittock DR, Su SY, et al. Intensive versus conventional glucose control in critically ill patients. N Engl J Med 2009 ; 360 : 1283-97.
19) Bellomo R, Egi M. What is a NICE-SUGAR for patients in the intensive care unit? Mayo Clin Proc 2009 ; 84 : 400-2.
20) 吉田　仁. どのような患者でステロイドカバーが必要か. LiSA 2011 ; 18 : 218-9.
21) Nicholson G, Burrin JM, Hall GM. Peri-operative steroid supplementation. Anaesthesia 1998 ; 53 : 1091-104.
22) Marik PE, Varon J. Requirement of perioperative stress doses of corticosteroids : a systematic review of the literature. Arch Surg 2008 ; 143 : 1222-6.
23) Ciocon JO, Ciocon DG, Galindo DJ. Dietary supplements in primary care : botanicals can affect surgical outcomes and follow-up. Geriatrics 2004 ; 59 : 20-4.
24) Cheema P, El-Mefty O, Jazieh AR. Intraoperative haemorrhage associated with the use of extract of Saw Palmetto herb : a case report and review of literature. J Intern Med 2001 ; 250 : 167-9.

〔村田　寛明，澄川　耕二〕

索 引

和文

あ

悪性高熱症素因 228
アスピリン 257
アスピリン喘息 14
アドレナリン 12
アミノフィリン 12
アルコール性肝硬変 150
アンジオテンシンⅡ受容体拮抗薬 255
アンジオテンシン受容体拮抗薬 56
アンジオテンシン変換酵素阻害薬 255
アンチトロンビン欠損症 203,205

い

維持透析患者 161
胃食道逆流症 162
一過性食道括約筋弛緩 162
一過性神経症状 4
一酸化炭素ヘモグロビン 47
イレウス 164
インスリン治療 260
インスリン抵抗性 118
院内感染対策 241

う

ウイルス性肝炎 150
植込み型除細動器 88
　　──の適応 88
植込み型心臓用電気機器 88
運動負荷検査 19
運動誘発喘息 15
運動療法 114

え

栄養評価法 118
栄養不良 120
エドロホニウム試験 170
エホバの証人 244
エリスロポエチン 192

お

オクトレオチド 145

か

加圧式定量噴霧吸入器 12
開口の距離 234
喀痰検査 19
拡張型心筋症 66
拡張相肥大型心筋症 69
下肢深部静脈血栓 101
かぜ症候群 42,43
下大静脈フィルター 103
褐色細胞腫 57,58,134
カプトプリル負荷試験 139
カルシウム拮抗薬 56
カルチノイドクリーゼ 145
カルチノイド腫瘍 144
カルチノイド症候群 144
肝機能障害 150
　　──の重症度 151
眼筋咽頭型筋ジストロフィー 176
間欠的空気圧迫装置 105
肝合成能の指標 151
間質性肺炎 23
肝切除術 154
感染経路別予防策 241
感染症 238
完全静脈栄養 120
感染性疾患 253
顔面肩甲上腕型筋ジストロフィー 174
肝予備能の指標 151

き

気管支痙攣 41
気管支喘息 10
危機的合併症 6
危機的偶発症 6
気腫性病変 18
喫煙 46
　　──量の評価 46
気道の過敏性 41
急性運動感覚軸索ニューロパチー 185
急性炎症性脱髄性多発ニューロパチー 185
急性肝機能障害の指標 151
急性気管支炎 43
急性心筋梗塞 60
急性腎障害 157
急性腎不全 157
急性腸間膜動静脈虚血症 165
強化インスリン療法 111
凝固因子の異常 200
胸骨頤間距離 234

狭心症 60
胸腺摘出術 171
橋中心神経髄鞘溶解 208
虚血性心疾患 60
ギラン・バレー症候群 185
筋萎縮性側索硬化症 188
　　──の重症度分類 188
禁煙 46
　　──指導法 47
　　──の効果 49
筋強直性ジストロフィー 174
筋ジストロフィー 174

く

クオンティフェロン検査 240
くも膜下出血 98
クリッピング術 98
グルカゴン負荷試験 135
クレアチンキナーゼ 174
クレチン症 131,132
クロニジン抑制試験 134
クワシオルコル 120

け

経口糖尿病薬 259
経腸栄養 120
頸動脈エコー 96
頸動脈狭窄症 95
頸動脈内膜剥離術 95
経皮的冠動脈インターベンション 61,63
経鼻的持続陽圧 33
経皮的ヘモグロビン測定装置 194
結核 240
血管内ステント留置術 95
血漿アルドステロン濃度 139
血小板機能低下 197,198,199,200
血小板減少症 197
血漿レニン活性 139
血清電解質異常 208
血栓傾向 203
血栓性血小板減少性紫斑病 197,198,199,200
血糖降下薬 259
血糖コントロール 110
血友病 200,201,202,203
原発性アルドステロン症 57,58,139
減量手術 114
減量療法 33

こ

降圧薬 ... 55, 255
高カリウム血症 ... 209
高カルシウム血症 ... 210
　──クリーゼ ... 211
抗凝固薬 ... 257
口腔内装置 ... 33
高血圧 ... 54
抗血小板薬 ... 257
膠原病 ... 23
抗甲状腺薬 ... 130
膠質浸透圧 ... 125
甲状頤間距離 ... 233
甲状腺亜全摘術 ... 130
甲状腺機能異常 ... 128
甲状腺機能亢進症 ... 129
甲状腺機能低下症 ... 131
甲状腺クリーゼ ... 129, 130
甲状腺中毒症 ... 128
甲状腺ホルモン ... 128
抗喘息薬 ... 12
拘束型心筋症 ... 71
抗てんかん薬 ... 181
後天性血友病 ... 201, 202, 203
後天性免疫不全症候群 ... 238
喉頭痙攣 ... 41
高ナトリウム血症 ... 208
高分化型神経内分泌腫瘍 ... 144
硬膜外血腫 ... 4
硬膜外膿瘍 ... 4
硬膜外麻酔特有の合併症 ... 4
硬膜穿刺後頭痛 ... 4
高マグネシウム血症 ... 212
高リスク手術 ... 5
高リン血症 ... 214
抗リン脂質抗体症候群
　... 103, 204, 205
高齢者 ... 224
誤嚥性肺炎 ... 162
呼気CO濃度 ... 46
呼吸器感染症 ... 39
呼吸器系合併症 ... 41
呼吸機能検査 ... 18
孤立性収縮期高血圧 ... 54
コルチコステロイド離脱症候群
　... 141

さ

サプリメント ... 261
三尖弁逆流症 ... 78
三尖弁狭窄症 ... 78

し

歯牙損傷 ... 4
止血凝固異常 ... 197
自己免疫性肝障害 ... 150
肢帯型筋ジストロフィー ... 174
宗教的輸血拒否に関するガイド
　ライン ... 244
周術期危機的合併症 ... 6
周術期危機的偶発症 ... 6
周術期死亡 ... 6
周術期心合併症 ... 5
周術期てんかん発作 ... 181
周術期脳梗塞の危険因子 ... 95
周術期脳梗塞の発生率 ... 94
周術期の血糖管理 ... 111
重症筋無力症 ... 170
重大心合併症 ... 61
終夜睡眠ポリグラフ検査 ... 35
手術時期を考慮すべき状態 ... 249
手術死亡 ... 6
　──率 ... 6
手術タイプ ... 5
手術部位感染への対策 ... 241
術後咽頭痛 ... 3
術後悪心・嘔吐 ... 3
術後回復力強化プログラム ... 7
術後回復力増強プロトコール
　... 122
術後嗄声 ... 3
術後せん妄 ... 225
術後痛への対策 ... 7
術後認知障害 ... 225
術前TPN患者 ... 123
術前常用薬 ... 255
術前診察 ... 2
術前絶飲食 ... 219
術前炭水化物補水 ... 122
受動喫煙 ... 47
消化管機能低下への対策 ... 7
消化管疾患 ... 162
上気道炎 ... 39, 218
　──症状 ... 250
上室性不整脈 ... 80
小児 ... 218
　──感染症 ... 253
　──喘息 ... 10
　──の呼吸器感染症 ... 39
静脈栄養 ... 120
静脈瘤結紮術 ... 164
食事療法 ... 114
食道胃静脈瘤 ... 163
食道離断術 ... 164
徐脈性不整脈 ... 81
自律神経障害 ... 110
心合併症 ... 5
腎機能障害 ... 157
心筋梗塞 ... 61
心筋症 ... 66
神経疾患 ... 184
神経障害 ... 4
人工膠質液 ... 125
心室細動 ... 81, 83
心室性期外収縮 ... 81, 83, 85
心室性不整脈 ... 81
心室頻拍 ... 81, 83
腎性高血圧 ... 57, 58
真性多血症 ... 194
心臓再同期療法 ... 88
　──の適応 ... 89
浸透圧性脱髄症候群 ... 208
じん肺 ... 24
心不全 ... 68
心房細動 ... 80, 82, 84, 85
心房性期外収縮 ... 80, 81, 85
心房粗動 ... 81, 83

す

睡眠呼吸障害 ... 32
睡眠時無呼吸症候群 ... 32, 114
睡眠障害国際分類 ... 32
ステロイド ... 261
　──カバー ... 142, 261
　──パルス療法 ... 27
スライディングスケール法 ... 111

せ

成人喘息 ... 10
成人の呼吸器感染症 ... 42
制吐薬 ... 4
生理食塩水負荷試験 ... 139
脊髄くも膜下麻酔特有の合併症
　... 4
赤血球数の異常 ... 192
赤血球生成促進剤 ... 192
赤血球増加症 ... 194
絶対的無輸血 ... 245
説明実施と同意取得 ... 2
セロトニン ... 144
全身麻酔特有の合併症 ... 3
喘息 ... 10, 219
　──重症度の分類 ... 11
先天性筋ジストロフィー ... 174
先天性疾患 ... 219

そ

挿管困難症 ... 233
早期離床の妨げへの対策 ... 7
相対的無輸血 ... 245
僧帽弁逆流 ... 78
僧帽弁狭窄症 ... 76
僧帽弁閉鎖不全症 ... 77
即時型喘息反応 ... 11

ソマトスタチンアナログ……………145

た

耐運動能評価………………………2
体温管理……………………………221
体外式電気的除細動器………………92
体型指数……………………113,120
大腸癌穿孔…………………………164
大動脈弁狭窄症………………………73
大動脈弁閉鎖不全症…………………75
タバコ煙……………………………46
多発性硬化症………………………184
多発性内分泌腫瘍症2型……………135
樽状胸郭……………………………18
弾性ストッキング…………………105
ダントロレン………………………230
蛋白結合率…………………………124

ち

遅発型喘息反応………………………12
中心性肥満…………………………140
中リスク手術…………………………5
腸間膜静脈血栓症…………………165
腸間膜動脈血栓症…………………165
腸間膜動脈塞栓症…………………165
朝鮮人参……………………………263

て

低アルブミン血症…………………123
低栄養………………………………118
低カリウム血症……………………209
低カルシウム血症…………………211
低蛋白血症…………………………123
低ナトリウム血症…………………208
低マグネシウム血症………………213
低リスク手術…………………………5
低リン血症…………………………214
テタニー………………………210,212
てんかん……………………………179
　　　──外科手術………………182
　　　──発作(痙攣)重積状態…179
電磁干渉……………………………91
テンシロン試験……………………170

と

透析患者……………………………161
糖尿病………………………………108
　　　──性多発性神経障害………110
ドーピング…………………………15
特発性(免疫性)血小板減少性
　　　紫斑病……………198,199,200
特発性ウイルス動脈輪閉塞症………96
特発性肺線維症………………………25
ドライパウダー吸入器………………12

な

内臓脂肪蓄積型肥満………………113

に

ニコチン代替療法……………………47
二次性高血圧…………………………57
尿中ニコチン代謝産物簡易測定法
　　…………………………………46
妊婦…………………………………15

ね

熱型…………………………………250
ネブライザー…………………………12
粘液水腫……………………………131
　　　──昏睡………………………131
　　　──昏睡の治療………………132

の

脳血管障害患者………………………94
脳梗塞………………………………94
脳出血………………………………97
脳動静脈奇形…………………………98
脳動脈瘤……………………………98

は

パーキンソン症候群………………187
パーキンソン病……………………187
　　　──診断基準…………………187
ハーブ………………………………261
肺炎………………………………20,43
肺血管反応性試験……………………29
肺血栓塞栓症………………………101
　　　──ハイリスク患者…………101
肺高血圧緊急症………………………30
肺高血圧症……………………………28
肺性心………………………………20
肺動脈血栓摘除術…………………103
肺動脈性肺高血圧……………………28
肺容量減量手術………………………19
発熱…………………………41,218,249
　　　──性疾患……………………250
鼻茸…………………………………14
馬尾症候群……………………………4
バレニクリン…………………………48
反復誘発筋電図検査………………170

ひ

非アルコール性脂肪性肝炎………150
皮下脂肪蓄積型肥満………………113
肥大型心筋症…………………………69
ヒト免疫不全ウイルス感染症
　　…………………………………238
皮膚紅潮……………………………144
非閉塞性腸間膜虚血症……………165

肥満…………………………………113
　　　──性低換気症候群…………115
標準予防策…………………………241
貧血…………………………………192
頻脈性不整脈…………………………80

ふ

フェントラミン試験………………135
副甲状腺機能亢進症………………210
副腎クリーゼ………………………141
　　　──の治療法…………………142
副腎皮質機能異常…………………139
副腎皮質機能低下…………………141
不整脈………………………………80
ブリンクマン指数……………………46
フロセミド立位試験………………139
プロテインC欠損症……203,204,205
プロテインS欠損症……203,204,205

へ

閉塞性睡眠時無呼吸…………………32
閉塞性睡眠時無呼吸症候群…………32
閉塞性肥大型心筋症…………………69
ペースメーカ装着……………………88
ペースメーカの作動モード…………89
ペースメーカの適応…………………88
ペースメーカ不全……………………90
ヘパリン……………………………257
　　　──起因性血小板減少
　　　　　……………197,198,199,200
弁膜症………………………………73

ほ

放射性ヨード療法…………………130
発作性上室性頻拍………………80,82
本態性高血圧…………………………54

ま

麻酔管理が原因の死亡………………6
麻酔前診察……………………………2
麻酔前評価……………………………2
末梢静脈栄養………………………120
末梢神経ブロック特有の合併症
　　…………………………………4
マラスムス…………………………120
満月様顔貌…………………………140
慢性過敏性肺炎………………………24
慢性気管支炎…………………………17
慢性腎臓病…………………………160
慢性心不全……………………………67
慢性鼻炎……………………………14
慢性閉塞性肺疾患……………………17

み

未熟児出生の患児…………………219

め

水・電解質・血糖管理 ... 221
ミネラルコルチコイド受容体
　拮抗薬 ... 140

め

メッツ ... 3

も

もやもや病 ... 96

や

夜間パルスオキシメトリー ... 35
薬剤溶出性ステント ... 63
薬物性肝障害 ... 150

よ

洋ナシ型肥満 ... 113
予防接種 ... 219,252

ら

ラリンジアルマスク ... 42

り

利尿薬 ... 256
リモデリング ... 11
リンゴ型肥満 ... 113

れ

連合弁膜症 ... 79

わ

ワクチン接種 ... 219,252
ワルファリン ... 257

欧　文

A

ACC/AHA非心臓手術のための
　周術期心血管系評価・管理の
　ガイドライン ... 84
ACCF/AHAガイドライン ... 62
ACE阻害薬 ... 56
Addison病 ... 141
AHI ... 32
AIDS ... 238
AKI ... 157
ALS ... 188
apnea hypopnea index ... 32
APS ... 204,205
AR ... 75
ARB ... 56
AS ... 73
ASA-PSと死亡率 ... 6
AT欠損症 ... 203,205

B

bare-metalステント ... 63
Basedow (Graves)病 ... 128
Becker型筋ジストロフィー ... 174
BMI ... 113,120
BNP ... 67
Broca指数 ... 113
Brugada症候群 ... 85,86
B型肝炎ウイルス感染症 ... 239
B型ナトリウム利尿ペプチド ... 67

C

cannot intubate and cannot
　ventilate ... 235
CAST study ... 82
CD4陽性細胞数 ... 238
CHADS$_2$スコア ... 257
Child-Pugh分類 ... 151,152,153
CICR速度測定 ... 228
CICV ... 235
CIED ... 88
CKD ... 160
COPD ... 17
COPD合併肺切除術 ... 19
CRT ... 88
　――の適応 ... 89
Cushing症候群 ... 57,58,140
C型肝炎ウイルス感染症 ... 239

D

DCM ... 66
Duchenne型筋ジストロフィー
　 ... 174

E

Eisenmenger症候群 ... 30
Emery-Dreifuss型筋ジストロ
　フィー ... 174
EPO製剤 ... 193
ERAS ... 6
　――プロトコール ... 122
ESA ... 192
　――製剤 ... 193

G

GFR ... 160
Goldmanらによるリスク分類 ... 83

H

HAART療法 ... 238
Harvey-Masland試験 ... 170
Hassab手術 ... 164
HbA1c ... 108
HBV感染症 ... 239

HCM ... 69
HCV感染症 ... 239
HIT ... 197,198,199,200
HIV感染症 ... 238
HOCM ... 69
Hoehn-Yahrの重症度分類 ... 187
Hunt and Hess分類 ... 98

I

ICD ... 88
　――の適応 ... 88
IP ... 23
ITP ... 198,199,200
IVCT ... 229

K

Knuckle sign ... 101

L

Lown分類 ... 81

M

Mallampati分類 ... 233
McDonald基準 ... 184
MELDスコア ... 151,152,153
MEN type 2 ... 135
Merseburgの三主徴 ... 129
METs ... 3
MGFA clinical classification
　 ... 171
MR ... 77
MS (mitral stenosis) ... 76
MS (multiple sclerosis) ... 184

N

nasal CPAP ... 33
New York Heart Associationの
　心機能分類 ... 67
NOMI ... 165
NT-proBNP ... 67
NYHAの心機能分類 ... 67
N端プロBNP ... 67

O

OA ... 33
OSA ... 32
OSAS ... 32

P

PCI ... 61,63
PC欠損症 ... 203,204,205
PHC ... 30
PS欠損症 ... 203,204,205

Q

QT延長症候群 84,86

R

RCM 71
RCRI 158
refeeding syndrome 123
revised cardiac risk index 158

S

S-B tube 164
SAS 32
SCS 141
SDB 32
Sengstaken-Blakemore tube 164
Sipple症候群 135
SOFAスコア 166

Stiff joint syndrome 111
STOP-Bang質問票 35
subclinical Cushing症候群 141

T

TNS 4
TPN 120
TTP 197,198,199,200

U

upper lip bite test 234

V

von Willebrand病 200,201,202,203

W

Westermark's sign 101

WHO手術安全チェックリスト 242
WHO肺高血圧症機能分類 29
WPW症候群 82,84,85

数

^{131}I-meta-iodobenzyl-guanidine 135
^{131}I-MIBG 135
1型糖尿病 108
2型糖尿病 108
5-HIAA 144
5-ハイドロキシインドール酢酸 144

β

β遮断薬 56

麻酔前の評価・準備と予後予測
―病態に応じた周術期管理のために―　　　　　　　　　　　　　　＜検印省略＞

2012 年 12 月 5 日　第 1 版第 1 刷発行

定価（本体 8,000 円＋税）

　　　　　　　　　編集者　澄　川　耕　二
　　　　　　　　　発行者　今　井　　　良
　　　　　　　　　発行所　克誠堂出版株式会社
　　　　　　　　　〒113-0033　東京都文京区本郷 3-23-5-202
　　　　　　　　　電話（03）3811-0995　振替 00180-0-196804
　　　　　　　　　URL　http://www.kokuseido.co.jp

ISBN 978-4-7719-0402-6　C3047　￥8000E　　　　印刷　三美印刷株式会社
Printed in Japan © Koji Sumikawa, 2012

・本書の複製権・翻訳権・上映権・譲渡権・公衆送信権（送信可能化権を含む）は克誠堂出版株式会社が保有します。

・JCOPY＜（社）出版者著作権管理機構　委託出版物＞
本書の無断複写は著作権法上での例外を除き禁じられています。複写される場合は，そのつど事前に（社）出版者著作権管理機構（電話 03-3513-6969,Fax 03-3513-6979, e-mail : info@jcopy.or.jp）の許諾を得てください。